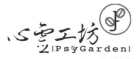
心靈工坊
PsyGarden

SelfHelp

顛倒的夢想，窒息的心願，沉淪的夢想
為在暗夜進出的靈魂，守住窗前最後的一盞燭光
直到晨星在天邊發亮

PEERS® 青年社交技巧訓練
幫助自閉症類群與社交困難者建立友誼

PEERS® for Young Adults
Social Skills Training for Adults with Autism Spectrum Disorder and Other Social Challenges

伊莉莎白·洛格森（Dr. Elizabeth Laugeson）——著

簡意玲——譯

臺灣心理治療學會——贊助合作

本書承蒙程先生的贊助而得以出版

目錄

幫助自閉症類群與社交困難者建立友誼

表格目錄

增進成年人的社交技能與生活品質

宋維村／天主教若瑟醫院首席顧問及小兒心智科主治醫師

　　現代社會中，人和人相處互動是難以避免的，甚至是生存必須的。適當融洽的互動，不只使相對應的人舒服，也常使自己能達成目標／任務；不適當的互動，不只使相對應的人不舒服，自己達不到目標，甚至演變成嚴重害人害己的事情。因此，社交技巧是現代社會必備的技能。

　　自閉症、亞斯伯格症等自閉症類障礙，是以人際溝通和互動障礙及固定行為為核心障礙的發展疾患。症狀比較明顯的患者通常在二、三歲就診斷，接受早期療育。傳統的早期療育主要是訓練語言、認知、生活自理、感覺運動等為主，很少包括情緒調節和社會互動等訓練，因此早療後語言、認知和學業都正常或儘有輕微困難的兒童少年，卻常有明顯的人際互動障礙，像講話不得體，讓人覺得白目，做出不合社會習慣、甚至違反社會禮節的行為，而讓人際互動中斷，讓團體不知所措甚至誤解導致排斥。這些現象，也存在於小時候沒有明顯的語言行為症狀，到成年後因人際關係不佳、適應困難、沒有朋友、工作協調困難等問題求助，而於成年期才診斷的自閉症類障礙。還有些沒有診斷但有社交困難的人，也需要社交技巧訓練，來促進自己的自我成長以及和家人、同學、同事、朋友、工作碰到的人、聚會碰到的人，甚至路上、網路上、電話上接觸到的陌生人等，能有合宜的互動，減少自己和對方的挫折。

　　在自閉症的早期療育方面，近二十年來，根據實證研究，已有好幾個治療模式的核心課程都包括社會參與和情緒控制，像政大姜忠信教授在台灣推展的 ESDM 和本人主持的世界衛生組織的照顧技巧訓練台灣計畫（WHO CST－Taiwan Program），都強調經由感覺社會遊戲、家庭例行活動、遊戲例行活動等親子活動，照顧者跟隨孩子主動表達的興趣，幫助孩子建立社會參與的習慣和能力。研究發現這些早療模式，的確可以促進包括社會互動能力在內的各種能力發展。

　　在少年和青年的社交技巧訓練方面，曾有多種嘗試，包括依社交劇本練習、

社交技巧團體、同儕團體、錄影帶學習等，但對有自閉症障礙的成年人的社交技巧訓練尚屬罕見。台大簡意玲醫師推展的 PEERS® 是由美國加州大學的洛格森博士（Dr. Elizabeth Laugeson）發展出來，經實證研究證明具有療效的訓練模式。這個模式有幾個特點：

第一，課程內容是固定的，包括現代成年人應具備的基本社交技巧，共編成十六堂課，從如何和他人開啟交談開始，逐漸進展到互動的核心和親密關係，譬如交朋友的約會禮儀就有四堂課。它對自閉症特別需要的社交細節，是我特別喜歡和佩服的章節，譬如如何退出交談和如何處理不同的意見，還有網路溝通，是許多自閉症成人十分重要的社交技巧。記得一位在舅舅家工作的朋友，到領薪水的那天，過了下班時間，舅舅忘了給他薪水，他等得很著急，只是一直做事，不知道怎麼辦，一直到很晚了，舅媽問他為什麼還不回家，他才和舅媽說舅舅沒給他薪水。這類問題屢見不鮮，一般人認為理所當然的技能，這些朋友都要教才會。

第二，課程包括學員（自閉症成人）和社交教練（通常是同住的父母）二組，先是二組分開上課，然後二組共同上課。這和早療的親子共同參與是同樣的原則，就是在上課之中彼此學習互動和協助的方法，每天得到實際使用的機會和指導。

第三，課程的執行符合成人學習原理，學習包括知識、技術和態度。上課時有一段知識的教學，之後要教技術和態度，則靠三種教學方法，即教師示範（示範正確的和錯誤的技巧），學員之間互相練習，及安排家庭作業實地操作，加上下一堂課時先報告和討論上一堂課的家庭作業。這是這個計畫最重要的成分，使學習能夠落實到生活中，變成生活的一部份。

我在這個領域工作四十多年，從各個年齡的自閉症朋友和他們的家人身上學習很多他們面對困難、處理障礙的策略和方法，更深深體會到不能跨越社交障礙所帶來的挫折、困擾和痛苦，尤其是高功能的成年朋友，因為社交互動的障礙影響他們的生存能力和生活品質。因此，特別高興看到簡醫師將 PEERS® 的課程翻譯成我們的語言，修訂部分內容使之符合台灣現在的社會，並且和楊智涼心理師實地帶領學員組和教練組，完成推展前的試驗計畫，證明它在我們的社會適用。

我非常感謝簡醫師等人的努力貢獻，非常樂意將這本書推薦給需要的人！

病患與家屬的希望曙光

高淑芬／臺大醫院精神醫學部兒童精神科主治醫師

　　自 2005 年開始逐步建立的本土自閉症資料庫，目前已累計達到將近 1,000 名的自閉症世代，感謝國衛院補助關於自閉症的長期追蹤研究，讓我得以再次接觸長大後的自閉症孩子，我由此深刻感受他們面臨的社交困境與挫折。目前仍就學的個案告訴我，他常常不知道老師的言下之意是什麼，無法判斷同學是否在開玩笑；談話時無法加入討論話題，他有興趣談論的事物，同學們都沒有興趣，即便試著講笑話，同學好像聽不懂也不想聽；遇到比較嚴重的排擠情形時，同學甚至直接說「不要過來，怪咖」。有些個案人際關係敏感度低，也不太能夠分辨人與人之間的界線。譬如，很喜歡某個女孩子，只因為對方跟他講過三句話，就覺得對方是他的女朋友；也有個案特別迷戀某位老師，因為只有這位老師願意理會他，別人對他都沒有耐心。在門診時常有個案說，他不知道要怎麼跟人說話，聽不懂別人說的話，也常常不知道下一步該做什麼。由此可見，他們在社交溝通方面確實存在各種障礙，因人而異。自閉症的社交訓練的需求非常大，尤其自閉症的症狀複雜獨特，讓針對自閉症患者的困難所設計的社交訓練顯得更為缺乏。

　　其實早在三十年前，開始接受宋維村醫師的自閉症評估和早期療育的訓練時，就開始想，當這些孩子上了國小、國中、高中甚至大學之後，會需要何種幫忙？而不論在醫療院所、學校、社會或職場，我們是否可以提供給他們這些幫忙？這些孩子長大後，如何自己面對複雜的社交人際互動呢？即便他們已經能夠用語言表達與溝通，多數的孩子仍然相當缺乏社交生活能力，難以融入團體，若能夠強化自閉症患者社交能力，想必可以大大改善生活品質。

　　2001 年到 2005 年間，我擔任台大學生輔導中心主任時，遇到高功能自閉症學生前來資源教室求助，心理諮商老師安排了每週個別諮商，針對他們個別的問題給予情緒支持與一對一的社交技巧教學訓練。當時我和幾位輔導老師試著尋找適用於高功能自閉症大學生的社交技巧訓練，以結構化的、長期的團體方式進行，完整教導他們相關的社交技巧，但是一直沒有找到比較適合的介入模式。

在 2010 年時，澳洲昆士蘭大學的臨床心理學博士班研究生劉有寶（Winnie Lau）來台接受我前後兩次各半年的博士研究，除了學習研究方法學以及撰寫博士論文，藉由她與東尼‧艾伍德（Tony Attwood）已經相當豐富的高功能自閉症患者個人諮商及社交團體治療經驗，我與丘彥南醫師共同指導，同時與楊智涼等治療師一同進行青少年、成人的自閉症社交團體。近年來簡意玲醫師在獲得台大臨床醫學研究所的博士學位以後，除了積極從事自閉症的生物學研究，並投入成人社交技巧訓練。他在美國加州大學舊金山分校（UCSF）進修時，接受由美國加州大學洛杉磯分校洛格森博士所發展出來的完整 PEERS® 訓練，同時也將對廣大自閉症青少年、成人族群有益的 PEERS® 訓練方法帶回台灣。為了讓 PEERS® 能夠順利在國內推行，除了意玲本人接受過完整的訓練，也感謝王浩威醫師和心靈工坊積極募款，獲得翻譯 PEERS® 的版權。意玲以最快的速度完成中文翻譯，宋維村醫師、丘彥南醫師和蔡文哲醫師鼎力協助修訂審編。意玲並獲得科技部兩年的計畫，在每個星期六的早晨排除萬難持續進行針對自閉症患者及父母進行團體訓練。PEERS® 訓練每一梯次有 16 堂課，這 16 堂課中的內容從一般社交技巧到互動的核心，以及建立親密關係的訣竅均涵蓋在內，並包含自閉症青少年／成人患者以及社交教練（多由父母擔任）的訓練，分為兩組進行，目前已經完成了兩梯次。非常感激為了推動 PEERS® 而努力的所有工作者，這本《PEERS® 青年社交技巧訓練》的出版對於自閉症患者本人、治療者或親友都相當重要。

閱讀完英文版的 PEERS® 手冊之後，再看過中文版的初稿，感受到意玲的用心，將團體課中豐富的治療經驗融入到中文版的編輯過程，中文翻譯的文字自然流暢，行雲流水，看不出語言轉換的生澀痕跡。如此淺顯易懂的書籍能夠提供臨床工作者輕鬆使用，對於一般大眾來說也不會過於困難，希望中文版的 PEERS® 手冊能成為專業醫療人士、相關工作者以及家屬等不可缺少的實用書籍。我誠心推薦中文版的《PEERS® 青年社交技巧訓練》給每位需要的人，在此恭喜簡醫師完成如此重要的成就；也特別感謝宋維村醫師帶領我們一路走來，給予我們這些持續在自閉症領域耕耘的專業人員、深受自閉症所困擾的病患以及努力不懈的家屬們指引，看見未來希望的曙光。

期待友誼長伴

丘彥南／臺大醫院精神醫學部主治醫師

約於四十年前，在台灣自閉症之父宋維村醫師主持下，台大醫院開設了台灣第一個專門為矯治自閉症幼兒的日間病房，陪伴患者及家長們的成長。三十五年前，我進入台大醫院精神科，在第二年住院醫師時的開始接觸兒童患者，學習臨床照護，之後在宋醫師指導下參與注意力不足過動症兒童及其家長的社交技巧訓練治療團體。那時，就聽宋醫師敘說他會定期跟從日間病房出院的幾個大孩子共進午餐，希望促進他們社交技巧。

成為兒童精神科主治醫師後，有幸能長期和桃園療養院的同仁共同切磋兒童青少年的團體治療，透過合作與競爭活動之設計促進參與成員的社交能力與人際關係，這些成員包括罹患注意力不足過動症及自閉症的兒童、青少年。而後，我有機會延續宋醫師對選擇性不語症的研究，主持選擇性不語症兒童以學校為基礎的早期團體輔導介入計畫，促進這些學童在學校班級中的融入。為設計此團體輔導介入計畫，參考了陳珠璋教授於 1960 年代的東門方案中在東門國小進行的學童團體治療研究報告。

2009 年，我接下台大醫院精神科兒童日間病房主任的職務，經過一年共事，與同仁們討論，覺得雖然台灣自閉症的早期療育與國小階段特殊教育已有長足進展，但是青少年與青年成人所面臨的人際社會、生活及職業適應仍有許多困難，幫助的資源相當不足，也缺乏協助的模式，因此，我們提出「友航計畫」，希望推動提升輕度自閉症類群障礙青少年與年輕成人患者人際關係技巧與生活品質，並協助就業的準備。而後，在同仁們的大力支持下，於 2011 年第二季開辦第一個人際關係治療團體。此團體由楊智涼臨床心理師持續主持迄今，累積了相當寶貴的經驗，建立起一個本土的治療模式，幫助參與的青年們，也在學術研討會中發表了這些團體治療的經驗。

於 2011 年 10 月的《台大醫網》中，我撰寫了〈盼望友誼長伴我航行：自閉症患者及家長的心聲〉一文，呼籲大眾了解患者及家長的心聲。自閉症類群障礙

患者及家長們的成長過程與心路歷程，往往是曲折而艱辛的。「請不要誤解我，認為我喜歡自我封閉，完全無法溝通，只是活在自己的世界」，「請認識我、了解我、支持我、肯定我、讓我參與、教我相處、讓我貢獻……」，是許許多多患者的心聲，以及他們的家長們殷切對社會大眾的期待。

當簡意玲醫師提出將 PEERS® 引入台灣的計畫時，我非常高興，樂意地參與其中。而後，楊智涼臨床心理師也積極投入，隨簡醫師赴美接受 PEERS® 課程訓練，成為這計畫中重要的團體帶領者之一，貢獻良多。

如今，這本《PEERS® 青年社交技巧訓練》即將出版，簡醫師邀我為本書撰寫序言，讓我有機會回顧過去學習及參與社交技巧訓練團體的歷程，也提供讀者們一些個人所知的本土相關背景。

個人相信，若大家能好好地善用本書的課程內容協助需要的青年成人，將對達成「共同構築社會中一座座友善的溝通橋樑，營造一個個充滿友誼互助的莊園」的願景有莫大的助益。

獻給臺灣自閉症類群青年：PEERS® 的中文化

簡意玲／臺大醫院精神醫學部主治醫師、本書譯者

　　PEERS® 社交技巧訓練是一套增進交友能力的團體訓練課程。課程設計最初以高功能自閉症類群青少年與青年為對象，將複雜的社交行為拆解成簡單的步驟與原則，是目前在成人自閉症類群擁有最多實證研究支持的治療模式。PEERS® 所教導的社交技巧也適用於其他有社交困難的成人，例如社交焦慮症、憂鬱症或注意力不足過動症等，幫助他們維持友誼、處理衝突與霸凌、建立親密關係。

　　PEERS® 課程有以下特點，這些特點與其臨床療效有直接關係。

（一）納入照顧者做為社交教練：

　　在十六次團體課程中，學員與社交教練將分別進行團體治療，在學員參與團體的同時，照顧者也接受訓練，學習如何在團體外指導並監督學員的實際社交互動。這個做法可能是讓 PEERS® 團體療效能持續的重要原因。（參見圖：典型的一堂 PEERS® 團體流程）

（二）角色扮演與行為教練：

　　在每次團體課程中，都有大量的角色扮演與行為演練，以協助學員理解社交規則，並實地進行演練，直接給予行為指導。角色扮演示範需要團體帶領者與一到兩位行為教練配合實際演出，依據治療手冊中的腳本對話，示範肢體語言，在錯誤示範後討論手冊所列之社交指導問題，並在正確示範後，討論社交指導問題。這些問題討論需要以蘇格拉底式問句、結構化的重點提示，以切合自閉症類群患者的認知特徵。

（三）結構化的課程講授與團體氣氛經營：

自閉症類群患者傾向於字面思考，同時思考缺乏彈性，不易接受建議，因此極易產生人際衝突。患者口語表達困難，不易表達情緒、也無法理解他人的情緒，因此對於傳統心理治療方式反應有限。反之，他們善於邏輯思考，對於條列式重點較能吸收，甚至能背誦，且一旦接受某個觀點，常能堅守原則。PEERS® 社交技巧訓練運用患者的這些特點，針對以下常見社交需求，擬定如 SOP 一般的社交規則，並透過引導式的問答，讓成員參與社交規則的制訂。這個做法能有效抓住學員的注意力與興趣，每個技巧並藉由同樣的社交訓練問題，幫助學員揣摩他人觀點，增進社交認知。學員經由反覆演練，能以同樣的觀點問題自我提醒，將治療效果類化到團體外的情境。

本手冊主要提供給團體帶領者與行為教練參考。其編排方式，每章依序為社交教練團體指引、學員團體指引、最後集合、以及社交訓練講義。手冊內容相當結構化，採認知行為治療取向，可以說是團體帶領的完全指引。也因此，社交訓練治療指引與學員治療指引的內容基本上依循同樣的規則與步驟，使用時本手冊時，兩位團體帶領者可以各自參考指引來進行，行為教練則依角色扮演的對話做示範。

本手冊翻譯為中文後，舉行多次專家會議，針對翻譯、台灣社交文化以及臨床經驗，進行中文翻譯後的修訂。由衷感謝台大醫院精神醫學部兒童精神科丘彥南醫師、蔡文哲醫師全程參與每一個章節的修訂，以及台灣兒童青少年精神醫學會第一屆理事長、台灣自閉症之父宋維村醫師諸多提點，提供重要意見。感謝世界兒童青少年精神醫學會副理事長高淑芬教授的支持，給予我實證研究的紮實訓練。

此外，有鑒於不同社會中社交文化的差異，PEERS® 特別重視社交技巧的生態效度，因此在 PEERS® 中文化的過程中，我們同時招募台灣青年進行社交習慣調查，以了解臺灣青年的交友習慣與交友來源。

為了驗證 PEERS® 中文化版本在台灣自閉症類群青年的療效，我們著手準備建立台大醫院 PEERS® 團隊。主要成員包括資深臨床心理師楊智涼、陳文豪醫師以及譯者三人，在台灣大學醫學院附設醫院因工派員出國訓練計畫的支持下，三人於 2017 年 8 月赴美，到發展 PEERS® 的加州大學洛杉磯分校接受 PEERS® 治療師訓練，取得治療師認證。這個過程特別感謝作者洛格森博士對繁體中文版的

支持，以及對亞洲文化的尊重。

很幸運地，引進 PEERS® 的想法獲得科技部人文司研究計畫補助，讓我們得以在台大醫院展開台灣 PEERS® 青年社交技巧團體治療的實證研究。台大 PEERS® 模式由本人與楊智涼心理師分別擔任學員與社交教練團體的帶領者，陳文豪醫師、彭湘鈞心理師、郭怡岑研究助理擔綱角色扮演與行為教練的重任，鄧宇捷心理師參與早期工作，有這群優秀的生力軍加入，臺大 PEERS® 團體開始啟動，長達兩年每週六的團體課程，讓成員在酸甜苦辣中見證 PEERS® 的神奇魔力。

目前在台大醫院精神醫學部已經完成三個梯次 PEERS® 社交技巧訓練團體，共 31 位自閉症類群成人參與。初步分析顯示，學員在接受團體治療之後，社交焦慮減輕、溝通意願增加、人際互動自信提升，他們從夥伴身上看到自己的特質、有更好的自我覺察。此外，和社交教練（家長）一起經歷四個月的課程，學員也普遍認為教練比過去更能理解自己，親子關係因良性溝通而持續改善。許多社交教練表示，看到孩子能和人聊天、能邀請朋友聚會、開始有意願和人互動，內心百感交集，教練們也在彼此支持中，獲得力量。實證研究仍持續進行當中，期望能在 2019 年完成，發表華人世界第一篇 PEERS® 青年成效研究。

最後，特別感謝王浩威醫師為 PEERS® 中文化的工作募款，贊助取得中文版權，這推動工作的第一步，使我能安心翻譯。還要感謝心靈工坊與國外出版社的交涉，以無可挑剔的用心承擔出版過程繁複的實務工作，完成 PEERS® 中文化工作的最後一步。

僅將此書獻給台灣自閉症類群青年，謝謝你們，讓地球人看到自己的不足與偏見，學習包容並欣賞彼此的差異。

簡意玲謹誌
2018.9.1.

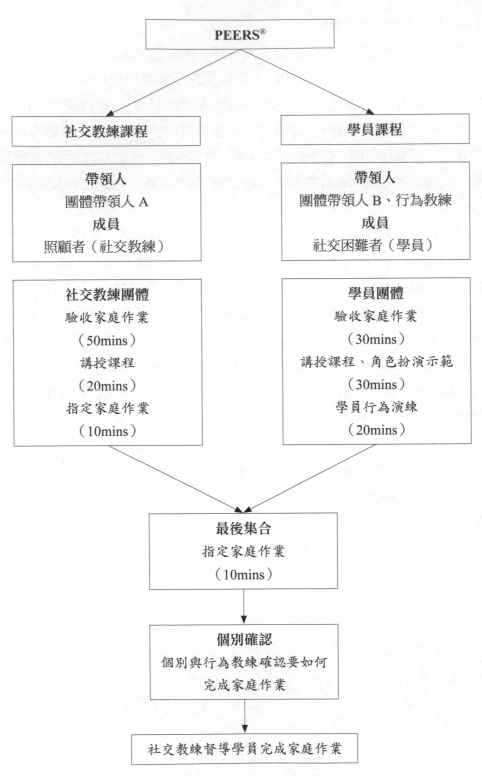

圖：典型的一堂 PEERS® 團體流程

中文版序

伊莉莎白·洛格森

　　這本《PEERS® 青年社交技巧訓練》乃是修訂自最早在北美洲由 Routledge 出版社出版的英文本「PEERS® 青年版」（*PEERS® for Young Adults: Social Skills Training for Adults with Autism Spectrum Disorder and Other Social Challenges*〔Laugeson 2017〕）。自從「PEERS® 青少年治療手冊」（Laugeson & Frankel, 2010）在 2010 年出版後，PEERS® 已經發展為一個國際化的介入模式，被翻譯為十多種語言、在超過 35 個國家廣泛使用。PEERS® 是目前僅有的以實證研究為基礎的自閉症類群青少年與成人社交技巧介入模式，以照顧者輔助的介入模式，教導交友與維持友誼的相關技巧、處理同儕衝突、同儕排擠以及適用於成人的約會禮儀課程。本手冊由加州大學洛杉磯分校伊莉莎白·洛格森博士所發展，「PEERS® 青年版」的研究獲得美國國家衛生研究院訓練計畫的國家研究服務獎所支持補助（NIH T32-MH17140，計畫主持人：Andrew Leuchter）。台灣成人自閉症類群研究則由台灣科技部專題研究補助（MOST106-2410-H-002-075-MY2，計畫主持人簡意玲）。

　　這本《PEERS® 青年社交技巧訓練》根據原始英文本做過語言調整與文化修訂。除了將課程內容修訂得更適用於台灣青年的社交文化，原始英文本也由簡意玲醫師翻譯為中文。簡意玲醫師以及其團隊親自接受洛格森博士完整的 PEERS® 治療師訓練，是 PEERS® 認證治療師。為了將介入模式修訂為適用台灣文化的版本，翻譯後的中文版經過台灣自閉症專家審閱，以確認符合當地社交文化。此外，為了更進一步指出因文化差異所做的內容修訂，並招募當地一般青年進行焦點團體討論，課程內容遂依據此結果進行補充修訂。主要差異如下：

- 共同興趣是北美洲青年建立友誼的基礎。然而在台灣，友誼未必均建立在共同興趣的基礎之上，而受雙方初次互動時的印象以及彼此是否談得來，影響建立友誼的意願。

- 台灣青年較少在家中與朋友聚會。會安排在家中聚會的朋友，通常是彼此關係非常親近的朋友。一般而言，台灣青年較偏好在外進行以活動為基礎的朋友聚

會，例如看電影、去餐廳等。

● 網路約會在台灣沒有像在北美洲一般常見。許多台灣青年甚至對網路約會抱持著負面看法。大部分台灣青年較偏好與實際生活中的朋友約會，僅有大約10% 的青年藉由網路約會。

● 相較於北美洲，台灣青年較少以眼神傳情示愛。大多以體貼行動表達對對方的好感。

● 北美洲的青年被嘲笑時，較常採用簡短的口頭反駁，例如隨便你。許多台灣青年則是忽略嘲笑並離開現場，沒有說一些反駁對方或防衛自己的話。西方文化常見的翻白眼或聳肩等肢體語言，在台灣青年相對較少使用，但仍有些青年男性會使用非口語的手部動作反駁對方。

　　除了上述差異，中文的《PEERS® 青年社交技巧訓練》的架構與講授課程的重點基本上維持不變。跨文化修訂的信效度研究比較了修訂後版本在台灣青年的介入成效。參加者在治療前與完成十六週課程後接受標準化評估。在台大醫院進行的研究結果初步顯示以下社交技巧有顯著改善。

　　根據青年自填的《社會反應量表》，完成介入後在社交溝通上有顯著改善，固著行為減少，整體社會反應性也有所提升。此外，自閉症狀也有部分改善，自閉症類群青年有更好的自覺，家長的評分顯示總體症狀減輕，情緒能力也有所提升。此外，團體介入之後，自評社交互動焦慮也有減輕的趨勢。

　　雖然本手冊的內容是以「PEERS® 青年版」原始英文本為基礎，我們預期經過文化和語言修訂的中文版，將為心理健康專家與教育者提供教導台灣青年社交技巧的有用新策略。雖然 PEERS® 介入模式最早是依據自閉症類群青年的需要所發展出來，它也廣泛被應用在其他有社交困難的青年。由於本介入模式所教導的是具有生態效度的社交技巧——也就是社交成功的人所使用的社交策略，PEERS® 方法亦可適用於所有期望建立有意義且親密的人際關係的年輕人。

前言

　　本書是我們前一本著作《自閉症類群患者青少年的社交技巧：PEERS® 治療手冊》（*Social Skills for Teenagers with Developmental and Autism Spectrum Disorders: The PEERS® Treatment Manual*; Laugeson & Frankel, 2010）的延伸；那是一個由家長輔助、針對自閉症類群與其他有社交障礙的青少年進行社交技巧訓練的治療模式。從早期針對青少年，後延伸到針對青年階段的工作，相關的實證研究均由美國國家衛生研究院訓練計畫的國家研究服務獎（National Research Service Awards）支持補助（National Institutes of Health Training Grant NIH T32-MH17140，計畫主持人：Andrew Leuchter）。針對青年的研究，也獲得自閉症研究組織（Organization of Autism Research）的補助（計畫主持人：Alexander Gantman）。

　　本手冊對原本的 PEERS® *治療手冊*做了許多調整與補充。除了將內容修改得更適合青年的發展階段外，原來的家長輔助模式也改為照顧者輔助模式。在新的手冊中，治療情境外的社交指導，改由照顧者來執行，這些照顧者通常包括：父母親、成年手足、其他家族成員、生活教練、工作教練與同儕小老師。和原始 PEERS® *青少年治療手冊*還有一個很大的差異，就是青年版包含四個約會禮儀的課程。這些課程其實包含在原始的 PEERS® *治療手冊*中；然而，在進行了一系列由發展障礙（包括自閉症類群）青少年的家長所組成的焦點團體之後，家長要求刪除約會禮儀課程。家長所持的理由是，他們身邊社交不成熟的青少年，在發展上並未預備好學習約會禮儀。值得考慮的是，自閉症類群或有其他社交困難的青年的照顧者並未表達出這樣的顧慮。雖然本研究計畫進行的所在地加州大學洛杉磯分校（University of California Los Angeles）PEERS® 門診的學員中，只有少數人積極地進行約會，但大部分人仍然對約會十分好奇，想了解更多。因此，在新課程中納入約會課程應該不會造成不滿，反而可能激發某些成員對 PEERS® 的強烈動機。

　　這本《PEERS® *青年社交技巧訓練*》和原始手冊還有一個不同之處，亦即相較於青少年家長輔助模式的十四週課程，本青年版包含了十六週的課程。增加兩週的教材，包括了四堂*約會禮儀*的新課程，以及移除了*好的風度與改變壞*

名聲兩個課程；需要這些遭替換課程所授策略的專業人員，可以找原始的青少年 PEERS® 手冊，包括 PEERS® 治療系列叢書的第二部：《教職專業人員的 PEERS® 學 程 》（*PEERS® Curriculum for School-Based Professionals*; Laugeson, 2014）。

　　如同 PEERS® 課程講授內容的修訂，在強調特定目標技巧的角色扮演示範部分，也做了調整。本手冊中，新的角色扮演示範提供了正確與不正確的社交行為示範，有助於團體領導者在教導這些技巧時有可資利用的手段。新的角色扮演示範有一些趣味橫生的示範，包括：交談中的**自誇、糾正別人、談太私人的事**，不恰當的**使用眼神接觸、身體界限**，以及諸如**開啟交談、取得聯絡資訊、處理謠言與閒話**的新訣竅等等。本手冊所提到的角色扮演示範影片，現在也可以在網路上的影片集錦取得，網址是 www.semel.ucla.edu/peers/resources。FriendMaker 手機 APP 也包含數十種不同技巧的角色扮演示範影片，以及 PEERS® 介入模式內容的重點條列。這些影片可做為輔助工具，使課程傳授更加有趣、更引人入勝，也更能在治療課程外提供支持，包括 FriendMaker 手機 APP 的虛擬教練。

　　另一個明顯差異是，青年版的每個課程均加入了**觀點轉換提問**（Perspective Taking Questions）。加州大學洛杉磯分校 PEERS® 門診，也就是這個介入模式最早發展與接受檢驗的地方，便採用**觀點轉換提問**做為青少年與成人研究及臨床團體的標準做法。這些問題緊跟在目標社交技巧的正確與錯誤角色扮演示範之後，藉以改善社交認知。**觀點轉換提問**包括「你覺得那個人會感覺怎麼樣？」、「你覺得他們怎麼看對方？」以及「你覺得他們會想再跟對方談嗎？」，每個**觀點轉換提問**的最後都提供適當的回應，以強化教導、促進討論。研究顯示把這些問題加入手冊除了能整體增進社交技巧與友誼，也對社交認知有所改善。

　　雖然課程主要內容是以原有的青少年 PEERS® **治療手冊**為基礎，但我們預期，因應發展階段所做的調整，增添新的課程與講授內容，以及新的角色扮演示範與**觀點轉換提問**，可以提供有用的新策略給 PEERS® 新使用者、甚至經驗豐富的專家，來教導社交技巧。雖然治療計畫原先是針對過渡期的自閉症類群青少年而發展出來的，但 PEERS® 也廣泛應用於其他有社交困難的青少年。有鑑於本介入模式所教導的是經由**實證研究驗證有效的社交技巧**，也就是一般社交如魚得水的人所展現的社交行為，因此 PEERS® 可望適用於任何有志於學習如何發展有意義的親密關係的成年人。

【起步】
PEERS® 青年社交技巧訓練
手冊的目的

　　人際關係技巧教學與增強課程（Program for the Education and Enrichment of Relational Skills，以下簡稱 PEERS®）的原始設計，是針對中學階段在結交朋友或維持友誼方面有困難的青少年，提供家長輔助的介入模式。這個治療計畫已在自閉症類群青少年與青年身上進行過廣泛驗證，也在診斷為智能不足或胎兒酒精症候群的青少年，以及注意力不足過動症的青少年與青年中，進行過一些研究。此外，PEERS® 亦曾運用在臨床診斷有憂鬱症、焦慮症及其他具有社交困難的青少年與青年。

　　PEERS® 青年社交技巧訓練課程乃是原來的介入模式的改版與延伸，由照顧者擔任真實生活中的社交教練，來提供青年具體協助。該原始介入模式是針對沒有顯著認知功能缺損的高功能成人，聚焦於有關交友與維持友誼的技巧、發展親密關係、處理衝突和被排擠狀態。課程包括如何開始與維持交談、找出交友的來源、如何利用電子產品溝通、適當運用幽默感、如何加入交談或退出交談、規劃並實際參與社交聚會、約會禮儀、如何處理意見相左、處理直接或間接的霸凌，或其他形式的排擠。並依據研究所得的證據，來歸納出社交行為的規則和步驟，那些證據包括：（1）自閉症類群疾患常犯的社交錯誤；（2）交友、維持友誼、發展親密關係所需要的核心社交技巧；以及（3）經過實地驗證，確認是社會普遍能接受、能有效處理同儕衝突與排擠的方式。

　　PEERS® 青年社交技巧訓練手冊的設計，是希望其整體被當成一個完整的治療介入計畫來使用。由於每一個新的技巧都是建立在前一個已學得的技巧的基礎上，因此課程安排需依照書中課程的編排順序進行。手冊的定位是認知及行為取向，以一系列的規則和步驟來呈現，讓青年有所依循。其中的講授課程（Didactic Lessons）是依據能夠圓滿社交的人士所使用的有效社交技巧來設計，所採用的技術例如角色扮演示範、行為演練習題、指定家庭作業等，皆已經過研

究驗證，確實可改善社交技巧。

　　PEERS® 青年社交技巧訓練手冊已應用於北美與國外的大學醫院、大學合作診所與精神健康門診。該課程的治療效果，我們已透過數百位加州大學洛杉磯分校 PEERS® 門診的自閉症類群或其他同樣具有社交困難的青年，進行過多次試驗研究及社交技巧團體。該治療模式的理想療效（efficacy）與實際療效（effectiveness），也進一步獲得美國國內與其他國家多個與加州大學洛杉磯分校無合作關係的研究團隊之驗證。

　　教學的施作方法，是依據過去八年的研究成果與治療師回饋來修訂。該手冊目前的版本及其中的技術，來自多年來針對有社交困難的成年人之研究與臨床實務工作。臨床工作者不需要有很多帶領社交技巧團體的經驗，即可上手，但必須具備與有自閉症類群或其他社交困難的青年及其照顧者一起工作的背景。

納入社交教練

　　PEERS® 青年社交技巧訓練手冊的獨特之處，是將照顧者納入為社交教練，這和其他社交技巧團體很不相同。這個治療模式包含了一個社交教練團體與學員團體同時進行。基本上，學員在自己的團體中學習社交技巧時，照顧者亦同時參與社交教練團體，學習如何協助學員發展並維持人際關係。照顧者一般是指父母，也可以包括成年手足，或其他家庭成員、工作教練、生活教練、朋友、伴侶與同儕小老師（peer mentors）。之所以將照顧者納為社交教練，是為了讓學員所學得的技巧較容易適用類推到其他情境，社交技巧改善的效果也會比較持久，原因如下：

1. **自然社交情境中的社交訓練**：照顧者能在自然情境中的恰當時機提供社交訓練，因此社交訓練所學到的技巧可以更普遍類推適用。由於社交教練（如果人選適當）在團體治療結束之後能持續提供社交訓練，可望讓治療結果維持較久。

2. **協助進行每週的社交功課**：完成每週指定的社交家庭作業，有助於將所學的技巧加以類推適用。照顧者在週間定期追蹤學員，幫助學員解決阻礙功課完成的問題，是確保學員完成練習的靈魂人物。照顧者持續鼓勵學員使用學到的技

巧，即使 PEERS® 治療結束後不再有正式的家庭作業，依然如此，因此治療效果可因納入社交教練而能持續更久。

3. **協助找尋朋友來源**：納入照顧者也有助於協助學員找到治療情境以外的朋友來源。PEERS® 青年社交技巧訓練手冊的目的不在於友情配對，讓團體學員之間彼此成為朋友。相反地，我們試圖教導學員如何在真實世界中獨自找朋友。在整個過程中，照顧者協助學員在社區裡參與各類社交活動中，找出可能有共同興趣、能接納的同儕團體，這對學員會非常有幫助。此外，照顧者不僅協助學員加入這些活動，確保他們規律參與，也可以確保學員在團體治療結束之後，仍能持續參加這類社交活動，進一步強化治療成效的持續性。

本手冊的構成

　　PEERS® 青年社交技巧訓練是採用結構式團體形式，聚焦在教導青年與他人發展並維繫有意義的人際關係所必需的社交技巧。表 1.1 呈現十六次課程講授的總覽。

　　手冊希望在每個課程提供逐步的綱要。透過我們過去和臨床人員的工作經驗，我們已經發現綱要格式（相較於敘述式的文件）有利於自發完整的呈現，讓團體帶領者可即興發揮符合每節課要旨的內容，使聽者更容易掌握。手冊的設計希望能方便於團體進行時使用。不需要也不鼓勵帶領者背誦手冊的內容，在引導團體成員學習這些技巧時，學員對於帶領者把書攤在眼前並不會感到不妥。必須密切依循手冊的理由是，團體帶領者需要掌握所教導的技巧中所有必要的元素，以謹守治療的一致性，並增進治療結果。

　　本章提供課程的介紹，包括手冊的結構、團體的組成、需要的人員、教學方法，以及行為處理技術。本章內容也包括如何追蹤進展，以及過去研究的結果。課程一到十六涵括 PEERS® 課程共十六週的治療師指引，內容則包括準備課程的資訊、如何驗收家庭作業、如何呈現講授課程，包括角色扮演示範、行為演練習題（Behavioral Rehearsal Exercises）的流程、學員團體與社交教練團體最後集合時的指引綱要，以及社交訓練講義——每週影印並發放給學員與他們的社交教練。

表 1.1　課程總覽

週次	講授課程	驗收家庭作業	行為演練習題	需要的教材	指定家庭作業
1	交換資訊與開啟交談	無	Jeopardy	白板、白板筆、Jeopardy 答案紙、剪刀、鉛筆	1. 團體內互打電話或視訊聊天 2. 練習和社交教練開啟交談並交換資訊
2	交換資訊與維持交談	1. 團體內打電話或視訊聊天 2. 練習和社交教練開啟交談，並且交換資訊	Jeopardy	白板、白板筆、Jeopardy 答案紙、剪刀、鉛筆	1. 團體內互打電話或視訊聊天 2. 和社交教練練習開啟並維持交談與交換資訊
3	找朋友來源	1. 團體內打電話或視訊聊天 2. 練習和社交教練開啟並維持交談與交換資訊	Jeopardy	白板、白板筆、Jeopardy 答案紙、剪刀、鉛筆	1. 找朋友的來源 2. 和社交教練練習開啟並維持交談對話與交換資訊 3. 個人物品
4	電子通訊	1. 找朋友來源 2. 團體內打電話或視訊聊天 3. 練習和社交教練開啟並維持交談與交換資訊 4. 個人物品	針對個人物品交換資訊	白板、白板筆、學員的個人物品	1. 找朋友來源 2. 和一位同儕練習開啟交談並交換資訊 3. 團體內互打電話或視訊聊天 4. 和社交教練練習開啟與結束電話交談並交換資訊 5. 個人物品
5	善用幽默	1. 找朋友來源 2. 和一位同儕開啟交談並交換資訊 3. 團體內互打電話或視訊聊天	針對個人物品交換資訊	白板、白板筆、學員的個人物品	1. 找朋友來源 2. 和一位同儕練習交談並交換資訊 3. 注意別人對幽默的回饋 4. 團體內互打電話

週次	講授課程	驗收家庭作業	行為演練習題	需要的教材	指定家庭作業
		4. 和社交教練練習開啟與結束電話交談並交換資訊 5. 個人物品			或視訊聊天 5. 個人物品
6	加入一群人交談	1. 找朋友來源 2. 和同儕開啟交談並交換資訊 3. 注意別人對幽默的回饋 4. 團體內互打電話或視訊聊天 5. 個人物品	加入一群人交談	白板、白板筆、學員的個人物品	1. 找朋友來源 2. 和社交教練加入一群人交談 3. 加入一群同儕的交談 4. 注意別人對幽默的回饋 5. 團體內互打電話或視訊聊天 6. 個人物品
7	退出交談	1. 找朋友來源 2. 和社交教練加入一群人交談 3. 加入一群同儕的交談 4. 注意別人對幽默的回饋 5. 團體內互打電話或視訊聊天 6. 個人物品	加入與退出交談	白板、白板筆、學員的個人物品	1. 和社交教練練習加入或退出一群人交談 2. 加入一群同儕的交談 3. 注意別人對幽默的回饋
8	朋友聚會	1. 和社交教練練習加入或退出一群人交談 2. 加入一群同儕的交談 3. 注意別人對幽默的回饋	朋友聚會	白板、白板筆、棋盤遊戲或紙牌遊戲 選擇性：電玩、iPads、筆電	1. 朋友聚會 2. 和社交教練練習加入或退出一群人交談 3. 加入一群同儕的交談 4. 注意別人對幽默的回饋

週次	講授課程	驗收家庭作業	行為演練習題	需要的教材	指定家庭作業
9	約會禮儀：讓某人知道你喜歡他	1. 朋友聚會 2. 和社交教練練習加入與退出一群人交談 3. 加入一群同儕的交談 4. 注意別人對幽默的回饋	朋友聚會	白板、白板筆、棋盤遊戲或紙牌遊戲 選擇性：電玩、iPads、筆電	1. 朋友聚會 2. 練習讓某人知道你喜歡他 3. 和社交教練練習加入或退出一群人交談 4. 加入一群同儕的交談
10	約會禮儀：約會邀請	1. 朋友聚會 2. 練習讓某人知道你喜歡他 3. 和社交教練練習加入與退出一群人交談 4. 加入一群同儕的交談	朋友聚會	白板、白板筆、棋盤遊戲或紙牌遊戲 選擇性：電玩、iPads、筆電	1. 朋友聚會 2. 練習讓某人知道你喜歡他 3. 加入一群同儕的交談
11	約會禮儀：前往赴約	1. 朋友聚會 2. 練習讓某人知道你喜歡他 3. 加入一群同儕的交談	朋友聚會	白板、白板筆、棋盤遊戲或紙牌遊戲 選擇性：電玩、iPads、筆電	1. 朋友聚會 2. 練習讓某人知道你喜歡他，提出約會邀請，以及／或練習赴約 3. 加入一群同儕的交談
12	約會禮儀：約會守則——該做與不該做的事	1. 朋友聚會 2. 練習讓某人知道你喜歡他，提出約會邀請，以及／或練習赴約 3. 加入一群同儕的交談	朋友聚會	白板、白板筆、棋盤遊戲或紙牌遊戲 選擇性：電玩、iPads、筆電	1. 朋友聚會 2. 練習讓某人知道你喜歡他，提出約會邀請，以及／或練習赴約 3. 加入一群同儕的交談

幫助自閉症類群與社交困難者建立友誼

週次	講授課程	驗收家庭作業	行為演練習題	需要的教材	指定家庭作業
13	處理意見相左	1. 朋友聚會 2. 練習讓某人知道你喜歡他，提出約會邀請，以及／或練習赴約 3. 加入一群同儕的交談	朋友聚會	白板、白板筆、棋盤遊戲或紙牌遊戲 選擇性：電玩、iPads、筆電	1. 朋友聚會 2. 和社交教練練習處理意見相左 3. 和朋友或愛情伴侶練習處理意見相左 4. 練習讓某人知道你喜歡他，提出約會邀請，以及／或練習赴約
14	處理直接霸凌	1. 朋友聚會 2. 和社交教練練習處理意見相左 3. 和朋友或愛情伴侶練習處理意見相左 4. 練習讓某人知道你喜歡他，提出約會邀請，以及／或練習赴約	朋友聚會	白板、白板筆、棋盤遊戲或紙牌遊戲 選擇性：電玩、iPads、筆電	1. 朋友聚會 2. 和社交教練練習處理嘲笑 3. 和同儕練習處理直接霸凌 4. 和社交教練練習處理意見相左 5. 和朋友或愛情伴侶練習處理意見相左 6. 練習讓某人知道你喜歡他，提出約會邀請，以及／或練習赴約
15	處理間接霸凌	1. 朋友聚會 2. 和社交教練練習處理嘲笑 3. 和同儕練習處理直接霸凌 4. 和社交教練練習處理意見相左	朋友聚會	白板、白板筆、棋盤遊戲或紙牌遊戲 選擇性：電玩、iPads、筆電	1. 朋友聚會 2. 和社交教練練習散播和自己有關的謠言 3. 和社交教練練習處理嘲笑 4. 和同儕練習處理直接或間接霸凌

【起步】PEERS® 青年社交技巧訓練手冊的目的 ｜ 031

週次	講授課程	驗收家庭作業	行為演練習題	需要的教材	指定家庭作業
		5. 和朋友或愛情伴侶練習處理意見相左 6. 練習讓某人知道你喜歡他，提出約會邀請，以及／或練習赴約			5. 和朋友或愛情伴侶練習處理意見相左 6. 練習讓某人知道你喜歡他，提出約會邀請，以及／或練習赴約
16	向前邁進與畢業	1. 朋友聚會 2. 和社交教練練習散播和自己有關的謠言 3. 和社交教練練習處理嘲笑 4. 和同儕練習處理直接或間接霸凌 5. 和朋友或愛情伴侶練習處理意見相左 6. 練習讓某人知道你喜歡他，提出約會邀請，以及／或前往約會	畢業典禮與慶祝會	課後量表、完訓證明、食物、飲料、餐盤、紙巾、杯子、餐具、裝飾、電視、DVD播放器、電影	無

章節格式

● 社交訓練治療指引

○ **為社交教練課程做準備**：本節將概述每個課程的設計理念，以幫助社交教練團體的帶領者能對教材的重點適度強調。將會討論社交教練團體中可能出現的問題，並且提供解決這些問題的建議。

○ **驗收家庭作業**：每次社交教練團體都從驗收指定家庭作業開始。每次課程都有此節，提供具體問題，讓團體帶領者在驗收家庭作業時可以請教社交教練。

○ **講授課程**：此節亦呈現每次課程的講授教材，描述社交行為的具體步驟與規則。並且提供角色扮演示範影片供選擇運用，以強調所教導的技巧。

○ **指定家庭作業**：為了將治療情境中所學得的新技巧類推適用到其他情境，每週都將給予社會化之指定家庭作業。每個課程的這一節將完整描述隨後的指定家庭作業，包括推薦適當的**社交訓練**，以及可以在練習該技巧之前與之後提出的**觀點轉換提問**。

○ **社交訓練小訣竅**：每個課程的這一節將說明社交教練可以使用的社交訓練小訣竅，幫助學員演練或強化新學到的技巧。

● **學員治療指引**

○ **為學員課程做準備**：本節將概述每個課程的設計理念，以幫助學員團體帶領者為課程做預備，並了解教導目標技巧的理由。學員團體可能會出現的問題將在本節討論，並提供解決問題的建議做法。

○ **驗收家庭作業**：每次團體都從驗收前一週的指定家庭作業開始。每章的這節均提供具體問題，讓團體帶領者可以在驗收家庭作業時詢問學員。

○ **講授課程**：每個課程的這節提供結構化的綱要，來呈現講授課程的內容。講授教材通常使用蘇格拉底式問句，並／或使用角色扮演示範。這些指導方法能幫助學員融入課程中，並感覺能靠自己的能力（至少是和大家一起）創造課程中的規則或步驟。

● **學員行為演練**

○ 為了讓青年學員開始將講授內容應用到生活情境中，下一步就是在團體中練習新學得的技巧，同時接受治療團隊的回饋。這一切將在行為演練活動中發生。學員行為演練不僅能讓學員以較不結構化的方式練習新學得的技巧，也是團體過程中有趣且吸引人的部分。每個課程的學員行為演練部分，均包括以下內容：

■ **所需教材**：活動所需的教材條列於學員行為演練一節。這些物品必須在團體開始之前就先確保齊全。

■ **規則**：學員行為演練這一節會對如何促進活動提供具體的指導，包括如何

提供社交教練，與如何在活動中進行回饋。

● 最後集合

○ PEERS® 青年社交技巧訓練手冊的每一課內容均包括最後的集合，也就是在每次團體的最後，學員與社交教練會合，以進行共同討論。每個課程的最後集合，內容包括：如何簡短回顧講授課程、隨後的指定家庭作業的摘要、如何個別與團體學員商討並確認如何完成這些指定家庭作業。

● 社交訓練講義

○ 社交訓練講義附在每一課的最後。這些講義的編排便於影印，在每次講授課程一開始，就應該發給社交教練，並在最後集合時段的指派家庭作業時發給學員。社交訓練講義可以幫助學員與社交教練記得團體中所教的技巧，並提供每週指定家庭作業的概述。社交訓練講義應「每一週」影印並發給團體學員，當學員錯過課程時，應當面補發或以電子郵件寄發講義。

課程進行流程

PEERS® 青年社交技巧訓練的基本設計是每週進行的社交技巧團體，每一週進行一次，一次九十分鐘。學員與社交教練在同一時段、於不同的會議室進行團體活動。

社交教練團體格式

● 驗收家庭作業（50 分鐘）：在團體開始時，利用社交教練治療指引綱要，驗收前一週的指定家庭作業。

● 講授課程與角色扮演示範（20 分鐘）：依循社交教練治療指引綱要，進行講授課程的內容，包括選擇性的使用角色扮演示範影片。在講授課程時發放社交訓練講義給社交教練，其中包括隨後的指定家庭作業的討論。

○ 社交教練指定家庭作業工作表參見附錄 I。這些工作表必須影印並在講授課程進行到指定家庭作業時才發給社交教練，且應在下次團體前完成並繳回。社交教練指定家庭作業工作表乃是設計來輔助社交教練，使其在進行家庭作業時更有組織，並且為下次作業提供簡潔的說明。由於部分社交教練可能會忘記帶來前一週已完成的工作表，建議每週都多準備一些備份。

● 和學員最後集合（10 分鐘）：在這段時間，社交教練將聆聽學員報告當天所

講授的課程。此時並公布下週的指定家庭作業。在團體結束學員離開之前，學員應個別與社交教練協調如何進行指定家庭作業。

學員團體格式

● **驗收家庭作業（30分鐘）**：在團體開始時，利用學員治療指引綱要，驗收前一週的指定家庭作業。

● **講授課程與角色扮演示範（30分鐘）**：依循學員治療指引綱要，進行講授課程內容，包括角色扮演示範。

● **學員行為演練（20分鐘）**：學員透過每課所列出的行為演練習題，來演練新學得的技巧。

● **和社交教練最後集合（10分鐘）**：學員在社交教練在場的同時，報告講授課程的內容概要，接著討論下週的指定家庭作業，如同在每一課程最後集合一節所列。發放社交訓練講義給學員，隨後指派家庭作業。在團體結束學員離開之前，學員應個別與社交教練協調如何進行指定家庭作業。

團體的組成

● **社交動機**：決定誰適合加入團體最重要的決定因子之一，就是社交動機。只有當個案與社交教練表現出對學習交友與維持友誼、談戀愛以及／或學習處理衝突和排擠的興趣，才適合納入。納入缺乏動機的個案，可能是災難的開始，將導致成效減弱與負向影響擴大。評估社交動機的方法之一，是在納入治療前做適當的篩選。許多臨床人員會在治療開始前，針對潛在個案進行電話篩選與面對面會談。在篩選與收案過程中，評估個案與社交教練雙方的意願與興趣，至為關鍵。在篩選與收案時評估社交動機的方法之一是詢問，「我們有一個社交技巧團體，名稱是 PEERS® 青年社交技巧訓練，可以增進交友和維持友誼、談戀愛、處理人際關係衝突與排擠（可再稍微多解釋一些）。你覺得你可能會有興趣參加嗎？」在治療開始前，不僅面談評估學員和社交教練的參與動機是必要的，在面談前以電話評估其社交動機也相當重要。依據我們在加州大學洛杉磯分校 PEERS® 門診的經驗，只有25％是個案主動來尋求協助，比較常見的是由照顧者來要求提供服務。為了避免誤解，可以考慮在安排面談時，在電話上和個案與照顧者雙方都談過，以評估其社交動機與治療參與度。

- **團體人數**：PEERS® 團體建議人數為七到十人，但也曾經在 12 人的團體中進行過。超過 12 人在進行上會有些困難，但若將治療作部分調整，也並非不可能。舉例來說，分配給指定驗收家庭作業以及行為演練的時間，就需要做一些調整，在進行行為演練習題時，也需要更大的治療團隊來提供回饋。團體人數若少於 6 人可能會有些風險，若學員中途退出治療或缺席，那麼團體人數就會明顯減少。

- **學員年齡分布**：學員年齡可以分布甚廣，只要學員間有兩位以上彼此年齡相近即可。PEERS® 青年團體的參與者年齡大都介於 18 歲到 30 歲之間，儘管如此，也曾應用在年齡更大的成人，或是青少年個案。必須注意的是，在撰寫 PEERS® 青年社交技巧訓練手冊的此時，相關療效研究只在 18 至 24 歲的青年個案經過驗證，年紀較長的個案尚在研究中。

- **學員性別分布**：經驗上，男性與女性學員可在 PEERS® 青年團體中輕易地打成一片，毫無問題。我們在加州大學洛杉磯分校 PEERS® 門診的經驗顯示，男性比較常出現在社交技巧治療中，因此女性學員可能較少。請盡可能避免只有一位女性學員的情況，除非該學員在治療前表示同意。萬一只有一位女性學員，請確保事先告知，如果她對於身為唯一的女性學員感到不自在，請考慮讓該學員等候其他梯次的團體。

- **納入非自閉症類群學員**：在自閉症類群青少年社交技巧團體中，我們反覆觀察到一個現象，學員通常在和其他自閉症類群的青少年互動時最為自在，而且能成功地適應團體。這可能是因為，自閉症類群個案所展現的所有非典型行為與獨特性，在自閉症類群青少年團體中容易被忽略，或者不再突出。也因此，PEERS® 青年團體常具有同質性，如此可創造一個接納且安全的環境，讓學員安心地學習社交技巧，不會被論斷或感到不自在。然而，患有注意力不足過動症、憂鬱症、焦慮症或其他社會行為問題的青年，若可以接受自閉症類群青年的獨特性所帶來的挑戰，也可被納入團體當中。雖然 PEERS® 青年社交技巧訓練課程原先是專為自閉症類群青年而設計，我們也在非自閉症類群的青年案例中，看到持續的療效。因為 PEERS® 的目標在於透過教導**研究證實有效的**社交技巧（即依據社交能力正常的青年所表現的行為），來發展青年的技巧，因此不論學員被診斷為何種精神疾患，該治療均顯示出廣泛的適用性。我們推測，每一位不知如何發展與維持人際關係或處理衝突與排擠的青年，均可從此介入

模式中獲益。

所需人員

由於 PEERS® 青年社交技巧訓練的社交教練團體與學員團體在同一個時間進行，因此需要有兩位團體帶領者。團體帶領者可以是心理師、精神科醫師、婚姻或家族治療師、社工師、語言治療師、職能治療師、休閒治療師、就業輔導員，或其他精神醫療的專業人員或教育人員。不管是哪一種專業背景，學員團體的帶領者必須有和高功能成人自閉症類群患者或其他有社交困難的人一同工作的經驗，而社交教練團體的帶領者，則需有和家長和照顧者共同工作的經驗。團體帶領者必須接受 PEERS® 課程的完整訓練，無論是事先研讀本手冊，或是參加 PEERS® 認證訓練研習。

除了要有兩位團體帶領者，一到兩位的行為教練也是相當必要的，他們可以協助學員團體進行課程。行為教練通常包括大學生、研究生，或是心理學與相關科系的受訓學員，以及其他精神健康專業人員或教育人員。一些 PEERS® 青年團體甚至納入發展正常的同儕小老師或手足，在團體進行時擔任教練；儘管這個做法的有效性還有待驗證。行為教練應該接受 PEERS® 課程各個部分的完整訓練，並對行為增強與處理策略有充分的了解。行為教練通常負責角色扮演示範，在行為演練習題中對學員提出回饋，並在增強和行為處理方面協助學員團體的帶領者。可能的話，最好至少有一位男性、一位女性，這樣便能在課程九到十二示範並練習約會禮儀的相關技巧。為了避免在練習這些課程的目標技巧時落入異性戀主義的框架中，學員應能自由選擇與男性或女性教練練習約會禮儀有關的技巧。

環境與設備

PEERS® 青年社交技巧訓練所教導的技巧必須像上課一樣，尤其是在驗收家庭作業與講授課程時。學員團體的上課空間必須有一個白板、白板筆，還要有一個大會議桌與數張椅子，讓學員可以坐著面對白板。也可以使用智慧型白板，不過，課程的規則與步驟不宜在團體開始前預先寫好，而必須採取蘇格拉底方法由學員在互動中產生。團體所使用的環境也應該有足夠的空間（或使用額外的房間），以利於學員在行為演練習題時，拆成一對一或小組來練習。至於社交教練團體，空間必須包括一張大會議桌以及數張椅子，讓社交教練可以圍坐著面對團

體帶領者。兩個團體上課空間的其中要有一間要夠大，讓所有學員與社交教練在最後會合時可以舒服地站或坐著。

所需教材

團體需要以下教材／教具：

- **乾式可擦拭白板與白板筆**：對於學員團體，此白板與白板筆是必要的工具，可將講授課程中的規則與步驟寫下來。
- **電話通訊錄**：課程一到課程六的指定功課中，學員需互相打電話或視訊聊天，因此需要一份留有學員姓名與電話號碼的名冊。這個名冊必須在課程第一週發給社交教練與學員（附錄 D）。你可能需要在收案面談時，取得學員同意使用其個人資料，以便在課程一時提供給學員團體。
- **團體內互打電話或視訊聊天分配表**：這個表單，是在課程一到六進行團體內互通電話或視訊聊天時，用來追蹤學員互相練習對話技巧的分配。團體帶領者應仔細注意哪位學員被指派要撥打電話，才能讓學員輪流擔任撥打與接聽，以確保每次和不同學員練習（附錄 E）。
- **社交訓練講義**：每週需影印社交訓練講義，在社交教練團體講授課程時發放，學員團體則在**最後**集合時發放。缺席的學員也可以取得講義，以提供該學員課程概述並說明指定家庭作業，講義也可以給其他沒有參與團體的照顧者（例如家庭成員、諮商師、工作教練等）參考。
- **家庭作業完成工作表**：這個表單需每週影印，強烈建議追蹤每週指定家庭作業的進度與完成度。這份家庭作業完成工作表應該由治療團隊中的一人（學員團體及教練團體各一）來完成，並存檔以利未來查詢（附錄 F）。
- **行為演練教材**：每個課程的學員行為演練都要提供行為演練活動所需要的額外教材。例如在課程八到十五模擬朋友聚會時，會需要室內遊戲素材（如：電腦遊戲、紙牌遊戲、棋盤遊戲）。
- **畢業海報**：在課程十四、十五，需發放畢業海報，以預告課程即將結束，並且將舉辦畢業典禮與慶祝派對（附錄 G 為範本）。
- **完訓證明**：這些證明將在團體最後一天的畢業典禮上頒發。強烈建議證書頒發可以用表彰學員榮譽的方式來進行，並慶祝其成就（附錄 H 為範本）。
- **社交教練指定家庭作業工作表**：這個工作表需在講授課程後的指定家庭作業之

時影印並發放給社交教練,並需在下次課程前完成並繳回(附錄I)。

● 選擇性項目:DVD 播放器、平板電腦、筆記型電腦與遊戲機。在社交教練團體與學員團體播放各種技巧的角色扮演示範影片時,會需要使用DVD播放器、平板電腦與筆記型電腦。而在課程八到十五,學員行為演練模擬朋友聚會時,可能也會用到遊戲機、平板電腦與筆記型電腦。可攜式的小遊戲設備則不建議使用。

● 選擇性項目:成果評量工具。強烈建議在團體開始之前與結束之後,採用成果評量工具來追蹤治療進展。《青年社交技巧知識測驗》(*The Test of Young Adult Social Skills Knowledge*,簡稱 TYASSK)是一個標準評量工具,用來評估學員對 PEERS® 團體中所教導的技巧吸收了多少(附錄A)。《社交品質問卷》(*The Quality of Socialization Questionnaire*,簡稱 QSQ)可提供同儕間聚會以及和戀愛對象約會的社交投入頻率計數(附錄B)。我們推薦使用這兩個評估表來追蹤治療進展。其他推薦使用的成果評量工具,將在本章的**追蹤進展**中討論。

教學方法

● **使用具體規則和步驟來講授:**許多自閉症類群青年強烈愛好規則,而且傾向於遵守規則。這或許是因為這個世界整體而言是無法預測的,而規則提供了對於社會環境一種穩定的理解方式。自閉症類群傾向於具體而按照字面理解的思考方式,是眾所周知的。基於他們對規則的偏好以及傾向非黑即白的思考方式,PEERS® 教導社交技巧便採用社交行為的具體規則與步驟,在講授課程中,微妙且複雜的社交行為被拆解成較小的規則與步驟,以利於理解。這種教導方式不僅對於自閉症類群青年有幫助,對於教導其他有社交困難的成人也成效卓著。

● **經過研究驗證的社交技巧:**有別於其他社交技巧治療計畫,PEERS® 獨特之處在於使用**經過調查驗證的社交技巧**。PEERS® 所教導的社交行為,本質上就是獲得社會接納的人自然使用的社交方式。換句話說,你不是在教我們「自以為」人們在社交情境中應該怎麼做,而是在教具研究實證的、「**實際有用**」的方法。我們以為有效的方式,在現實生活中未必有用。

● **蘇格拉底式問答:**PEERS® 所運用的教學方法中,另一個重要的特色就是運用

蘇格拉底法。包括詢問特定問題，或是透過角色扮演練習來示範特定行為，以引發團體學員的特定反應。這個方法，就是引導學員與社交教練自己找出答案，而不是直接給他們答案。這種做法的魔力在於，它讓學員感覺是靠自己或同儕制訂了社交行為的規則和步驟。相較於直接授課，讓學員用蘇格拉底法創造出課程的基本元素，可讓他們較容易相信所教導的技巧，並記住所學。

● 採用關鍵詞：PEERS® 課程另一個獨特之處在於，採用關鍵詞。這本手冊中以粗楷體字標示的用語就是關鍵詞，代表課程中的重要概念。這些關鍵詞把複雜的社交行為，化約為簡明的詞彙。愈頻繁使用關鍵詞，愈可以幫助學員、社交教練與治療團隊建立共通語言。當團體帶領者第一次遇到關鍵詞時，應該以強調的語氣說出這些字，在學員團體中還應該寫在白板上。

● 寫在白板上：在 PEERS® 青年社交技巧訓練的每一節課程中都含括大量的講授材料。因此，「強烈建議」在學員團體中，把和規則與步驟有關的關鍵詞寫在白板上。「不建議」在學員團體講授課程時發放社交訓練講義（雖然在社交教練團體是如此），因為這麼做可能影響蘇格拉底法的成效。學員應該感覺彷彿自己與同儕正在制訂課程的規則與步驟，以強化記憶並接受該技巧。同樣的道理，在學員團體中，也不推薦使用 PowerPoint 投影片或事先做好的演講電子檔。在學員團體中，創造出社交行為的規則和步驟的過程，必須讓人感覺有如真實發生；因此，強烈建議白板書寫。

● 角色扮演示範：社交行為的正確示範與錯誤示範，是理解社交技巧的關鍵成分。角色扮演示範在 PEERS® 青年社交技巧訓練手冊中貫穿全書，以講解示範社交禮儀的具體規則與步驟。角色扮演示範是以劇本型式呈現，亦即治療指引中方框裡的內容，可用來協助團體帶領者與行為教練更了解如何示範某些行為。這些劇本的用意不是要逐字念過，而是用一個例子來說明角色扮演示範看起來應該如何。此外，許多目標技巧的角色扮演示範影片也還有其他資源可以運用，包括 PEERS® 角色扮演影片集錦（可見於 www.routledge.com/cw/laugeson）與 *FriendMaker* 應用程式（可在 Apple App Store 中找到）。

● 觀點轉換提問：為了增進社交認知功能，角色扮演示範後會緊接著觀點轉換提問。這些問題可以促進學員討論適切與不適切的社交行為，並且幫助學員讀取社交線索，以了解他人的觀點。觀點轉換提問基本上內容是重複的，一般包括以下三個問題：「那個人會覺得怎樣？」、「他會怎麼看我？」以及「他會希

望再跟我談話嗎？」。在每一次角色扮演示範之後，提出同樣的觀點轉換提問，將有助於改善社交認知功能，並確保學員在自己的實際社交互動中會開始想到同樣的問題。

● **行為演練習題**：為了完全理解一組特定的社交技巧，透過練習與重覆來實際運用技巧是很必要的。每一次學員團體的課程都有行為演練習題，是課程中一個獨立的活動。在某些情況下，尤其是約會禮儀的講授，行為演練習題會出現在講授課程當中。行為演練習題是建立技巧的關鍵部分，必須同時伴隨社交指導，由治療團隊針對練習表現給予回饋。

● **針對表現給予回饋**：要充分獲得行為演練的效果，關鍵在於治療團隊能針對表現提供回饋與教導。我們也鼓勵社交教練在家裡與社區中，遵照社交訓練講義所述，提供訓練與教導。訓練與教導是 PEERS® 的重要部分，因為不是所有學員都能立即嫻熟駕馭技巧，他們需要額外的協助來掌握所學技巧，並將其類推到生活中。

● **指定家庭作業**：每一次課程都有指定家庭作業，以促進學員在自然情境中也能使用技巧。其中部份作業希望由學員與社交教練共同完成，以促進團體外的社交訓練。而其他指定作業，學員必須獨自完成，社交教練只能在幕後提供協助。完成指定家庭作業，對於將技巧類推到自然情境以及 PEERS® 治療能否成功，是極為關鍵的。我們的研究顯示，愈能完成指定家庭作業的學員，治療後的成果也愈好。相反地，無法完成指定家庭作業的學員，成效便較差。因此，請強烈鼓勵學員在團體外練習新學會的技巧，並藉由每週的驗收家庭作業，督促學員為自己的指定作業負責。

● **驗收家庭作業**：為了確保學員在團體外使用技巧，我們在每次團體一開始就進行驗收家庭作業。它包括檢查上週完成的指定作業，特別聚焦在練習新學會的技巧。每次課程都會花相當的時間來驗收指定家庭作業（在學員團體約 30 分鐘，社交教練團體約 50 分鐘），來強調在自然情境中行為演練與練習技巧的重要性。如果無法完成指定家庭作業，我們將無法期待社交技巧能夠類推到其他情境，因此，請預備好花相當時間來驗收家庭作業。驗收家庭作業的時間，也是對每位學員的個別化治療，須評估哪些做法行得通、哪些行不通，並嘗試解決可能發生的任何問題。

● **彈性地使用手冊**：以手冊為基礎的治療模式，最常被批評的問題之一，是無法

一體適用。很明顯地，生活方式本來就很少能一體適用，以手冊為基礎的治療本不應被如此期待。反之，PEERS®青年社交技巧訓練課程希望能彈性使用。也就是說，社交行為的規則與技巧，必要的時候也應該做一些調整。不同文化中社交技巧的差異就是一個好例子。PEERS®所教導的技巧代表的是北美與其他西方文化通用的社交風俗（雖然該治療已在全球應用）。然而，即使在西方社會中，也可能有很大的文化差異。也因此，團體帶領者必須依據學員的社交風俗來調整課程。正因為並非所有成員都處在同一種文化，驗收家庭作業可提供一個絕佳機會，針對每一個學員給予個別治療。驗收家庭作業的目的不僅是為了確保技巧能夠在自然情境中適當地練習，如果在執行上遇到困難，也可藉此機會為每個人解決問題或調整計畫。彈性地使用手冊（但不能過於偏離核心課程），也是必要的權宜之計，以確保所有團體學員都能從此治療中獲益。

行為處理技巧

雖然很少學員會在團體中出現干擾行為，有時仍會出現間歇出現干擾，需要行為處理技巧來導正。需要特別注意的行為包括三種：(1)注意力不足（例如：學員很難專注或維持注意力）；(2)破壞行為（例如：持續出現會干擾課程或使其他成員分心的行為）；與(3)不尊重（例如：挖苦、霸凌、粗魯無禮或不恰當的評論）。建議處理方式如下所列。

● **口頭稱讚**：對於具有社交動機的學員與社交教練，口頭稱讚是行為處理技巧最有力的做法之一。當你規律地稱讚團體或個別學員做到了你想看到的行為，該行為出現的頻率可能就會隨之增加。舉例來說，「你們都完成了指定家庭作業，做得很棒，」或「我真高興你們認真看待作業，並在團體外練習技巧。」是很好的方式，可以增強並鼓勵學員做你所期待的行為。

● **呼喚名字來拉回注意力**：成員在課程中注意力飄散是相當常見的狀況。他們有時看起來好像心不在焉，雖然很難確定是否如此。如果你懷疑某位學員有專注困難，不必中斷課程來提醒他們注意，只要在講課之中提到他們名字即可。例如，你可以說：「所以，大衛，交換資訊的規則之一是……」或「所以交換資訊的目標是找到共同興趣，對嗎，大衛？」（點頭提示他答案）。呼喚名字來引導注意力是個好方法，既把學員帶回團體當中，又不會造成尷尬、彷彿在處罰，或讓團體暫停。

● **善用同儕壓力**：學員有時總會有不恰當的評論或行為舉止。與其當眾責備學員，引起對方防衛或困窘，不如直接說明你希望看到的行為，並利用一點同儕壓力，把情境轉換為可用來訓練的時機。你可以使用我們熟悉的句型：「……（這麼做）**可能會有什麼問題？**」再請其他學員回應。絕對不要問做出不當行為的那位學員這個問題，因為這麼做沒有效果。相反地，問其他學員某個行為哪裡錯了，他們會很樂意回答你的問題。避免問這樣的問題：「大衛的行為哪裡錯了？」因為這太針對個人。問題應該要模糊且一般化。大部分成員不會和同儕在這些點上爭辯，你便可以繼續往下進行。以下是一些常見的成功範例：

○ 當一位學員屢次插話發言、干擾團體進行，你可以說：「我們要先舉手。沒有先舉手可能會有什麼問題？」

○ 當一位學員屢次在團體中不恰當地嘲笑別人的發言，你可以說：「我們必須尊重別人。嘲笑別人可能會有什麼問題？」

○ 當一位學員屢次在團體中大開玩笑，你可以說：「我們必須正經一點。亂開玩笑可能會有什麼問題？」

○ 當一位學員直接糾正別人的錯誤，你可以說：「我們要小心避免糾正別人。糾正別人可能會有什麼問題？」

這些評論有助於將學員的行為導正到你原先所建立的期待上，避免顯露出懲罰的意味。用這個方法，你可以巧妙運用同儕壓力，而非指名道姓地點出行為不當的學員。一些學員可能在一開始會測試你的底線（尤其是年輕學員），如果你以尊重的態度處理這個狀況，將可把負面衝擊降到最低。

● **陳述你的期待**：導正學員不當行為的方法之一，是陳述你的期待。在上述例子，你的評論已經包含對期待的陳述，例如：「我們要先舉手。」或「我們必須尊重別人。」或「我們必須正經一點。」在陳述期待之後，你可以很快地繼續往下說，彷彿預期他們會完全遵守。此時，若等候學員同意，你可能會讓自己陷入僵局。一般而言，當你對一群有社交動機的學員陳述你的期待，並且期望他們遵守時，他們多半都會做到。記得使用「我們」而非「我」來表達期待。這會給人一個印象，好像你是代表整個團體在說話，而這也有某種訴諸正面的同儕壓力的意味。

● **提供暫停時間**：如果某位學員已明顯干擾到團體，或是有行為或情緒上失控的現象，你可以讓他暫時休息。這個休息並無懲罰的意思，因為懲罰在這個發展

階段並不恰當；反之，這是要讓學員有機會自我調整並控制自己。舉例來說，提供暫停可以是不帶批判的詢問，例如：「大衛，你希望暫停一下嗎？」或是「大衛，你希望暫時休息一下嗎？」學員常常會接受這樣的建議，尤其是當討論的素材對他們來說有較多情緒衝擊時。此時請一位行為教練去協助學員平復情緒也會有幫助，但要注意不要增強了這些行為，否則會讓自己陷於學員經常要求暫停以搏取注意力的風險當中。在極端情況下，若學員首肯，也可以選擇讓社交教練來協助緩和局面。當學員回到團體當中，要把一切丟到腦後，當成沒發生過，也切勿在團體中再次提起暫停或不當行為之事。必要的話，可以在團體結束之後，和學員及其社交教練安排額外的討論時間。在大部分的 PEERS® 青年團體中，暫停很少見，請審慎為之。

PEERS®：沒有社交教練團體的情況

雖然 PEERS®「強烈」建議納入社交教練為治療的一部分，現實狀況是，有些 PEERS® 青年團體沒有社交教練參與。我們戲稱這個和原治療有些不同的治療為「PEERS® 輕量版」（PEERS® Lite），因為這個修訂版本是從實證研究驗證過的原始版本加以瘦身而來的。沒有社交教練可能有許多原因，例如治療團隊的資源與工作人員不足，以及無法找到適當或有空參與的社交教練等。因為無法完全保證修訂版的成效，我們不會鼓吹大家使用「PEERS® 輕量版」來教導自閉症類群或其他有社交障礙的青年。不過，考量到在某些實際情況下無可避免必須如此之時，如何讓照顧者在沒有社交教練團體的前提下參與治療，請參考以下建議。

即使無法組成社交教練團體，仍然強烈建議盡可能將照顧者納入治療計畫當中。照顧者可以是家長、成年手足、其他家庭成員、職業教練、生活教練、朋友、伴侶、同儕小老師、諮商師，或其他參與在學員社交世界中的人。最簡單、最直接的方式，就是把每週的社交訓練講義發給他們。這些講義附在每個課程的最後，如果可行，應當影印並寄給照顧者。許多臨床工作者選擇掃描書中的社交訓練講義，將電子檔直接以電子郵件寄給照顧者。但是因為這些講義屬於治療的一部分，用意在於影印並發給學員與社交教練，因此不可以違反著作權將檔案和別人分享。

沒有社交教練團體而要將照顧者納入治療的另一個方法，是推薦額外資源給照顧者使用。《交友的科學：幫助有社交困難的青少年與青年》（*The Science of Making Friends: Helping Socially Challenged Teens and Young Adults*, Laugeson, 2013）一書可以給家長與其他照顧者參考，幫助青少年與青年學習交朋友、維持友誼並處理同儕衝突或排擠。PEERS® 青年社交技巧訓練所教導的大部分技巧（除了約會禮儀之外），在此書都有要點摘錄，包括給家長與照顧者看的社交訓練小訣竅，以及給青少年和青年看的每章摘要。該書相關的線上影片，也收錄了角色扮演示範影片中的技巧以及**觀點轉換提問**，可以依循。此外尚有章節習題，幫助讀者將所學技巧適用類推到自然社交情境中。當社交教練團體無法進行時，你可以考慮建議適當的照顧者參考《交友的科學：幫助有社交困難的青少年與青年》來獲取相關資訊，在治療情境外提供學員社交訓練。

　　另一個因應沒有社交教練團體而要將照顧者納入治療的省錢方法，我們建議使用 FriendMaker 手機 APP。FriendMaker 是設計來做為青少年與青年「虛擬社交教練」的智慧型手機應用程式。FriendMaker APP 逐點條列交友、維持友誼及處理同儕衝突與排擠的具體規則和步驟，可在 iOS APP Store 方便地取得，而且所費不多。它不僅為苦於社交的人提供一個有用的工具來進行虛擬訓練，也是照顧者尋找更多 PEERS® 相關資訊的絕佳資訊來源。

　　不管以何種方式納入照顧者，讓照顧者以社交教練的角色參與治療，從而能在治療情境以外進行社交訓練，往往可以增進治療成效並更能類推到生活中。

為智能弱勢的成人使用本手冊

　　雖然 PEERS® 青年社交技巧訓練課程的設計是針對一般智能者，考慮到以實證為基礎的成人治療模式仍相當有限，我們也認可將這個課程應用到不同族群。對於智能弱勢（intellectual disabilities）、有學習差異（learning differences）、執行功能有困難（executive functioning challenges）的青年來說，面對課程中洋洋灑灑的規則與步驟可能不勝負荷。在這種情況下，與智能弱勢或其他學習與認知障礙者一起工作時，可以考慮以下四點建議。

1. **放慢介入治療速度**：一般來說，PEERS® 青年社交技巧訓練的進行節奏是快速的。對於智能弱勢或其他學習或認知障礙的青年，請自行調整放慢課程速度。

舉例來說，可以考慮每節課上兩次，把十六週的介入治療延伸為三十二週的療程。

2. **提供更多機會進行行為演練**：依據我們在加州大學洛杉磯分校 PEERS® 門診的經驗，雖然智能弱勢者（IQ 低於 70）可能無法說出所有教導的社交技巧規則與步驟，他們通常可以遵循規則並實行步驟。確保學員學會技巧的最佳方式，唯有反覆練習。因此，強烈建議提供學員更多行為演練的機會，在團體內部或外部進行社交訓練與教導，並針對表現給予回饋。

3. **簡化課程**：為智能弱勢或其他學習與認知障礙者調整課程的另一個做法，是簡化課程，採用精簡的步驟與／或基本的規則。表 1.2 提供一個精簡步驟的範例，修訂自課程一的開啟交談。表 1.3 則建議如何精簡課程六的進入一群人交談步驟。

4. **使用視覺輔助**：另一個針對學習困難者可行的調整做法，是使用視覺輔助當作替代方案，以利學員理解課程內容。未來 PEERS® 研究將進一步檢驗這些修訂是否實際對智能弱勢的青少年有所助益。目前我們的臨床觀察顯示，採用這些修訂的教導方式來治療，確實是有幫助的。

表 1.2 開啟交談的精簡步驟

傳統步驟	精簡步驟
1. 輕鬆地看一下對方 2. 使用手邊的物品 3. 找出共同興趣 4. 提起共同興趣 5. 交換資訊 6. 評估對方和我說話的興趣 7. 介紹自己	1. 找出共同興趣 2. 提起共同興趣 3. 交換資訊

表 1.3　加入一群人交談的精簡步驟

傳統步驟	精簡步驟
1. 聆聽交談內容	1. 觀看並聆聽
2. 維持一個距離觀察	2. 等候談話空檔
3. 使用手邊的物品	3. 走近他們
4. 辨識交談主題	4. 提出主題
5. 找出共同興趣	
6. 走近他們	
7. 等候談話空檔	
8. 提出主題	
9. 評估他們和我說話興趣	
10. 介紹自己	

針對學員與社交教練的其他資源

對於在治療過程中或治療後有需要，或要求其他資源的學員與社交教練，可以建議以下這些額外的資源。《交友的科學：幫助有社交困難的青少年與青年》是給家長、社交教練看的書，也值得推薦給有興趣學習如何交朋友、維持友誼並處理同儕衝突與排擠的青少年。PEERS® 青年社交技巧訓練所教導的大部分技巧（除了約會禮儀之外），均在該書有完整的說明，包括給家長與照顧者看的敘事段落、給青少年和青年看的每章摘要、練習技巧用的章節習題，以及該書的相關線上影片，收錄角色扮演示範影片與觀點轉換提問。此外，還有 FriendMaker 智慧型手機應用程式，為學員與社交教練提供「虛擬社交教練」，可快速溫習 PEERS® 所教導的技巧。還針對友誼的發展與維持所須具備的社交禮儀，提供簡明的綱要來說明相關規則與步驟，其中包含了 25 個目標技巧的角色扮演示範影片及其觀點轉換提問可供依循。當現場指導不可行或不適當之時，許多學員在自然情境中可使用 FriendMaker APP，來當作虛擬教練。

針對兒童與青少年的資源

對於和自閉症類群或其他有社交困難的兒童與青少年一同工作的臨床工作者，推薦以下具有實證基礎的社交技巧治療手冊。

● 《發展遲緩與自閉症青少年的社交技巧：PEERS® 治療手冊》（*Social Skills*

for Teenagers with Developmental and Autism Spectrum Disorders: The PEERS®
Treatment Manual, **Laugeson & Frankel, 2010**）

這本以實證為基礎的手冊，適合推薦給就讀中學、對每週的家長輔助社交技巧團體有興趣的青少年。該治療包括共 14 週、每次 90 分鐘的課程，提供給中學校園裡的青少年與家長。

● 《教育工作者之 PEERS® 課程：自閉症青少年的社交技巧：》（*The PEERS® Curriculum for School-Based Professionals: Social Skills Training for Adolescents with Autism Spectrum Disorder,* **Laugeson, 2014**）

這個具有實證基礎的課程，適合推薦給教育人員和臨床工作者，為中學的青少年提供每日課程。內容包括共 16 天、每次 30 至 50 分鐘的課程，提供給中學校園中的青少年。這個治療計畫雖然沒有家長團體，但仍包括完整的家長講義。

● 《兒童社交訓練》（*Children's Friendship Training,* **Frankel & Myatt, 2003**）

這本治療手冊推薦給和小學生一同工作的治療者。這是個具有實證基礎的治療計畫，共包括 12 週課程、每週 60 分鐘，對象鎖定小學校園裡的家長和兒童，聚焦於結交朋友與維持友誼的技巧。

追蹤進展

　　追蹤進展是衡量治療是否有效的基本項目，重點放在評估一個治療計畫如何維持其品質管理。以下的評量問卷，是我們在已出版的 PEERS® 學術研究中曾經使用的工具。其中包括評估社交功能的許多標準工具。這些工具對學員與社交教練來說並不困難。做為評估社交工功能的前測與後測，這些工具對治療結果能提供良好的評估。

青年社交技巧知識測驗

（*Test of Young Adult Social Skills Knowledge, TYASSK*，見附錄 A）

　　《青年社交技巧知識測驗》是 30 題有標準答案的測驗工具，用來評估青年在學習 PEERS® 青年社交技巧訓練所教導的社交技巧後吸收了多少知識。題目是由十五個講授課程的基本內容衍生而來。學員在讀過題目以後，從兩個可能的選項中選出最好的答案。總分為 0 到 30 分，愈高分代表社交技巧知

識愈好。TYASSK 是《青少年社交知識測驗》（*Test of Adolescent Social Skills Knowledge, TASSK*; Laugeson & Franke, 2010）的修訂版本。它的內在一致性指標（Crohnbach's coefficient alpha）為 .56，屬中等程度，考量量表所包含的面向較廣，這個數字是可接受的。過去研究採用 TYASSK 追蹤 PEERS® 青年社交技巧訓練的治療成效時，在青年自閉症類群中，正確作答的題目，治療後比治療前一般多了 6 到 8 題。答題時間大約需要 5 分鐘。本量表收錄在附錄 A。

社交品質問卷
（*Quality of Socialization Questionnaire, QSQ*，見附錄 B）

QSQ 問卷分為給學員的 QSQ-YA（Quality of Socialization Questionnaire—Young Adult）與給社交教練的 QSQ-C（Quality of Socialization Questionnaire—Caregiver），評估過去一個月同儕相聚及情侶約會的頻率，以及聚會時和同儕衝突的程度。其中社交啟動量表（Social Initiation Scale）包括三題，評估在過去一個月內總共發起了幾次朋友聚會與約會，以及和幾位不同的朋友聚會。社交相互性量表（Social Reciprocity Scale）是評估過去一個月受邀參加朋友聚會或約會的次數，以及共有幾位不同的朋友。衝突量表（Conflict Scale）共有 12 題，詢問在最近一次的朋友聚會中，發生衝突的嚴重程度，用四點量表來計分，分別為「完全沒有衝突」、「只有一點衝突」、「不少衝突」、「非常多衝突」。QSQ 是從《遊戲品質問卷》（*Quality of Play Questionnaire, QPQ*; Frankel & Mintz, 2009）修改而來，發展工具時曾依據 175 位男孩女孩的結果做過因素分析。衝突量表的內在一致性指標為 .87。這個量表也和《SSRS 問題行為量表》（Problem Behaviors Scale）有良好的收斂效度（convergent validity; $\rho = .35, p < .05$），可以有效區分社區樣本與臨床樣本（p < .05）。問題中有關發起與受邀朋友聚會的頻率，也可有效區分社區與臨床樣本（p's < .005）。PEERS® 的青少年版在基礎評估時，青少年與家長評分的相關性分析結果顯示，衝突量表為 .55，發起朋友聚會的頻率 .99，受邀參加朋友聚會的頻率 .99（若刪除頻率為 0 者，則相關係數分別為 .97 與 .94，所有 p's < .001）。過去研究採用 QSQ 來追蹤 PEERS® 研究成果時，顯示自閉症類群青少年在治療後比起治療前，每個月多了兩次到四次的朋友聚會。QSQ 答題時間大約需要五分鐘，量表收錄在附錄 B。

社會反應量表第二版

（*Social Responsiveness Scale*; *SRS-2*; **Constantino & Gruber**，2012）

　　SRS-2 包含 65 道題目，評估在自然情境中，是否有自閉症類群相關的社交缺損（包括：社交覺察能力、社會性認知、社會性溝通、社會性動機以及侷限興趣與刻版行為）及其嚴重程度。SRS-2 可以由學員與社交教練來完成。它已在具有代表性的全國樣本中做過常模分析，顯示有良好的內在一致性（$\alpha = .95$）、評分者間的信度（$\gamma = .61$）以及收斂效度（Constantino & Gruber 2012）。過去採用 SRS-2 來追蹤 PEERS® 治療成效的研究，顯示自閉症類群青少年在家長評分的社交功能上，在治療後有大約可進步一個標準差（T 分數增加 10）。SRS-2 大約需要十分鐘作答。

社交技巧改進系統

（*Social Skills Improvement System, SSIS*; **Gresham & Elliot, 2008**）

　　SSIS 是一個標準化的評量工具，共包含 75 題，評估社交技巧（溝通、合作、決斷力、責任感、同理心、參與人際互動、自我控制）與問題行為（外顯行為、內化行為、霸凌、過動、不專心、自閉症類群相關行為）。雖然 SSIS 原先是設計來評估 13 到 18 歲的青少年，也可以成功地在青年身上使用，評估 PEERS® 治療後社交技巧的變化（Gantman et al., 2012; Laugeson et al., 2015）。使用四點評量表，學員與社交教練針對各種社交技巧與問題行為的頻率與相對重要性計分。過去在使用 SSIS 追蹤自閉症類群青少年接受 PEERS® 的成效研究中，家長所評估的社交功能，治療後比起治療前大約有一個標準差的進步幅度（10 標準分數）。SSIS 大約需要十分鐘作答。

同理心商數

（*Empathy Quotient, EQ*; **Baron-Cohen & Wheelwright, 2004**）

　　EQ 是由學員與照顧者評量同理心的評量工具。大約 81% 的自閉症類群青少年與成人 EQ 分數低於 30，而正常發展的人則只有 12% 低於 30。EQ 有絕佳的內在一致性（.92）與再測信度（.92）。分數愈高，代表同理能力愈強。過去採用 EQ 來追蹤自閉症類群青少年接受 PEERS® 治療成效者，顯示在治療後，家長所報告的社交功能大約進步了 7 分。EQ 一般需要十分鐘作答。

社交與情緒寂寞量表

(*Social and Emotional Loneliness Scale, SELSA*; DiTommaso & Spinner, 1993)

　　SELSA 是一個 37 題的自陳量表，評估感情、社會、家庭的寂寞程度。根據正常發展的大學生所做的效度檢驗，其內在一致性為 .89 到 .93。分數愈高代表愈寂寞。過去研究採用 SELSA 來追蹤自閉症類群青年接受 PEERS® 青年社交技巧訓練治療成效時，顯示在治療後比治療前大約進步了 12 分。SELSA 大約需要十分鐘作答。

可以預期的成效：研究證據

　　對許多自閉症類群與其他有社交困難的年輕成人來說，社交技巧訓練是重要的首選治療方法，然而研究文獻仍大多聚焦於兒童。針對青年社交技巧訓練的理想療效與實際療效的研究，仍然相當缺乏。不僅如此，也很少有社交技巧治療模式聚焦在發展並維持友誼與親密關係。即使在現有的自閉症類群社交技巧的介入研究中，對改善社交能力或親近關係發展能力的成效如何，多數都未經正式檢驗，此外，也未針對納入照顧者與否，究竟對改善社交能力有何好處來進行評估。本手冊開發的初衷，是由於認知到現今缺乏具實證基礎的社交教材，並期望能改善自閉症類群與其他具有社交困難的青年之社交能力，幫助他們發展友誼。

　　延續我們在加州大學洛杉磯分校 PEERS® 門診和自閉症類群青少年的工作經驗，PEERS® 青年社交技巧訓練手冊也利用照顧者輔助的治療模式。就像 PEERS® 青少年版由家長輔助社交訓練，本手冊也利用照顧者擔任社交教練，來增強在治療情境外的技巧使用。

　　第一篇針對採用家長輔助模式的 PEERS® 進行隨機對照試驗的結果，刊登在《自閉症與發展疾患期刊》（*Journal of Autism and Developmental Disorders, Laugeson*, Frankel, Mogil, & Dillon, 2009）。這個研究比較了 33 位自閉症類群青少年，年齡在 13 至 17 歲之間，分兩組比較。青少年經由隨機分配，分到家長輔助的 PEERS® 治療組，或分到等候治療的對照組。結果顯示，相較於對照組，治療組的家長報告個案在社交技巧知識、增加主動發起的朋友聚會、友誼品質與整體社交技巧等方面，都有顯著改善。老師的報告也強烈支持其社交技巧有改善的傾向。

　　家長輔助式 PEERS® 的第二個臨床試驗，也發表在《自閉症與發展疾患期

刊》（Laugeson, Frankel, Gantman, & Dillon, 2012），在另外 28 位自閉症類群青少年樣本中，印證了前一個研究的結果。相較於對照組，PEERS® 治療組的家長報告顯示，受試者呈現出整體社交技巧改善，在合作、決斷力與責任感方面尤其如此。試驗結果更進一步顯示在社會反應方面的自閉症狀有所改善，諸如社會性動機、社會性溝通、社會性認知與社會覺察力。此外，自閉症特殊的習慣動作（mannerism）也有減輕。也觀察到青少年報告了主動發起朋友聚會的次數增加，對於社交禮儀的知識也有了改善。這些治療成效可以維持到十四週追蹤期結束，有些個案甚至維持更久。此外，根據老師報告，十四週追蹤評估期間，個案的整體社交功能維持有顯著改善，尤其在決斷力方面。這個後續的觀察發現格外重要，因為老師並不清楚研究狀況，卻注意到青少年表現出社交功能改善，完全不知道個案參加過社交技巧治療團體。

PEERS® 青年社交技巧訓練採用類似的照顧者輔助模式，納入社交教練，例如家長、成年手足、同儕小老師、工作教練、生活教練或其他家庭成員，來幫助具有社會動機的青年改善社交技巧。PEERS® 青年社交技巧訓練第一個隨機對照試驗刊登於《自閉症與發展疾患期刊》（Gantman, Kapp, Orenski, & Laugeson, 2012），共有 17 位年齡介於 18 至 23 歲的自閉症類群青年，偕同自己的照顧者參與研究，以檢驗治療的成效。受試者被隨機分配到治療組或等候治療對照組。結果顯示，相較於對照組，治療組自陳其社交與情緒寂寞感以及社交技巧知識在治療後有顯著改善。治療組的照顧者也指出受試者在社交功能上有顯著改善，例如社會反應性中的社會性溝通，其自閉症特殊的習慣性動作也有減輕。照顧者也同時報告了社交技巧的改善，包括：合作、自我控制、決斷力與同理心，主動發起或受邀的朋友聚會也有增加。

第二篇隨機對照試驗結果發表在《自閉症與發展疾患期刊》（Laugeson, Gantman, Kapp, Orenski, & Ellingsen, 2015），有 22 位年齡介於 18 歲到 24 歲的自閉症類群青年，偕同自己的照顧者參與研究，以驗證 PEERS® 青年社交技巧訓練治療成效。受試者被隨機分配到治療組與等候治療對照組。結果顯示，相較於對照組，治療組的照顧者報告在整體社交技巧有顯著改善，特別是決斷力與合作能力。治療組照顧者也報告自閉症類群症狀有顯著改善，表現於整體社會反應性如社會性動機增強，以及自閉症特殊的習慣性動作減輕。社交技巧知識與社會參與在 PEERS® 訓練後也顯著改善，表現於發起與受邀參加朋友聚會的頻率增加。

此外，大部分治療成效可以維持到十六週追蹤評估，並且還觀察到有新的改善。

結論：綜合上述研究發現，家長與照顧者輔助的 PEERS® 介入模式，對於改善自閉症類群青少年在過渡期的社交功能確實有成效。雖然未對其他社交困難的青少年進行廣泛驗證，臨床上，PEERS® 青少年版與 PEERS® 青年社交技巧訓練也可用於注意力不足過動症、憂鬱症、焦慮症與其他發展疾患，並預期可得到相似的成效。

【課程一】
交換資訊與開啟交談

社交訓練治療指引

為社交教練課程做準備

　　社交教練第一次課程的目的，是介紹團體的結構，建立對治療的期待，並同時講授交談技巧。建立清楚的期待以及對團體結構的了解，對於維持治療計畫的完整性至為重要。如果缺少了這些核心成分，團體方向就可能走偏，使介入成效降到最低。

　　在撰寫本手冊的此時，除了 PEERS® 以外，對於自閉症類群青年，還沒有具實證基礎的社交技巧治療模式，在自閉症類群青少年也少有臨床經驗支持的治療計畫。正因如此，參加 PEERS® 的照顧者雖努力嘗試幫助青年，卻因為多年來採用無效的方法而灰心不已，他們常是帶著程度不一的挫折與絕望來參與本課程。一方面，他們期待你的協助，但另一方面，他們也可能表現出相當大的阻抗。由於過去發生的無數經驗，他們有時會先假定，受助的青年不會因為治療而有所改變。這種挫折感和懷疑態度可能在治療一開始的階段就表現出來，也可能會影響照顧者對治療的配合度。為了克服這種治療阻抗，在一開始對於這些挫折給予同理，並解釋 PEERS® 有何不同，會非常有幫助。有別於其他針對過渡階段青少年的社交技巧治療計畫，PEERS® 有堅強的實證基礎，證實能改善自閉症類群青少年與青年的社交技巧。在撰寫本手冊的此時，已有十數篇學術論文發表在同儕審查的期刊，這些論文皆強調 PEERS® 對自閉症類群過渡期青少年的理想療效與實際療效。處理照顧者對於治療抱持懷疑的方法之一，就是提供 PEERS® 治療成效的研究結果，並且強調，如果他們也依循這個治療計畫所建議的方式來做，也可以預期相似的成果。

　　你會發現大部分學員與社交教練既想要也需要你的幫助，跟他們一起工作會很有成就感。他們將很感謝你提供治療團體，也會盡可能把指定家庭作業做到最好。一旦看到學員的改善，他們會很興奮。不過，也有部分社交教練會對團體帶

來很多挑戰，大約九成的挑戰行為都來自其中約一成的照顧者。本節以及大部分社交教練課程的內容結構，目的都在於處理這些挑戰行為，如此不僅讓學員有較佳機會從 PEERS® 獲益，同時也讓其他社交教練的收穫不會因為這些挑戰行為而打折扣。盡可能遵守課程所提供的團體結構，最能確保成員從 PEERS® 得到幫助。

面對社交教練的治療阻抗，重要的是如何辨識這些徵兆，並在這些具有挑戰性的麻煩行為使團體脫序之前，快速採取適當行動。每章都有一節為課程做準備，該節設計的目的，即在於協助解決每週可能發生的一些常見問題。然而，正因為無法完全預期可能發生的每個問題，我們強烈建議社交教練團體帶領者要有厚實的精神醫療背景，具備完整的臨床訓練，且在帶領團體上有專業素養。在我們的經驗中，帶領社交教練團體要比帶領學員團體更需要臨床經驗，也需要更高的敏感度。

在第一次社交教練課程中，一個常見但相當良性的狀況是，照顧者跳得太快，詢問還未準備好在此時談到的具體內容。舉例來說，第一次團體就問到：「我要怎麼教我兒子面對新認識的人？」或「我怎麼幫助我女兒拒絕性挑逗？」如果提出的問題是未來會上到的課程內容，請保留到將來的課程再回應。你可以說：「那是一個非常重要的問題，我們以後一定會討論到。但還不是現在，所以請保留這個問題，我們在未來的團體中會回來討論它。」有些是和治療無關的問題，如「自閉症是怎麼造成的？」或「自閉症有可以痊癒的方法嗎？」，就應該清楚但委婉地比照處理。在這種情況下，你可以說：「雖然這是一個好問題，但是我希望能聚焦在我們的團體，也就是幫助學員發展並維持有意義的人際關係。我們的時間有限且十分寶貴，所以我們每個人都要注意不要偏離主題或失去焦點。」這樣導回注意力能安撫社交教練的心思，因為當他們知道應該期待什麼之後，更容易把焦點放在 PEERS® 所要提供的教導上。和 PEERS® 無關的問題，可以在團體進行課程之前或之後，視情況恰當與否**另外**進行個別討論。

因為團體的結構對社交教練來說是陌生的，照顧者的疑問或評論可能會和主題無關，例如「我兒子有很多知覺的問題。我該怎麼幫忙他？」或「怎麼樣可以讓我女兒去上學？」，為了避免偏離主題而佔用團體的時間，你也可以運用團體結構來重新導向，例如說：「那是一個好問題，不過我們今天要談的主題很多，恐怕沒有時間現在討論。如果你希望會後討論，我們可以安排。」如果你所帶的

團體特別棘手，經常偏離主題，你可能需要把課程項目寫在白板上來強調此點。同樣有幫助的是，從一開始就讓社交教練知道，你可能不時會需要打斷他們。你可以這麼說：「每週我們都有很多內容要討論，所以我有時可能需要打斷您，好讓團體可以聚焦，請您諒解；為了讓大家得到團體治療的最大好處，用這樣的做法來確保團體按照安排好的課程進行是必要的。」萬一社交教練提出了可能會影響治療的問題，最好在團體外約他們談，而避免讓團體偏離主題。必要的話，做好準備以提供發問者額外的轉介。

開始第一次團體時，讓學員和社交教練在同一個會議室碰面，介紹治療團隊與團體成員。這個介紹時間應該只佔五分鐘，目的在於「破冰」，讓團體成員感受歡迎之意與安全感。社交教練課程中的找到優勢部分，目的在於練習找到學員的正向特質。這個練習希望能幫助照顧者著眼於學員足以吸引同儕及潛在伴侶的優點。在精神醫療現場，我們通常聚焦在負向特質，把某些行為病態化，有時可能忽略了其中特殊的本質。因為 PEERS® 是以優勢為基礎的介入取向，因此在第一次社交教練課程就立刻聚焦在照顧者最喜歡學員的部分，會比較有幫助。大部分照顧者都可以毫無困難地找到學員的正向特質，你可以根據這些特質，重新加以開發成有助於發展與維持有意義且親近的人際關係的重要特色。然而，部分照顧者可能難以找到學員的正向特質。儘管這種情況想來令人心痛，但重點在於，你需要考慮它所代表的臨床意義。有時候，這是因為社交教練還是不了解這個練習，那麼你必須更仔細地說明找出正向特質的用意。另些時候，則可能因為照顧者以負向的方式看待學員，你可能需要考慮這個負向認定的偏見會如何影響社交訓練的進展。不論是哪一種情形，都需要立即處理潛在的臨床問題，盡可能將負向的照顧者轉變為正向態度。

團體剩下的時間將著重在向社交教練介紹團體結構與期待、課程一的內容，並解釋該課程的指定家庭作業。請影印好準備要發放給每位學員與社交教練的社交訓練講義，未來的團體也同樣如此。這些講義就在手冊裡每個課程的最後。講義會在每次社交教練團體發放，也會在與學員最後集合時發給學員。

這個團體另一個常見問題是，社交教練為學員找藉口，說他們無法完成第一次指定家庭作業。有些社交教練就像所謂的「直升機父母」或「盤旋者」，他們試著為學員完成指定作業，或是做過多預備工作。為了避免助長學員過度依賴教練，可以讓這些社交教練在第一次指定作業時先袖手旁觀，先看看學員怎麼做，

以增進他們的獨立性。舉例來說，我們不鼓勵社交教練提供劇本，或在進行團體內互打電話的作業的同時，直接在現場指導。相反地，應鼓勵照顧者在打電話前或結束電話後提供社交指導，而非在通話的過程中指導。

互相介紹

● 第一次團體在開始時，讓學員、社交教練與治療團隊在同一間會議室見面，以便相互介紹。

　○ 為所有成員與治療團隊成員準備名牌。名牌需在每週團體過程中配戴著。

● 開場時，歡迎所有團體成員，介紹治療團隊的每一位成員，特別著重在他們的專業背景，以及在 PEERS® 中所扮演的角色。

● 沿著會議室，讓學員與社交教練輪流以下列方式介紹自己。

　○ 學員應介紹自己的名字、年齡，也可介紹他們工作或上學的地方，如果與治療相關的話。

　○ 社交教練應介紹自己的名字、他們所協助的學員、與學員的關係（如：家長、手足、家庭成員、同儕小老師、工作教練、生活教練等）。

　○ 遠道而來的成員可以介紹他們所居住的城市，為自我介紹增加內容與背景資訊。

● 解釋學員與社交教練團體會在不同的會議室進行，但每次團體的最後十分鐘，會再度會合，討論所學習的內容，以及如何在未來一週練習這些技巧。

● 在介紹完畢之後，將學員團體與社交教練分開帶往各自的團體會議室。

注意保密

● 說明保密規範（這會依據團體所在地而有不同）。

　○ 解釋：如果我們知道有學員被虐待或忽略，而對當事人或其他人可能有造成傷害的風險，我們依規定必須通報給有關當局。

● 鼓勵團體成員對於在團體內部所聽到的資訊保密。

　○ 解釋：我們要求各位與您的學員為所有其他成員保密。也就是說，不能和團體以外的任何人談到在這個團體內所提到的事情。雖然我們期待每個人都能尊重這個規定，但請記得，我們無法控制每個團體成員都完全依循這個規則。

PEERS® 的目的

● 解釋：PEERS® 是一個社交技巧團體，用來幫助青年發展並維持親近且有意義的人際關係，包括友誼與愛情關係。

● PEERS® 將談到以下的技巧：

　○ 友誼與愛情關係的特徵和類型

　○ 開啟並維持交談

　○ 找尋適當的朋友來源

　○ 電子通訊的規則

　○ 加入與退出同儕交談

　○ 適當運用幽默感

　○ 成功安排朋友聚會

　○ 約會禮儀

　　■ 讓某人知道你喜歡他

　　■ 提出約會邀請

　　■ 處理拒絕與不歡迎的性挑逗

　　■ 約會該做與不該做的事

　○ 處理爭執與意見相左

　○ 處理嘲笑與霸凌

　○ 處理謠言與閒話

● 解釋社交教練與學員將分別同時在不同會議室碰面。

　○ 有社交訓練小訣竅可供照顧者幫助學員運用在 PEERS® 中學到的技巧。

● 解釋團體將每週見面一次，每次 90 分鐘，共維持 16 週。

　○ 最後一週是學員的畢業典禮與慶祝會，將提供給社交教練地點與如何前往的交通資訊。

● 發放事先請假表（見附錄 C）

　○ 事先請假表應該預先寫上團體日期與對應的週數，但不須註明課程主題，以避免團體成員選擇性地參加課程。

● 提醒社交教練，參加全部課程是極為重要的事。

● 假如社交教練已知道有任何課程無法出席，請他們填寫並繳回事先請假表。

○如果某次團體將有多位成員預訂請假，可以考慮暫停一週。

社交教練課程的結構

驗收家庭作業（50分鐘）

● 團體一開始是驗收前一週的指定家庭作業。

● 您與學員每週都有指定家庭作業，以練習所學得的技巧。

● 完成家庭作業所需給予的社交指導多寡，取決於學員的需求與自在的程度而定。

　○ 在每次團體的最後集合時，與治療團隊個別私下協調決定。

　○ 您至少必須與學員進行討論。

● 我們將只討論「已完成」的指定家庭作業。

　○ 我們將不會花時間討論為什麼沒做家庭作業，除非是要解決無法完成作業的問題。

　○ 治療計畫的成功與否，端視指定家庭作業是否完成。

講授課程（20分鐘）

● 每週會有一課新的講授課程，鎖定一項人際關係技巧。

● 每週會有一份社交訓練講義，提供給您與您的學員。

　○ 我們建議您將這些講義保存下來，並放在文件夾中，每週帶著來參加團體。

　○ 我們建議您和其他照顧者分享這些講義。

● 其他治療選擇：

　○ 您可以播放特定技巧的角色扮演影片示範，這在 PEERS® 角色扮演影片集錦（www.semel.ucla.edu/peers/resources）中可以找到，或是使用 **FriendMaker** 手機 APP。

　○ 社交教練與學員可以參考《交友的科學：幫助有社交困難的青少與或青年》（Laugeson, 2013）的對應章節，作為治療的輔助教材。

指定家庭作業（10分鐘）

● 每週都會針對剛剛學習與之前學會的技巧指派家庭作業，藉此將所學技巧適用類推到團體之外。

- 社交訓練講義將詳細描述指定家庭作業，以及社交訓練小訣竅。
- 其他治療選擇：
  - 若社交教練在進行家庭作業時無法在場，學員可以使用 FriendMaker 手機 APP 作為「虛擬教練」。
- 社交訓練指定家庭作業工作表可以記錄每週的家庭作業，應每週繳回給團體帶領者。

最後集合（10 分鐘）

- 社交教練與學員會在每次團體的最後會合，回顧本次課程、指派家庭作業，並為下週的指定家庭作業個別私下進行協調。

學員課程的結構

簡短解釋學員課程的結構與社交教練的非常相似，雖然各節所分配的時間可能有所出入，並且增加了行為演練部分：

- 驗收家庭作業（30 分鐘）
- 講授課程與角色扮演示範（30 分鐘）
- 行為演練（20 分鐘）
  - 練習新學得的技巧與／或之前所學的技巧
- 最後集合（10 分鐘）

治療期待

- 發放社交訓練講義
  - 當中的**粗體字**，是直接來自社交訓練講義。
- 解釋**粗體**與*楷體字*是**關鍵詞**，代表 PEERS® 課程的重要概念。
  - **關鍵詞**用簡短的字句來表示一個複雜的社會行為。
  - 盡可能使用**關鍵詞**，以建立治療師、社交教練與學員間的共同語言。

PEERS® 可期待的成效

PEERS® 的目標是：

- **幫助學員學習發展並維持友誼與愛情關係，處理同儕衝突與排擠。**

● 教導經過驗證有效且為一般社交成功的成人所使用的社交技巧。

● 在社交教練的協助下，幫助學員找到朋友與愛情伴侶的來源。

● 透過社交教練支持學員。

● 最終幫助學員在社會關係中養成獨立性。

PEERS® 的指導方法

● 每次學員課程與社交教練課程都採用以下指導方法：

　○ 講授課程：以具體規則和步驟教導社交行為。

　○ 角色扮演示範：示範特定的目標技巧。

　○ 行為演練習題：讓學員練習新學得的技巧。

　○ 指定家庭作業：藉以練習新學得的技巧。

　○ 驗收家庭作業：解決過程中發生的問題，並提供個別化治療。

● 社交教練最重要的三個工作為：

　○ 提供學員在團體外的社交訓練。

　○ 幫助學員在 PEERS® 團體外，找一個可接受的朋友來源，包括參與見面
　　會、社交娛樂活動、嗜好、俱樂部與運動。

　○ 支持學員安排朋友聚會，以及和有機會成為愛情伴侶的人約會。

「不」應對 PEERS® 抱持的期待

● PEERS® 並不是一個支持性團體，也不是一個協助確定心理疾患或發展問題的
　團體。

● PEERS® 不會解決你所有的問題，或是你所面臨的所有困難。

● PEERS® 不是一個「友誼配對團體」。

　○ 你不應期望與團體其他成員建立長久的友誼。

　　■ PEERS® 教學員透過與其他團體成員的練習，學習如何在治療團體外發展
　　　其人際關係。

　○ 團體期間，你將不被允許與其他團體成員有社交互動。

　　■ 你可以在團體結束之後選擇和團體成員有社交互動，但必須對方同意。

　　■ 在 PEERS® 期間與其他團體成員有社交互動可能會衍生問題，因為：
　　　□ 若發生衝突，團體成員可能會不想返回團體。

□ 形成小圈圈，會使其他成員感覺被排除在外。

　　□ 團體動力會因而改變，團體變成較像是和朋友一起玩樂，而不是學習如
　　　何交朋友、維持友誼與其他人際關係。

● 學員不會進步，除非你：

○ 規律且準時地參加團體。

○ 嘗試做每個指定家庭作業。

○ 在 PEERS® 團體外使用技巧。

○ 在社交教練的協助下，找到可接受的同儕團體。

找出優勢

● 解釋：PEERS® 是一個技巧養成團體，聚焦於幫助學員發展並維持有意義的人
　際關係。有別於其他治療計畫，它也是一個以優勢為基礎的治療取向。儘管每
　個人都有一些障礙，我們相信人人都有重要的優勢。也常常是這些優勢讓我們
　成為更好的朋友與夥伴。我們常常花很多時間聚焦在學員的問題，現在我們要
　相反過來，開始聚焦在學員的優勢。

● 問：你最喜歡學員的哪些部分？

● 在會議室中來回走動，一一詢問每位社交教練他的學員的優勢。

　○ 如果他們只聚焦在學員的缺點，引導他們談優點。

● 簡潔地複述社交教練最喜歡學員的地方，重新對這個優勢賦予意義，著眼於該
　優勢對結交朋友、維持友誼與人際關係的重要性。

● 解釋：所有你在學員身上找到的優勢，將會是很重要的特徵，可以幫助他們和
　別人發展並維持有意義的人際關係。

講授課程：良好友誼的特徵

● 解釋：PEERS® 的目的是要幫助學員學習交朋友、維持友誼，並發展親近且有
　意義的人際關係。什麼叫好朋友，這個定義對我們大家都很重要。學員將會在
　團體中進行腦力激盪，想一想所謂良好友誼的特徵，這些也會在社交訓練講義
　中有所描述。

● 講述良好友誼的特徵，在每個特徵之後，問：為什麼這會是良好友誼的特徵？

　○ 分享共同興趣

- ■ 朋友會有相似的興趣、喜歡的事物與嗜好活動。
- ■ 共同興趣讓你們可以一起討論、一起去做。

○ 善意與關懷

- ■ 好的友誼是建立在善意、喜愛、溫暖、情義與相互關懷之上。
- ■ 善意包括友誼的行動，如體貼、慷慨、專注在對方的需要上。
- ■ 關懷包括表達同情、關心與同理。

○ 支持

- ■ 支持就是在需要的時候提供幫忙與協助。
- ■ 支持包括在對方難過的時候給予鼓勵與讓他安心。

○ 互相了解

- ■ 你的朋友了解你，也知道你喜歡或不喜歡的事物。
- ■ 你的朋友了解你，甚至可以預測你的想法與感受。

○ 守信與忠心

- ■ 守信是一種承諾，就是在困難的時候仍彼此陪伴。
- ■ 忠心就是用行動來展現你的支持與忠誠。

○ 誠實與信任

- ■ 友誼若沒了誠實，就少了信任與安全感。
- ■ 信任是一種保證，表示你的朋友會挺你，也希望你挺他。

○ 平等

- ■ 在平等的友誼中，沒有人可以凌駕別人。
- ■ 雙方的需求都同樣重要，快樂是相互的，也彼此共享。

○ 能夠自我揭露

- ■ 自我揭露是分享你個人的想法、感受與過去。
- ■ 即使是普通朋友也可以互相分享一些想法與感受。

○ 衝突解決

- ■ 即使是親近的朋友，也常常會有爭執，但他們可以解決衝突。
- ■ 解決衝突的能力通常取決於關懷、守信與信任。

友誼的類型

● 解釋：友誼大致可以分成四類。學員們有時對自己的友誼是屬於哪一類感到困

感。即使他們知道有這些友誼類型，仍然很難確定自己和朋友是屬於哪個類型。要確定我們的友誼屬於哪種類型，以及對方是否是個好的朋友選擇，最簡單的方式之一，就是先確認這段關係具備多少良好友誼的特徵。

● 點頭之交
  ○ 這些人彼此知道名字，但除了名字以外所知有限，通常在工作或學校以外就沒有聯繫了。
  ○ 問：點頭之交有很多好朋友的特徵嗎？
    ■ 答案：沒有。他們彼此了解不多。

● 普通朋友
  ○ 這些人彼此知道名字，也有互動。但不常花時間在彼此社交上。
  ○ 問：普通朋友有很多好朋友的特徵嗎？
    ■ 答案：不多。他們彼此了解不夠多。

● 相熟的朋友
  ○ 這些朋友會在相同的社交圈中互動，他們可能參加同樣的派對或聚會，在工作與學校以外仍會花時間彼此相處。
  ○ 問：熟朋友有很多好朋友的特徵嗎？
    ■ 答案：對，符合很多特徵，但不是全部。

● 最好的朋友
  ○ 這些朋友會常常在一起；他們通常在同樣的小圈圈活動，並且大部份休閒時光都在一起。
  ○ 問：最好的朋友有很多好朋友的特徵嗎？
    ■ 答案：對，就算不是全部，也符合大部分特徵。

● 解釋：愛情關係的特徵和友誼很像，但有一個重要的區別。愛情關係通常包括肉體吸引力，例如；熱情、愛戀、更深刻的情感、與／或身體的親密互動。就像是友誼有不同類型，愛情關係也有不同的類型。這些類型將在我們討論約會禮儀時進一步說明。

● 解釋：當學員努力判斷某人是否為朋友，或者他們不確定某人為哪一類型的朋友，這時回頭依據良好友誼的特徵快速加以評估，會有幫助。

幫助自閉症類群與社交困難者建立友誼

講授課程：交換資訊的規則

● 解釋：現在，既然我們已經清楚了解友誼的不同類型，我們必須談談如何強化友誼關係，並且更加了解別人。我們的做法是透過談話與交換資訊來達成。一般人在交談過程中，會自然地交換資訊，包括分享或交換想法、一些點子和興趣。交換資訊最重要的目標是去找出共同興趣，如此一來，你就能找到可以和別人開心聊天或一起做的事情。

● 問別人問題

　○ 陳述：交換資訊的首要規則之一，是問別人問題。你可以問問對方有關興趣、嗜好或是週末喜歡做的事情。

　○ 問：青年常問的問題有哪些？

　　■ 答案：有關興趣、週末活動、電影、電視節目、電腦遊戲、運動、書、音樂、學校或工作的問題。

　○ 問：為什麼問其他人問題是重要的？

　　■ 答案：這樣你就可以知道他們的興趣、嗜好和喜歡的事物；可以幫助你找到共同興趣。

● 回答自己所提的問題

　○ 陳述：交換資訊的另一個規則，是我們必須回答自己所提的問題，並且分享一些和自己有關的事情。包括分享我們的興趣、喜歡的事物或是嗜好。有時別人也會回問你同樣的問題；如果沒問，你也可以回答自己所提的問題。

　○ 問：為什麼回答自己所提的問題是重要的？

　　■ 答案：因為他們可能不會問你同樣的問題，為了交換資訊，你也需要告訴他們有關自己的事情。

● 找出共同興趣

　○ 陳述：交換資訊最重要的目的，是找出共同興趣。因為友誼就是建立在共同興趣之上。這些就是我們可以聊、可以一起做的事情。發現別人不喜歡的事物也可能會有幫助，因為我們可以避免去談起那些事物、或一起做那些事。

　○ 問：為什麼找出共同興趣這麼重要？

　　■ 答案：因為可以讓對話繼續下去，也可以發現能一起聊或一起做的事；因為友誼是建立在共同興趣的基礎之上。

● 接著問相關問題

　○陳述：繼續交談的方法之一，是接著問相關問題。相關問題是指什麼？

　　■答案：就是指相同主題的問題。

　○問：為什麼找出共同興趣這麼重要？

　　■答案：因為這麼做可以讓我們對別人有更多了解；如果我們一直**轉換話題**，對別人來說可能很困擾，聽起來會像在面談。

● 分享對話

　○陳述：交換資訊的規則之一，是分享對話。意思是說，有時要暫停一下，讓別人有機會問問題或做一些評論。

　○問：為什麼分享對話這麼重要？

　　■答案：因為這樣我們才能**交換資訊**，並且變成**雙向互相交談**；**分享對話**可以讓我們了解彼此。

　○解釋：分享對話代表我們有雙向對話。如果我們沒有分享對話，聽起來會像是單方面在說話。

● 不要壟斷對話

　○解釋：交換資訊的規則之一，是不要壟斷對話。意思是說，我們不想要獨白或像在對別人說教，讓別人沒有機會說話。

　○問：壟斷對話會有什麼問題？

　　■答案：對別人來說會很無聊；會給人感覺自私且粗魯無禮；像是**單方面在說話**；說的都是自己，你對別人仍一無所知。

　○〔可選擇：播放 PEERS® 角色扮演影片集錦中（www.semel.ucla.edu/peers/resources）有關**壟斷對話**的影片，或是運用 **FriendMaker** 行動 APP，然後在角色扮演之後，向大家提出**觀點轉換提問**。〕

● 不要像在訪問

　○解釋：交換資訊的規則之一，是不要像在訪問。意思是說，我們不可一個問題接著一個問題，完全不分享自己的事。

　○問：對話像在訪問會有什麼問題？

　　■答案：對別人來說會很無聊，會讓人覺得很累；會讓人覺得好管閒事且唐突；只有**單方面在說話**；都只談別人；別人沒有機會認識你。

　○〔可選擇：播放 PEERS® 角色扮演影片集錦中（www.semel.ucla.edu/peers/

resources）有關對話像在訪問的影片，或是運用 FriendMaker 行動 APP，然後在角色扮演之後，向大家提出**觀點轉換提問**。〕

● **不要一開始就問太私人的問題**
  ○ 陳述：交換資訊的規則之一，是不要一開始就問太私人的問題。為什麼當我們剛認識某人時，要避免問太私人的問題？
    ■ 答案：分享私人想法與感受，或是問個人的問題，可能會讓別人覺得不舒服。
  ○ 問：當你們變成比較親近的朋友，就可以談比較個人的事情嗎？
    ■ 答案：對，如果雙方都覺得自在的話。
  ○〔可選擇：播放 PEERS® 角色扮演影片集錦中（www.semel.ucla.edu/peers/resources）有關**一開始就問太私人的問題**的影片，或是運用 **FriendMaker** 行動 APP，然後在角色扮演之後，向大家提出**觀點轉換提問**。〕

講授課程：開啟交談的步驟

● 解釋：現在我們比較了解如何交換資訊了，接下來我們要來想想如何開啟和別人的交談。要知道怎麼做可以和別人開啟交談，可能還蠻困難的。有時候別人給你的建議也不一定正確。別人通常告訴學員，和新朋友見面時該怎麼做？
  ○ 答案：上前說「嗨」，或上前介紹自己。
● 解釋：這通常「不是」實際可行的做法。想像一下，當你走上前隨意地說「嗨」，或是路過時說「嗨，我是某某某」。你覺得別人會怎麼看你？
  ○ 答案：覺得很怪異、突兀。
● 解釋：有別於做出別人覺得奇怪的舉動，我們將要談談開啟交談的步驟，讓學員可以依循。

1. **輕鬆地看一下對方**
  ● 解釋：當你想和某人開啟交談，表現出對他的興趣會有幫助，你可以輕鬆地看著他持續一到兩秒，但不是瞪著他。
  ● 問：為什麼輕鬆地看著對方會是個好主意？
    ○ 答案：表示你對他感到有興趣。

2. 利用手邊的物品

● 解釋：當你輕鬆地看著的時候，同時使用手邊的物品，例如手機、遊戲機或是一本書，讓你看起來像是專心在做其他事情，會有幫助。

● 問：為什麼使用手邊的物品會是個好主意？

○ 答案：這樣你看起來不會像在瞪著別人；你看起來被其他事情吸引。

3. 找出共同興趣

● 解釋：當你輕鬆地看著，低調觀察別人，接下來你需要找出一個看來是你們兩人可以彼此分享的共同興趣。

● 問：為什麼找一個共同興趣會是重要的？

○ 答案：讓你們有可以談論的事情；可以當作開啟交談的理由。

4. 提起共同興趣

● 解釋：當你找到共同興趣，你可以做個評論、問個問題，或是稱讚一下共同的興趣。

● 問：為什麼提起共同興趣會是重要的？

○ 答案：可以當作和對方交談的理由。

5. 交換資訊

● 解釋：接下來，你需要對共同興趣交換資訊，你可以接著問相關問題、回答自己所提的問題，或者談談自己和興趣有關的資訊。

● 問：為什麼交換資訊會是重要的？

○ 答案：這是讓你們認識彼此的做法。

6. 評估對方和我說話的興趣

● 解釋：然後你需要評估對方（你嘗試說話的人）的興趣。如果他們看起來沒興趣和你說話，你應該放棄嗎？

○ 答案：是。

● 解釋：你可以問自己下列問題，來分辨對方是否對你感興趣……

○ 他們在跟我說話嗎？

○ 他們是否看著我？

○ 他們面對著我嗎（或是給我軟釘子碰）？

7. 介紹自己

● 解釋：如果他們看起來有興趣跟你說話，而你們不曾見過面，開啟交談的最後一步，是介紹你自己。如果他們看起來沒興趣，你應當跳過自我介紹而放下嗎？

○ 答案：是。

● 〔可選擇：播放 PEERS® 角色扮演影片集錦中（www.semel.ucla.edu/peers/resources）示範「好」的與「壞」的**開啟個別交談**的影片，或是運用 **FriendMaker** 行動 APP，然後在角色扮演之後，向大家提出**觀點轉換提問**。〕

● 陳述：這些就是開啟交談與交換資訊的規則與步驟。請準備好提供社交指導，學員將在本週的指定家庭作業，練習開啟交談與交換資訊。

指定家庭作業

〔發放社交訓練指定家庭作業工作表（附錄 I），讓社交教練完成後下次交回。〕

1. 團體內互打電話或視訊聊天

● 團體帶領者每週會分配學員互打電話，在最後集合時大聲唸出。

○ 治療團隊會個別私下與學員協調，在互打電話時社交教練要待在哪裡。

● 安排和另一位團體學員打電話或視訊聊天，以交換資訊。

● 學員和社交教練應該在另一位團體學員離開團體前，安排好打電話的日期與時間。

● 打電話前複習交換資訊的規則。

○ 社交教練應該在電話後詢問以下社交訓練問題：

○ 你們的共同興趣是什麼？

○ 有了這些資訊，如果你們要一起消磨時間，可以做什麼？

2. 學員與社交教練練習開啟並維持交談、交換資訊、找出共同興趣

● 練習前複習開啟並維持交談、與交換資訊的規則。

● 社交教練必須在練習後，詢問以下社交訓練問題：

○ 我們的共同興趣是什麼？

○有了這些資訊，如果我們要一起消磨時間，可以做什麼？

社交訓練小訣竅

●解釋：在社交訓練過程中提供回饋，有時並不容易。你希望說鼓勵的話，但一不小心可能聽起來卻像在批評。在進行社交指導時，試著依循以下簡單步驟給予回饋。

1. 讚美
   ●對學員表現可嘉處給予讚美。
   ○例如：交換資訊與找出共同興趣做得不錯。

2. 提供建議
   ●這個步驟要給予導正性的回饋（corrective feedback）。
   ●建議下次可以有哪些不同的做法，來解決問題。
   ○提供建議可以這麼說，「下次……，你看怎樣？」
     ■正確範例：「下次你也問朋友他喜歡做什麼，你看怎樣？」
   ○提供建議也可以這麼開始，「下次讓我們更注意……」
     ■正確範例：「下次讓我們更注意，不要壟斷對話。」

3. 無痛學習
   ●避免直接告訴學員他們做錯了。
   ○這樣會讓他們氣餒，或讓他們覺得尷尬。
     ■反例：「你沒有依照正確的方式交換資訊！」

4. 使用關鍵詞
   ●解釋：在社交指導時總是使用關鍵詞，如此可避免說教。如果你開始說教的話，學員可能會恍神或停止聆聽。社交指導應該要簡潔且切合重點。回饋時要正向且帶著鼓勵，但同時也要能導正錯誤。

交換資訊與開啟交談

學員治療指引

為學員課程做準備

第一次上課主要的目的是對學員介紹團體結構，並藉由講授課程與行為演練習題建立團體的凝聚力。在第一次上課就建立清楚的期待，盡可能減少不當行為，對你是非常重要的。有別於兒童與青少年團體，青年團體極少出現不當行為，尤其是在你事先篩選過成員的社交動機之後。儘管如此，不當行為確實還是發生時，請參考本手冊第一章〈起步〉的行為處理技巧。

一個可控制且可預期的環境是很重要的，可以確保學員從課程的講授部分獲得最大利益。學員在發言前應該要舉手，不允許彼此交談，也不應該發表過於冗長或過於私人的事情。不過，這些規則用在青年身上時也應彈性執行，對不按秩序發言的人若堅持規則給予處罰，在這個發展階段並不合適。如果學員開始討論不相干的題材，你應該避免他們偏離主題、愈說愈遠，你可以這麼說來導回注意力：「這和我們的主題有關嗎？」對於回答過長、切不到重點的學員，也應該毫不猶豫地將他引導回來，因為繼續如此會讓團體分心。在這種情況下，可以這麼說：「好了，我們必須要往前進，我們還有很多要討論的。」如果學員堅持要說，你可以說：「如果之後有時間，我們可以再做討論。」不過，實際上並不建議回來再次討論這個主題，因為這麼做有可能增強偏離主題的評論。

為團體營造有趣的氛圍，對你而言是相當重要的。創造有趣的環境，需要讓學員積極參與制訂課程規則的過程。PEERS® 採用非常具體的課程，教導社交行為的具體規則與步驟。制訂規則與步驟的過程，是透過蘇格拉底式問答與角色扮演示範來達成。前者是以提出具體問題的方式，由學員自己說出你希望他們回答的答案，後者則是透過正確與錯誤示範，來制訂複雜社交行為的規則（如：示範*壟斷對話*，然後問大家：「*在這個對話中，我『做錯』了什麼？*」）。採用這個方法指導，可在講授課程時維持學員的注意力，也讓他們更樂於接受所教導的技

巧。如果規則是由學員與同儕一起制訂的話，他們將更相信你所教的技巧。參與制訂的過程，也讓他們更容易記得這些規則與步驟。

在講授社交行為的規則與技巧時，避免問**開放式問句**，如「有誰知道如何交換資訊嗎？」，這類問題範圍太廣，通常只會得到不適當的回答，尤其當他們還未學習到社交禮儀的規則時。取而代之的，請完全依循教材中講授課程所列出的問題來詢問。

在這次上課中，你將會演出角色扮演示範中一系列錯誤與正確示範，並提供課程講授。「**手冊中所列出的劇本，並不是讓你照本宣科**」，只是提供一個指引，建議你可以怎麼說。你可以自由編寫適合的情境，來做錯誤與正確的技巧示範。錯誤的角色扮演示範是指自閉症類群或其他有社交障礙的青年常犯的社交錯誤；正確的角色扮演示範則是**經過驗證的社交技巧**，是一般社交上獲得接納的青年的做法。在錯誤示範中所代表的社交錯誤，應該對學員來說十分清楚明瞭，甚至要有點誇張（除了教導的目的之外還可收娛樂效果）。不過，如果是稍微年長的成人，表演就不要太誇張，以免讓他們覺得你在看輕他們。

錯誤示範通常蠻好笑的，會幫助學員更投入參與團體。一些學員會利用這個機會開玩笑。重要的是，在詢問學員哪裡做錯時，你得保持正經嚴肅，以免團體失控。如果學員提出有關角色扮演的不當評論，並試圖拿它來開玩笑時，與其論辯這個評論為何不恰當，你應該**將這個評論訴諸團體來討論**，以概括的方式問大家為什麼這個建議並不適當。例如，如果某位學員評論說某個角色扮演很差勁，行為教練應該要告訴團體帶領者「管好你自己的事就好」，此時與其和該學員陷入爭辯，不如對團體說：「跟別人說管好你自己的事就好，**可能會有什麼問題？**」然後從其他學員引出答案來，而不是去問提出不當評論的學員。用「……**可能會有什麼問題？**」這個句子來處理學員的不當行為，不僅可以更有效地化解危機，也大大減少其他學員模仿這個不當行為的可能性。目標是不要讓學員感到尷尬，這也就是為什麼你需要保持嚴肅且表達尊重，只要做到提供足夠的同儕壓力，讓這個行為不再被增強即可。當你**把學員的評論開放給團體討論**，大部分學員將會放棄任何對抗的行為。一旦你達到目的，請立刻繼續往下討論較為合適的主題。

錯誤的角色扮演示範，通常會引導出特定的社交禮儀規則與步驟。當你引導出這些規則與步驟時，請記得寫在白板上，讓學員可以輕易看到內容。包括課程

中所有的重點條列與**關鍵詞**,在手冊中以**粗楷體**標示,很容易看到。記得強調這些**關鍵詞**,並且經常使用它,這麼做是很重要的,因為它將是你、學員與社交教練之間的共同語言。**關鍵詞**把複雜微妙的社交行為用簡單的詞語來表示,同時讓你在社交訓練時避免說教。因此,所有的**關鍵詞**應該要和其他規則與步驟一起列在白板上。不要在上課開始前就把**關鍵詞**、規則與步驟先寫在白板上(或是製作成投影片),因為這麼做就達不到蘇格拉底式問答的效果,也無法讓成員參與制訂規則。如果你用的是智慧型白板,同樣也適用上述方法,避免預先寫好任何教材,如此會讓學員覺得不是他們來制訂規則與步驟。

最後,雖然 PEERS® 應該當成上課一樣,但應該讓學員覺得有趣且活潑。這並不是說你必須插科打諢,說很多笑話,這麼做只會讓團體失控,無法依照計畫進行。團體的帶領者只要做自己就好了,你有你的格調。不要想裝酷,他們會看穿你。如果有些事情是你所不知道,但是與課程相關,盡可向學員詢問。他們通常會非常高興談論最新的電腦遊戲、漫畫書等,如果你對這些不熟悉的話。你不需要知道有關他們個人興趣的每一個小細節,隨著課程的進行,你將會有很多時間可以去了解。

互相介紹

● 在第一次上課的開始,讓學員與社交教練和治療團隊在同一個會議室進行介紹。

  ○ 為所有參加者與治療團隊成員準備名牌。名牌應該在每週進行團體時配戴。

● 一開始先歡迎團體並介紹治療團隊的成員,說明他們的專業背景以及在 PEERS® 當中所扮演的角色。

● 沿著會議室,讓學員和社交教練依下列方式介紹自己:

  ○ 學員應介紹自己的名字、年齡,也可以介紹他們工作或上學的地方,如果與課程相關的話。

  ○ 社交教練應介紹自己的名字、他們所協助的學員、與學員的關係(如:家長、手足、家庭成員、同儕小老師、工作教練、生活教練等)。

  ○ 遠道而來的成員可以介紹他們所居住的城市,為自我介紹增加內容與背景資訊。

● 解釋學員團體與社交教練團體會在不同的會議室進行,但每次團體的最後十分

鐘，會再度會合，討論所學習的內容，以及如何在未來一週練習這些技巧。

● 在互相介紹之後，將學員團體與社交教練分開帶往各自的團體會議室。

團體的規則

講授以下規則，每說明一條規則後，問：「為什麼這是一個好規則？」

1. 想發言時請舉手。
2. 專心聆聽別人（如：別人在說話時，保持安靜、不要傳簡訊）。
3. 依循指導。
4. 尊重別人（如：不挖苦別人或開別人玩笑，不亂發誓、不睡覺）。
5. 不要有身體接觸（如：不能打人、踢人、推人或擁抱等）。
6. 手機關機。

PEERS® 總覽

PEERS® 的目的

● 告訴學員，團體的名稱是 PEERS®。

● 問他們：「什麼叫做 peer ？」

　　○ 答案：同儕；和你同年紀的人；朋友；同學；同事。

● PEERS® 是一個社交技巧團體，用來幫助青年發展並維持親近且有意義的人際關係，包括友誼與愛情關係。

● 團體將每週見面一次，每次 90 分鐘，連續 16 週。

● 最後一週將有畢業典禮與慶祝會。

學員團體的結構

驗收家庭作業（30 分鐘）

● 上課一開始是驗收前一週的指定家庭作業。

● 你與社交教練每週都有指定家庭作業，以練習所學得的技巧。

● 這些都是「有趣的」指定作業，可以幫助你練習新學得的技巧。

● 完成家庭作業所需給予的社交指導多寡，依學員的需求與是否感到自在而定。

　　○ 在每次團體的最後集合時，與治療團隊個別私下協調決定。

　　○ 你至少必須要和社交教練討論家庭作業。

■ 徵求每位學員的口頭同意。

● 治療計畫的成功與否，端視指定家庭作業是否完成。

講授課程（30 分鐘）

● 每週會有一課新的講授課程，聚焦在某個人際關係技巧。

● 每週會有一份社交訓練講義，你與你的社交教練都會有，但學員在最後集合時才會拿到。

  ○ 我們建議您將這些講義保存下來，並放在文件夾中。

● 其他治療選擇：

  ○ 學員與社交教練可以閱讀《交友的科學：幫助有社交困難的青少年與青年》
  （Laugeson, 2013）的各個對應章節，作為治療的輔助教材。

行為演練（20 分鐘）

● 每週都會針對剛剛學習的技巧進行行為演練習題。

● 相較於驗收家庭作業與講授課程，這些活動比較沒有固定形式，可以提供練習技巧的機會，並接受治療團隊的指導。

● 行為演練活動包括：Jeopardy 之類的遊戲，針對個人物品**交換資訊**，和其他團體學員模擬朋友聚會。

最後集合（10 分鐘）

● 學員和社交教練會在每次團體的最後集合，回顧本次課程、指派家庭作業、為下週的指定家庭作業做個別與私下的協調。

● 每週都會針對剛剛學習與之前學會的技巧指派家庭作業，以便能將所學技巧適用類推到團體之外。

● 社交訓練講義將詳細描述講授課程、指定家庭作業，以及社交訓練小訣竅。

● 其他治療選擇：

  ○ 若社交教練無法協助完成家庭作業，學員可以使用 **FriendMaker** 手機 APP 作為「虛擬教練」。

講授課程：良好友誼的特徵

● 解釋：這個團體名稱叫做 PEERS®。PEERS® 的目的是要幫助學員學習交朋

友、維持友誼，並發展親近且有意義的人際關係。什麼叫好朋友，這個定義對我們大家都很重要。

● 問下列問題，讓學員簡短討論：

○ 朋友是什麼？

○ 你怎麼知道別人是你的朋友？

○ 朋友之間有什麼相同的地方？

○ 最好的朋友是指什麼？

● 把上述問題當成腦力激盪的活動，將好的答案寫在白板上。

● 嘗試將學員的答案用以下關鍵詞賦予新的定義，來描述**良好友誼的特徵**：

○ **分享共同興趣**

■ 朋友有相似的興趣、喜歡的事物與嗜好。

■ 共同興趣讓你們可以一起討論，一起去做。

○ **善意與關懷**

■ 好的友誼是建立在善意、喜愛、溫暖、情義與相互關懷之上。

■ 善意包括友誼的行動，如體貼、慷慨、專注在對方的需要上。

■ 關懷包括表達同情、關心與同理。

○ **支持**

■ 支持就是在需要的時候提供幫忙與協助。

■ 支持包括在對方難過的時候給予鼓勵與消除疑慮。

○ **互相了解**

■ 你的朋友了解你，也知道你喜歡或不喜歡的事物。

■ 你的朋友了解你，甚至可以預測你的想法與感受。

○ **守信與忠心**

■ 守信是一種承諾，就是在困難的時候仍彼此陪伴。

■ 忠心就是用行動來展現你的支持與忠誠。

○ **誠實與信任**

■ 友誼若沒了誠實，就少了信任與安全感。

■ 信任是一種保證，表示你的朋友會挺你，也希望你挺他。

○ **平等**

■ 在平等的友誼中，沒有人應該凌駕別人之上。

■雙方的需求都同樣重要，快樂是相互的，也彼此共享。

　○ **能夠自我揭露**

　　　■自我揭露是分享你個人的想法、感受與過去。

　　　■即使是普通朋友也可以互相分享一些想法與感受。

　○ **衝突解決**

　　　■即使是親近的朋友，也常常會有爭執，但他們可以解決衝突。

　　　■解決衝突的能力通常取決於關懷、守信與信任。

友誼的類型

● 解釋：友誼大致可以分成四類。有時我們對擁有的友誼是屬於哪一類會感到困惑。要確定我們的友誼屬於哪種類型，以及是否是好的朋友選擇，最簡單的方式之一，就是先確認這段關係有多少良好友誼的特徵。

● **點頭之交**

　○這些人彼此知道名字，但除了名字以外所知有限，通常在工作或學校以外就沒有聯繫了。

　○問：點頭之交有很多好朋友的特徵嗎？

　　　■答案：沒有。他們彼此了解不多。

● **普通朋友**

　○這些人彼此知道名字，有時會有互動，但不常花時間在彼此交往。

　○問：普通朋友有很多好朋友的特徵嗎？

　　　■答案：不多。他們彼此了解不夠多。

● **相熟的朋友**

　○這些朋友會在相同的社交圈中互動，他們可能參加同樣的派對或聚會，在工作與學校以外仍會花時間彼此相處。

　○問：熟朋友有很多好朋友的特徵嗎？

　　　■答案：對，符合很多特徵，但不是全部。

● **最好的朋友**

　○這些朋友會常常在一起；他們通常在同樣的小圈圈活動，並且大部份休閒時光都在一起。

　○問：最好的朋友有很多好朋友的特徵嗎？

■答案：對，就算不是全部，也符合大部分特徵。

●解釋：愛情關係的特徵和友誼很像，但有一個重要的區別。愛情關係通常包括肉體吸引力，例如；熱情、愛戀、更深刻的情感、與／或身體的親密互動。就跟友誼有不同類型一樣，愛情關係也有不同的類型。這些類型將在我們進行到約會禮儀時做進一步討論。

●解釋：如果我們很難判斷某人是否為朋友，或者無法確定某人屬於哪一類型的朋友，回頭來依據良好友誼的特徵快速評估一下，會有幫助。

講授課程：交換資訊

●解釋：現在，我們既然已經清楚了解友誼的不同類型，我們就必須談談如何強化友誼關係，並且更加了解別人。我們的做法是透過交談與交換資訊來達成。一般人在聊天過程中，會自然地交換資訊，包括分享或交換想法、一些點子和興趣。交換資訊最重要的目標是要找出共同興趣，如此一來，你就能找到可以和別人開心聊天或一起做的事情。

●〔說明**交換資訊**的規則。**關鍵詞**以**粗楷體字**表示，應該寫在白板上，因為它代表在治療師、學員與社交教練之間的共同語言，在團體結束前不應擦掉。每一個標有▶符號的角色扮演，都表示 PEERS® 角色扮演影片集錦（www.semel.ucla.edu/peers/resources）中有相對應的角色扮演影片。〕

●**問別人問題**

  ○陳述：交換資訊的首要規則之一，是問別人問題。你可以問問對方有關興趣、嗜好或是週末喜歡做的事情。

  ○問：青年常問的問題有哪些？

    ■答案：有關興趣的問題、週末活動、電影、電視節目、電腦遊戲、運動、書、音樂、學校或工作。

  ○問：為什麼問其他人問題是重要的？

    ■答案：這樣你就可以知道他們的興趣、嗜好和喜歡的事物；可以幫助你們找到**共同興趣**。

●**回答自己所提的問題**

  ○陳述：交換資訊的其他規則，是回答自己所提的問題，並且分享一些和自己有關的事情。包括分享我們的興趣、喜歡的事物或是嗜好。有時別人也會回

問你同樣的問題；如果沒問，你也可以回答自己所提出的問題。

○ 問：為什麼回答自己所提的問題是重要的？

■ 答案：因為他們可能不會問你同樣的問題，而且為了交換資訊，你也需要告訴他們有關自己的事情。

● 找到共同興趣

○ 陳述：交換資訊最重要的目的，是找出共同興趣。因為友誼就是建立在共同興趣之上。這些就是我們可以聊、可以一起做的事情。發現別人不喜歡的事物也可能會有幫助，因為我們可以避免去談或一起做那些事。

○ 問：為什麼找出共同興趣這麼重要？

■ 答案：因為可以讓交談繼續下去，也可以發現能一起聊或一起做的事；因為友誼是建立在共同興趣之上的。

● 接著問相關問題

○ 陳述：讓交談繼續下去的方法之一，是接著問相關問題。接著問相關問題是指什麼？

■ 答案：就是指相同主題的問題。

○ 問：為什麼接著問相關問題這麼重要？

■ 答案：因為這麼做可以讓我們對別人有更多了解；如果我們一直轉換話題，對別人來說可能很困擾，聽起來會像是在面談。

「正確」示範的例子

■ 團體帶領者：問我週末要做什麼，再接著問三個相關問題。

■ 行為教練：你這週末想做什麼？

■ 團體帶領者：我想去騎自行車。

■ 行為教練：去哪裡騎車？

■ 團體帶領者：我家附近的一條自行車道。

■ 行為教練：你通常會騎多久？

■ 團體帶領者：通常一、兩個小時。

■ 行為教練：你通常跟誰一起去？

■ 團體帶領者：通常和朋友一起去。

行為演練：接著問相關問題

● 解釋：現在我們要讓每位學員練習接著問相關問題。我會給每位學員不同的問句，希望你們在大家面前，問我三個同樣主題的相關問題。

● 沿著會議室，讓每位學員依據下列交談的主題，接著問「三個」相關的問題：

○ 你喜歡哪一種電視節目？

○ 你喜歡哪一種電影？

○ 你喜歡哪一種音樂？

○ 你喜歡哪一種書？

○ 你喜歡哪一種食物？

○ 你喜歡什麼運動？

○ 你喜歡什麼比賽？

○ 你週末喜歡做什麼？

○ 你喜歡上什麼課？

● 每位學員練習完，請大家鼓掌。

● 〔注意：如果學員對於接著問相關問題有困難，在最後集合時，私下指派額外的指定家庭作業，在未來一週與社交教練練習這個部分。〕

● 分享對話

○ 陳述：交換資訊的另一個規則，是分享對話。意思是說，有時要暫停一下，讓別人有機會問問題或做一些評論。

○ 問：為什麼分享對話這麼重要？

■ 答案：因為這樣我們才能交換資訊，並且可以讓我們彼此了解。

○ 解釋：分享對話代表我們有雙向互相對話。如果我們沒有分享對話，聽起來會像是單方面在說話。

● 不要壟斷對話▶

〔團體帶領者和行為教練做「錯誤」示範，由團體帶領者示範壟斷對話。〕

○ 先說：請仔細看，然後告訴我，我哪裡「做錯」了？

「錯誤」示範的例子

■ 團體帶領者：嗨，（某某某）。最近在忙什麼？

■ 行為教練：沒做什麼。只有去上學，還有四處閒晃。

■ 團體帶領者：不錯啊！我上週末很過癮。去看了一場電影，那部新上檔的恐怖片。

■ 行為教練：喔，我聽說那部片子還不錯……

■ 團體帶領者：沒錯，確實蠻好看的。看完我們還去我最喜歡的餐廳，我自己吃了一整個披薩。隔天，我去了購物中心，我們去了一家很酷的電玩店，玩了一整天的電動遊戲……

■ 行為教練：喔，你喜歡電動遊戲啊……

■ 團體帶領者：（打斷）是啊，然後我們回家，又看了一些電影，一直到很晚才睡覺，所以我今天蠻累的。很想睡覺……

■ 行為教練（無聊狀）。

■ 團體帶領者：……明天還有很多工作要做，又得熬夜了……

■ 行為教練：（環顧四周，顯得很無聊）。

○ 說這句話收尾：好，時間結束。在這段對話中我「做錯」什麼？

　　■ 答案：你不讓別人說話；給人感覺粗魯無禮。

○ 提出以下**觀點轉換提問**：

　　■ 你覺得（教練名字）感覺怎麼樣？

　　　□ 答案：覺得討厭；覺得挫折；覺得無聊。

　　■ 你覺得（教練名字）會怎麼看我？

　　　□ 答案：自私；無聊；惹人厭；自我中心。

　　■ 你覺得（教練名字）會想再跟我聊天嗎？

　　　□ 答案：不會；太讓人討厭；太自我中心。

○ 問行為教練同樣的**觀點轉換提問**：

　　■ 你感覺怎麼樣？

　　■ 你會怎麼看我？

　　■ 你會想再跟我聊天嗎？

○ 解釋：交換資訊的規則之一，是不要壟斷對話。意思是說，不要獨白或對別

人說教。當你壟斷對話時，只有單方面在說話，而且都是在說你自己，對別人來說會很無聊。

● 不要像在訪問 ▶

〔團體帶領者和行為教練做「**錯誤**」示範，由團體帶領者示範訪問式的交談。〕

○ 先說：請仔細看，然後告訴我，我哪裡「**做錯**」了。

「錯誤」示範的例子

■ 團體帶領者：嗨，（某某某）。最近好嗎？

■ 行為教練：好。你呢？

■ 團體帶領者：也不錯。我在想，不知道你喜歡哪一種電影？

■ 行為教練：喔，我喜歡動作冒險片。你呢？

■ 團體帶領者：我也喜歡。那你最喜歡哪一部電影？

■ 行為教練：我最喜歡的是（片名）。你最喜歡的呢？

■ 團體帶領者：那部片子不錯。那電視節目呢？你看哪一類型的電視節目？

■ 行為教練：我喜歡喜劇片。你呢？

■ 團體帶領者：你最喜歡哪個電視節目？

■ 行為教練：（看起來有些厭煩）我想應該是（電視喜劇節目名稱）。

■ 團體帶領者：你最喜歡哪一類音樂？

■ 行為教練：（環顧四周，顯得很無聊）我想應該是（音樂類型）。

○ 說這句話收尾：好，時間結束。在這段對話中我「**做錯**」什麼？

　■ 答案：你一個問題接著一個問題；都不分享自己的任何事情。

○ 提出以下**觀點轉換提問**：

　■ 你覺得（教練名字）感覺怎麼樣？

　　□ 答案：覺得討厭；覺得筋疲力盡；覺得挫折；像有一堆工作要做；覺得無聊。

　■ 你覺得（教練名字）會怎麼看我？

　　□ 答案：像是教育班長；質問者；愛管閒事的人；讓人不舒服；怪異。

　■ 你覺得（教練名字）會想再跟我聊天嗎？

□答案：不會；太讓人筋疲力盡了；太麻煩了。

○問行為教練同樣的**觀點轉換提問**：

　■你感覺怎麼樣？

　■你會怎麼看我？

　■你會想再跟我聊天嗎？

○解釋：交換資訊的規則之一，是不要像在訪問。意思是說，我們不應該一個問題接著一個問題，完全不分享自己的任何事。這樣也只有單方面在說話；都只談別人；也還是很無聊。

● **不要一開始就問太私人的問題** ▶

　〔團體帶領者和行為教練做「**錯誤**」示範，由團體帶領者示範太私人的交談。〕

○先說：請仔細看，然後告訴我，我哪裡「**做錯**」了？

「**錯誤**」示範的例子

■團體帶領者：嗨，（某某某）。這週末要做什麼？

■行為教練：我要去我媽和我繼父的家。

■團體帶領者：繼父？你爸媽離婚了喔？

■行為教練：（驚訝狀）對。

■團體帶領者：什麼時候發生的事情？

■行為教練：（疑惑狀）我十二歲的時候。

■團體帶領者：為什麼？

■行為教練：（不自在）我不知道。

■團體帶領者：你一定很不好過吧？

■行為教練：（不自在）還好。

■團體帶領者：他們有告訴你為什麼嗎？

■行為教練：我們可以談別的事情嗎？

■團體帶領者：你比較常見到爸爸或媽媽哪一邊？他們會吃醋嗎？

■行為教練：（不自在）我不知道。

■團體帶領者：他們會因為你而爭吵嗎？感覺很糟吧？

■行為教練：（看起來很不自在）我們可以談別的事情嗎？

> ■ 團體帶領者：我爸爸媽媽在我還小的時候離婚了，他們總是在吵架，感覺非常糟糕。
> ■ 行為教練：（看起來很不自在）。
> ■ 團體帶領者：有時他們吼來吼去，甚至互罵髒話。感覺真的超差。
> ■ 行為教練：（看起來很不自在）。

○ 說這句話收尾：好，時間結束。在這段對話中，我「做錯」什麼？

　　■ 答案：你問了很私人的問題；你分享太多私人的資訊。

○ 提出以下**觀點轉換提問**：

　　■ 你覺得（教練名字）感覺怎麼樣？

　　　□ 答案：覺得不自在；覺得糟糕；尷尬；毛毛的；怪異。

　　■ 你覺得（教練名字）會怎麼看我？

　　　□ 答案：讓人毛骨悚然；像在偷窺別人；愛管閒事的人；怪異。

　　■ 你覺得（教練名字）會想再跟我聊天嗎？

　　　□ 答案：不會；太讓人不舒服了；太讓人毛骨悚然了。

○ 問行為教練同樣的**觀點轉換提問**：

　　■ 你感覺怎麼樣？

　　■ 你會怎麼看我？

　　■ 你會想再跟我聊天嗎？

○ 解釋：交換資訊的規則之一是，不要一開始就問太私人的問題。當我們彼此還不了解的時候，就問太私人的問題，或分享自己很私人的事情，可能會讓別人不舒服。不過，當你們變成比較親近的朋友，就可以談比較私人的事情，但如果才剛開始熟，這麼做也還是有風險。

角色扮演：交換資訊▶

〔團體帶領者和行為教練做「**正確**」示範，由團體帶領者示範交換資訊。〕

● 先說：請仔細看，然後告訴我，我哪裡「**做對**」了？

「正確」示範的例子

○團體帶領者：嗨，（某某某）。最近好嗎？

○行為教練：還不錯。你呢？

○團體帶領者：很棒啊。你週末過得好嗎？

○行為教練：很好啊。我和一些朋友去看電影。

○團體帶領者：聽起來很好玩。你們看哪一部電影？

○行為教練：我們去看最近剛上映那部很紅的科幻片。

○團體帶領者：酷喔！我一直想去看。好看嗎？

○行為教練：真的很好看。我有可能會再去看一次。你也喜歡科幻電影？

○團體帶領者：對啊，我喜歡！我也喜歡看科幻小說。

○行為教練：我也是。我大多時間都在看科幻小說。

○團體帶領者：我也是。

●說這句話收尾：好，時間結束。在這段對話中，我「做對」什麼？

　○答案：交換資訊；彼此問問題；回答你自己提的問題；找出共同興趣；接著問相關問題；分享對話；沒有壟斷對話；不像在訪問；沒有談太私人的事情。

●提出以下觀點轉換提問：

　○你覺得（教練名字）感覺怎麼樣？

　　■答案：覺得很好；很愉快。

　○你覺得（教練名字）會怎麼看我？

　　■答案：很好；很有趣；蠻酷的。

　○你覺得（教練名字）會想再跟我聊天嗎？

　　■答案：會。

●問行為教練同樣的觀點轉換提問：

　○你感覺怎麼樣？

　○你會怎麼看我？

　○你會想再跟我聊天嗎？

講授課程：開啟交談的步驟

● 解釋：現在我們比較了解如何交換資訊了，接下來我們需要解決如何來開啟和別人的交談。要知道如何和別人開啟交談，可能還蠻困難的。有時候別人給你的建議也不一定正確。別人通常會怎麼告訴青年，和新朋友見面時該怎麼做？
○ 答案：上前說「嗨」，或上前介紹自己。

● 解釋：這並「不是」實際可行的做法。想像一下，當你走上前隨意地說「嗨」，或是路過時說「嗨，我是（某某某）」，你覺得別人會怎麼看你？
○ 答案：覺得很怪異、突兀。

● 解釋：有別於做出別人覺得奇怪的舉動，我們將要談談開啟交談的步驟，讓大家可以依循。

錯誤示範：開啟交談 ▶

〔團體帶領者和行為教練做「錯誤」的示範，由團體帶領者示範隨意開啟交談。〕

● 先說：我們要開始角色扮演。請仔細看，然後告訴我，我在開啟交談的過程中哪裡「做錯」了？

「錯誤」示範的例子
○ 行為教練：（看著手機）。
○ 團體帶領者：（突然走過來）嗨！
○ 行為教練：（疑惑狀）。
○ 團體帶領者：我是（某某某）。
○ 行為教練：（疑惑狀）嗯……嗨。
○ 團體帶領者：（過於熱切）你昨天也有去漫畫大展嗎？
○ 行為教練：（疑惑狀）什麼？
○ 團體帶領者：漫畫大展啊。你有去嗎？
○ 行為教練：（疑惑狀）漫畫大展？
○ 團體帶領者：對啊，你昨晚有去嗎？
○ 行為教練：（疑惑狀）嗯……沒有。

○團體帶領者：喔，我有去耶。非常棒。你應該要去的。你喜歡看漫畫嗎？

○行為教練：（覺得厭煩，看著手機）嗯……算喜歡吧。

○團體帶領者：（打斷）那你怎麼沒去？你應該要去的。大家都有去。

○行為教練：（挖苦的，厭煩的，看著手機）太棒了。

○團體帶領者：那你下週會去嗎？

○行為教練（厭煩狀）：什麼？

○團體帶領者：你應該要去的，一定會很棒。

○行為教練：（厭煩，看著手機，心不在焉）好。

○（陷入長時間尷尬）

● 說這句話收尾：好，時間結束。我嘗試開啟交談，在這段對話中，我「做錯」什麼？

　　○答案：你突然走過來，隨意講了一堆事情。

● 提出以下**觀點轉換提問**：

　　○你覺得（教練名字）感覺怎麼樣？

　　　　■答案：覺得疑惑；覺得怪異；突兀。

　　○你覺得（教練名字）會怎麼看我？

　　　　■答案：怪異；突兀。

　　○你覺得（教練名字）會想再跟我聊天嗎？

　　　　■答案：不會；太怪異了。

● 問行為教練同樣的**觀點轉換提問**：

　　○你感覺怎麼樣？

　　○你會怎麼看我？

　　○你會想再跟我聊天嗎？

● 解釋：與其採取讓人覺得奇怪或隨意的做法，我們將要談開啟交談的具體步驟，讓各位可以依循。

開啟交談的步驟

1. 輕鬆地看一下對方

● 解釋：當你想和某人開啟交談，表現出對他有興趣會有幫助，你可以輕鬆地

看著他持續一到兩秒，但不是瞪著他。

●問：為什麼輕鬆地看一下對方會是個好主意？

○答案：表示你對他感到有興趣。

2. 利用手邊的物品

●解釋：當你輕鬆地看過去時，要同時利用手邊的物品，例如手機、遊戲機或是一本書，讓你看起來像是專心在做其他事情，這麼做會有幫助。

●問：為什麼利用手邊的物品會是個好主意？

○答案：這樣你看起來不會像在瞪著別人；你看起來被其他事情吸引。

3. 找出共同興趣

●解釋：當你輕鬆地看過去，低調觀察別人，接下來你需要找出共同興趣，讓兩方都可以彼此分享。

●問：為什麼找出共同興趣會是重要的？

○答案：讓你們有可以談的事情；可以當作開啟交談的理由。

4. 提起共同興趣

●解釋：當你找到共同興趣，你可以做個評論、問個問題或是稱讚共同的興趣。

●問：為什麼提起共同興趣會是重要的？

○答案：可以當作彼此交談的理由。

5. 交換資訊

●解釋：接下來，你需要對共同興趣交換資訊，你可以問相關問題，回答自己所提的問題，或者談自己和共同興趣有關的資訊。

●問：為什麼交換資訊會是重要的？

○答案：這是讓你們認識彼此的做法。

6. 評估對方和我說話的興趣

●陳述：然後你需要評估對方（你嘗試說話的人）的興趣。如果他們看起來沒有興趣和你說話，你應當放下。你要怎麼分辨別人是否想跟你說話？

○答案：身體語言；視線接觸；語言線索。

●解釋：你可以問自己下列問題，來分辨對方是否對你感興趣……

　　○他們在跟我說話嗎？

　　○他們是否看著我？

　　○他們面對著我嗎（或是給我軟釘子碰）？

7. 介紹自己

●陳述：如果他們看起來有興趣跟你說話，開啟交談的最後一步，是介紹你自己，如果你們不曾見過面。要如何介紹自己？

　　○答案：「剛才忘了說，我的名字是……」或「我們沒見過面，我叫……」

●問：如果他們看起來沒興趣，你應當跳過自我介紹而放下嗎？

　　○答案：是。

正確示範：開啟交談▶

〔團體帶領者和行為教練做「正確」示範，由團體帶領者依循規則示範開啟交談。〕

●先說：我們要做另一個角色扮演。請仔細看，然後告訴我，我開啟交談，哪裡「做對」了？

「正確」示範的例子

○團體帶領者與行為教練：（站著相距幾公尺遠）。

○行為教練：（看著手機）。

○團體帶領者：（拿著手機，輕鬆看著行為教練）嗨，這是新款的手機嗎？

○行為教練：（輕鬆看著並微笑）是啊，是新的手機。

○團體帶領者：（微笑）喔，那支很讚，我本來也想買一支。

○行為教練：你應該買的。它真的不錯。

○團體帶領者：我知道。我有它的舊款。新款有比較好嗎？

○行為教練：對啊，很棒。也比較輕。

○團體帶領者：是啊！我真的該去買一支。我想它可能已經賣完了。

○行為教練：有可能。我是提早預定的。

○團體帶領者：真聰明。

○行為教練：（輕鬆地微笑）。

○團體帶領者：剛忘了說，我的名字是（某某某）。

○行為教練：喔，嗨。我是（某某某）。

○團體帶領者與行為教練：（微笑，不必握手）。

●說這句話收尾：好，時間結束。在這段交談中，我「做對」什麼？

　○答案：輕鬆地看一下對方；利用手邊的物品；找出共同興趣；提起共同興趣；交換資訊；評估對方和我說話的興趣；介紹自己。

●問：他看起來想跟我說話嗎？

　○答案：是。

●問：你怎麼看出來的？

　○答案：**他和你說話；看著你；面向著你。**

●提出以下的**觀點轉換提問**：

　○你覺得（教練名字）感覺怎麼樣？

　　■答案：覺得很好；很正常；很愉快。

　○你覺得（教練名字）會怎麼看我？

　　■答案：友善；很有趣；蠻酷的。

　○你覺得（教練名字）會想再跟我聊天嗎？

　　■答案：會，應該會。

●問行為教練同樣的**觀點轉換提問**：

　○你感覺怎麼樣？

　○你會怎麼看我？

　○你會想再跟我聊天嗎？

●解釋：這些就是開啟交談與交換資訊的規則與步驟。當我們遇到過去不認識的人，採用這些規則與步驟，將有助於在和別人談話時交換資訊。

【課程一】（續）
交換資訊與開啟交談

學員行為演練

Jeopardy

譯註：在台大醫院的先導團體，我們將此遊戲稱為「最喜歡什麼」的搶答遊戲。

所需教材
- 白板與白板筆
- Jeopardy 答案紙，給每位學員
- 筆
- 剪刀

規則
- 學員將在這個**交換資訊**的遊戲中比賽搶答。
- 就像北美洲電視節目 Jeopardy 一樣，學員會先拿到答案，必須用提出問題的形式來回答。
  - 例如：
    - 團體帶領者：答案是，吉米最喜歡的運動。
    - 學員：什麼是足球？
  - 學員不是絕對必須以問題的型式來回答（大部分學員通常不用問題型式回答）。
  - 如果團體是在其他國家進行，大家不知道 Jeopardy 這個遊戲，請自行改變名稱與規則。
- 為了增加趣味性與相互合作，答案正確便可以得到分數。
- Jeopardy 的目的不在於練習完美的**交換資訊**，因為學員在問問題時，可能聽起來像在**訪談**。

【課程一】交換資訊與開啟交談 ｜ 091

● Jeopardy 真正的目的是在改善：

　○ 開啟主題

　　■ 談到許多不同的主題，而不是只侷限在談論興趣。

　○ 聆聽技巧

　　■ 聆聽並記得別人的分享。

如何玩

● 發放 Jeopardy 答案紙（範本在本節的最後）。

● 讓學員填完後交回。

● 在白板上寫下 Jeopardy 主題，讓學員可以看見。

　○ 最喜歡的音樂

　○ 最喜歡的週末活動

　○ 最喜歡的運動

　○ 最喜歡的遊戲

　○ 最喜歡的電影

　○ 最喜歡的電視節目

　○ 最喜歡的書

　○ 最喜歡的食物

● 讓學員在小組中，練習針對 Jeopardy 主題交換資訊，每一項大約二到三分鐘。

　○ 重新分組數次（依時間而訂）。

　○ 必要時鼓勵學員詢問 Jeopardy 主題相關問題。

● 趁學員交換資訊之時：

　○ 將 Jeopardy 答案紙沿著上面的格線剪開。

　○ 相同類別的放在一起，並打亂各個類別中的順序。

● 當學員完成交換資訊，回到團體中集合，再進行 Jeopardy 挑戰。

　○ 一開始，讓參與最熱烈的學員選出第一個類別。

　○ 提醒學員，如果在問完問題前就舉手，會被取消回答問題的資格。

　○ 第一個舉手的學員可以第一個猜。

　○ 如果答錯了，那麼第二個舉手的學員就有機會回答，依此類推。

○學員對每個問題只能猜一次答案。

○不要給予提示。

●如果學員花很長時間回答問題，可能需要計時限制。

●如果學員回答問題的句型不正確（意即：把「足球是什麼」說成「足球」），不要糾正他。

○真正重要的是，記住在**交換資訊**中所獲得的訊息。

●正確回答問題的人可以得到一分，並選擇下一個類別。

●如果沒有人答對，就由上一個問題中提到的人，選擇下一個類別。

●鼓勵學員在遊戲中鼓掌或歡呼。

●正確回答就給分，分數記錄在白板上。

●遊戲最後，最高分的人就是 Jeopardy **挑戰贏家**。

●「**保存學員的** Jeopardy **答案紙，下週使用**」。

Jeopardy 答案紙

耳邊的音樂 答案是： _____最喜歡的樂團。 　　（名字） 問題是： 什麼是_____ 　（最喜歡的樂團）	**終於星期五了** 答案是： _____最喜歡的週末活動。 　　（名字） 問題是： 什麼是_____ 　（最喜歡的週末活動）
運動與休閒 答案是： _____最喜歡的運動。 　　（名字） 問題是： 什麼是_____ 　（最喜歡的運動）	**遊戲時間** 答案是： _____最喜歡的遊戲。 　　（名字） 問題是： 什麼是_____ 　（最喜歡的遊戲）
電影、電影、電影 答案是： _____最喜歡的電影。 　　（名字） 問題是： 什麼是_____ 　（最喜歡的電影）	**電視時間** 答案是： _____最喜歡的電視節目。 　　（名字） 問題是： 什麼是_____ 　（最喜歡的電視節目）
暢銷書排行榜 答案是： _____最喜歡的書。 　　（名字） 問題是： 什麼是_____ 　（最喜歡的書）	**美食時間** 答案是： _____最喜歡的食物。 　　（名字） 問題是： 什麼是_____ 　（最喜歡的食物）

交換資訊與開啟交談

最後集合

- ●向學員宣布，將與社交教練會合。
  - ○讓學員站或坐在自己的社交教練旁邊。
  - ○確保在進行最後集合之前，大家都安靜下來，且專注在聆聽。
  - ○讓學員敘述課程內容，社交教練在一旁聆聽。
- ●陳述：今天，我們談到良好友誼的特徵、友誼的類型，與如何交換資訊與開啟交談。誰可以告訴我們交換資訊的一些規則？
- ●讓學員自行說出交換資訊的規則：
  - ○問別人問題
  - ○回答自己所提的問題
  - ○找出共同興趣
  - ○接著問相關問題
  - ○分享對話（雙向交談）
  - ○不要壟斷對話（單向交談）
  - ○不要像在訪問（單向交談）
  - ○不要一開始就問太私人的問題
- ●陳述：我們也談到開啟交談的步驟。誰可以告訴我們開啟交談的步驟？
  1. 輕鬆地看一下對方
  2. 利用手邊的物品
  3. 找出共同興趣
  4. 提起共同興趣
  5. 交換資訊
  6. 評估對方和我說話的興趣
     - ■他們在跟我說話嗎？

- ■ 他們是否看著我？
- ■ 他們面對著我嗎（或是給我軟釘子碰）？

7. 介紹自己

- ●陳述：今天學員們練習交換資訊，做得非常好。讓我們給他們一個大大的掌聲。
- ●陳述：團體玩了一個叫做 Jeopardy 的遊戲，來練習交換資訊。今天的 Jeopardy 挑戰贏家是（某某某）。讓我們給他一個大大的掌聲。

指定家庭作業

發放社交訓練講義給學員，宣布以下的指定家庭作業：

1. **團體內互打電話或視訊聊天**
   - ●安排和另一位學員互打電話或視訊聊天，以交換資訊。
   - ●學員和社交教練必須在配對打電話的另一位學員離開之前，安排打電話的日期與時間。
   - ●在打電話之前複習**交換資訊**的規則。
   - ●社交教練必須在電話結束後，問學員以下的**社交訓練問題**：
     - ○ 共同興趣是什麼？
     - ○ 有了這個資訊，如果你們要一起消磨時間，可以做什麼？

2. 學員應該與社交教練練習**開啟交談、交換資訊與找出共同興趣**
   - ●在開始練習前，先複習**開啟交談**及**交換資訊**的規則。
   - ●社交教練應該在練習之後，問學員以下的**社交訓練問題**：
     - ○ 共同興趣是什麼？
     - ○ 有了這個資訊，如果你們要一起消磨時間，可以做什麼？
   - ●唸出團體內互打電話分配表（附錄 E），提醒社交教練記下誰會打電話來。
   - ●和學員與社交教練一起看過電話通訊錄（附錄 D），告訴他們用電話通訊錄來記錄每週約好打電話的日期和時間。如果希望用不同的號碼連繫，或是目前的通訊錄有任何錯誤，學員與社交教練應該讓所有相關的人知道。
     - ○ 如果電話號碼有改變，下週應發放新的通訊錄。

個別確認

只要打電話的時程安排妥當，就可以個別私下和每位學員與社交教練協調：

1. 團體內互打電話或視訊聊天時，社交教練人要待在哪裡。

2. 學員與社交教練何時可練習開啟交談、交換資訊與找出共同興趣。

交換資訊與開啟交談

社交訓練講義

PEERS® 可期待的成效

PEERS® 的目標是：

● 幫助學員學習如何發展並維持友誼與愛情關係，處理同儕衝突與排擠。

● 教導經驗證有效、且為一般社交成功的成人所使用的社交技巧。

● 在社交教練的協助下，幫助學員尋找朋友與愛情伴侶的來源。

● 透過社交教練支持學員。

● 最終幫助學員在社會關係中養成獨立性。

PEERS® 的指導方法

● 每次學員課程與社交教練課程都採用以下指導方法：

　○ 講授課程：以具體規則和步驟教導社交行為。

　○ 角色扮演示範：示範特定的目標技巧。

　○ 行為演練習題：讓學員練習新學得的技巧。

　○ 指定家庭作業：以練習新學得的技巧。

　○ 驗收家庭作業：解決過程中發生的問題，並提供個別化處理。

● 社交教練最重要的三個工作為：

　○ 提供學員團體外的社交訓練。

　○ 幫助學員在 PEERS® 團體外參與活動，以便找到一個可接受的朋友來源，例
　　如參加見面會、社交娛樂活動、嗜好、俱樂部與運動。

　○ 支持學員安排朋友聚會，以及和有機會成為愛情伴侶的人安排約會。

PEERS®「無法」期待的成效

● PEERS® 並不是一個支持團體，也不是一個協助確定心理疾患或發展問題的團

體。

● PEERS® 不會解決你所有的問題，或是你所面臨的所有困難。

● PEERS® 不是一個「友誼配對團體」。

○ 你不應期望與團體其他成員建立長久的友誼。

○ 團體期間，你將不被允許與其他團體成員有社交互動。

○ 你可以在團體結束之後選擇和團體成員有社交互動，但必須對方同意。

● 若要學員進步，你必須：

○ 規律且準時地參加團體。

○ 嘗試做每個指定家庭作業。

○ 在 PEERS® 外使用技巧。

○ 在社交教練的協助下，找到可接受的同儕團體。

好友誼的特徵

● 分享共同興趣

● 善意與關懷

● 支持

● 互相了解

● 守信與忠心

● 誠實與信任

● 平等

● 能夠自我揭露

● 衝突解決

友誼的類型

● 點頭之交

● 普通朋友

● 相熟的朋友

● 最好的朋友（摯友）

交換資訊的規則*

● 問別人問題

● 回答自己所提的問題

● 找出共同興趣

● 接著問相關問題

● 分享對話（雙向交談）

● 不要壟斷對話（單向交談）*

● 不要像在訪問（單向交談）*

● 不要一開始就問太私人的問題*

開啟交談的步驟*

1. 輕鬆地看一下對方

2. 利用手邊的物品

3. 找出共同興趣

4. 提起共同興趣

5. 交換資訊

6. 評估對方和我說話的興趣

　　○ 他們在跟我說話嗎？

　　○ 他們是否看著我？

　　○ 他們面對著我嗎（或是給我軟釘子碰）？

7. 介紹自己

指定家庭作業

1. 團體內互打電話或視訊聊天

● 安排和另一位學員互打電話或視訊聊天，以交換資訊。

● 學員和社交教練必須在配對打電話的另一位學員離開之前，安排打電話的日期與時間。

● 在打電話之前複習交換資訊的規則。

● 社交教練必須在電話結束後，問學員以下的社交訓練問題：

○共同興趣是什麼？

○有了這個資訊，如果你們要一起消磨時間，可以做什麼？

2. 學員與社交教練應該練習開啟交談、交換資訊與找出共同興趣。

● 在開始練習前，先複習開啟交談及交換資訊的規則。

● 社交教練應該在練習之後問學員以下的社交訓練問題：

○共同興趣是什麼？

○有了這個資訊，如果你們要一起消磨時間，可以做什麼？

＊參考《交友的科學：幫助有社交困難與青少年與青年》（Laugeson, 2013）或是
FriendMaker 手機 APP 當中，對應的角色扮演示範影片。

交換資訊與維持交談

社交訓練治療指引

為社交教練課程做準備

　　PEERS® 希望以步驟化的方式來呈現所要教導的技巧，每個技巧建立在前一個技巧之上，以一種有組織且事先設想的方式來進行。課程內容並不是模組化的設計，無法讓使用者自由挑選或決定使用順序。因為每一個技巧自然地銜接到下一個技巧，所以不適合「隨到隨上」（rolling admission）的方式。換句話說，團體學員不應中途才加入。倘若中途加入，新加入的學員將會失去方向且無法跟上課程內容，對關鍵詞會感到很陌生，且對指定家庭作業感到困惑。因此，我們強烈建議所有團體成員應該在第一次團體時就加入。只有極少數的例外，可以允許學員中一到兩位從第二週才開始加入。對於新加入的學員，可以提供前一週的社交訓練講義，但不適合給予個別補課，以免因為給了缺席者過多注意力，而助長其他學員跟著缺席。取而代之地，有了講義內容再加上驗收家庭作業時的重複指導，應足以幫助新學員跟上進度。

　　在指定家庭作業的部分，最重要的作業就是**團體內互打電話或視訊聊天**，所以要確保有足夠時間，來驗收前一週的指定家庭作業。首先要詢問有誰完成打電話或嘗試完成打電話。請避免逐一詢問（例如從左到右），這樣才不會浪費寶貴時間，聽未完成作業的學員講各種藉口。如果時間足夠，可以嘗試和沒有完成作業的學員討論如何解決問題，你可以這麼說：「*沒辦法完成作業的人，我們一起來想想這週怎麼來完成作業。*」只有在他們能簡短講述理由，同時對於克服障礙可以有結論的情況下，聽取理由才算是有建設性的。花太多時間讓社交教練解釋自己有多忙，或是學員工作過量，並沒有幫助。面對這些理由，處理重點應在於：強調完成作業對於獲得良好治療結果是相當必要的。每週來上課，卻無法完成作業，無法將學到的技巧類適用推到其他情境，就是浪費時間，令人十分遺憾。團體帶領者如果在一開始就清楚解釋合理的期待以及影響療效的因子，將會

對團體很有幫助。

　　另一個可能發生的問題是，社交教練沒有在一旁陪著進行**團體內互打電話或視訊聊天**。可能的狀況之一是，學員對社交教練的在場感到不自在。這應該在前一週最後集合時就協調好，學員須同意至少和社交教練分享電話中的內容。在這個例子中，家庭作業的協調應該在最後集合時再次提出，必須提醒學員，一定至少要和社交教練討論電話內容。另一個可能原因是，打電話的時間，恰好社交教練不方便在場。這種狀況在社交教練和學員不住一起時比較常見。雖然過去我們在加州大學洛杉磯分校 PEERS® 門診一起工作過的社交教練中，九成以上都是家長，然而其他社交教練還包括：工作教練、生活教練、同儕小老師、成年手足與其他家庭學員，這些人並非學員隨時能找到，也不是學員經常甚至每天都會接觸的人。雖然能夠參與愈多而且更常接觸學員的人，應當是最適合的社交教練，但是當接觸有限時，如何謹慎安排指定家庭作業就非常重要了。舉例來說，**團體內互打電話或視訊聊天**的日期和時間，應該在最後集合時段趁團體學員離開前互相討論。約定通話的時間，不只是要兩位學員都有空打電話很重要，社交教練也必須能夠同時在場。可以藉這個機會再次強調有社交教練在場的重要性，並確保各方在下週通電話時都能在場。要提醒社交教練，他們必須在打電話之前、之後都要給予學員指導，所以如果他們不在場，學員就會錯過一次寶貴的學習機會。

　　驗收家庭作業時，另一個可能發生的相關問題是，電話不是在原先說好的時間打來。即使在前一週最後集合時已約好時間，但可能會因為一些日常事務而改變，結果電話就在沒約好的時間打來，這時候接話端的社交教練通常不在，因而錯過在電話之前與之後給予指導的機會；或是接話端的學員焦慮地等候半天卻等不到電話，結果更加焦慮。不管是哪一個狀況，對接話方都不公平。趁學員間已經出現電話沒有在約好的時間點打來的狀況，藉機指出這些可能情形，鼓勵社交教練碰到計畫生變時再約一個打電話時間。

　　還有一個可能發生的問題是，社交教練變成「編劇」，事先寫好整通電話內容的腳本。進行 PEERS® 時，我們不太喜歡腳本。使用腳本的問題是，因為另一個人並不知道他們的台詞是什麼，於是你在還沒開始交談，就已喪失了對話的真正意義。使用腳本的另一個問題是，如果腳本包含了一連串的問題，聽起來會像是進行訪談。相反地，**交換資訊應該是一個自然的流程，從問別人問題、回答自己所提的問題、接著問相關問題**，一直到廣泛分享對話。更多規則的應用

與細節，在本次課程中將有更詳細的討論。同時，對於想提供腳本的社交教練，可先肯定他們的動機，但要導正他們協助學員遵循**交換資訊**的規則，練習更為自發的交談。如果社交教練是擔心學員講完了可以交談的內容後無話可說，可以藉這機會解釋 Jeopardy 的目的，Jeopardy 是我們在青年團體中運用的遊戲，透過遊戲來討論常見的交談主題，以建立未來可使用的「腳本綱要」。腳本綱要基本上是對於常見的交談主題提供一些概念（如：電影、遊戲、電視節目、運動、音樂、書、週末活動、學校、工作等）。社交教練可以考慮扣緊腳本綱要，如同 Jeopardy 中所用的那些，以便增進開啟主題的方式，避免聽起來像事先套好的招。實際上，在第一次驗收家庭作業時，許多社交教練會報告說，學員**交換資訊**的內容是他們通常不太會談論的主題。在大部份情況下，學員常會討論前一週 Jeopardy 中所涵蓋的主題。儘管這些交談內容相較於過去只侷限在少數興趣的重覆內容來說，通常是很大的進步，但乍聽起來仍可能稍嫌生硬或不自然，甚至有點像訪談。請把握機會向社交教練再次保證，我們才剛開始，本次課程即將談到新的**維持交談**的內容，可以進一步增進對話與**交換資訊**的技巧。

驗收家庭作業

〔逐項檢視下列的指定家庭作業並**解決**可能發生的問題。從有完成家庭作業的學員開始。如果時間足夠，可以先詢問為什麼其他人無法完成作業，並試著**解決**下一週可以如何完成。驗收家庭作業時，記得使用**關鍵詞**（以**粗楷體**標示的部分）來重新整理他們的敘述。**驗收家庭作業時，請將大部分時間用在討論團體內互打電話或視訊聊天，因為這是最重要的部份。**〕

1. **團體內互打電話或視訊聊天**
   - 陳述：這週學員的指定作業是打一通電話給團體中的另一位學員或是視訊聊天，來練習交換資訊。哪一位學員打了電話或視訊聊天？
   - 問下列問題：
     ○ 學員和誰說話，誰主動打給誰？
     ○ 在打電話前你做了哪些社交指導？
     ○ 電話來時你在哪裡？
     ○ 他們是否有交換資訊、找出共同興趣？
     ○ 電話講完後你做了哪些社交指導？

■ 適當的社交訓練問題：

　□ 你們的共同興趣是什麼？

　□ 有了這些資訊，如果你們要一起消磨時間，可以做些什麼？

● 緊接著讓通話對方學員的社交教練說明這些問題，注意不是在同一時間一起說明。

2. 學員與社交教練練習開啟交談、交換資訊、找出共同興趣

● 陳述：這週另一個指定作業是，和學員練習開啟交談、交換資訊、找出共同興趣。有誰完成這個作業，或是有試著完成作業？

● 問下列問題，聚焦在已經完成或嘗試完成的學員：

○ 你的學員有和你練習開啟對話嗎？

○ 你有在開始練習以前複習規則和步驟嗎？

　■ 開啟交談的步驟：

　　1. 輕鬆地看一下對方

　　2. 利用手邊的物品

　　3. 找出共同興趣

　　4. 提起共同興趣

　　5. 交換資訊

　　6. 評估對方和我說話的興趣

　　　□ 他們在跟我說話嗎？

　　　□ 他們是否看著我？

　　　□ 他們面對著我嗎（或是給我軟釘子碰）？

　　7. 介紹自己

○ 你的學員有練習交換資訊嗎？

○ 練習之後，你有問社交訓練問題嗎？

　■ 適當的社交訓練問題：

　　□ 我們的共同興趣是什麼？

　　□ 有了這些資訊，如果我們要一起消磨時間，我們可以做什麼？

● 〔收回社交訓練指定家庭作業工作表。如果社交教練忘記帶，請他們重新填寫一份新的表格，幫助他們為家庭作業負責。〕

講授課程：交談主題

● 發放社交訓練講義。

  ○ 社交教練治療指引中的**粗體字**部份直接摘錄自社交訓練講義。

  ○ 提醒社交教練**粗楷體字**是**關鍵詞**，代表 PEERS® 課程中的重要概念，在社交指導時應該盡可能使用這些用語。

● 解釋：今天，我們要繼續討論交換資訊和如何有好的對話。具體的說，我們將要談如何和別人維持交談。在我們開始討論交換資訊和維持交談的規則之前，先瀏覽一下青年階段常談論的共同主題，可能會有幫助。

表 3.1　青年常見的交談主題

學校或工作的八卦	電動遊戲／電腦遊戲	課程／主修
朋友問題	電腦／科技	考試／論文／學校功課
家庭問題	漫畫書／動漫／日本漫畫	教授／指導老師
男朋友／女朋友	電影	申請大學與工作
約會	電視節目	體育賽事
派對／朋友聚會	YouTube 影片／火紅短片	車子／摩托車／腳踏車
週末活動	網路上的網站	社交名人
見面會	音樂／音樂會	流行時尚
社團／活動	書	購物
嗜好／興趣	新聞／媒體／政治	化妝／髮型

譯註：台灣青年常見的交談主題還包括：美食、娛樂、寵物、旅行、打工、學習外國語言等，避免政治或宗教議題。

● 問：青年常見的交談主題有哪些？

● 指出社交訓練講義中有表格列出青年的共同交談主題。

  ○ 如果他們想不出來，可以指出表格中所列的一些主題。

講授課程：交換資訊與維持交談

● 解釋：現在我們對於「**要談什麼**」已經有一些概念，接下來我們要來想想「**如**

何」和朋友聊天，而且有愉快的交談。我們可以藉由交換資訊並且維持交談來達到這個目的。

● 交換資訊

  ○ 解釋：上週我們談到了交換資訊和開啟交談的一些規則，誰能記得交換資訊的一些規則？

    ■ 答案：

      □ 問別人問題

      □ 回答自己所提的問題

      □ 找出共同興趣

      □ 接著問相關問題

      □ 分享對話

      □ 不要壟斷對話

      □ 不要像在採訪

      □ 不要一開始就問太私人的問題

  ○ 陳述：維持交談的規則也包括這些和交換資訊相同的規則。現在我們要來談談交換資訊時的其他規則。

● 不要一直重複

  ○ 陳述：交換資訊和維持交談的規則之一是，不要一直重複。也就是說，我們不要一再地重複談同一件事情。

  ○ 問：一再重複會有什麼問題？

    ■ 答案：對別人來說會很無聊，即使主題是共同興趣；大家都喜歡談各式各樣不同的主題，而不是只限於一個主題。

● 聆聽你的朋友說話

  ○ 陳述：交換資訊和維持交談的另一個規則是，我們必須仔細聽朋友在說什麼。如果在對話中沒有仔細聆聽對方，會有什麼問題？

    ■ 答案：朋友會覺得你不在乎他想說什麼；當你仔細聆聽時，顯示出你對朋友感興趣。

● 提出開放式問句

  ○ 解釋：交換資訊和維持交談的另一個規則是，提出開放式問句。開放式問句是指問句需要比較長的回答，而且可以衍生出更多對話。封閉式問句則只需

簡短回應，例如是或不是。

○陳述：這並不是說你不能問封閉式問句，但如果問了太多封閉式問句會有什麼問題？

■答案：聽起來像是在採訪。

● 不要自誇

○陳述：交換資訊和維持交談的另一個規則是，不要自誇。這是指說我們不應該誇耀自己擁有的東西，或談論我們多有錢、多聰明。自誇會有什麼問題？

■答案：自誇會顯得高傲自大；顯得你本位主義很重；別人會覺得你膚淺或是表面。

○〔可選擇：播放 PEERS® 角色扮演影片集錦（www.semel.ucla.edu/peers/resources）中有關自誇的影片。〕

● 避免好辯

○陳述：交換資訊和維持交談的另一個規則是，避免好辯。也就是說，避免在每件小事情上爭辯，或是常常不同意其他人的看法。好爭辯會有什麼問題？

■答案：其他人並不喜歡人家與他爭辯；你不同意別人，並不代表你就必須說出來；你可能會因此顯得粗魯不禮貌；你可能因此顯得有攻擊性。

○〔可選擇：播放 PEERS® 角色扮演影片集錦（www.semel.ucla.edu/peers/resources）中有關好爭辯的影片。〕

● 不要糾正別人

○陳述：交換資訊和維持交談的另一個規則是，不要糾正別人。這是指說我們不應該批評或指出別人的錯誤。這麼做會有什麼問題？

■答案：被糾正對別人來說是很討厭且很尷尬的；這麼做顯得你看起來像個自以為無所不知的人。

○〔可選擇：播放 PEERS® 角色扮演影片集錦（www.semel.ucla.edu/peers/resources）中有關糾正的影片，或是運用 **FriendMaker** 行動 APP，然後在角色扮演之後向大家提出觀點轉換提問。〕

● 避免挖苦別人

○解釋：交換資訊和維持交談的另一個規則是，避免挖苦別人。如果你正想交朋友或希望維持友誼，挖苦或開別人玩笑是一個危險動作。在朋友之間，挖苦等於是在開玩笑。那通常只是好玩，但也可能有風險。開玩笑可能有什麼

風險?

　■答案:開玩笑可能開過了頭而傷了感情。

○〔可選擇:播放 PEERS® 角色扮演影片集錦(www.semel.ucla.edu/peers/
resources)中有關**挖苦**的影片,或是運用 **FriendMaker** 行動 APP,然後在
角色扮演之後向大家提出**觀點轉換提問**。〕

● **控制適當音量**

○陳述:交換資訊和維持交談的另一個規則是,控制適當音量。這是指我們並
不希望說話太大聲,免得對方感到討厭或被打擾。說話太大聲可能會有什麼
問題?

　■答案:可能會使人不愉快或厭煩;可能會讓對方感到困窘,如果還有其他
　　人在現場的話。

○陳述:我們也不希望說話太小聲,否則對方可能聽不到我們在說什麼。說話
太小聲可能會有什麼問題?

　■答案:對方可能會以為我們很害羞或是心情不好;對他們來說可能太費
　　力;他們可能會因為難以理解而不想跟我們說話。

○解釋:適當的音量控制要看你所處的情境,所以你要預備好在需要的時刻提
供社交訓練。

○〔可選擇:播放 PEERS® 角色扮演影片集錦(www.semel.ucla.edu/peers/
resources)中有關**控制好音量**的影片,或是運用 **FriendMaker** 行動 APP,
然後在角色扮演之後向大家提出**觀點轉換提問**。〕

● **維持適當的身體界線**

○陳述:交換資訊和維持交談的另一個規則是,維持適當的身體界線。和人站
得太近可能會有什麼問題?

　■答案:非常令人不舒服;可能會讓人覺得毛骨悚然。

○問:和人站得太遠可能會有什麼問題?

　■答案:看起來很突兀或很怪;可能會讓對方感到困窘,如果還有其他人在
　　場的話。

○解釋:基本原則是維持大約一隻手臂長的距離,但不要先上前去量量看!

○〔可選擇:播放 PEERS® 角色扮演影片集錦(www.semel.ucla.edu/peers/
resources)中有關維持適當的身體界線的「**兩段**」影片,或是運用

FriendMaker 行動 APP，然後在角色扮演之後向大家提出**觀點轉換提問**。〕

● **維持適當的眼神接觸**

　○陳述：交換資訊和維持交談的另一個規則是，維持適當的眼神接觸。不看對方可能會有什麼問題？

　　■答案：你看起來可能沒興趣聊；在別人眼中看起來顯得突兀或怪異；可能會使對方感到疑惑。

　○問：盯著別人看可能會有什麼問題？

　　■答案：令人不舒服；感覺像要吃掉人；別人可能會覺得你怪怪的。

　○解釋：適當的眼神接觸是指，注視著對方，但有時候也看向別處。

　○〔可選擇：播放 PEERS® 角色扮演影片集錦（www.semel.ucla.edu/peers/resources）中「**兩段**」有關**維持適當的眼神接觸**影片，或是運用 **FriendMaker** 行動 APP，然後在角色扮演之後向大家提出**觀點轉換提問**。〕

　○〔可選擇：播放 PEERS® 角色扮演影片集錦（www.semel.ucla.edu/peers/resources）中有關**交換資訊**的影片，或是運用 **FriendMaker** 行動 APP，然後在角色扮演之後向大家提出**觀點轉換提問**。〕

●陳述：以上這些就是交換資訊與維持交談的規則。請準備好在學員未來一週的家庭作業中，練習交換資訊與維持交談時，提供社交指導。

指定家庭作業

〔發放社交訓練指定家庭作業工作表（附錄 I），讓社交教練完成後下次交回。〕

1. **團體內互打電話或視訊聊天**

　●學員團體的帶領者每週會分配互打電話，在最後集合時大聲唸出分配的安排。

　　○治療團隊會個別私下與學員協調，在互打電話時，社交教練會在哪裡。

　●**安排和另一位團體學員打電話或視訊聊天，以交換資訊。**

　●**學員和社交教練應該在配對打電話的另一位學員離開團體前，安排打電話的日期與時間。**

● 打電話前複習交換資訊的規則。

● 社交教練應該在電話後詢問以下社交訓練問題：

　○ 你們的共同興趣是什麼？

　○ 有了這些資訊，如果你們要一起消磨時間，可以做什麼？

2. 學員與社交教練練習開啟交談並維持交談、交換資訊、找出共同興趣。

● 練習前複習開啟交談並維持交談以及交換資訊的規則。

● 社交教練可以在練習後詢問以下社交訓練問題：

　○ 我們的共同興趣是什麼？

　○ 有了這些資訊，如果我們要一起消磨時間，可以做什麼？

社交訓練小訣竅

● 解釋：要記得，當學員在指定家庭作業中練習這些技巧時，你所提供的社交指導是很重要的。在社交指導時，依循以下簡單步驟給予回饋。

1. 讚美

● 對學員表現可嘉處給予讚美。

　○ 例如：交換資訊與找出共同興趣做得不錯。

2. 提供建議

● 透過給予導正性的回饋，建議下次可以有哪些不同的做法，以解決問題。

　○ 例如：下次順著對方所說的多問些相關問題，你看怎樣？

　○ 例如：下次讓我們更注意音量控制。

3. 無痛學習

● 解釋：避免直接告訴你的學員他做錯了，這可能讓他感到氣餒或覺得不好意思。

　○ 反例：你沒有依照正確的方式交換資訊！

4. 使用關鍵詞

● 解釋：在社交訓練時要一直使用關鍵詞，如此可避免說教。如果你說教的話，學員可能會恍神或停止聆聽。

● 解釋：從這裡開始，在你「所有的」社交指導中使用的觀點轉換提問，也相

當重要。

○ 可用於社交指導時的觀點轉換提問：

■ 那個人感覺怎麼樣？

■ 他們會怎麼看待你？

■ 他們之後會想再跟你談話嗎？

● 解釋：這三個觀點轉換提問，在學員的每一個角色扮演示範中都會被提出。這些提問可以幫助學員改善社會認知功能，並接受他人的觀點。從這裡開始，在評估社交情境時，記得使用這三個問題。

● 解釋：如果你讀了《交友的科學：幫助有社交困難的青少年與青年》一書，或者使用 FriendMaker APP，你會注意到每次角色扮演示範之後，都會出現這三個觀點轉換提問，別忘了在你的社交指導中運用這些工具。

【課程二】（續）

交換資訊與維持交談

學員治療指引

為學員課程做準備

　　這週的講授課程聚焦於討論交談技巧中的規則，包括**交換資訊與維持交談**。此時的關鍵是，如何讓學員投入在這個課程中，說服任何可能心意搖擺的學員。這個課程還包含許多角色扮演示範，提供很好的機會讓學員投入且感到有趣。也許讓學員投入的最佳方法，就是讓他們自己為課程制訂規則。使用蘇格拉底式問答的教導方式，配合角色扮演示範不恰當的交談，對學員來說是一種有趣且引人入勝的學習方式。我們發現，錯誤示範（也就是演出不該做的）可以有效鼓勵學員制訂出社交禮儀規則，讓他們更容易接受你所教導的內容。錯誤示範應當在開始前都這麼聲明：「**觀察並告訴我，我『做錯』了什麼？**」角色扮演結束後，例行詢問：「**我在這個交談中『做錯』了什麼？**」示範必須要誇張且錯誤明顯，讓學員覺得有趣且容易判斷。當然，在整個講授課程之後必須有正確的角色扮演，示範適切的交談方式。示範適當的社交行為對治療計畫的成功也相當關鍵，因為示範的是**經過驗證有效的社交技巧**，學員應該確實遵循。適當行為的角色扮演通常在講授課程的最後進行示範，開始前例行提示：「**觀察並告訴我，我『做對』了什麼。**」示範結束則接著問：「**我在這個交談中『做對』了什麼？**」

　　所有的角色扮演示範，不管是正確示範或錯誤示範，都必須接著進行**觀點轉換提問**的討論。這些問題希望能改善社會認知，幫助學員在判斷社交線索的同時，能夠理解他人的觀點。**觀點轉換提問**幾乎內容都是一樣的，包括**(1)你覺得那個人感覺怎麼樣？(2)你覺得那個人會怎麼看我？(3)你覺得那個人會想再跟我聊天嗎？**這些問題要維持一致，因為當相同的問題在治療過程中重複提出，學員在與別人相處時，比較可能會開始問自己同樣的問題。

　　交換資訊與維持交談的部份規則並沒有角色扮演示範。這種狀況下，在一開始就列出規則，並緊接著詢問：「為什麼（規則的內容）很重要？」或是「如果

忽略（規則的內容），可能會有什麼問題？」，這樣的做法會有幫助。用這種方法來產生出規則時，由於學員在詢問之下說出了那些社交規則背後的理由，因此可以有效使學員更容易接受並記得他們所學得的技巧。當學員認為是自己跟同儕一起制定出規則，就會更容易接受你要教他們的規則。

最後，因為人們的學習方式不盡相同，最好能以多種形式呈現每次課程的教材，不只包括口頭指導、行為示範，也需要在白板上寫下書中的重點綱要與**關鍵詞**（以**粗楷體字**呈現）。這些重點綱要與**關鍵詞**，應該讓學員在行為演練習題時隨時可以看得到，在團體結束前不應該擦掉。

驗收家庭作業

〔逐條檢視下列的指定**家庭作業**並**解決**任何可能發生的問題。從已完成的家庭作業開始驗收。如果時間足夠，可以先詢問為什麼其他人無法完成作業，並試著幫助學員如何完成下一週的作業。驗收家庭作業時，記得使用**關鍵詞**（以**粗楷體字**標示的部分）來重新整理他們的敘述。驗收家庭作業時，請將大部分時間用在討論**團體內互打電話或視訊聊天**，因為這是最重要的部份。〕

1. 團體內互打電話或視訊聊天

● 陳述：這週學員的指定作業是打一通電話給團體中的另一位學員或是視訊聊天，來練習交換資訊。誰有打電話或視訊聊天的請舉手。

● 問以下問題：

○ 和誰說話，誰主動打給誰？

○ 有交換資訊、找到共同興趣嗎？

○ 有了這些資訊，如果你們要一起消磨時間，可以做些什麼？

● 隨後讓通話對方的學員說明他的想法，注意不是在同一個時間說明。

2. 學員與社交教練練習**開啟交談、交換資訊、找出共同興趣**

● 陳述：這週另一個指定作業是，和社交教練練習開啟交談、交換資訊、找出共同興趣。有誰和社交教練練習交換資訊的請舉手？

● 問下列問題：

○ 練習**開啟交談**時，你依循哪些步驟？

■ **開啟交談的步驟：**

1. 輕鬆地看一下對方

2. 利用手邊的物品

3. 找出共同興趣

4. 提起共同興趣

5. 交換資訊

6. 評估對方和我說話的興趣

　　□ 他們在跟我說話嗎？

　　□ 他們是否看著我？

　　□ 他們面對著我嗎（或是給我軟釘子碰）？

7. 介紹自己

○ 你有交換訊息並找到共同興趣嗎？

○ 有了這些資訊，如果你要和社交教練消磨時間，可以怎麼安排？

講授課程：交談主題

● 解釋：今天，我們要繼續討論交換資訊和如何有好的交談。具體來說，我們將要談的是如何和別人維持交談。在我們開始討論交換資訊和維持交談的規則之前，先來腦力激盪一下可以聊些什麼，可能會有幫助。

● 問：青年通常聊什麼？

● 讓學員腦力激盪有關青年常見的交談主題。

● 如果團體無法自己想出主題，可提出以下主題。

表 3.1　青年常見的交談主題

學校或工作的八卦	電動遊戲／電腦遊戲	課程／主修
朋友問題	電腦／科技	考試／論文／學校功課
家庭問題	漫畫書／動漫／日本漫畫	教授／指導老師
男朋友／女朋友	電影	申請大學與工作
約會	電視節目	體育賽事
派對／朋友聚會	YouTube 影片／火紅短片	車子／摩托車／腳踏車
週末活動	網際網站	社交名人
見面會	音樂／音樂會	流行時尚

學校或工作的八卦	電動遊戲／電腦遊戲	課程／主修
社團／活動	書	購物
嗜好／興趣	新聞／媒體／政治	化妝／髮型

（譯註：台灣青年常見的交談主題還包括美食、娛樂、寵物、旅行、打工、學習外國語言等，避免政治或宗教議題。）

講授課程：交換資訊與維持交談

● 解釋：所以我們現在已經知道可以「**談什麼主題**」，現在我們需要解決「**如何**」和同儕說話、且如何有個好的交談。我們可以藉由交換資訊並維持交談來達到這個目的。

〔在白板寫上以下的重點提示與**關鍵詞**（以**粗楷體字**表示），來呈現**交換資訊**與**維持交談**的規則，在課程結束以前不要擦掉。標有▶符號的角色扮演部分，都可在 **PEERS® 角色扮演影片集錦**（www.semel.ucla.edu/peers/resources）找到一段對應的影片〕。

● **交換資訊**

　○ 解釋：上週我們談到了交換資訊和開啟交談的一些規則，有誰記得交換資訊的一些規則？

　　■ 答案：

　　　□ **問別人問題**

　　　□ **回答自己所提的問題**

　　　□ **找出共同興趣**

　　　□ **接著問相關問題**

　　　□ **分享對話**

　　　□ **不要壟斷對話**

　　　□ **不要像在訪問**

　　　□ **不要一開始就問太私人的問題**

　○ 陳述：維持交談的規則也包括了和交換資訊相同的規則。現在我們要來談談交換資訊時的其他規則。

● **不要一直重複**

○解釋：交換資訊和維持交談的規則之一是，不要一直重複。也就是說，我們不要一再地重複談同一件事情。

○問：就因為你們找到了共同興趣，所以你們只能談那件事嗎？

　■答案：不是，你應該談各式各樣不同的主題。

○問：重複可能會有什麼問題？

　■答案：對別人來說會很無聊；即使談**共同興趣**，也需要嘗試偶而聊聊不同的主題，讓交談變得有趣。

● 聆聽你的朋友說話

　○解釋：交換資訊和維持交談的另一個規則是，我們必須仔細聽朋友在說什麼。

　○問：如果你問朋友一個問題，你覺得應該聽他回答嗎？

　　■答案：是。

　○問：如果在交談中沒有仔細聽對方回答，會有什麼問題？

　　■答案：朋友會覺得你不在乎他想說什麼；當你仔細聆聽，顯示出你對朋友的重視。

● 提出開放式問句

　○解釋：交換資訊和維持交談的另一個規則是，提出開放式問句。開放式問句是指問句需要比較長的回答，而且可以衍生出更多對話。封閉式問句則只需簡短回應，例如是或不是。

　○陳述：這並不是說你不能問封閉式問句，但如果問了太多封閉式問句會有什麼問題？

　　■答案：聽起來像是在**訪問**。

　○解釋：舉例來說，如果封閉式問句是：「你最喜歡哪一部電影？」那開放式問句就是：「你喜歡哪一類的電影？」開放式問句可以有更長的回答或更多交談。

行為演練：詢問開放式問句

●解釋：現在我要請你們每一位練習詢問開放式問句。我會給每個人一個封閉式問句，我希望你們在大家面前，試著用同一個主題提出開放式問句。

●從以下交談主題的**封閉式問句**為基礎，讓每位學員提出開放式問句：

○ 你最喜歡哪一個電視節目？

○ 你最喜歡哪一部電影？

○ 你最喜歡哪一個樂團？

○ 你最喜歡哪一首歌？

○ 你最喜歡哪一本書？

○ 你最喜歡什麼食物？

○ 你最喜歡什麼運動？

○ 你最喜歡什麼遊戲？

○ 你最喜歡什麼電玩遊戲？

○ 你週末最喜歡做什麼事？

● 每個學員練習後都給予掌聲鼓勵。

●〔注意：如果學員無法提出**開放式問句**，可以在最後集合時，個別指定額外的
指定家庭作業，在下一週和社交教練練習。〕

● **不要自誇**▶

〔團體帶領者和行為教練做「**錯誤**」示範，由團體帶領者示範自誇。〕

○ 先說：請仔細看，然後告訴我，我哪裡「做錯」了？

「錯誤」示範的例子

■ 團體帶領者：哈囉，（某某某）。看看我的新手機！

■ 行為教練：很酷耶。是新的嗎？

■ 團體帶領者：對啊！我剛買的。是全店最貴的手機喔！幾乎沒有人買
這支手機……我想一般人大概買不起吧！

■ 行為教練：（驚訝狀）我想也是。

■ 團體帶領者：你知道的，我家蠻有錢的，所以我想要的東西都買得
起。

■ 行為教練：（有點厭煩，環顧四周）喔，很不錯啊！

■ 團體帶領者：它還蠻複雜的，不過我非常聰明，完全不是問題。

■ 行為教練：（無聊狀，環顧四周，想要離開）嗯。

■ （陷入尷尬的沉默）

○ 說這句話收尾：好，時間結束。在這段交談中我「做錯」什麼？

■答案：你在自誇。

○提出以下**觀點轉換提問**：

■你覺得（教練名字）感覺怎麼樣？

□答案：覺得厭煩；覺得惱怒；覺得無聊。

■你覺得（教練名字）會怎麼看我？

□答案：自大；高傲；只看表面；膚淺。

■你覺得（教練名字）會想再跟我聊天嗎？

□答案：不會；太讓人厭煩；太愛慕虛榮。

○問行為教練同樣的**觀點轉換提問**：

■你感覺怎麼樣？

■你會怎麼看我？

■你會想再跟我聊天嗎？

○陳述：交換資訊和維持交談的規則之一是，不要自誇。自誇會有什麼問題？

■答案：自誇會顯得高傲自大，顯得你本位主義很重；別人會覺得你膚淺或是表面。

● **避免好辯**▶

〔團體帶領者和行為教練做「**錯誤**」示範，由團體帶領者示範好辯。〕

○先說：請仔細看，然後告訴我，我哪裡「**做錯**」了？

「錯誤」示範的例子

■團體帶領者：嗨，（某某某）。最近過得怎樣？

■行為教練：還不錯。

■團體帶領者：這週末要做什麼？

■行為教練：大概就看幾部電影殺時間。

■團體帶領者：酷喔。你想看什麼電影？

■行為教練：我想看《哈利波特》。從第一集《神祕的魔法石》開始看起……我覺得那一集最好看。

■團體帶領者：（驚訝、沮喪狀）拜託，那根本不是最好看的一集。大家都知道《哈利波特》最好看的是第三集《阿茲卡班的逃犯》。

■行為教練：（訝異）喔！我比較喜歡第一集。

- 團體帶領者：（驚訝、生氣狀）你怎麼會覺得第一集比第三集好看？
- 行為教練：（困惑、厭煩狀）嗯……不知道。我只是這樣覺得。
- 團體帶領者：（驚訝、生氣狀）你根本就搞錯了！哈利波特的爸爸為什麼會死掉，這個很重要耶，串起了整個故事……
- 行為教練：（厭煩狀）嗯嗯。
- 團體帶領者：（堅持繼續說）……哈利波特的爸爸被好朋友背叛，你以為的壞人其實是好人，你以為的好人其實是壞人……
- 行為教練：（厭煩狀、無聊、環顧四周）好吧。
- 團體帶領者：（驚訝、生氣狀）……我是說，你怎麼能不顧這個事實？這對所有人來說都有很重要的意義。
- 行為教練：（厭煩狀）你說得對。隨便你。
- 團體帶領者：（高傲狀）我只是想跟你說……很明顯的，《阿茲卡班的逃犯》是裡面最好看的一集。
- （陷入尷尬的沉默）

○ 說這句話收尾：好，時間結束。在這段交談中我「做錯」什麼？
  - 答案：你很好辯。
○ 提出以下**觀點轉換提問**：
  - 你覺得（教練名字）感覺怎麼樣？
    □ 答案：覺得厭煩；覺得不愉快。
  - 你覺得（教練名字）會怎麼看我？
    □ 答案：粗魯無禮；自負；好辯；高傲。
  - 你覺得（教練名字）會想再跟我聊天嗎？
    □ 答案：不會；太粗魯了。
○ 問行為教練同樣的**觀點轉換提問**：
  - 你感覺怎麼樣？
  - 你會怎麼看我？
  - 你會想再跟我聊天嗎？
○ 陳述：交換資訊和維持交談的另一個規則是，避免好辯。也就是說，避免在每件小事情上爭辯，或是常常不同意其他人的看法。好辯會有什麼問題？

■答案：討人厭、讓人不愉快；粗魯無禮。

○解釋：其他人並不喜歡與人爭辯；你不同意別人並不代表你就必須把它說出來；那可能會讓人覺得你粗魯無禮；可能會讓人覺得有威脅感。

● **不要糾正別人** ▶

〔團體帶領者和行為教練做「**錯誤**」示範，由團體帶領者示範愛糾正別人。〕

○先說：請仔細看，然後告訴我，我哪裡「**做錯**」了？

「**錯誤**」示範的例子

■團體帶領者：嗨，（某某某）。最近過得怎樣？

■行為教練：還好。

■團體帶領者：你應該說，我最近過得還可以。如果你只說還好，聽起來可能是好，也可能是不好。如果不好不壞，你應該要說最近過得普普通通。

■行為教練：（厭煩狀）喔，不好意思。我最近過得普普通通。

■團體帶領者：你知道我這麼說是為了你好。

■行為教練：（厭煩狀）嗯，對，你說的對。

■團體帶領者：你這週末想去哪裡？

■行為教練：（環顧四周，想要離開）沒什麼安排。

■（陷入尷尬的沉默）

○說這句話收尾：好，時間結束。在這段交談中我「**做錯**」什麼？

■答案：你在糾正別人的語病；感覺很霸道；好像自以為什麼都知道。

○提出以下**觀點轉換提問**：

■你覺得（教練名字）感覺怎麼樣？

□答案：覺得厭煩；覺得不愉快；覺得很窘。

■你覺得（教練名字）會怎麼看我？

□答案：粗魯無禮；自負；自以為無所不知；霸道；愛控制別人。

■你覺得（教練名字）會想再跟我聊天嗎？

□答案：不會；太討人厭；太粗魯了。

○問行為教練同樣的**觀點轉換提問**：

■你感覺怎麼樣？

■ 你會怎麼看我？

■ 你會想再跟我聊天嗎？

○陳述：交換資訊和維持交談的另一個規則是，不要糾正別人。這是指說，我們不應該批評或指出別人的錯誤。這麼做會有什麼問題？

■ 答案：**糾正別人是很討人厭的**；讓人感覺你很自以為是、喜歡掌控別人；你好像覺得自己無所不知；這麼做讓別人覺得尷尬，別人會不想跟你相處。

● **避免挖苦別人▶**

〔團體帶領者和行為教練做「**錯誤**」示範，由團體帶領者示範挖苦別人。〕

○先說：請仔細看，然後告訴我，我哪裡「**做錯**」了？

> **「錯誤」示範的例子**
>
> ■ 團體帶領者：嗨，（某某某）。你上週末怎麼過的？
>
> ■ 行為教練：和我爸媽出去。
>
> ■ 團體帶領者：（挖苦狀）你和爸媽出去？誰會和爸媽一起過週末啊？！
>
> ■ 行為教練：（不自在狀）不知道耶。
>
> ■ 團體帶領者：（挖苦狀）你是媽寶還是怎樣？你媽該不會也幫你把要穿的衣服都準備好放在床上吧？
>
> ■ 行為教練：（不自在狀）沒有。
>
> ■ 團體帶領者：那她知道你現在在這裡嗎？你也許該傳個簡訊給她。說不定她會很擔心你。
>
> ■ 行為教練：（尷尬狀，看向別處）。
>
> ■ 團體帶領者：你最好確定一下她知道你在哪裡。她是你媽耶。
>
> ■ 行為教練：（看向四周想避開對方）。

○說這句話收尾：好，時間結束。在這段交談中我「**做錯**」什麼？

■ 答案：你在挖苦別人；你說話很酸。

○提出以下**觀點轉換提問**：

■ 你覺得（教練名字）感覺怎麼樣？

　□答案：感覺不舒服；覺得厭煩；感到受傷；覺得很窘。

■ 你覺得（教練名字）會怎麼看我？

□答案：苛薄；不友善；不厚道；粗魯無禮；討人厭。

　■你覺得（教練名字）會想再跟我聊天嗎？

　　□答案：不會；太苛薄了。

○問行為教練同樣的**觀點轉換提問**：

　■你感覺怎麼樣？

　■你會怎麼看我？

　■你會想再跟我聊天嗎？

○陳述：交換資訊和維持交談的另一個規則是，避免挖苦別人。如果你正想交朋友或希望維持友誼，挖苦別人或開別人玩笑是一個危險動作。朋友之間相互挖苦就等於是在開玩笑。通常只是笑鬧好玩，但也可能有風險。開玩笑可能有什麼風險？

　■答案：開玩笑可能開過頭而傷了感情；尤其當你「才剛」認識別人，而別人還不知道你的獨特幽默時。

● **控制適當音量**▶

〔團體帶領者和行為教練做「**錯誤**」示範，由團體帶領者示範說話太大聲。〕

○先說：請仔細看，然後告訴我，我哪裡「**做錯**」了？

「錯誤」示範的例子

■團體帶領者：（說話非常大聲）嗨，（某某某）。最近過得怎樣？

■行為教練：（嚇一跳，摀住耳朵，往後退）喔，過得還不錯。

■團體帶領者：（說話非常大聲）你最近在做什麼？

■行為教練：（很尷尬，再遠離一步）喔，也沒做什麼。

■團體帶領者：（說話非常大聲）你這週末要做什麼？

■行為教練：（看向四周，想要避開對方）還不知道。

■（陷入尷尬的沉默）

○說這句話收尾：好，時間結束。在這段交談中我「**做錯**」什麼？

　■答案：你說話太大聲。

○提出以下**觀點轉換提問**：

　■你覺得（教練名字）感覺怎麼樣？

　　□答案：覺得不舒服；覺得厭煩；很尷尬。

■ 你覺得（教練名字）會怎麼看我？

　　　□ 答案：很怪；讓人不愉快；討人厭。

　　■ 你覺得（教練名字）會想再跟我聊天嗎？

　　　□ 答案：大概不會吧；太怪異了。

○ 問行為教練同樣的**觀點轉換提問**：

　　■ 你感覺怎麼樣？

　　■ 你會怎麼看我？

　　■ 你會想再跟我聊天嗎？

○ 陳述：交換資訊和維持交談的另一個規則是，控制適當音量。說話太大聲可能會有什麼問題？

　　■ 答案：對方可能會覺得厭煩或覺得被你打擾；如果在公共場合說話太大聲，也會讓人覺得尷尬。

〔團體帶領者和行為教練做「**錯誤**」示範，由團體帶領者示範說話太小聲。〕

○ 先說：請仔細看，然後告訴我，我哪裡「**做錯**」了？

「錯誤」示範的例子

■ 團體帶領者：（很小聲的）嗨，（某某某）。最近過得怎樣？

■ 行為教練：（聽得很費力）什麼？

■ 團體帶領者：（很小聲的）最近過得怎樣？

■ 行為教練：（看起來很困惑）喔，還可以。

■ 團體帶領者：（很小聲的）最近在忙什麼？

■ 行為教練：（聽得很費力，湊近去聽）什麼？

■ 團體帶領者：（很小聲的）最近在忙什麼？

■ 行為教練：（看向四周，顯得很無聊）最近在忙什麼？喔，沒什麼。

■ （陷入尷尬的沉默）

○ 說這句話收尾：好，時間結束。在這段交談中我「**做錯**」什麼？

　　■ 答案：你說話太小聲。

○ 提出以下**觀點轉換提問**：

　　■ 你覺得（教練名字）感覺怎麼樣？

　　　□ 答案：覺得疑惑；覺得厭煩；很費力；蠻辛苦的。

■ 你覺得（教練名字）會怎麼看我？

□ 答案：很怪；或許有一點害羞；或許心情不好。

■ 你覺得（教練名字）會想再跟我聊天嗎？

□ 答案：大概不會吧；太累了。

○ 問行為教練同樣的**觀點轉換提問**：

■ 你感覺怎麼樣？

■ 你會怎麼看我？

■ 你會想再跟我聊天嗎？

○ 陳述：請記得，交換資訊和維持交談的另一個規則是，控制適當音量。說話太小聲可能會有什麼問題？

■ 答案：對方可能聽不到你說什麼；要費很大的勁才能理解；別人可能會避免再跟你說話，因為太麻煩了。

● **維持適當的身體界線** ▶

〔團體帶領者和行為教練做「**錯誤**」示範，由團體帶領者示範站得太靠近。〕

○ 先說：請仔細看，然後告訴我，我哪裡「**做錯**」了？

「錯誤」示範的例子

■ 團體帶領者：（站得很近）嗨，（某某某）。最近過得怎樣？

■ 行為教練：（嚇一跳，往後退）喔天啊……呃，我過得還可以。

■ 團體帶領者：（向前靠近）最近在忙什麼？

■ 行為教練：（看起來很厭煩，再往後退）呃……沒做什麼。

■ 團體帶領者：（再往前進）那你工作都還順利嗎？

■ 行為教練：（看向四周，想要離開）嗯……不知道。

○ 說這句話收尾：好，時間結束。在這段交談中我「**做錯**」什麼？

■ 答案：你站得太近。

○ 提出以下**觀點轉換提問**：

■ 你覺得（教練名字）感覺怎麼樣？

□ 答案：覺得不舒服；惱怒；厭煩；尷尬。

■ 你覺得（教練名字）會怎麼看我？

□ 答案：很怪；讓人覺得毛毛的；糾纏人家。

■ 你覺得（教練名字）會想再跟我聊天嗎？

　　□ 答案：絕對不會；讓人覺得恐怖。

○ 問行為教練同樣的**觀點轉換提問**：

■ 你感覺怎麼樣？

■ 你會怎麼看我？

■ 你會想再跟我聊天嗎？

○ 陳述：交換資訊和維持交談的另一個規則是，維持適當的身體界線。和人站得太近可能會有什麼問題？

■ 答案：站得太靠近可能會使人感覺不舒服；別人可能會迴避你，而且不想再跟你說話。

〔團體帶領者和行為教練做「**錯誤**」示範，由團體帶領者示範站得太遠。〕

○ 先說：請仔細看，然後告訴我，我哪裡「**做錯**」了？

「錯誤」示範的例子

■ 團體帶領者：（站在房間另一頭說話）嗨，（某某某）。最近過得怎樣？

■ 行為教練：（聽得很費力，看起來很困惑）喔，嗨。

■ 團體帶領者：（還是站在另一頭說話）最近過得怎樣？

■ 行為教練：（看起來很困惑、尷尬）還好。

■ 團體帶領者：（還是站在另一頭說話）最近在忙什麼？

■ 行為教練：（看起來很困惑，環顧四周，想避開）沒做什麼。

■ （陷入尷尬的沉默）

○ 說這句話收尾：好，暫停時間結束。在這段交談中我「做錯」什麼？

■ 答案：你站得太遠。

○ 提出以下**觀點轉換提問**：

■ 你覺得（教練名字）感覺怎麼樣？

　　□ 答案：覺得困惑；奇怪；尷尬。

■ 你覺得（教練名字）會怎麼看我？

　　□ 答案：很怪異；奇特；很遲鈍。

■ 你覺得（教練名字）會想再跟我聊天嗎？

□ 答案：大概不會；太尷尬了。

○ 問行為教練同樣的**觀點轉換提問**：

　　■ 你感覺怎麼樣？

　　■ 你會怎麼看我？

　　■ 你會想再跟我聊天嗎？

○ 陳述：請記得，交換資訊和維持交談的另一個規則是，維持適當的身體界線。和人站得太遠可能會有什麼問題？

　　■ 答案：給人感覺突兀而奇怪；對方可能會覺得跟你交談太眾目睽睽；如果其他人也在聽，對方可能會覺得很尷尬。

○ 解釋：基本原則是維持大約一個手臂長的距離（示範一個手臂長的距離），但不要直接上前去量量看！

　　■ 〔注意：如果學員在估算**一個手臂長的距離**時有困難，可以和社交教練練習估計距離。〕

● **維持適當的眼神接觸** ▶

〔團體帶領者和行為教練做「**錯誤**」示範，由團體帶領者示範眼神接觸過少。〕

○ 先說：請仔細看，然後告訴我，我哪裡「**做錯**」了？

「錯誤」示範的例子

■ 團體帶領者：（看著別處）嗨，（某某某）。

■ 行為教練：（眼神接觸）嗨，（某某某）。

■ 團體帶領者：（看著別處）最近過得怎樣？

■ 行為教練：（困惑）還不錯。你呢？

■ 團體帶領者：（看著別處）我還好。你上週末在做什麼？

■ 行為教練：（試著做眼神接觸）我去騎車。

■ 團體帶領者：（看著別處）哇，很酷耶。我喜歡騎車。

■ 行為教練：（試著有眼神接觸）對啊。我也喜歡騎車。

■ 團體帶領者：（看著別處）你跟誰一起去？

■ 行為教練：（困惑）和我姊姊一起。

■ 團體帶領者：（看著別處）哇，很酷耶。

■ （陷入尷尬的沉默）

○說這句話收尾：好，時間結束。在這段交談中我「做錯」什麼？

　■答案：你沒有眼神接觸。

○提出以下**觀點轉換提問**：

　■你覺得（教練名字）感覺怎麼樣？

　　□答案：覺得困惑；覺得突兀；覺得怪異。

　■你覺得（教練名字）會怎麼看我？

　　□答案：沒興趣；怪異；奇特；恍神。

　■你覺得（教練名字）會想再跟我聊天嗎？

　　□答案：大概不會；太怪異了；讓人覺得你沒興趣聊。

○問行為教練同樣的**觀點轉換提問**：

　■你感覺怎麼樣？

　■你會怎麼看我？

　■你會想再跟我聊天嗎？

○陳述：交換資訊和維持交談的另一個規則是，維持適當的眼神接觸。不看對方可能會有什麼問題？

　■答案：讓人覺得奇怪或困惑；如果你不看著人說話，別人會覺得你沒興趣聊。

〔團體帶領者和行為教練做「**錯誤**」示範，由團體帶領者示範眼神接觸過多。〕

○先說：請仔細看，然後告訴我，我哪裡「**做錯**」了？

「錯誤」示範的例子

■團體帶領者：（盯著看）嗨，（某某某）。最近過得怎樣？

■行為教練：還不錯。你呢？

■團體帶領者：（盯著看）我還好。你上週末在做什麼？

■行為教練：（不自在，看向別處）我去騎車。

■團體帶領者：（仍然盯著看）哇，很酷耶。和誰一起去呢？

■行為教練：（看向別處）和我姊姊一起。

■團體帶領者：（盯著看）很棒耶，我也喜歡騎車。

■行為教練：（不自在，看向別處）是嗎？

> ■ 團體帶領者：（仍然盯著看）我家附近有一條腳踏車道，我還蠻喜歡的。
>
> ■ 行為教練：（不自在，看向別處）不錯。
>
> ■ （陷入尷尬的沉默）

○ 說這句話收尾：好，時間結束。在這段交談中我「做錯」什麼？

　　■ 答案：你的眼神接觸太多；你盯著人看。

○ 提出以下**觀點轉換提問**：

　　■ 你覺得（教練名字）感覺怎麼樣？

　　　　□ 答案：覺得不舒服；怪異；毛毛的。

　　■ 你覺得（教練名字）會怎麼看我？

　　　　□ 答案：像在騷擾別人；像要吃掉人；毛骨悚然；怪異。

　　■ 你覺得（教練名字）會想再跟我聊天嗎？

　　　　□ 答案：不會；太怪異了；太突兀了。

○ 問行為教練同樣的**觀點轉換提問**：

　　■ 你感覺怎麼樣？

　　■ 你會怎麼看我？

　　■ 你會想再跟我聊天嗎？

○ 陳述：請記得，交換資訊和維持交談的另一個規則是，維持適當的眼神接觸。盯著別人目不轉睛地看，可能會有什麼問題？

　　■ 答案：可能會令人不舒服，感覺像要吃掉人；很怪異。

○ 解釋：維持適當的眼神接觸來表達興趣，是很重要的，所謂適當並不是盯著對方看。相反地，有時需要移開眼神，讓別人不至於感到不舒服。

角色扮演：交換資訊與維持交談 ▶

〔團體帶領者和行為教練做「**正確**」示範，運用所有交換資訊與維持交談的規則。〕

● 以這句話開場：現在我們知道交換資訊與維持交談的規則了，請仔細看，然後告訴我，我們哪裡「**做對**」了。

「正確」示範的例子

○團體帶領者：（距離一個手臂長，維持適當的眼神接觸，音量適當）嗨，
（某某某）。最近過得怎樣？

○行為教練：喔，還不錯。你呢？

○團體帶領者：我還可以。你最近都在忙什麼？

○行為教練：沒做什麼。花很多時間工作和讀書，但我這週末要去看電影。

○團體帶領者：哇，不錯欸。想看哪部片呢？

○行為教練：應該會去看剛上檔的科幻片。你這週末要做什麼呢？

○團體帶領者：我也在想是不是去看個電影，不過那一部我已經看過了。

○行為教練：哇，讚喔。好看嗎？

○團體帶領者：還不錯，蠻好看的。你喜歡科幻片嗎？

○行為教練：是啊！那是我的最愛。你呢？

○團體帶領者：我也喜歡科幻片。

○行為教練：酷喔。你最喜歡哪一部？

○說這句話收尾：好，時間結束。在這段交談中我「做對」什麼？

■答案：**問開放式問句；沒有重複；聆聽你的朋友說話；沒有自誇；沒有糾
正別人；沒有挖苦別人；控制適當音量；維持適當身體界線；維持適當眼
神接觸。**

○問：我們看起來想跟彼此說話嗎？

■答案：是。

○問：怎麼看出來的？

■答案：**互相說話；看著對方；面向對方。**

○提出以下**觀點轉換提問**：

■你覺得（教練名字）感覺怎麼樣？

□答案：感覺很好；覺得愉快。

■你覺得（教練名字）會怎麼看我？

□答案：很好；很有趣；蠻酷的。

■你覺得（教練名字）會想再跟我聊天嗎？

□答案：會。

○問行為教練同樣的**觀點轉換提問**：

■ 你感覺怎麼樣？

■ 你會怎麼看我？

■ 你會想再跟我聊天嗎？

●陳述：好了，以上這些就是交換資訊與維持交談的規則。下一週你們將會在指定家庭作業中練習交換資訊與維持交談。

交換資訊與維持交談

學員行為演練

Jeopardy

所需教材

● 白板與白板筆

● Jeopardy 答案紙，給每位學員

● 筆

● 剪刀

規則

● 學員將在這個**交換資訊**的遊戲中比賽搶答。

● 就像北美洲電視節目秀 Jeopardy 一樣，學員會先拿到答案，必須用問題來回答。

　○ 例如：

　　■ 團體帶領者：答案是吉米最喜歡的運動。

　　■ 學員：什麼是足球？

　○ 學員不必一定要以問題的型式來回答（大部分不必）。

　○ 如果團體是在其他國家進行，大家不知道 Jeopardy 這個遊戲，請自行改變名稱與規則。

● 為了增加趣味性與相互合作，答案正確可以得到分數。

● Jeopardy 的目的不在於練習完美的**交換資訊**，因為學員在問問題時，可能會覺得像在**訪談**。

● Jeopardy 真正的目的是在改善：

　○ **開啟主題**

　　■ 談到許多不同的主題，而不是只侷限於少數興趣。

○ 聆聽技巧

    ■ 聆聽並記得別人的分享。

如何玩

● 你必須完整保存前一週的 Jeopardy 答案紙。

  ○ 如果你忘記保存，可以請學員填寫答案紙，請見本節最後所附。

● 在白板上寫下 Jeopardy 主題，讓學員可以看見。

  ○ 最喜歡的音樂

  ○ 最喜歡的週末活動

  ○ 最喜歡的運動

  ○ 最喜歡的遊戲

  ○ 最喜歡的電影

  ○ 最喜歡的電視節目

  ○ 最喜歡的書

  ○ 最喜歡的食物

● 讓學員在小組中，練習針對 Jeopardy 主題來交換資訊，每一項大約二到三分鐘。

  ○ 重新分組數次（視時間而定）。

  ○ 必要時鼓勵學員詢問 Jeopardy 主題相關問題。

● 當學員完成交換資訊，回到團體中集合，再進行 Jeopardy 挑戰。

  ○ 一開始，讓參與最熱烈的學員選擇第一個類別。

  ○ 提醒學員，如果在問完問題前就舉手，會被取消回答問題的資格。

  ○ 第一個舉手的學員可以第一個猜。

  ○ 如果答錯了，那麼第二個舉手的學員就有機會回答，依此類推。

  ○ 學員對每個問題只能猜一次答案。

  ○ 不要給予提示。

● 如果學員花很長時間回答問題，可能需要計時限制。

● 如果學員回答問題的句型不正確（意即：把「足球是什麼？」說成「足球」），不要糾正他。

  ○ 真正重要的是記住在交換資訊中所獲得的訊息。

- 正確回答問題的人可以得到一分，並選擇下一個類別。
- 如果沒有人答對，就由上一個問題中提到的人選擇下一個類別。
- 鼓勵學員在遊戲中鼓掌或歡呼。
- 正確回答就給分，分數記錄在白板上。
- 遊戲最後，最高分的人就是 Jeopardy 挑戰贏家。
- **「保留學員的 Jeopardy 答案紙，下週繼續使用」。**

Jeopardy 答案紙

耳邊的音樂 答案是： _____最喜歡的樂團。 （名字） 問題是： 什麼是_____ （最喜歡的樂團）	**終於星期五了** 答案是： _____最喜歡的週末活動。 （名字） 問題是： 什麼是_____ （最喜歡的週末活動）
運動與休閒 答案是： _____最喜歡的運動。 （名字） 問題是： 什麼是_____ （最喜歡的運動）	**遊戲時間** 答案是： _____最喜歡的遊戲。 （名字） 問題是： 什麼是_____ （最喜歡的遊戲）
電影、電影、電影 答案是： _____最喜歡的電影。 （名字） 問題是： 什麼是_____ （最喜歡的電影）	**電視時間** 答案是： _____最喜歡的電視節目。 （名字） 問題是： 什麼是_____ （最喜歡的電視節目）
暢銷書排行榜 答案是： _____最喜歡的書。 （名字） 問題是： 什麼是_____ （最喜歡的書）	**美食時間** 答案是： _____最喜歡的食物。 （名字） 問題是： 什麼是_____ （最喜歡的食物）

交換資訊與維持交談

最後集合

- 向學員宣布，將與社交教練會合。
  - 讓學員站／或坐在他的社交教練旁邊。
  - 確保在開始最後集合之前，大家都安靜下來，且專注在聆聽。
  - 讓學員敘述課程內容，社交教練在一旁聆聽。
- 陳述：今天，我們談到交換資訊與維持交談。誰可以告訴我們交換資訊與維持交談的一些新規則？
- 讓學員敘述交換資訊與維持交談的新規則：
  - 不要重複
  - 聆聽你的朋友說話
  - 提出開放式問題
  - 不要自誇
  - 不要好辯
  - 不要糾正別人
  - 不要挖苦別人
  - 控制適當音量
  - 維持適當的身體界線
  - 維持適當的眼神接觸
- 陳述：學員們練習交換資訊與維持交談，做得非常好。讓我們給他們一個大大的掌聲。
- 陳述：團體第二次玩了 Jeopardy 遊戲，來練習交換資訊。今天的 Jeopardy 挑戰贏家是（某某某）。讓我們給他一個大大的掌聲。

指定家庭作業

發放社交訓練講義給學員，宣布以下的指定家庭作業：

1. **團體內互打電話或視訊聊天**
   ● 安排和另一位學員互打電話或視訊聊天，以**交換資訊**。
   ● 學員和社交教練必須在互打電話的另一位學員離開之前，安排打電話的日期與時間。
   ● 在打電話之前複習**交換資訊**的規則。
   ● 社交教練必須在電話結束後，問學員以下的**社交訓練問題**：
     ○ **共同興趣是什麼？**
     ○ **有了這個資訊，如果你們要一起消磨時間，可以做什麼？**

2. 學員與社交教練應該練習**開啟交談並維持交談、交換資訊以及找出共同興趣**。
   ● 在開始練習前，先複習**開啟交談並維持交談以及交換資訊**的規則。
   ● 社交教練應該在練習之後問學員以下的**社交訓練問題**：
     ○ **共同興趣是什麼？**
     ○ **有了這個資訊，如果你們要一起消磨時間，可以做什麼？**
   ● 念出團體內互打電話的分配表（附錄 E），提醒社交教練記下誰會打電話來。
   ● 鼓勵學員與社交教練用電話通訊錄（附錄 D）來記錄每週約好打電話的日期和時間。
     ○ 如果電話號碼有改變，就再發一次新的通訊錄填寫。
   ● 如果希望用不同的號碼連繫，或是目前的電話通訊錄有任何錯誤，學員與社交教練應該讓所有相關的人知道。
     ○ 如果更改內容很多，應在下週發給大家新的通訊錄。

個別確認

只要打電話的時程安排妥當，就可以個別私下和每位學員與社交教練協調：

1. **團體內互打電話或視訊聊天**時，社交教練人要待在哪裡。
2. 學員與社交教練何時可練習**開啟交談並維持交談、交換資訊以及找出共同興趣**。

【課程二】
交換資訊與維持交談

社交訓練講義

交談主題

表 3.1　青年常見的交談主題

學校或工作的八卦	電動遊戲／電腦遊戲	課程／主修
朋友問題	電腦／科技	考試／論文／學校功課
家庭問題	漫畫書／動漫／日本漫畫	教授／指導老師
男朋友／女朋友	電影	申請大學與工作
約會	電視節目	體育賽事
派對／朋友聚會	YouTube 影片／火紅短片	車子／摩托車／腳踏車
週末活動	網際網站	社交名人
見面會	音樂／音樂會	流行時尚
社團／活動	書	購物
嗜好／興趣	新聞／媒體／政治	化妝／髮型

（譯註：台灣青年常見的交談主題還包括美食、娛樂、寵物、旅行、打工、學習外國語言等，避免政治或宗教議題。）

交換資訊與維持交談 *

● 不要重複

● 聆聽你的朋友說話

● 提出開放式問題

● 不要自誇

● 不要好辯

● 不要糾正別人 *

● 不要挖苦別人 *

● 控制適當音量 *

● 維持適當的身體界線 *

● 維持適當的眼神接觸 *

社交訓練的觀點轉換提問

● 你覺得那個人感覺怎麼樣？

● 他們會怎麼看你？

● 他們會想再跟你聊天嗎？

指定家庭作業

1. 團體內互打電話或視訊聊天

   ● 安排和另一位學員互打電話或視訊聊天，以交換資訊。

   ● 學員和社交教練必須在互打電話的另一位學員離開之前，安排打電話的日期與時間。

   ● 在打電話之前複習交換資訊的規則。

   ● 社交教練必須在電話結束後，問學員以下的社交訓練問題：

      ○ 共同興趣是什麼？

      ○ 有了這個資訊，如果你們要一起消磨時間，可以做什麼？

2. 學員與社交教練應該練習開啟交談並維持交談、交換資訊，以及找出共同興趣。

   ● 在開始練習前，先複習開啟交談並維持交談、交換資訊的規則。

   ● 社交教練應該在練習之後問學員以下的社交訓練問題：

      ○ 共同興趣是什麼？

      ○ 有了這個資訊，如果你們要一起消磨時間，可以做什麼？

* 參考《交友的科學：幫助有社交困難的青少年與青年》（Laugeson, 2013）或是 FriendMaker 手機 APP 中，對應的角色扮演示範影片。

【課程三】

找朋友來源

社交訓練治療指引

為社交教練課程做準備

　　社交教練課程的結構可幫助照顧者不偏離訓練軌道，這對於讓課程發揮效果是絕對必要的。從驗收家庭作業、講授課程、指定家庭作業到最後集合，這個順序簡單明瞭，社交教練可以很快抓到其中的規律。對於錯過前一次課程的社交教練，請注意避免給予「補課」，因為這對於其他正常參加者並不公平。對於遲到的學員也當如此。這種特殊待遇會傳遞一個訊息，也就是團體並不重要，不需要規律並準時參加，反而可能增強缺席與遲到的行為。同樣地，如果上次課程出席的是「暫代」的照顧者，不要寄望他們傳遞的課程內容足以讓學員完成指定作業。相反地，請將錯過的課程講義發給歸隊的社交教練，並利用其他照顧者驗收家庭作業的時段，來讓他們知道所錯過的內容。另一個選擇是，把上一週的社交訓練講義寄給缺席的團體成員，因此請確保手邊隨時有前幾週的講義備份，若團體成員缺席的話，可備不時之需。

　　本次課程的主要重點，是幫助學員**找朋友來源**。對於已經有**社交活動**的學員來說，這可能不是一個問題，因為他們可以從中找到能彼此接納的朋友。但是對於目前沒有**朋友來源**的學員來說，這可能就是整個治療計畫中最具挑戰性的部份。大部份學員都需要社交教練額外的協助，來辨識適合的**社交活動**，讓他們可以有機會遇到有**共同興趣**、能彼此接納的同儕。別忘了強調，這方面的社交指導是照顧者在 PEERS® 中最重要的工作之一。

　　對目前沒有**朋友來源**的學員，他們的社交教練可能會在本次課程中展現出某種阻抗。舉例來說，部分社交教練會建議一些很短暫的**社交活動**，當中沒有任何成員是有可能接納學員的同儕。另一部分社交教練則可能建議一些學員還在參加但無法產生親近友誼關係的**社交活動**。例如，學員可能很樂於參加青少年宗教信仰團體，但並不打算進一步邀約其中成員一起出去活動。學員熱愛某個活動，並

不代表這個活動就是一個好的朋友來源。現在，就是一個找出「新的」社交活動的好時機，因為此時學員有更強的社交動機。社交教練應該要判斷一個活動是否能發揮社交效果，如果不能，要和學員討論，並鼓勵學員找出更好的替代活動。適合的社交活動應該包含以下特點：(1)內容是學員所感興趣的；(2)頻率是每週一次或至少兩週一次；(3)包含年齡相近、願意接納的同儕；(4)包括自由時間可以和其他人互動；(5)在近幾週內就會開始。

雖然社交教練被賦予**尋找社交活動**的重任，須對於可能的活動做背景調查，但是讓學員參與這個過程也至為重要，好讓他們在這個過程中得以加入適當活動，而獲得**好的朋友來源**，並找到有共同興趣的朋友。這通常不是「**參不參加**」社交活動的問題，而是參加「**哪一種**」活動的問題。部分學員可能會抗拒參加，但是當學員有足夠的社交動機，再加上你和社交教練的一點協助，就有可能進行得更為順利。如果學員已經參與某些適當的**社交活動**，且有適當的朋友選擇，就不需要另外尋找新的活動。

驗收家庭作業

〔逐項檢視下列的指定家庭作業並**解決**可能發生的問題。從有完成家庭作業的學員開始。如果時間足夠，可以先詢問為什麼其他人無法完成作業，並試著**解決**下一週可以如何完成。驗收家庭作業時，記得使用**關鍵詞**（以粗楷體字標示的部分）來重新整理他們的敘述。驗收家庭作業時，請將大部分時間用在討論**團體內互打電話或視訊聊天**，因為這是最重要的部份。〕

1. **團體內互打電話或視訊聊天**
    - 陳述：這週學員的指定作業是打一通電話給團體中的另一位學員或視訊聊天，來練習資訊交換。哪一位學員打了電話或視訊聊天？
    - 問以下問題：
        ○ 學員和誰說話，誰主動打給誰？
        ○ 在電話前你做了哪些社交指導？
        ○ 電話來時你在哪裡？
        ○ 他們是否有交換資訊、找出共同興趣？
        ○ 電話講完後你做了哪些社交指導？

■ 適當的社交訓練問題：

□ 你們的共同興趣是什麼？

□ 有了這些資訊，如果你們要一起消磨時間，可以做些什麼？

● 緊接著讓通話對方學員的社交教練說明這些問題，但不是同一個時間說明。

2. 學員與社交教練應該練習開啟並維持交談、交換資訊，並找出共同興趣。

● 陳述：這週另一個指定作業是，和學員練習開啟並維持交談、交換資訊、找出共同興趣。有誰完成這個作業、或是有試著完成作業？

● 聚焦在已經完成或嘗試完成的學員，並詢問下列問題：

○ 你的學員和你有練習開啟並維持交談嗎？

○ 你有在開始練習以前複習規則和步驟嗎？

■ 開啟交談的步驟：

1. 輕鬆地看一下對方

2. 利用手邊的物品

3. 找出共同興趣

4. 提起共同興趣

5. 交換資訊

6. 評估對方和我說話的興趣

□ 他們在跟我說話嗎？

□ 他們是否看著我？

□ 他們面對著我嗎（或是給我軟釘子碰）？

7. 介紹自己

○ 你的學員有練習交換資訊嗎？

○ 練習之後，你有問社交訓練問題嗎？

■ 適當的社交訓練問題：

□ 共同興趣是什麼？

□ 有了這些資訊，如果我們要一起消磨時間，我們可以做什麼？

● 〔收回社交訓練指定家庭作業工作表。如果社交教練忘記帶，請他們重新填寫好一份新的表格，幫助他們為家庭作業負責。〕

講授課程：找朋友來源

● 發放社交訓練講義。

　○ 社交訓練治療指引中的**粗體字**部份，直接摘錄自社交訓練講義。

　○ 提醒社交教練**粗楷體字**是**關鍵詞**，代表 PEERS® 課程中的重要概念，在社交指導時應該要盡可能使用這些用語。

● 解釋：今天，我們要談如何找朋友來源。PEERS® 課程希望能幫助青年學習如何結交朋友並維持友誼，發展有意義的人際關係。但是這並不是一個交友團體。也就是說，我們要教學員如何在團體外找到朋友來源。各位社交教練在這個過程將扮演「吃重」的角色。在開始這個過程之前，我們需要了解，友誼是一種選擇。

● 問：我們需要和每一個人都變成朋友嗎？

　○ 答案：不用。

● 問：每個人都一定要跟我們做朋友嗎？

　○ 答案：不是。

● 解釋：因為交朋友是一個「**選擇**」，所以很重要的是，我們如何明智地「**選擇**」朋友。友誼既然是一種「**選擇**」，自然有好的選擇與壞的選擇，因此我們必須談談，「**在哪裡**」可以讓學員有機會找到一些交朋友的好選擇。

社交群體

● 解釋：在大部份地方，都有不同的一群人會一起互動，他們彼此分享共同的興趣。我們稱之為「**社交群體**」，他們通常都有自己的稱號，例如「遊戲玩家」或「科技通」。青年還有哪些常見的**社交群體**？

● 讓社交教練腦力激盪，列出不同的**社交群體**。

　○ 表 4.1 整理了常見的**社交群體**。

　○ 一些社交教練可能對表 4.1 中所列的**社交群體**並不熟悉，所以請準備好解釋這些團體。

　○〔注意：**社交群體**可能因為文化而有不同。因此表 4.1 未必是完整的清單。相反地，因為**社交群體**可能隨著年代與文化而改變，因此建議讓社交教練自己列出清單。〕

表 4.1　青年的社交群體

運動員／體育明星	電腦迷／科技通	電動玩具迷
球隊／運動團隊	科學迷／資訊科技	書呆子
運動粉絲	機器人俱樂部	資優生
啦啦隊長／啦啦隊	科幻迷	嘻哈或街舞
風雲人物	星際大戰迷	重金屬搖滾迷
兄弟會／聯誼會	漫畫迷／日本漫畫迷	滑冰
學生自治會	Cosplayers	衝浪
戲劇／電影藝術	真人角色扮演	文青
合唱／合唱團／無伴奏男	數學迷／數學競賽迷	嬉皮／脆片零嘴族
聲合唱	新聞迷	辯論社／辯論隊
音樂家	電影迷	政治社團
藝術家	樂團迷	軍事社團
狂歡者／跑趴玩咖	彩虹小馬影迷	風俗研究社團／文化社團
貴族學院族書蟲俱樂部	西洋棋迷／西洋棋團隊	宗教團體
歷史迷	哥德建築迷	同志與酷兒（LGBTQ）
動物／寵物愛好者	怪髮族	同主修（大學科系）
馬術師	嗜樂打扮族	同部門（工作場景）
機車迷／機械迷	自行車迷	同產業（工作場景）

譯註：上述範例為北美常見的社交群體，其中有許多團體在台灣較為少見，例如真人角色扮演、馬術、嬉皮等。台灣青年的社交群體還包括自助旅行、學習語言、登山社團、歌友粉絲團、復古懷舊〔如老歌、黑膠唱片〕、音樂／文藝／表演藝術、圍棋、國標舞、寫作或素描、美妝、團購、哈日或哈韓的社群等。

尋找社交活動

● 解釋：各位社交教練「最重要」的職責之一，就是幫助學員找到朋友的來源。其中最佳做法之一，就是幫助學員依據興趣參加社交活動。這麼做可以讓他們有機會接觸這些社交群體中的人。至於什麼是明智的選擇，他們所參加的社交活動應該是要擁有共同興趣的人。我們都知道友誼是建立在共同興趣的基礎之上，因此幫助他們找到有機會遇到擁有共同興趣的人的社交活動，就十分重要。

● 逐項唸出表 4.2 所列出的每一種興趣，並詢問以下問題：如果你的學員喜歡

（某個興趣），在哪裡可以遇到同樣喜歡（某個興趣）的人？

表 4.2　可能的社交活動

興趣	相關社交活動
電腦／科技	上電腦課；與電腦／資訊科技部門有關的活動；科技相關的聚會；科技俱樂部；電腦聚會；電腦俱樂部
電玩	和朋友一起參加成人電腦遊戲；遊戲大會；參觀遊戲商店；遊戲見面會；遊戲俱樂部
科學	科學博物館活動；上科學課；科學相關見面會；科學俱樂部；機器人俱樂部
漫畫／日本動漫	逛漫畫書展；逛漫畫店；上漫畫／動漫課；漫畫／動漫見面會；漫畫／動漫俱樂部
西洋棋	參觀有人在下棋的遊戲商店；參加西洋棋錦標賽；西洋棋見面會；西洋棋俱樂部
扮裝角色扮演（Cosplay）	參加漫畫大會（如：ComicCon）；上縫紉課學做服裝道具；參加 Cosplay 活動；參加 Cosplay 見面會；參加 Cosplay 俱樂部
實境角色扮演遊戲	參加漫畫大會（如：ComicCon）；上縫紉課學做服裝；實境角色扮演遊戲活動；實境角色扮演遊戲見面會；實境角色扮演遊戲俱樂部
電影	影視俱樂部；電影見面會；電影俱樂部
體育	參加體育；在社區休閒中心或公園運動；參加體育聯盟；參加體育盛事；運動營（如：春季訓練）；體育相關見面會；體育俱樂部
汽車	去看車展；參觀汽車博物館；上汽車商店課程；與車有關的見面會；汽車俱樂部
音樂	聽音樂會；參加大學樂團；上音樂課；與音樂有關的見面會；音樂俱樂部

譯註：在台灣，除了上述例子，其他常見的社交活動，若以學習語言為例的話，還可以在語言班、補習班認識有共同興趣的人。此外，參加營隊活動、機器人社團、寫程式社團、健身房、打工地點等，也有機會遇到有共同興趣的人。

尋找有共同興趣的人

● 陳述：有時候，要找到和學員興趣有關的社交活動可能會有困難。在這種情況下，可以考慮找有共同興趣的個人。現在我們來談談，在社交活動之外尋找潛在朋友的其他方式。你要怎麼知道某個人是屬於哪個社交群體，而他們的興趣又是什麼？

社交群體與共同興趣的線索

● 外表、服裝、髮型
● 興趣、談論的主題
● 空閒時間做什麼
● 和誰在一起
● 常參加的社交活動
● 問：如果學員是個科技迷，想遇到其他喜歡電腦與科技的人，又沒有電腦俱樂部或是科技俱樂部可以參加，那他該如何找到這樣的人？

　○ 答案：科技迷可能會在學校的電腦室出沒；會去上電腦課；在資訊科技部門或科技相關產業工作；在大學裡就讀資訊科技相關科系；隨身攜帶筆電或其他科技產品；和朋友聊電腦；穿著印有電腦或科技圖樣的 T 恤。

● 問：如果學員是個遊戲迷，想遇到其他喜歡電腦遊戲的人，又沒有電腦遊戲俱樂部可以參加，那他該如何找到這樣的人？

　○ 答案：遊戲迷可能會隨身帶著遊戲機；在休息時間玩電腦遊戲，或在上課或工作前後玩；和朋友談電腦遊戲；穿著印有遊戲圖樣的 T 恤。

● 問：如果學員是個漫畫迷或日本動漫迷，想遇到其他喜歡漫畫或日本動漫的人，又沒有漫畫俱樂部或動漫俱樂部可以參加，那他該如何找到這樣的人？

　○ 答案：漫畫或動漫迷可能會隨身帶著刊載他們最喜歡的漫畫的雜誌；他們可能在個人物品上畫有漫畫角色；他們可能會上繪畫課來精進繪畫技巧；和朋友聊漫畫或日本動漫；聊參加漫畫大展的事情；穿著印有漫畫或日本動漫角色的 T 恤。

● 問：如果學員是個科學迷，想遇到其他喜歡科學的人，又沒有科學俱樂部可以參加，那他該如何找到這樣的人？

　○ 答案：科學迷可能會在學校的科學實驗室出沒；會去上科學課；在科學相關

產業工作;隨身帶著科學書籍或是科幻小說;和朋友聊科學;穿著印有科學或科幻小說相關圖樣的 T 恤。

評估同儕接納或排擠

● 解釋:當學員開始找到可能適合他們的社交群體,重點是如何分辨自己是否被社交群體內的人接納。你怎麼知道別人是否想和你做朋友?有些人會說,那就是一種感覺。這麼說也沒錯,那確實是某種感覺。但是除了感覺之外,還有一些具體的行為,透露出我們是否被接納。

● 詢問下列問題,並使用表 4.3 來引導討論。

　○ 當你「被接納」時,你如何知道?

　○ 當你「不被接納」時,你如何知道?

表 4.3　被社交群體接納與否的徵兆

被接納的徵兆	不被接納的徵兆
他們在社群中個別找你,或是找你一起出去。	他們並不找你出去。
他們跟你說話,或是對你想說的話做回應。	他們忽略你,與/或不回應你嘗試想說的話。
他們留給你聯絡資訊。	他們沒有給你聯絡資訊。
他們跟你要聯絡資訊。	他們沒有跟你要聯絡資訊。
他們傳簡訊、即時訊息、電子郵件或是打電話給你,只為了要跟你聊聊。	他們沒有傳簡訊、即時訊息、電子郵件或是打電話給你。
他們回你的簡訊、即時訊息、電子郵件或是電話。	他們沒有接你的電話或是回你的訊息。
他們邀請你一起做一些事情。	他們沒有邀請你一起做一些事情。
他們接受你的邀請一起做一些事情。	他們沒有接受你的邀請一起做一些事,或拒絕你的邀請。
他們把你加入他們的社交網絡網站。	他們忽略你在社交網站上的交友請求。
他們對你說一些好話,並恭維你。	他們嘲笑你或捉弄你。

- 解釋：當別人不想跟我們的學員做朋友時，我們知道那種感覺很不好受，但是我們要預備好，在這個情況發生時，提供社交指導。如果別人不想做朋友，提醒學員以下的話，並轉移他們到其他想跟他們做朋友的人，將會有所幫助。
  ○ 友誼是一種選擇。我們不用和每一個人做朋友，也不是每一個人都想和我們做朋友。
- 解釋：這週，在你的「大力」協助之下，學員將可以開始辨識出一些社交活動，讓他們能在當中找到潛在的朋友來源。

指定家庭作業

〔發放社交訓練指定家庭作業工作表（附錄 I），讓社交教練填完下次交回〕

1. 尋找朋友來源
- 學員與社交教練應該以學員的興趣為基礎，「共同討論」並「決定」社交活動。
- 即刻「開始參加」這些活動。
  ○ 適合 PEERS® 的社交活動的標準：
    - 內容是學員所感興趣的。
    - 頻率是每週一次或至少兩週一次。
    - 包含年齡相近、可能接納的同儕。
    - 包括自由時間可以和其他人互動。
    - 在近幾週內就會開始。

2. 團體內互打電話或視訊聊天
- 安排和另一位團體學員打電話或視訊聊天，以交換資訊。
- 學員和社交教練應該在互打電話的另一位團體學員離開團體前，安排好打電話的日期與時間。
- 打電話前複習交換資訊的規則。
- 社交教練應該在電話後詢問以下社交訓練問題：
  ○ 你們的共同興趣是什麼？
  ○ 有了這些資訊，如果你們要一起消磨時間，可以做什麼？

3. 學員與社交教練應該練習開啟並維持交談、交換資訊並找出共同興趣。

 ● 練習前先複習開啟並維持交談以及交換資訊的規則。

 ● 社交教練應該在練習後詢問以下社交訓練問題：

  ○ 我們的共同興趣是什麼？

  ○ 有了這些資訊，如果我們要一起消磨時間，可以做什麼？

4. 帶一件個人物品來交換資訊。

 ● 下週帶一件個人物品來與其他學員交換資訊（如：音樂、遊戲、書、照片等）。

社交訓練小訣竅

1. 為學員尋找可能的社交活動。

 ● 確定學員的興趣與嗜好是什麼。

  ○ 如果你不知道他們的興趣，考慮他們在交換資訊中所提到的共同興趣。

 ● 開始研究有哪些選擇適合他。

 ● 請先獨自開始研究。

2. 把你的想法跟學員說，聽他的回應。

 ● 最終由學員選擇社交活動，不要嘗試強加你的想法給他。

3. 開始與學員合作，討論想法並一同研究。

 ● 例子：上網查詢見面會（如：www.meetup.com）

4. 幫助學員開始參加這些社交活動。

 ● 例子：寄信到 meetup.com 企劃部報名參加。

5. 協助解決實務問題。

 ● 確定學員如何往返參加這些社交活動。

 ● 確定參加這些社交活動所需的費用與材料。

6. 社交活動前提醒學員時間。

 ● 如果需要而且適合的話，請準備好接送學員參加這些社交活動。

找朋友來源

學員治療指引

為學員課程做準備

　　青年身處於彼此牽連的多層級同儕系統之中，同儕關係中最親密的程度是**小圈圈**，通常包括一些親近的朋友，也就是所謂最好的朋友。下一個層級則是**社交群體**。通常包括數十位同儕，共享某些**共同興趣**。這些**社交群體**通常有一個名稱或代號來定義他們的**共同興趣**，例如遊戲玩家或科技通。研究顯示，許多人不只歸屬於一個**社交群體**，而是自然地在不同友誼網絡中遊走，且通常從這些**社交群體**中找到最好的朋友。同儕關係的最後一層是**廣泛同儕群體**，典型的**廣泛同儕群體**包括年齡相仿的青年，由來自不同**小圈圈**或**社交群體**的人所組成，但不必然有**共同興趣**或是彼此互動。對大部份青年來說，**廣泛同儕群體**可能包括整個大學或學院的學生，或工作場所中所有的同事。

　　雖然橫跨生命階段有許多不同層級的同儕關係，在青少年或成年早期，**社交群體**（通常包含數十位有**共同興趣**的同儕）往往是特別有意義的。這個層級的同儕關係通常呈現出青少年身處過渡階段的社交世界，也決定了別人對他們的印象以及會和誰變成朋友。不過，對許多診斷有自閉症類群與其他社交困難的青年而言，和某個**社交群體**產生關聯，並不見得是他們會特別留意的事情。這個疏忽可能產生的問題在於，如果無法對一個特定的**社交群體**產生認同，或至少與**共同興趣**的人產生認同感，將更難找到**朋友來源**。本次課程的目的，就是要協助克服這個問題。

　　透過轉介而來接受社交技巧訓練的人，常見的特徵便是缺乏群體認同感。社交技巧困難有兩個典型的類別：**社交上被忽視**或是**受同儕排擠**。**社交上被忽視**的青年通常無法對**社交群體**產生認同，因而在社交上被孤立。典型案例通常看起來害羞、膽小或退縮，他們很少主動找別人，有時候期待別人來主動找他。他們不主動尋求同儕，因此被忽視，常常很孤單。**社交上被忽視**的青年，通常從同儕

社交網絡中完全的退出（例如**孤癖的人**），或是在一兩個同儕社群的邊緣遊走（例如**漂蕩的人**）。診斷上，他們除了有自閉症類群這類發展疾患之外，有時也合併有焦慮症或憂鬱症診斷。另一方面，**受同儕排擠**的青年則通常屢次嘗試在不適合或不接納他們的**社交群體**中尋找朋友。不同於**社交上被忽視**的青年，**受同儕排擠**的青年會主動積極地找同儕，也不停地被拒絕。他們常犯的社交錯誤包括**糾正別人**、**壟斷對話**或闖入別人的交談中。他們可能會被同學或同事揶揄或嘲笑，有些甚至會被同儕霸凌或詆毀名聲，讓他們更難以結交朋友並維持友誼。除了自閉症類群這個發展性疾患之外，**受同儕排擠**的青年有時合併有衝動控制異常的診斷，例如注意力不足過動症。雖然**社交上被忽視**與**受同儕排擠**的青年看起來問題很不一樣，但兩者都辛苦地尋找朋友來源，各自有著不同的原因。真正重要的是你必須區分，他們不被同儕接納的狀態是屬於哪一類型。雖然你所教導的技巧，是同一套**經過驗證**、受到社交上被接納的青年中所廣泛使用的做法，但這兩類學員在尋找可接納的**社交群體**時，各自面臨的挑戰會有所差異。**社交上被忽視**的學員可能會給人害羞或慢熟的印象，由於害羞並不算是負面人格特質，所以學員或許可以從現有已認識的人裡找到朋友來源。然而，有些**受同儕排擠**的學員來到團體當中時，可能已背負著負面評價，以致要從他們的學校或工作場所中選擇**社交群體**並不可行。在這些案例中，社交教練的協助就十分必要，可以幫助他們在名聲已經遭到敗壞的學校或工作場所以外的地方，尋找朋友來源。〔注意：改變負面評價的步驟，請見《自閉症類群患者青少年的社交技巧：PEERS® 治療手冊》（Laugeson & Frankel, 2010）、《交友的科學：幫助有社交困難的青少年與青年》或《教職專業人員的 PEERS® 學程：自閉症類群患者青少年的社交技巧訓練》（Laugeson, 2014）〕

　　藉由幫助學員了解**社交群體**的功能，你便可協助他們辨識適合的**朋友來源**。學員將會視你為這方面的專家，因為他們雖然聽過很多**社交群體**，但是對於這些社群團體的功能並不曾想太多（例如：**如果我喜歡玩電腦遊戲，我應該找同樣喜歡電腦遊戲的朋友**）。因此，在講授課程開始之前，就對這些**社交群體**有所了解，對你來說很重要。

　　有些學員會誤以為自己應該適合某些**社交群體**，但其實那些團體並不會接納他們。在本次課程中，你最重要的任務之一，就是委婉地勸退學員，不必嘗試去融入不適當的**社交群體**，並同時依據學員的興趣來找出更恰當的選擇。你可以這

麼問：「你試過跟那個群體相處嗎？」如果他們說是，你可以問：「他們看起來接納你嗎？」如果他回答是，你可以問：「你怎麼知道的？」相關課程內容將教導學員從行為上區分自己被接納或是被排斥。如果討論的結果指向過去是被排斥的，而學員理解並承認如此，你就需要追蹤後續，協助學員找到更適合的社交群體。因為理解事實很痛苦，所以你可以常常對他們提起以下的關鍵句：「友誼是一種選擇。我們不必和每個人做朋友，也不是每個人都一定要和我們做朋友。」讓他們知道有這種經驗是很正常的。

對沒在工作或就學的學員，所謂社交群體的概念比較不重要。不過，本次課程對於想透過加入社交活動來找新朋友來源的人，仍然十分有幫助。要成功找到有共同興趣的潛在朋友，在社交教練協助下辨識社交活動是很必要的。在你的社區當中如果很少有規劃完善的社交活動，只要辨識出少數幾位有共同興趣的人，也就可以開始進行社交活動了。

如果學員挑選的社群是反社會團體（例如：幫派或到處塗鴉的人），可以提到團體中討論，並問大家：「選擇和（社群團體名稱）在一起，可能會有什麼問題？」不要讓學員選擇和一些孤癖的人或漂蕩的人做朋友，這兩者都不是真正的社交群體。確實寫下學員所選擇的社交群體與社交活動，以備未來參考。

驗收家庭作業

〔逐項檢視下列的指定家庭作業並解決可能發生的問題。從有完成家庭作業的學員開始。如果時間足夠，也可以詢問為什麼其他人無法完成作業，並試著解決問題，討論下週可以如何完成作業。驗收家庭作業時，記得使用關鍵詞（以粗楷體字標示的部分）來重新整理他們的敘述。驗收家庭作業時，請將大部分時間用在討論團體內互打電話或視訊聊天，因為這是最重要的部份。〕

1. 團體內互打電話或視訊聊天

● 陳述：這週學員的指定作業是打一通電話給團體中的另一位學員或是視訊聊天，來練習資訊交換。誰有打電話或視訊聊天的請舉手。

● 問以下問題：

○ 和誰說話，誰主動打給誰？

○ 有交換資訊、有找到共同興趣嗎？

○ 有了這些資訊，如果你們要一起消磨時間，可以做些什麼？

●隨後讓通話對方的學員說明他的想法，注意不是在同一個時間說明。

2. 學員與社交教練應該練習開啟並維持交談、交換資訊、找出共同興趣。

　●陳述：這週另一個指定作業是，和社交教練練習開啟並維持交談、交換資訊、找出共同興趣。有誰和社交教練練習交換資訊的請舉手？

　●問下列問題：

　○練習開啟交談時，你依循哪些步驟？

　　■開啟交談的步驟：

　　　1. 輕鬆地看一下對方

　　　2. 利用手邊的物品

　　　3. 找出共同興趣

　　　4. 提起共同興趣

　　　5. 交換資訊

　　　6. 評估對方和我說話的興趣

　　　　□他們在跟我說話嗎？

　　　　□他們是否看著我？

　　　　□他們面對著我嗎（或給我軟釘子碰）？

　　　7. 介紹自己

　○你有交換訊息並找到共同興趣嗎？

　○有了這些資訊，如果你要和社交教練消磨時間，可以怎麼安排？

講授課程：尋找朋友來源

●解釋：今天，我們要談如何找朋友來源。PEERS® 課程希望能幫助青年學習如何結交朋友並維持友誼，發展有意義的人際關係。但是這並不是一個交友團體。意思是說，各位來這個團體不是為了和其他成員維持長久的友誼。如果有幸如此，那恭喜你。但我們更想要教大家，如何在團體之外找到朋友來源。在開始課程之前，我們需要先了解，友誼是一種選擇。

●問：我們需要和每個人都做朋友嗎？

　○答案：不用。

●問：每個人都要跟我們做朋友嗎？

○答案：不是。

● 解釋：因為交朋友是一種「選擇」，所以很重要的是，我們如何明智地「選擇」朋友。友誼既然是一種「選擇」，自然有好的選擇和壞的選擇。

● 以「你想選擇一些……的人嗎？」來逐項帶出下列每個選擇朋友的「好」建議（同時點頭表示對）。每一項都接著問：「為什麼選擇……的人很重要？」

○ ……對你好且友善……

○ ……對你感興趣……

○ ……跟你喜歡一樣的東西……

○ ……跟你年紀相近……

● 以「你想選擇一些……的人嗎？」來逐項帶出下列每個選擇朋友的「壞」建議（同時搖頭表示不要）。每一項都接著問：「選擇……的人會有什麼問題？」

○ ……對你很不好或是開你玩笑……

○ ……對你視而不見……

○ ……佔你便宜或利用你……

○ ……可能會讓你惹上麻煩……

社交群體

● 解釋：既然我們現在已經瞭解交朋友是一個「選擇」，而且有好的選擇和壞的選擇，因此我們必須談談，「在哪裡」有機會找到一些交朋友的好選擇。在大部份地方，都有不同的一群人會彼此互動，互相分享一些共同的興趣。我們稱之為「社交群體」，他們通常都有自己的稱號，例如「遊戲玩家」或「科技通」。還有哪些常見的社交群體？

● 讓學員腦力激盪，列出不同的社交群體。

○ 表 4.1 整理了常見的社交群體。

○ 〔注意：社交群體可能因為文化而有不同，因此表 4.1 未必是完整的清單。此外，因為社交群體可能隨著年代與文化而改變，建議讓學員自己列出清單。〕

● 將社交群體的名稱寫在白板上，保留到團體結束。

表 4.1　青年人的社交群體

運動員／體育明星	電腦迷／科技通	電動玩具迷
球隊／運動團隊	科學怪人／資訊科技	書呆子
運動粉絲	機器人俱樂部	資優生
啦啦隊長／啦啦隊	科幻迷	嘻哈或街舞
風雲人物	星際大戰迷	重金屬搖滾迷
兄弟會／聯誼會	漫畫迷／日本漫畫迷	滑冰
學生自治會	Cosplayers	衝浪
戲劇／電影藝術	實境角色扮演遊戲	文青
合唱／合唱團／無伴奏男	數學迷／數學競試迷	嬉皮／脆片零嘴族注
聲合唱團	新聞迷	辯論社／辯論隊
音樂家	電影迷	政治社團
藝術家	樂團迷	軍事社團
狂歡者／跑趴玩咖	彩虹小馬影迷	風俗研究社團／文化社團
學院貴族	西洋棋迷／西洋棋團隊	宗教團體
書蟲俱樂部	哥德建築迷	同志與酷兒
歷史迷	怪髮族嗜樂打扮族	同主修（大學科系）
動物／寵物愛好者	自行車迷	同部門（工作場所）
馬術師		同產業（工作場所）
機車迷／計算機迷		

譯註：上述範例為北美常見的社交群體，其中有許多團體在台灣較為少見，例如實境角色扮演遊戲、馬術、嬉皮等。台灣青年的社交群體還包括自助旅行、學習語言、登山社團、歌友粉絲團、復古懷舊〔如老歌或黑膠唱片〕、音樂／文藝／表演藝術、圍棋、國標舞、寫作或素描、美妝、團購、哈日或哈韓的社群等。

● 〔注意：當學員開始認同不同類型的怪傑，說明以下資訊並為怪傑正名相當的重要。當你把這個詞中性化，甚至強化成為怪傑的好處，許多學員就會認同其中一個或多個怪傑群體。〕

● 陳述：怪傑有很多不同的類型，實際上當一個怪傑還蠻酷的。因為怪傑不只對某件事很感興趣，同時對那件事很在行。只是感興趣還不能算是怪傑，你還必須真的瞭解。例如，我或許對電腦很感興趣，但是如果我不是對電腦非常了解，我可以稱為電腦怪傑嗎？

○ 答案：不行，絕對不行。

●陳述：所以電腦怪傑對電腦不只感興趣，且非常擅長使用電腦。這表示他們以身為電腦怪傑自豪是嗎？

　○答案：是，沒錯。

●問：還有哪些其他怪傑？

　○答案：電腦遊戲玩家；漫畫迷；動漫迷；科學迷；科幻迷；數學迷；樂團迷；電影迷。

●針對下列不同類型的怪傑提出這個問題：「……怪傑有哪些共通點？」接著問：「他們會以身為……怪傑自豪嗎？」

　○電腦迷或科技通

　○電競迷或玩家

　○漫畫迷

　○科學迷

找出社交活動

●解釋：有一點必須牢記的是，這些社交群體之中的人彼此都有一些相似的地方。很多社交群體的人會一起出去，或是在社交活動、運動賽事或俱樂部見面。所以如果我們的目標是交朋友並維持友誼，並且我們也了解友誼是基於彼此共同的興趣，那麼找出有可能從中遇到和我們有共同興趣的人的社交活動，就很重要。

●說明表 4.2 中的每一個興趣，並問以下問題：所以如果我們喜歡（某興趣），在哪裡可以遇到其他喜歡（某興趣）的人？

表 4.2　可能的社交活動

興趣	相關社交活動
電腦／科技	上電腦課；與電腦／資訊科技部門有關的活動；科技相關的見面會；科技俱樂部；電腦見面會；電腦俱樂部
電玩	和朋友一起參加成人電腦遊戲；遊戲大會；逛遊戲商店；遊戲見面會；遊戲俱樂部
科學	科學博物館活動；上科學課；科學相關見面會；科學俱樂部；機器人俱樂部

興趣	相關社交活動
漫畫／日本動漫	漫畫書大展；逛漫畫店；上漫畫／動漫課；漫畫／動漫見面會；漫畫／動漫俱樂部
西洋棋	參觀有人在下棋的遊戲商店；西洋棋錦標賽；西洋棋見面會；西洋棋俱樂部
扮裝角色扮演（Cosplay）	漫畫大會（如：Comic Con）；上縫紉課學做服裝道具；Cosplay 活動；Cosplay 見面會；Cosplay 俱樂部
實境角色扮演遊戲	漫畫大會（如：Comic Con）；上縫紉課學做服裝；實境角色扮演遊戲活動；實境角色扮演遊戲見面會；實境角色扮演遊戲俱樂部
電影	影視俱樂部；電影相關見面會；電影俱樂部
體育	參加體育隊伍；在社區休閒中心或公園運動；加入體育聯盟；體育盛事；運動營（如：春季訓練）；體育相關見面會；體育俱樂部
汽車	看車展；參觀汽車博物館；上汽車商店課程；與車有關的見面會；汽車俱樂部
音樂	聽音樂會；參加大學樂團；上音樂課；與音樂有關的見面會；音樂俱樂部

譯註：在台灣，除了上述例子，其他常見的社交活動，以學習語言為例，還包括可以在語言班、補習班認識有共同興趣的人。此外，參加營隊活動、機器人社團、寫程式社團、健身房、打工地點等，也有機會遇到有共同興趣的人。台灣沒有 Comic Con 活動，但類似的活動如漫畫博覽會或 Comic World Taiwan。

找出有共同興趣的人

●問：現在，我們已經知道一些不同的社交群體，也談到在哪些地方可能找到有共同興趣的青年，讓我們來談談在社交活動之外，找出有共同興趣的人的其他方式。你要怎麼知道某個人屬於哪個社交群體？

○答案：

■ 外表、服裝、髮型

■ 興趣、談論的主題

■ 休閒時間做什麼

■ 和誰在一起

■ 常參加的社交活動

● 問：如果我是個科技通，想遇到其他喜歡電腦與科技的人，又沒有電腦俱樂部或是科技俱樂部可以參加，我要怎麼找到這樣的人？

  ○ 答案：科技通可能會在學校的電腦室出沒；去上電腦課；在資訊科技部門或科技相關產業工作；在大學裡修習資訊科技科系；隨身攜帶筆電或其他科技產品；和朋友聊電腦；穿著印有電腦或科技圖樣的 T 恤。

● 問：如果我是個遊戲玩家，想遇到其他喜歡電腦遊戲的人，又沒有電腦遊戲俱樂部可以參加，那我要怎麼找到這樣的人？

  ○ 答案：遊戲玩家可能會隨身帶著遊戲機；在休息時間玩電腦遊戲，或在上課或工作前後玩；和朋友談電腦遊戲；穿著印有遊戲圖樣的 T 恤。

● 問：如果我是個漫畫迷或日本動漫迷，想遇到其他喜歡漫畫或日本動漫的人，又沒有漫畫俱樂部或動漫俱樂部可以參加，那我要怎麼找到這樣的人？

  ○ 答案：漫畫或動漫迷可能會隨身帶著刊載他們最喜歡的漫畫的雜誌；他們可能在個人物品上畫漫畫角色；去上繪畫課來精進繪畫技巧；和朋友聊漫畫或日本動漫；聊參加漫畫大會的事情；穿著印有漫畫或日本動漫角色的 T 恤。

● 問：如果我是個科學怪傑，想遇到其他喜歡科學的人，又沒有科學俱樂部可以參加，那我要怎麼找到這樣的人？

  ○ 答案：科學怪傑可能會在學校的科學實驗室出沒；去上科學課；在科學相關產業工作；隨身帶著科學書籍或是科幻小說；和朋友聊科學；穿著印有科學或科幻小說相關圖樣的 T 恤。

● 解釋：所以有很多方式可以分辨有共同興趣的人，即便我們尚未參加社交活動。

評估同儕接納或排擠

● 解釋：現在我們已經談過「哪些人」可能和我們成為朋友，以及到「哪裡」可能找到他們，接著我們需要來談談，如何分辨自己是否被這些社交群體內的人接納。我們不必和每個人做朋友，也不是每個人都一定要和我們做朋友。朋友有好的選擇，也有不好的選擇。有時候人們會嘗試與不想和他們做朋友的人交朋友。那就會是一個不好的選擇。

● 解釋：你如何知道別人是否想和你做朋友？有些人說，那是一種感覺，這麼說

也沒錯，那確實是某種感覺。但是除了感覺之外，還有一些具體的行為，透露出我們是否被接納。

● 詢問下列問題，並使用表 4.3 來引導討論。

　　○ 問：當你「**被接納**」時，你如何知道？

　　○ 問：當你「**不被接納**」時，你如何知道？

表 4.3　被社交群體接納與否的徵兆

被接納的徵兆	沒被接納的徵兆
他們在社群中個別找你，或是找你一起出去。	他們並不找你出去。
他們跟你說話，或是對你想說的話做回應。	他們忽略你，與／或不回應你嘗試想說的話。
他們留給你聯絡資訊。	他們沒有給你聯絡資訊。
他們跟你要聯絡資訊。	他們沒有跟你要聯絡資訊。
他們傳給你簡訊、即時訊息、電子郵件或是打電話給你，只為了要跟你聊聊。	他們沒有傳簡訊、即時訊息、電子郵件或是打電話給你。
他們回你的簡訊、即時訊息、電子郵件或是電話，只為了要跟你聊聊。	他們沒有接你的電話或是回你的訊息。
他們邀請你一起做一些事情。	他們沒有邀請你一起做一些事情。
他們接受你的邀請一起做一些事情。	他們沒有接受你的邀請一起做一些事，或拒絕你的邀請。
他們把你加入他們的社交網絡頁面。	他們忽略你在社交網站上的交友邀請。
他們對你說一些好話，並恭維你。	他們嘲笑你或捉弄你。

● 解釋：我們知道，當別人不想跟我們做朋友時，那種感覺很不好受，但是我們要記得，友誼是一種選擇。我們不需要和每個人做朋友，也不是每個人都要和我們做朋友。如果有人不想跟我們做朋友，我們就放下，繼續找其他想跟我們做朋友的人。

確認朋友來源

● 解釋：在過去兩週，我們已經花了一些時間交換資訊，了解你們喜歡做的事

情。現在我們可以從自己的興趣出發,想想看自己可能適合哪一個社交群體。現在我會沿著會議室邀請每個人從自己的興趣出發,想出兩到三個你可能適合的群體。然後,我希望你們想一些社交活動或俱樂部,可以讓你找到和你喜歡同樣事情的人。(可參考表 4.2)

● 問每個學員以下問題:

○ 從你的興趣出發,你覺得你可能適合哪些社群?

  ■ 很快地指出適當社群的名稱。

  ■ 刻意忽略不適當的社群。

○ 你以前有和那些人出去過嗎?

○ 他們看起來接納你嗎?

  ■ 如果他們說是,問:你如何分辨?

○ 還有哪裡可以找到(社群名稱)的青年?

● 在每個學員回答問題之後,總結適當社群,並請一位行為教練將這些社群名稱記錄在家庭作業完成工作表(附錄 F)上,以便在和社交教練的最後集合中大聲宣佈出來。

● 解釋:這週,在社交教練的協助下,我們將要開始辨識一些社交活動,讓我們能在當中找到潛在的朋友來源。

尋找朋友來源

學員行為演練

Jeopardy

所需教材

● 白板與白板筆

● Jeopardy 答案紙，給每位學員

● 筆

● 剪刀

規則

● 學員將在這個**交換資訊**的遊戲中比賽搶答。

● 就像北美洲電視節目秀 Jeopardy 一樣，學員會先拿到答案，必須用問題的型式來回答。

　　○ 範例：

　　　　■ 團體帶領者：答案是，吉米最喜歡的運動。

　　　　■ 學員：什麼是足球？

　　○ 學員不必一定要以問題的型式來回答（大部分不必如此）。

　　○ 如果團體是在其他國家進行，大家不知道 **Jeopardy** 這個遊戲，請自行改變名稱與規則。

● 為了增加趣味性與相互合作，答案正確便可以得到分數。

● **Jeopardy** 的目的不在於練習完美的**交換資訊**，因為學員在問問題時，可能聽起來像在**訪談**。

● **Jeopardy** 真正的目的是在改善：

　　○ **開啟主題**

　　　　■ 談到許多不同的主題，而不是只侷限於少數的興趣。

○ 聆聽技巧

　　■ 聆聽並記得別人的分享。

如何玩

● 你必須完整保存過去幾週的 Jeopardy 答案紙。

　○ 如果你忘記保存，可以請學員填寫答案紙，請見本節最後所附。

● 在白板上寫下 Jeopardy 主題，讓學員可以看見。

　○ 最喜歡的音樂

　○ 最喜歡的週末活動

　○ 最喜歡的運動

　○ 最喜歡的遊戲

　○ 最喜歡的電影

　○ 最喜歡的電視節目

　○ 最喜歡的書

　○ 最喜歡的食物

● 讓學員分成小組，練習針對 Jeopardy 主題來交換資訊，每一項大約二到三分鐘。

　○ 重新分組數次（視時間而定）。

　○ 必要時鼓勵學員詢問 Jeopardy 主題相關問題。

● 當學員完成交換資訊，回到團體中集合，再進行 Jeopardy 挑戰。

　○ 一開始，讓參與最熱烈的學員選擇第一個類別。

　○ 提醒學員，如果在問完問題前就舉手，會被取消回答問題的資格。

　○ 第一個舉手的學員可以第一個猜。

　○ 如果答錯了，那麼第二個舉手的學員就有機會回答，依此類推。

　○ 學員對每個問題只能猜一次答案。

　○ 不要給予提示。

● 如果學員花很長時間回答問題，可能需要計時限制。

● 如果學員回答問題的句型不正確（意即：把「足球是什麼？」說成「足球」），不要糾正他。

　○ 真正重要的是，記住在交換資訊中所獲得的訊息。

● 正確回答問題的人可以得到一分，並選擇下一個類別。

● 如果沒有人答對，就由前一個問題中提到的人，選擇下一個類別。

● 鼓勵學員在遊戲中鼓掌或歡呼。

● 正確回答就給分，分數記錄在白板上。

● 遊戲最後，最高分的人就是 Jeopardy 挑戰贏家。

Jeopardy 答案紙

耳邊的音樂 答案是： _____最喜歡的樂團。 （名字） 問題是： 什麼是_____ （最喜歡的樂團）	**終於星期五了** 答案是： _____最喜歡的週末活動。 （名字） 問題是： 什麼是_____ （最喜歡的週末活動）
運動與休閒 答案是： _____最喜歡的運動。 （名字） 問題是： 什麼是_____ （最喜歡的運動）	**遊戲時間** 答案是： _____最喜歡的遊戲。 （名字） 問題是： 什麼是_____ （最喜歡的遊戲）
電影、電影、電影 答案是： _____最喜歡的電影。 （名字） 問題是： 什麼是_____ （最喜歡的電影）	**電視時間** 答案是： _____最喜歡的電視節目。 （名字） 問題是： 什麼是_____ （最喜歡的電視節目）
暢銷書排行榜 答案是： _____最喜歡的書。 （名字） 問題是： 什麼是_____ （最喜歡的書）	**美食時間** 答案是： _____最喜歡的食物。 （名字） 問題是： 什麼是_____ （最喜歡的食物）

找朋友來源

最後集合

- 向學員宣布，將與社交教練會合。
  - 讓學員站／或坐在他的社交教練旁邊。
  - 確保在開始最後集合之前，大家都安靜下來，且專注在聆聽。
  - 讓學員敘述課程內容，社交教練在一旁聆聽。
- 陳述：今天，我們談到找出朋友來源。在大部份地方，都有相同興趣的一群人聚在一起。我們稱之為「社交群體」。我們的學員經過腦力激盪，想到許多不同類型的社交群體，還有在哪裡可能會找到這些社群的人，以及依據學員的興趣，哪些社群他們可能適合加入。我們要唸出每位學員所找的社交群體，請社交教練們拿筆記錄下來。
  - 請行為教練唸出每位學員所指定的**社交群體**，並和學員確認他們的選擇。
  - 請社交教練記下這些**社交群體**。
  - 避免讓學員自己來說可能的**朋友來源**，因為他們可能沒記住，或是可能說到不適當的社群。
- 陳述：學員們認真找出可能的朋友來源，做得非常好。讓我們給他們一個大大的掌聲鼓勵。
- 陳述：團體又玩了一次 Jeopardy 遊戲，來練習交換資訊。今天的 Jeopardy 挑戰贏家是（某某某）。讓我們給他一個大大的掌聲。

指定家庭作業

發放社交訓練講義給學員，宣布以下的指定家庭作業：

1. 尋找朋友來源
   - 學員和社交教練必須依據學員興趣「討論」並「決定」社交活動。
   - 立刻「開始報名」這些活動。

○適合 PEERS® 的社交活動的標準：

■ 內容是學員所感興趣的。

■ 頻率是每週一次或至少兩週一次。

■ 包含年齡相近、可能接納的同儕。

■ 包括自由時間可以和其他人互動。

■ 在近幾週內就會開始。

2. 團體內互打電話或視訊聊天

● 安排和另一位學員互打電話或視訊聊天，以交換資訊。

● 學員和社交教練必須在互打電話的另一位學員離開之前，安排打電話的日期與時間。

● 在打電話之前複習交換資訊的規則。

● 社交教練必須在電話結束後，問學員以下的社交訓練問題：

○ 共同興趣是什麼？

○ 有了這個資訊，如果你們要一起消磨時間，可以做什麼？

3. 學員與社交教練應該練習開啟並維持交談、交換資訊以及找出共同興趣。

● 在開始練習前，先複習開啟並維持交談、交換資訊的規則。

● 社交教練應該在練習之後問學員以下的社交訓練問題：

○ 我們的共同興趣是什麼？

○ 有了這個資訊，如果我們要一起消磨時間，可以做什麼？

4. 帶一件個人物品來交換資訊。

● 下週帶一件個人物品來和其他學員交換資訊（如：音樂、遊戲、書或照片）。

● 念出團體內互打電話分配表（附錄 E），提醒社交教練記下誰會打電話來。

● 鼓勵學員與社交教練用電話通訊錄（附錄 D）來記錄每週約好打電話的日期和時間。

○ 如果電話號碼有改變，就再發一次新的通訊錄填寫。

● 如果希望用不同的號碼連繫，或是目前的電話通訊錄有任何錯誤，學員與社交教練應該讓所有相關的人知道。

○如果有很多變更，下週應該準備新的通訊錄發放。

個別確認

一旦打電話的時程安排妥當，行為教練就可以個別私下和每位學員與社交教練協調：

1. 哪一種類型的**社交活動**他們會有興趣參加。

　●如果他們已經參加某個**社交活動**，確認這個活動是否：

　　○內容是學員所感興趣的。

　　○頻率是每週一次或至少兩週一次。

　　○包含年齡相近、可能接納的同儕。

　　○包括自由時間可以和其他人互動。

　　○在近幾週內就會開始。

2. **團體內互打電話或視訊聊天時**，社交教練人會待在哪裡。

3. 學員與社交教練何時可練習**開啟並維持交談、交換資訊**以及**找出共同興趣**。

4. 下週計畫帶來什麼**個人物品**。

【課程三】

尋找朋友來源

社交訓練講義

社交群體

表 4.1　青年的社交群體

運動員/體育明星	電腦迷/科技通	電動玩具迷
球隊/運動團隊	科學怪人/資訊科技	書呆子
運動粉絲	機器人俱樂部	大腦迷
啦啦隊長/啦啦隊	科幻迷	嘻哈（hip hop）或街舞
風雲人物	星際大戰迷	重金屬搖滾迷
兄弟會/聯誼會	漫畫迷/日本漫畫迷	滑冰
學生自治會	Cosplay	衝浪
戲劇/電影藝術	實境角色扮演遊戲	文青
合唱/合唱團/無伴奏男	數學迷/數學競試迷	嬉皮/脆片零食族
聲合唱（Glee club）	新聞迷	辯論社/辯論隊
音樂家	電影迷	政治社團
藝術家	銀行迷	軍事社團
狂歡者/跑趴玩咖	彩虹小馬影迷	倫理社團/文化社團
貴族學院族	西洋棋迷/西洋棋團隊	宗教團體
書蟲俱樂部	哥德建築迷	同志與酷兒
歷史迷	怪髮族	同主修（大學科系）
動物/寵物愛好者	嗜樂扮演族	同部門（工作場景）
馬術師	自行車迷	同產業（工作場景）
機車迷/計算機迷		

譯註：上述範例為北美常見的社交群體，其中有許多團體在台灣較為少見，例如實境角色扮演遊戲、馬術、嬉皮等。台灣年輕成人的社交群體還包括自助旅行、學習語言、登山社團、歌友粉絲團、復古懷舊〔如老歌、黑膠唱片〕、音樂/文藝/表演藝術、圍棋、國標舞、寫作或素描、美妝、團購、哈日或哈韓的社群等。

168 | PEERS® 青年社交技巧訓練
　　幫助自閉症類群與社交困難者建立友誼

尋找社交活動

表 4.2　可能的社交活動

興趣	相關社交活動
電腦／科技	上電腦課；參加與電腦／資訊科技部門有關的活動；參加科技相關的見面會；參加科技俱樂部；參加電腦見面會；參加電腦俱樂部
電玩	和朋友一起參加成人電腦遊戲；參加遊戲大會；參觀遊戲商店；參加遊戲見面會；參加遊戲俱樂部
科學	參加科學博物館活動；上科學課；參加科學相關見面會；參加科學俱樂部；參加機器人俱樂部
漫畫／日本動漫	參加漫畫書大會（如：Comic Con）；參觀漫畫店；上漫畫／動漫課；參加漫畫／動漫見面會；參加漫畫／動漫俱樂部
西洋棋	參觀有人在下棋的遊戲商店；參加西洋棋錦標賽；參加西洋棋見面會；參加西洋棋俱樂部
扮裝角色扮演	參加漫畫大會（如：Comic Con）；上縫紉課學做服裝道具；參加 Cosplay 活動；參加 Cosplay 見面會；參加 Cosplay 俱樂部
實境角色扮演遊戲	參加漫畫大會（如：Comic Con）；上縫紉課學做服裝；參加實境角色扮演遊戲活動；參加實境角色扮演遊戲見面會；參加實境角色扮演遊戲俱樂部
電影	參加影視俱樂部；參加電影相關見面會；參加電影俱樂部
體育	參加體育；在社區休閒中心或公園運動；參加體育聯盟；參加體育盛事；參加運動營（如：春季訓練）；參加體育相關見面會；參加體育俱樂部
汽車	去看車展；參觀汽車博物館；上汽車商店課程；參加與車有關的見面會；參加汽車俱樂部
音樂	去聽音樂會；參加大學樂團；上音樂課；參加與音樂有關的見面會；參加音樂俱樂部

譯註：在台灣，除了上述例子，常見的社交活動還包括：以學習語言為例，可以在語言班、補習班認識有共同興趣的人。此外，參加營隊、活動、機器人社團、寫程式社團、健身房、打工地點也有機會遇到有共同興趣的人。台灣沒有 Comic Con 活動，但類似的活動如漫畫博覽會或 Comic World Taiwan。

尋找有共同興趣的人

社交群體與共同興趣的線索

● 外表、服裝、髮型。

● 興趣、談論的主題。

● 休閒時間做什麼。

● 和誰在一起。

● 常參加的社交活動。

評估同儕接納或排斥

表 4.3　被社交群體接納與否的徵兆

被接納的徵兆	沒被接納的徵兆
他們在社群中個別找你，或是找你一起出去	他們並不找你出去
他們跟你說話，或是對你想說的話做回應	他們忽略你，與／或不回應你嘗試想說的話
他們留給你聯絡資訊	他們沒有給你聯絡資訊
他們跟你要聯絡資訊	他們沒有跟你要聯絡資訊
他們傳簡訊、即時訊息、電子郵件、或是打電話給你，只為了要跟你聊聊	他們沒有傳簡訊、即時訊息、電子郵件、或是打電話給你
他們回你的簡訊、即時訊息、電子郵件、或是打電話，只為了要跟你聊聊	他們沒有接你的電話或是回你的訊息
他們邀請你一起做一些事情	他們沒有邀請你一起做一些事情
他們接受你的邀請一起做一些事情	他們沒有接受你的邀請一起做一些事，或拒絕你的邀請
他們把你加入他們的社交網絡頁面	他們忽略你在社交網站上的交友請求
他們對你說一些好話並恭維你	他們嘲笑你或取笑你

重要提醒

友誼是一種選擇。我們不必和每個人做朋友，也不是每個人都要和我們做朋友。

幫助自閉症類群與社交困難者建立友誼

指定家庭作業

1. 尋找朋友來源

- 學員和社交教練必須依據學員興趣「討論」並「決定」社交活動。
- 立刻「開始報名」這些活動。
  - 好的社交活動的標準：
    - 內容是學員所感興趣的。
    - 頻率是每週一次或至少兩週一次。
    - 包含年齡相近、可能接納的同儕。
    - 包括自由時間可以和其他人互動。
    - 在近幾週內就會開始。

2. 團體內互打電話或視訊聊天

- 安排和另一位學員互打電話或視訊聊天，以交換資訊。
- 學員和社交教練必須在互打電話的另一位學員離開之前，安排打電話的日期與時間。
- 在打電話之前複習交換資訊的規則。
- 社交教練必須在電話結束後，問學員以下的社交訓練問題：
  - 共同興趣是什麼？
  - 有了這個資訊，如果你們要一起消磨時間，可以做什麼？

3. 學員與社交教練應該練習開啟並維持交談、交換資訊以及找出共同興趣。

- 在開始練習前，先複習開啟並維持交談以及交換資訊的規則。
- 社交教練應該在練習之後問學員以下的社交訓練問題：
  - 我們的共同興趣是什麼？
  - 有了這個資訊，如果我們要一起消磨時間，可以做什麼？

4. 帶一件個人物品來交換資訊。

- 下週帶一件個人物品來和其他學員交換資訊（如：音樂、遊戲、書或照片）。

電子通訊

社交訓練治療指引

為社交教練課程做準備

本節驗收家庭作業的焦點是尋找**朋友來源**與**社交活動**。對於部份已有**社交活動**且獲得同儕接納的成員來說，這項作業可能不會是問題，不過對於沒有社交或同儕的人來說，這項作業可能會相當辛苦。請做好準備，在驗收家庭作業時，需要花相當的時間來幫助社交教練為學員辨識適當的**社交活動**。請避免發放可能適合的**社交活動**清單，因為在你看到清單的此時，活動可能過期了，何況也未必適合每一位學員。更重要的是，直接給社交教練一份清單，便無法教導社交教練和學員獨立共同完成作業。我們的最終目標，是幫助團體成員獨立且盡可能自理，當團體結束後，學員與教練才有能力彼此相互支援。因此，給他們**朋友來源**的清單恰好違反這個目標。儘管如此，倘若學員確實對於找到**朋友來源**有困難，而你或其他團體成員正好有一些不錯的想法，不妨適度地提出分享。這個方式（例如提供額外的建議）和直接提供**社交活動**清單大不相同，不會讓學員誤以為你才是該為尋找**朋友來源**負責的人。

團體中會出現的挑戰，可能包括了團體成員的不當行為。雖然大部份社交教練都能專注且積極地學習，偶爾還是會遇到一些社交教練持續地忽略團體討論，他們會和其他社交教練交談、傳簡訊或是聽語音留言，或甚至講手機。當這些行為使團體分心時，依據經驗法則就是需要直接介入的時機。身為團體帶領者的職責之一，是保護你的團體。令人分心（或甚至是不尊重）的行為對整個團體是不公平的，所以你必須介入。處理成員自行交談的做法之一，就是暫停數秒鐘，注視著彼此交談的社交教練，看他們是否因此而停下來。通常用這種非語言提示，便足以拉回其注意力。另一個做法是停止討論，說：「抱歉，我聽不清楚。」一旦你引起整個團體的注意力，你可以禮貌地對正在說話的他們道歉並說：「抱歉，你們在說的是……」對於特別抗拒而不理會你的團體成員，你也可以更直接

地說：「可以請每一位教練注意嗎？」然後，等到完全安靜了再繼續。極端案例中，你可能需要在團體外提醒社交教練。這種情形相當罕見，需要巧妙而細膩地處理。私下討論有其必要，目的是不希望讓社交教練感到尷尬。你可能需要以略帶抱歉的口吻開場（例如：我很抱歉要跟你提這件事……），然後簡短提起對方分散注意力的行為（例如：我注意到在過去幾週，你在團體中常常聽語音留言，或是回簡訊）。你可以指出這個行為如何影響團體（如：我不確定你是否有意識到，這個做法讓團體的注意力分散了……）。解釋你的職責在於，確保每個人都可以在這個治療中獲得完全的益處（如：我希望確保每個人都可以從我們提供的資訊中獲得幫助），然後找出一個解決方式（如：我在想可以怎樣讓你的注意力回到團體當中，讓你和其他每個人都可以從課程中獲益）。這些對話可以讓你對於治療阻抗有更多了解。通常當社交教練表現出如此讓團體分心的行為，他們就是在貶低團體的重要性。你會希望找出原因，並且找到克服治療障礙的方法。克服治療阻抗的策略將在整本手冊裡為團體做準備一節討論。

驗收家庭作業

〔逐項檢視下列的指定家庭作業並**解決**可能發生的問題。從有完成家庭作業的學員開始。如果時間足夠，可以詢問為什麼其他人無法完成作業，並試著**解決**問題，討論下一週可以如何完成作業。驗收家庭作業時，記得使用**關鍵詞**（以**粗楷體字**標示的部分）來重新整理他們的敘述。驗收家庭作業時，請將大部分時間用在討論**尋找朋友來源**，因為這是最重要的部份。〕

1. 帶一件**個人物品**來交換資訊
   - 陳述：這週的指定作業之一是，帶一件個人物品來和其他學員交換資訊。讓我們很快地來聽聽看，學員們帶了哪些物品來交換資訊。
   ○ 如果所帶的物品不適當，設法**解決**問題，討論下週可以帶什麼來。

2. 尋找朋友來源
   - 陳述：這週最主要的指定作業是，幫助學員找到一個潛在的朋友來源，並且幫助他們開始報名社交活動。誰和你的學員可以確認出一個朋友來源？
   - 確認朋友來源適當，且符合下列標準：
   ○ 內容是學員所感興趣的。

○ 頻率是每週一次或至少兩週一次。

○ 包含年齡相近、可能接納的同儕。

○ 包括自由時間可以和其他人互動。

○ 在近幾週內就會開始。

3. 團體內互打電話或視訊聊天

●陳述：這週學員的指定作業是打一通電話給團體中的另一位學員，或視訊聊天，來練習資訊交換。哪一位學員打了電話或視訊聊天？

●問以下問題：

○ 學員和誰說話，誰主動打給誰？

○ 在電話前你做了哪些社交指導？

○ 電話來時你在哪裡？

○ 他們是否有交換資訊、找出共同興趣？

○ 電話講完後你做了哪些社交指導？

■ 適當的社交訓練問題：

□ 你們的共同興趣是什麼？

□ 有了這些資訊，如果你們要一起消磨時間，可以做些什麼？

●緊接著讓通話對方學員的社交教練說明這些問題，注意不是在同一個時間一起說明。

4. 學員與社交教練練習開啟並維持交談、交換資訊、找出共同興趣

●陳述：這週另一個指定作業是，和學員練習開啟交談、交換資訊、找出共同興趣。有誰完成這個作業，或是有試著完成作業？

●聚焦在已完成或嘗試完成的作業，並詢問下列問題：

○ 你的學員和你練習了開啟交談嗎？

○ 你們在開始練習以前有複習規則和步驟嗎？

■ 開啟對話的步驟：

1. 輕鬆地看一下對方

2. 利用手邊的物品

3. 找出共同興趣

4. 提起共同興趣

5. 交換資訊

6. 評估對方和我說話的興趣

 □ 他們在跟我說話嗎？

 □ 他們是否看著我？

 □ 他們面對著我嗎（或是給我軟釘子碰）？

7. 介紹自己

○ 你的學員有練習交換資訊嗎？

○ 練習之後，你有問社交訓練問題嗎？

 ■ 適當的社交訓練問題：

 □ 我們的共同興趣是什麼？

 □ 有了這些資訊，如果我們要一起消磨時間，可以做些什麼？

● 〔收回社交訓練指定家庭作業工作表。如果社交教練忘記帶，請他們重新填寫好一份新的表格，幫助他們為家庭作業負責。〕

講授課程：電子通訊

● 發放社交訓練講義。

○ 社交教練治療指引中的**粗體字**部份，直接摘錄自社交訓練講義。

○ 提醒社交教練，**粗楷體字**是**關鍵詞**，代表 PEERS® 課程中的重要概念，在社交指導時應盡可能使用這些用語。

● 解釋：今天，我們要談電子通訊，這包括：打電話、傳簡訊、即時訊息、社交網站、電子郵件、視訊聊天與使用網路。電子通訊是青年互相聯絡非常普遍的方式，所以我們需要知道規則是什麼。

交換聯絡資訊

● 解釋：青年最常使用的溝通方式，是透過電話，尤其是透過傳簡訊。為了傳簡訊或使用任何型式的電子通訊，我們需要交換聯絡資訊，包括交換電話號碼和網路用戶帳號名稱（screen name）。交換聯絡資訊有非常具體的步驟。

交換聯絡資訊的具體步驟

1. 多次交換資訊

● 範例：我記得你說過，你喜歡科幻電影。

2. 找出共同興趣

● 範例：我也喜歡科幻電影。你看了上週末的新片嗎？

3. 用共同興趣當成聯絡的一種說法

● 範例：也許我們應該一起去看。

4. 評估對方和我聯絡的興趣

● 有興趣聯絡的徵兆：他們同意；他們看起來也蠻想去的；如果他們很忙，還試著找其他可以約的時間。

○ 如果有興趣，你可以進到下一步。

● 沒興趣聯絡的徵兆：他們不同意；他們顯得猶豫；他們找藉口；他們說很忙，但沒有試著找其他可以的時間。

○ 如果「沒有」興趣，回去談共同興趣的主題。

■ 範例：沒關係，不過你真的可以去看看。

5. 建議交換聯絡資訊

● 範例：我們應該互留電話號碼。

● 範例：你有用 LINE 或臉書嗎？

譯註：台灣青年更常使用 LINE 或臉書來彼此聯絡。

● 〔可選擇：播放 PEERS® 角色扮演影片集錦（www.semel.ucla.edu/peers/resources）中有關交換聯絡資訊的「正確」與「錯誤」角色扮演示範影片〕

打電話

解釋：我們知道大部份青年用手機來傳訊息，而不是講話，但有時他們也必須打電話。不過，因為他們不常講電話，所以可能在通話開始與結束時會遇到困難。開始與結束通話有非常具體的步驟。

開始通話的步驟

1. 說出要找的人
- 範例：喂，請問小明在家嗎？
- 例外：如果是私人手機，或是你很確定接話的人就是你要找的人，就不需要**說出要找的人**。

2. 說明你是誰
- 範例：小明嗎？我是小可。
- 例外：如果對方因為看到號碼所以直接叫出你的名字打招呼，就不必**說明你是誰**。

3. 問候
- 範例：最近怎麼樣？

4. 詢問是否方便談話
- 範例：你現在方便說話嗎？

5. 對你打電話的原因給一個說法
- 範例：我打來是想知道你最近怎麼樣。
- **說法**是指你做這件事情的理由（在此處，就是指你打電話的理由）。
- 讓社交教練想想不同**說法**的例子（參見表 5.1）。

- 〔可選擇：播放 PEERS® 角色扮演影片集錦（www.semel.ucla.edu/peers/resources）中有關開始通話的「正確」與「錯誤」角色扮演示範影片〕

結束通話的步驟

1. 等到對話稍停的時候
- 盡量不要唐突打斷，而是等候一個過渡的時刻。

2. 給一個你必須離開的說法
- 範例：唉，我最好快回去工作。
- **說法**是指你做這件事情的理由（在此處，就是指你掛掉電話的理由）。
- 讓社交教練想想不同**說法**的例子（參見表 5.1）。

3. 告訴對方你聊得很愉快

    ●範例：跟你聊天很愉快。

4. 告訴對方你之後會再找他聊天

    ●範例：之後再找你聊。

5. 說再見

    ●範例：掰掰。

● 〔可選擇：播放 PEERS® 角色扮演影片集錦（www.semel.ucla.edu/peers/resources）中有關結束通話的「正確」與「錯誤」角色扮演示範影片〕

表 5.1 説法範例

打電話的理由	必須掛電話的理由
只是打來看你過得怎樣。	我得走了。
只是打來看你最近好嗎。	我不耽誤你的時間了。
我想打來請教你學校／工作上的問題。	我得去唸書了。
有一陣子沒和你說話了。	該去吃晚餐了。
想知道你最近在忙什麼。	我得回去工作了。

語音留言

解釋：有時候青年打電話給別人時會聽到語音要求留言。許多學員對留言感到不太自在，但如果你知道留言的步驟，可能就不會感到不自在。

語音留言的步驟

1. 先說自己是誰

    ●範例：嗨，我是凱莉。

2. 說你想找誰

    ●範例：我想找真真。

    ●例外：如果是私人電話就不需要說你想找誰（例如：私人手機或公司分

機）。

3. 說你打電話的時間

●範例：現在是週四傍晚六點。

4. 說打電話的原因

●範例：我只是打來問你最近在忙什麼。

5. 留下你的電話號碼

●範例：請打給我，我的號碼是 310-555-1212。

●例外：如果你們常常通話，就不需要留下你的電話號碼，不過先不要假設別人都會留下你的聯絡方式。

6. 說再見

●範例：再聊。掰掰。

●〔可選擇：播放 PEERS® 角色扮演影片集錦（www.semel.ucla.edu/peers/resources）中有關語音留言的「正確」與「錯誤」角色扮演示範影片〕

電子通訊的一般規則

解釋：現在我們知道交換聯絡資訊與打電話的一些規則與步驟。了解傳簡訊、即時訊息、電子郵件與使用社交網站的規則，也很重要。

●初次接觸時先表明自己身分

○問：當我們初次傳簡訊、即時訊息或電子郵件給別人，為什麼需要先表明我們是誰？

■答案：這樣他們才不必問：「請問是哪位？」

○陳述：你「絕不會」想在搞不清對方是誰的情況下，就開始交談。你應該先表明自己身分。我們通常會怎麼做呢？

■答案：說「我是（某某某）。」

○問：當我們傳簡訊、即時訊息或電子郵件給平常會傳的人，需要先表明自己身分嗎？

■答案：不用。

● **接觸你不熟的人時，找一個說法**

○ 解釋：就像打電話一樣，當我們和不熟的人傳簡訊、即時訊息、電子郵件或視訊聊天時，我們需要一個理由。

○ 問：跟不熟的人通訊，而沒有先找一個說法，可能會有什麼問題？

■ 答案：他們會覺得奇怪，你為什麼要找他們；他們甚至會問：「你想幹嘛？」

○ 陳述：我們「絕不會」在還搞不清楚目的的情況下就和人開始交談。不過和我們很熟的朋友傳簡訊、即時訊息、電子郵件或視訊聊天，需要一個理由嗎？

■ 答案：不用。但這麼做也無傷大雅。

● **不要在早上九點以前或晚上九點以後打電話或傳簡訊**

○ 解釋：電子通訊另一個重要規則是，盡量不要在早上九點以前或晚上九點以後打電話或傳簡訊。

○ 問：在早上九點以前或晚上九點以後打電話或傳簡訊，可能會有什麼問題？

■ 答案：你可能會吵醒別人；時間可能太早或太晚。

● **不要談太私人的事情**

○ 解釋：電子通訊另一個重要規則是，不要談太私人的事情。即使你和對方很熟了也適用。

○ 問：在傳簡訊、即時訊息、電子郵件、語音留言、視訊聊天或社交網站上談太私人的事情，可能會有什麼問題？

■ **答案：這樣的話，任何人都能看到、讀到或聽到你傳的內容；對方可能會因此感到尷尬；你可能也會因為私事被其他人知道而困窘。**

○ 解釋：因為你不能控制看到、讀到或聽到你傳的訊息的人是誰，一個簡單的原則就是，只傳即使大家知道也沒關係的內容。個人的私事保留到面對面相處的時候再談。

● **兩則訊息定律**

○ 解釋：有時我們傳了電子訊息，並不會立刻有回音。如果沒有回音，我們通常可以連續傳幾次訊息，然後才不再嘗試？

■ 答案：兩次或更少。

○ 解釋：答案是「兩次」。這就是所謂的「兩則訊息定律」，意思是說，如果

沒有回音，我們不應該連續傳訊息超過兩次。

○問：沒回音時連續傳訊息超過兩次，可能會有什麼問題？

　■答案：對方可能正在忙；他們可能不想跟你說話；你可能會讓他們覺得恐怖兮兮；他們可能會以為你在糾纏他。

○問：如果我們沒有留言的話呢？超過連續兩次都是打完電話以後掛掉這樣可以嗎？

　■答案：不行。他們會看到你的來電；漏接的電話也算在**兩則訊息定律**中。

○問：**兩則訊息定律**代表，如果沒有回音，我們可以連續留「**兩則**」語音留言、「**兩則**」簡訊、「**兩則**」即時訊息、「**兩則**」電子郵件嗎？

　■答案：不是。所有電子通訊都包括在**兩則訊息定律**中。

○解釋：兩則訊息定律只有一個例外。就是當我們在臉書或其他社交網站上送出交友邀請時。當我們送出交友邀請，他們可以選擇「接受」或「忽略」邀請。

○問：如果某人忽略你的交友邀請，你該怎麼做呢？

　■答案：**放棄**，然後邀請其他知道你且看起來對你有興趣的人；不要嘗試對同一個人提出兩次交友邀請。

○問：送出交友邀請超過一次，可能會有什麼問題？

　■答案：他們可能覺得你太熱切、感覺恐怖，或像在糾纏別人。

● **避免不請自來地打電話**

　○陳述：使用電子通訊的另一個規則是，我們必須避免不請自來地打電話。

　○問：**有誰知道不請自來的電話是指什麼？**

　　■答案：打電話給沒留給你電話號碼或網路用戶帳號的人；電話推銷就是這樣。

　○解釋下列兩點：

　　■給別人手機號碼、即時訊息帳號、電子郵件帳號或帳號名稱，就是允許別人聯絡你。

　　■你從學校通訊錄或線上通訊記錄取得了某人的聯絡方式，並不代表你就可以直接聯絡對方。

　○問：沒有經過允許就不請自來地打電話，可能會有什麼問題？

　　■答案：他們可能覺得你奇怪、突兀、心懷不軌或蓄意糾纏；他們可能會

問：「你怎麼會有我的電話號碼？」

○ 解釋：你「絕不會」想要一開啟交談就聽到對方說：「你怎麼會有我的電話號碼？」

○ 問：如果你是某人在臉書上的朋友，而他們在個人資料上有聯絡資訊……這樣表示你被允許可以聯絡他們嗎？

■ 答案：絕對不是；這樣也算是不請自來的電話，他們還是可能會覺得你心懷不軌或過於突兀。

○ 解釋：與其不請自來地打電話，我們應該依循交換聯絡資訊的步驟來進行。

注意網路安全

● 解釋：我們都知道網際網路是青年常常使用的社交工具，許多學員都在使用網路，甚至使用社交網站，例如臉書。就和使用其他種溝通方式一樣，安全使用網路也同樣有規則可循。

● 解釋：最主要的安全規則就是，學員若使用網際網路來結交「新的」朋友，必須要謹慎。

● 問：在網路上交「新的」朋友，可能會有什麼問題？

○ 答案：可能會有危險；你不知道他們是誰；對方可能有不好的企圖。

● 陳述：學員談到網友可能會有些困惑。「網友」和「真實生活中的朋友」有什麼差異？

○ 答案：**網友**是你可以一起玩網路遊戲的朋友，你在真實生活中不認識他們；**真實生活中的朋友**是你實際認識的人。

● 問：把「網友」當成「真實生活中的朋友」，可能會有什麼問題？

○ 答案：可能會有危險；你不知道他們的真實身分；對方可能有不好的企圖。

● 問：這個規則有一個例外。就是見面會與網路約會。有很多成人參加見面會或網路約會嗎？

○ 答案：是。

● 陳述：即使是見面會，你也需要申請才能加入。這個過濾機制有保護的效果，因此不是任何人都可以在此出現。還有哪些方式可以讓學員安全地參加見面會？

○ **參加見面會的安全小訣竅：**

■ 只在公共場所見面，附近會有很多人。

　　■ 不要單獨和團體成員去任何地方。

　　■ 不要搭團體成員的順風車。

　　■ 以自己的交通方式前往或離開見面會。

　　■ 讓你的家人或朋友知道你去哪裡、跟誰在一起、什麼時候去。

　　■ 在參加見面會之前與之後，都要跟朋友與家人電話聯絡。

　　■ 盡可能和其他朋友一起參加見面會。

● 解釋：網友約會也適用同樣的安全原則。有很多方式可以讓我們在與網友見面時保持安全。當我們談到約會課程，就會談到其他網友約會的安全原則。

　　○〔注意：如果任何一位社交教練對學員參加網友約會表示疑慮，你可以另外與他先行討論課程十一中的網友約會安全小訣竅。〕

● 問：學員可否利用網際網路，來和已認識的朋友建立更深的友誼，或是和久未聯絡的朋友再度聯繫？

　　○ 答案：是的，當然可以。

● 解釋：基本原則是，網際網路對於和「既有的」朋友發展更深的友誼，是非常有用的，但是用它來結交「新的」朋友就要非常謹慎。

　　○ 給學員網路安全的建議：

　　■ 避免在網路上給陌生人你的個人資訊。

　　■ 避免和網路上的陌生人見面，除非是透過見面會或是網路約會網站（即便如此也要保持警覺）。

　　■ 當臉書或其他社交網站上的陌生人邀請你成為朋友時，請謹慎考慮是否接受。

● 解釋：實際上，和你不認識的人「成為朋友」在技術上違反了臉書的規則與條件。

　　○ 不要送交友邀請給陌生人。

　　○ 不要在個人資料上貼出你的聯絡資訊。

　　○ 在臉書與其他社交網站上使用隱私設定，讓你的帳號不是對所有人公開。

● 解釋：這些是使用電子通訊的一些規則。我們將在這週讓學員與社交教練在團體內互打電話或視訊聊天時，練習使用電子通訊交換資訊。

指定家庭作業

〔發放社交訓練指定家庭作業工作表（附錄I），讓社交教練填完後下次繳回。〕

1. 尋找朋友來源

- 學員與社交教練應該以學員的興趣為基礎，共同「討論」並「決定」社交活動。
- 「即刻報名」參加這些活動。
  - 適合的社交活動的標準：
    - 內容是學員所感興趣的。
    - 頻率是每週一次或至少兩週一次。
    - 包含年齡相近、可能接納的同儕。
    - 包括自由時間可以和其他人互動。
    - 在近幾週內就會開始。

2. 和同儕（可以從朋友來源中挑選）練習開啟交談與交換資訊。

- 社交教練必須在開始練習之前，先複習開啟並維持交談以及交換資訊的規則與步驟。
- 社交教練必須在練習之後，問下列社交訓練問題：
  - 你有開啟交談嗎？和誰？
  - 他們看起來像是想要跟你說話嗎？你怎麼知道？
  - 你有交換資訊嗎？你們的共同興趣是什麼？
  - 有了這個資訊，如果你們要一起出去，可以做什麼？
  - 他們看起來是你想要一起出去的人嗎？

3. 團體內互打電話或視訊聊天

- 安排和另一位學員互打電話或視訊聊天，以交換資訊。
- 學員和社交教練必須在互打電話的另一位學員離開之前，安排好打電話的日期與時間。
- 在打電話之前複習開始與結束通話以及交換資訊的規則。
- 社交教練必須在電話結束後，問學員以下的社交訓練問題：

○ 你依循了哪些開始通話的規則？

■ 如果是視訊聊天，步驟會有些不同（如：你不需要說出要找的人，或說明你是誰）。

○ 共同興趣是什麼？

○ 有了這個資訊，如果你們要一起消磨時間，可以做什麼？

○ 你依循了哪些結束通話的規則？

4. 學員與社交教練應該練習開始與結束通話，藉此交換資訊與找出共同興趣

● 在開始練習之前，複習開始與結束通話以及交換資訊的規則。

● 社交教練應該在練習後，問學員下列社交訓練問題：

○ 你依循了哪些開始通話的規則？

○ 我們的共同興趣是什麼？

○ 有了這個資訊，如果我們要一起消磨時間，可以做什麼？

○ 你依循了哪些結束通話的規則？

5. 帶一件個人物品來交換資訊

● 下週帶一件個人物品來和其他學員交換資訊（如：音樂、遊戲、書或照片）。

社交訓練小訣竅

在社交網站上保護學員安全的其他策略

● 社交教練可以協助學員在社交網站上調整隱私設定，讓他們的帳號不是對所有人開放。

● 在社交網站上追蹤學員或成為學員的「朋友」。

○ 監看他們的貼文。

○ 確認學員的聯絡資訊並沒有出現在個人資料頁面。

○ 監看他們在網站上的「朋友」，以及誰在追蹤他們。

■ 如果他們與你不熟悉的人成為「朋友」，查出對方是怎麼知道他們的。

■ 勸阻他們接受陌生人的朋友邀請。

■ 勸阻他們對陌生人送出交友邀請。

○ 如果你不知道要怎麼設定你自己的社交網站頁面：

■ 請你的學員幫忙。

■ 請其他照顧者（如：成年手足）幫忙你監看。

【課程四】（續）
電子通訊

學員團體治療指引

為學員團體做準備

　　比起上個世代，這一代青年開始使用形式更為複雜的電子通訊。事實上，電子通訊正是青年文化的一部分，尤其是簡訊、即時訊息與社交網站。線上遊戲、多玩家線上遊戲與影片分享網站，在青年中普及化的程度也有驚人的成長。本次課程的焦點，即是希望能幫助學員有效操作這些不同形式的電子通訊。

　　本次課程的目的，在於幫助學員學習如何適當地和同儕使用電子通訊來交流。部份學員對講授課程中所談的電話使用技巧，早已駕輕就熟。但是對某些學員來說，打電話可能不如傳簡訊或視訊聊天來得熟悉。有些青年甚至宣稱，已經沒有人使用電話溝通了。使用電話來交談的青年確實愈來愈少，儘管如此，這個時代完全不懂如何適當地講電話，仍會造成生活上的困難，難以駕馭社交關係。這部份課程的挑戰可能在於，如何讓學員的興趣維持到開始談其他相對較新穎的電子通訊。從這個角度來看，角色扮演示範就有它的功效。你不妨直接指出，雖然有些學員已知道這些技巧，有時仍然會遺漏一、兩個步驟。你也可以讓他們回想某次通話，忘記其中一個步驟時如何影響了整個對話。例如你可以說：「我知道你們覺得，打電話給別人要先說自己是誰，是理所當然的做法，但你們當中有多少人接到電話時對方沒表明自己是誰，讓你搞不清楚到底在跟誰說話？有些動作看起來理所當然，卻還是常常有人會忘記！」

　　在講授課程中的網路安全部份，常常會有一、兩位學員會挑戰其中有關「我們必須小心謹慎，不要把網友當成是**真實生活中的朋友**的論點。由於社交網站愈來愈普遍，青年通常用網路和陌生人或朋友溝通。和朋友這樣溝通是完全沒有問題的，但是和陌生人在網路溝通，如果不夠小心謹慎，就可能會發生危險。如同在前幾節課所描述的，處理反對意見的最佳做法就是開放給團體討論，你可以問：「**……這麼做會有什麼問題？**」在這個情況中，你可以問團體：「把網友

當成真實生活中的朋友，會有什麼問題？」其他學員可能會很快地回應說，這麼做是不安全的，甚至可以提供有關的社會新聞，告訴你網路上的關係如何發展到最後變成危險關係。相關討論必須小心地鋪陳，特別是與見面會和線上約會有關的觀念。見面會是給有**共同興趣**的成人一起參加的社交網絡團體。在撰寫本手冊的此時，一些網站如 www.meetup.com 在全球變得相當普遍，可以提供青年基於**共同興趣**的良好**朋友來源**。為了參加這些團體，你必須和團體企畫者聯絡並報名申請。這麼做可以保護團體以及申請參加的人，因為不是任何人都可以加入見面會。線上約會也變成認識可能的戀愛對象非常普遍的方式。不過，因為見面會與線上約會可能涉及某些風險，採取預防措施有其必要（如：只在公開場合見面，告訴家人與朋友你要去的地方，赴會前後告訴家人與朋友等等）。本次課程便要詳細描述這些預防措施。不過，對於目前正在線上約會的學員，請做好準備將會被問到一些相關問題。雖然我們在約會課程中將會討論線上約會的其他安全策略，但如果在此時已經碰到相關詢問，你可以先瀏覽一下課程十一中的網友約會安全小訣竅。一旦你清楚點出，把網友當成**真實生活中的朋友**必須要非常小心，就可以提醒學員，網路對於強化現有的友誼關係以及和過去的點頭之交發展為友誼關係，還是非常有幫助的。

驗收家庭作業

〔逐項檢視下列的指定家庭作業並**解決**可能發生的問題。從有完成家庭作業的學員開始。如果時間足夠，也可以詢問為什麼其他人無法完成作業，並試著**解決**問題，討論下週可以如何完成作業。驗收家庭作業時，記得使用**關鍵詞**（以**粗楷體字**標示的部分）來重新整理他們的敘述。驗收家庭作業時，請將大部分時間用在討論**尋找朋友來源**，因為這是最重要的部份。〕

1. 帶一件**個人物品**來交換資訊
   ● 陳述：這週的指定作業之一是，帶一件個人物品來和其他學員交換資訊。讓我們很快地來聽聽看，學員們帶了哪些物品來交換資訊。
   ○ 讓學員把個人物品放在會議室一邊，避免分心。
   ○ 如果所帶的物品不適當，試著**解決**問題，討論下週可以帶什麼來。

2. 尋找朋友來源

　●陳述：這週最主要的指定作業是，在社交教練協助下，找到一個潛在的朋友來源，並且開始報名參加社交活動。誰有找到朋友來源？

　●確認朋友來源適當且符合下列標準：

　　○內容是學員所感興趣的。

　　○頻率是每週一次或至少兩週一次。

　　○包含年齡相近、可能接納的同儕。

　　○包括自由時間可以和其他人互動。

　　○在近幾週內就會開始。

3. 團體內互打電話或視訊聊天

　●陳述：這週學員的指定作業之一是打一通電話給團體中的另一位學員，或是視訊聊天，來練習交換資訊。誰有打電話或視訊聊天的請舉手。

　●問以下問題：

　　○和誰說話，誰主動打給誰？

　　○有交換資訊並找到共同興趣嗎？

　　○有了這些資訊，如果你們要一起消磨時間，可以做些什麼？

　●緊接著讓通話對方學員說明這些問題，但不是同一個時間說明。

4. 學員與社交教練練習開啟並維持交談、交換資訊、找出共同興趣

　●陳述：這週另一個指定作業是，和社交教練練習開啟交談、交換資訊、找出共同興趣。這週有哪位學員和社交教練練習交換資訊，請舉手。

　●問下列問題：

　　○你有練習開啟交談嗎？依循哪些步驟呢？

　　　■開啟交談的步驟：

　　　　1. 輕鬆地看一下對方

　　　　2. 利用手邊的物品

　　　　3. 找出共同興趣

　　　　4. 提起共同興趣

　　　　5. 交換資訊

　　　　6. 評估對方和我說話的興趣

□ 他們在跟我說話嗎？

　　□ 他們是否看著我？

　　□ 他們面對著我嗎（或是給我軟釘子碰？）

　7. 介紹自己（如果他們看起來對你感興趣）

　○ 你有交換資訊並找到共同興趣嗎？

　○ 有了這些資訊，如果你和社交教練要一起消磨時間，可以做什麼？

講授課程：電子通訊

● 解釋：今天，我們要談電子通訊，這包括打電話、傳簡訊、即時訊息、社交網絡、電子郵件、視訊聊天與使用網路。電子通訊是青年人互相聯絡非常普遍的方式，所以我們需要知道規則是什麼。

●〔說明電子通訊的規則與步驟，將下列重點條列與關鍵詞寫在白板上，團體結束以前不要擦掉規則。每個標有 ▶ 符號的角色扮演，都在 PEERS® 角色扮演影片集錦（www.semel.ucla.edu/peers/resources）中有對應的角色扮演影片。〕

交換聯絡資訊 ▶

● 陳述：年輕成人最常使用的溝通方式是透過電話／手機，尤其是傳簡訊。為了傳簡訊或使用任何形式的電子通訊，我們需要交換聯絡資訊，包括電話／手機號碼與網路帳號名稱。交換聯絡資訊有非常具體的步驟。

錯誤示範：交換聯絡資訊 ▶

〔團體帶領者和行為教練做交換聯絡資訊的「錯誤」示範。〕

● 先說：請仔細看，然後告訴我，我哪裡「做錯」了？

「錯誤」示範的例子

○ 行為教練：（看著手機）。

○ 團體帶領者：（突然走過來）嗨，可以給我你的手機號碼嗎？

○ 行為教練：（驚訝、困惑）你說什麼？

○ 團體帶領者：（過度熱切狀）可以給我你的手機號碼嗎？

○ 行為教練：（驚訝、困惑、不自在）嗯……我想不太適合。

> ○團體帶領者：（靠得更近，顯得極為熱切）喂，別這樣嘛。給我你的號碼嘛。
>
> ○行為教練：（退後、看向別處、顯得討厭）不行。我覺得不適合。
>
> ○團體帶領者：為什麼不行？
>
> ○行為教練：（看向別處，想逃開）。

●說這句話收尾：好，時間結束。我試著要交換聯絡資訊，我有「做錯」什麼嗎？

　○答案：你突然走過去，隨便碰運氣去要手機號碼，還不接受別人說不。

●提出以下**觀點轉換提問**：

　○你覺得（教練名字）感覺怎麼樣？

　　■答案：奇怪；覺得困惑；怪異；覺得不舒服。

　○你覺得（教練名字）會怎麼看我？

　　■答案：怪異、突兀；讓人覺得毛毛的，好像在糾纏。

　○你覺得（教練名字）會想再跟我聊天嗎？

　　■答案：不會；太讓人覺得毛毛的。

●詢問行為教練相同的**觀點轉換提問**：

　○你感覺怎麼樣？

　○你會怎麼看我？

　○你會想再跟我聊天嗎？

交換聯絡資訊的步驟

1. 多次交換資訊

　●範例：我記得你說過，你喜歡科幻電影。

2. 找出共同興趣

　●範例：我也喜歡科幻電影。你看了上週末的新片嗎？

3. 用共同興趣當成互相聯絡的一種說法

　●範例：也許我們應該一起去看。

4. 評估對方和我聯絡的興趣
   - ● 有興趣聯絡的徵兆：他們同意；他們看起來也蠻想去的；如果他們很忙，還試著找其他可以約的時間。
     - ○ 如果有興趣，你可以進到下一步。
   - ● 沒興趣聯絡的徵兆：他們不同意；他們顯得猶豫；他們找藉口；他們說很忙，但沒有試著找其他可以的時間。
     - ○ 如果「沒有」興趣，將話題轉回去談共同興趣。
       - ■ 範例：沒關係，不過你真的可以去看看。

5. 建議交換聯絡資訊
   - ● 範例：我們應該來交換電話號碼。
     - ○ 解釋下列交換聯絡資訊的方式：
       - ■ 有時對方會把手機給你。
         - □ 他們這麼做，是為了讓你可以把號碼輸入。
       - ■ 有時對方會打你的號碼，等它響。
         - □ 不要接起來電！讓它響過之後掛掉。
         - □ 他們這麼做，是為了讓雙方都有彼此的號碼在來電紀錄中。你應該在之後把他們的名字輸入。
   - ● 範例：你有用 LINE 或臉書嗎？
   - （譯註：台灣青年更常使用 LINE 或臉書來彼此聯絡。）

正確示範：交換聯絡資訊▶

〔團體帶領者和行為教練做交換聯絡資訊的「正確」示範。〕

- ● 先說：請仔細看，然後告訴我，我哪裡「做對」了？

「正確」示範的例子

○ 行為教練：（看著手機）

○ 團體帶領者：（走過來）嗨，（某某）。

○ 行為教練：（抬頭看）嗨，（某某）。

○ 團體帶領者：週末過得好嗎？

○ 行為教練：（友善的）還不錯。我去看了電影。

幫助自閉症類群與社交困難者建立友誼

○團體帶領者：（表現出興趣、好奇）真的！你去看那部新上檔的科幻電影嗎？我記得你說你喜歡看科幻片。

○行為教練：（失望狀）不是耶，不過我真的蠻想去看那片的。

○團體帶領者：（輕鬆狀）我也是啊！（暫停）也許我們應該一起去看。

○行為教練：（熱切狀）好主意！

○團體帶領者：（熱切狀）太好了！那我可能需要留你的手機號碼。

○行為教練：（友善、期待、拿起手機）當然。

○團體帶領者：（拿起手機）好，那號碼是多少？

○行為教練：310-555-1212。

○團體帶領者：（輸入手機號碼，並撥號）

○行為教練：（拿起手機但不接聽）太好了。這樣我也有你的號碼了。

○團體帶領者：（友善狀）好。我之後會傳簡訊給你，一起討論計畫。

○行為教練：（友善狀）聽起來很不錯！

● 說這句話收尾：好，時間結束。我試著要交換聯絡資訊，我「做對」了什麼？
　○答案：你好幾次交換資訊；找出共同興趣；用共同興趣當作理由來要聯絡資訊；評估對方和我聯絡的興趣；並建議交換聯絡資訊。

● 提出以下的觀點轉換提問：
　○你覺得（教練名字）感覺怎麼樣？
　　■答案：感覺好；舒服；愉快。
　○你覺得（教練名字）會怎麼看我？
　　■答案：正常；蠻酷的；很友善。
　○你覺得（教練名字）會想再跟我聊天嗎？
　　■答案：會。

● 詢問行為教練相同的觀點轉換提問：
　○你感覺怎麼樣？
　○你會怎麼看我？
　○你會想再跟我聊天嗎？

行為演練：交換聯絡資訊

● 解釋：現在我們要讓每一位學員練習交換聯絡資訊。我會問你週末有興趣做的事情，請你想像我也喜歡做同樣的事情。然後讓大家看你跟我練習交換聯絡資訊。

● 沿著會議室，讓每位學員與團體帶領者以下列方式練習**交換聯絡資訊**：

　○ 問：你週末喜歡做什麼？

　○ 陳述：現在想像我也喜歡做一樣的事，我們已經交換資訊好幾次。現在，請你依循步驟和我交換聯絡資訊。

● 每位學員練習完，都以掌聲鼓勵結束。

● 〔注意：如果學員對於**交換聯絡資訊**有困難，在最後集合時，私下指派額外的指定家庭作業，在這週和社交教練練習。〕

打電話

● 陳述：我們知道大部份青年人用手機來傳訊息，而不是講話，但有時你們也必須打電話。不過因為我們不常用手機打電話，所以可能在開始與結束通話時會遇到困難。開始與結束通話有非常具體的步驟。

錯誤示範：開始通話 ▶

〔團體帶領者和行為教練做開始通話的「錯誤」示範。〕

● 先說：請仔細看，然後告訴我，我哪裡「做錯」了？

「錯誤」示範的例子

○ 團體帶領者：（拿著手機靠近耳朵）鈴……鈴……

○ 行為教練：（接起電話）哈囉？

○ 團體帶領者：嗨，你在做什麼？

○ 行為教練：（困惑、看著電話）嗯……看電視。

○ 團體帶領者：在看什麼節目？

○ 行為教練：（困惑，再度看電話）嗯……在看球賽。

○ 團體帶領者：真的嗎？哪個比賽？

○ 行為教練：（困惑、覺得厭煩）嗯……（講了兩個受歡迎的球隊）。

○團體帶領者：你支持哪一隊？

○行為教練：（困惑，覺得厭煩，再度看電話）嗯……不知道。

●說這句話收尾：好，時間結束。我開始通話，有「做錯」什麼嗎？

　○答案：你沒有說要找誰；你沒有說自己的名字；沒有問候對方；沒有問對方
　　是否方便說話；沒有說打電話的原因。

●提出以下**觀點轉換提問**：

　○你覺得（教練名字）感覺怎麼樣？

　　■答案：奇怪；困惑；怪異。

　○你覺得（教練名字）會怎麼看我？

　　■答案：怪異、突兀；讓人覺得毛毛的；好像在糾纏。

　○你覺得（教練名字）會想再跟我聊天嗎？

　　■答案：應該不會；太怪異了。

●問行為教練以下**觀點轉換提問**：

　○你感覺怎麼樣？

　○你會怎麼看我？

　○你會想再跟我聊天嗎？

開始通話的步驟

1. 說出要找的人

●範例：喂，請問小明在家嗎？

　○例外：如果是私人手機，或是你很確定接話的人就是你要找的人，就不需
　　要說出要找的人。

2. 說明你是誰

●範例：小明嗎？我是小可。

　○例外：如果對方因為看到電話號碼就直接叫出你的名字打招呼，就不必**說
　　明你是誰**。

3. 問候

●範例：最近怎麼樣？

4. 詢問是否方便談話

　●範例：你現在方便說話嗎？

5. 對你打電話的原因給一個說法

　●範例：我打來是想知道你過得怎麼樣。

　●**說法**是指你做這件事情的理由（在此處，就是指你打電話的理由）。

　●讓學員想想不同**說法**的例子（參見表 5.1）。

表 **5.1** 說法範例

打電話的理由	必須掛電話的理由
只是打來看你過得怎樣。	我得走了。
只是打來看你最近好嗎。	我不耽誤你了。
我想打來請教你學校／工作上的問題。	我得去唸書了。
有一陣子沒和你說話了。	該去吃晚餐了。
想知道你最近在忙什麼。	我得回去工作了。

正確示範：開始通話 ▶

〔團體帶領者和行為教練做開始通話的「正確」示範。〕

　●先說：請仔細看，然後告訴我，我哪裡「**做對**」了？

「正確」示範的例子

○團體帶領者：（拿著手機靠近耳朵）鈴……鈴……

○行為教練：（接起電話）哈囉？

○團體帶領者：嗨，請問（某某某）在嗎？

○行為教練：我就是。

○團體帶領者：嗨，我是（某某某）。

○行為教練：噢，嗨！最近過得怎樣？

○團體帶領者：還不錯。你呢？

○行為教練：不錯啊。

○團體帶領者：你現在方便說話嗎？

○行為教練：方便啊！

○團體帶領者：我打來只是想知道你過得怎樣。

○行為教練：還不錯。我現在正在看球賽。

○團體帶領者：是嗎？哪一場比賽？

○行為教練：（講兩個受歡迎的球隊）。

○團體帶領者：（輕鬆好玩地問）所以你支持哪一隊？

○行為教練：（興奮狀）當然是（某隊）。

●說這句話收尾：好，時間結束。我試著開始通話，有「做對」了什麼？

　○答案：**你有說要找誰；你有說自己的名字；有問候對方；有問對方是否方便**
　　說話；有說打電話的原因。

●提出以下觀點轉換提問：

　○你覺得（教練名字）感覺怎麼樣？

　　■答案：感覺很好；舒服；愉快。

　○你覺得（教練名字）會怎麼看我？

　　■答案：正常；蠻酷的；很友善。

　○你覺得（教練名字）會想再跟我聊天嗎？

　　■答案：應該會。

●問行為教練以下**觀點轉換提問**：

　○你感覺怎麼樣？

　○你會怎麼看我？

　○你會想再跟我聊天嗎？

錯誤示範：結束通話 ▶

〔團體帶領者和行為教練做結束通話的「**錯誤**」示範。〕

●先說：現在我們要接續先前「**中斷**」的通話。請仔細看，然後告訴我，我哪裡
「**做錯**」了？

「錯誤」示範的例子

○團體帶領者與行為教練：（拿著手機靠近耳朵，繼續剛剛中斷的對話）。

○團體帶領者：所以你看哪一場球賽？

○行為教練：（說兩個受歡迎的球隊）。

○團體帶領者：（輕鬆好玩的）那你支持哪一邊？

○行為教練：（興奮狀）當然是（某隊）啊！

○團體帶領者：（失望、困惑、尷尬）喔。

○行為教練：（困惑、好奇）你喜歡（某某隊）嗎？

○團體帶領者：（尷尬、不自在）不，不喜歡。

○行為教練：（不自在）噢……（停頓很久）好吧。

○團體帶領者：（看起來有點驚慌、手足無措，掛掉電話）。

○行為教練：（看起來很困惑和吃驚）。

● 說這句話收尾：好，時間結束。我試著結束通話，有「做錯」什麼嗎？

　○答案：你沒有等待對話稍停；沒有找個理由掛電話；沒有告訴對方你聊得很
　　愉快；沒有說之後會再找他聊天；也沒有說再見。

● 提出以下**觀點轉換提問**：

　○你覺得（教練名字）感覺怎麼樣？

　　■答案：奇怪；困惑；怪異。

　○你覺得（教練名字）會怎麼看我？

　　■答案：怪異、突兀、奇怪。

　○你覺得（教練名字）會想再跟我聊天嗎？

　　■答案：應該不會；太怪異了。

● 問行為教練以下**觀點轉換提問**：

　○你感覺怎麼樣？

　○你會怎麼看我？

　○你會想再跟我聊天嗎？

結束通話的步驟

1. **等到對話稍停的時候**

　● 盡量不要唐突打斷，而是等候一個過渡的時刻。

2. 給一個你必須離開的說法

   ● 範例：唉，我最好快回去工作。

   ● **說法**是指你做這件事情的理由（在此處，就是指你掛掉電話的理由）。

   ● 讓學員想想不同**說法**的例子（參見表 5.1）。

3. 告訴對方你聊得很愉快

   ● 範例：跟你聊天很愉快。

4. 告訴對方你之後會再找他聊天

   ● 範例：之後再找你聊。

5. 說再見

   ● 範例：掰掰。

正確示範：結束通話▶

〔團體帶領者和行為教練做結束通話的「正確」示範。〕

● 先說：現在我們要接續先前「中斷」的通話。請仔細看，然後告訴我，我哪裡「做對」了？

「正確」示範的例子

○團體帶領者與行為教練：（拿著手機靠近耳朵，繼續剛剛中斷的對話）。

○團體帶領者：所以你看哪一場球賽？

○行為教練：（說兩個受歡迎的球隊）。

○團體帶領者：（輕鬆好玩的）那你支持哪一邊？

○行為教練：（興奮狀）當然是（某隊）啊！

○團體帶領者：（訝異）喔。

○行為教練：（好奇狀）你喜歡（某隊）嗎？

○團體帶領者：（輕鬆狀）還好耶。不過你喜歡他們也滿好的。

○行為教練：（好奇狀）那你喜歡哪一隊？

○團體帶領：（熱情地）我喜歡（某隊）啊。

○行為教練：（興奮狀）真的嗎？我也是。

○行為教練：（興奮狀）太好了。

○團體帶領者：（短暫暫停）唉！我們經理好像在找我了。我想我的休息時間已結束了。我可能得走了。

○行為教練：（友善地）好啊！

○團體帶領者：跟你聊聊真不錯。

○行為教練：我也覺得。謝謝你打來。

○團體帶領者：我之後再打給你。

○行為教練：好啊！再見。

○團體帶領者：再見！

○團體帶領者與行為教練掛掉電話。

● 說這句話收尾：好，時間結束。我結束通話，有「做對」了什麼？

○ 答案：你等到一個對話暫停的時機；你有說一個必須離開的理由；有告訴對方很高興能聊聊；有告訴對方你之後會再打給他；有說再見。

● 提出以下觀點轉換提問：

○ 你覺得（教練名字）感覺怎麼樣？

■ 答案：感覺不錯；很正常。

○ 你覺得（教練名字）會怎麼看我？

■ 答案：很友善；令人愉快；很正常。

○ 你覺得（教練名字）會想再跟我聊天嗎？

■ 答案：應該會。

● 問行為教練以下觀點轉換提問：

○ 你感覺怎麼樣？

○ 你會怎麼看我？

○ 你會想再跟我聊天嗎？

行為演練：開始與結束通話

● 解釋：現在我們要讓每位學員彼此練習開始與結束通話。每一位學員都要練習當打電話的一方，開始通話，也要練習當接話的一方，結束通話。

● 花一些時間（大約五分鐘）做個別的行為演練，練習開始並結束通話。

○幫學員兩兩分組，同時練習。

　■如果學員總數是奇數，你可以讓其中一位學員和行為教練練習，或是讓三位學員互相練習。

○指定一位打電話，一位接電話。

　■打電話的一方開始通話。

　■接電話的一方結束通話。

○然後交換打電話與接電話的人，讓每個人都有機會練習兩方的角色。

●〔注意：如果學員對於**開始與結束通話**有困難，在最後集合時，私下指派額外的指定家庭作業，在這週和社交教練練習。〕

語音留言

●解釋：有時候我們打電話給別人，卻聽到語音要求留言。許多人對留言感到不太自在，但如果我們知道了留言的步驟，就不會感到不自在。

錯誤示範：語音留言▶

〔團體帶領者和行為教練做語音留言的「錯誤」示範。〕

●先說：請仔細看，然後告訴我，我哪裡「**做錯**」了？

「錯誤」示範的例子

○團體帶領者：（拿著手機靠近耳朵）鈴……鈴……

○行為教練：（語音訊息）嗨，現在無法接聽電話。請在嗶一聲之後留言。嗶。

○團體帶領者：你在看球賽嗎？我剛打開電視。你有看到最後一場嗎？嗯……（暫停）哈囉？你為什麼不在家？我以為你已經回到家了。（掛掉手機）

●說這句話收尾：好，時間結束。我的語音留言，有「**做錯**」什麼嗎？

○答案：你沒有說你的名字；沒有說你要打給誰；沒有說你什麼時候打的；沒有說打電話的理由；沒有留下電話號碼；沒有說再見。

●提出以下**觀點轉換提問**：

○你覺得（教練名字）感覺怎麼樣？

■答案：奇怪；怪異。

○你覺得（教練名字）會怎麼看我？

■答案：怪異；突兀。

○你覺得（教練名字）會想再跟我聊天嗎？

■答案：應該不會；反正也不知道要打給誰。

●問行為教練以下**觀點轉換提問**：

○你感覺怎麼樣？

○你會怎麼看我？

○你會想再跟我聊天嗎？

語音留言的步驟

1. 先說自己是誰

●範例：嗨！我是凱莉。

2. 說你要找誰

●範例：我想找真真。

●例外：如果是私人電話就不需要**說你要找誰**（例如：私人手機或公司分機）。

3. 說你打電話的時間

●範例：現在是週四傍晚六點。

4. 說打電話的原因

●範例：我只是打來問你最近在忙什麼。

5. 留下你的電話號碼

●範例：請打給我，我的號碼是 310-555-1212。

●例外：如果你們常常通話，就不需要留下電話號碼，不過先不要假設別人都會留下你的聯絡方式。

6. 說再見

●範例：再聊。掰掰。

正確示範：語音留言 ▶

〔團體帶領者和行為教練做語音留言的「正確」示範。〕

● 先說：請仔細看，然後告訴我，我哪裡「做對」了？

「正確」示範的例子

○ 團體帶領者：（拿著手機靠近耳朵）鈴……鈴……

○ 行為教練：（語音訊息）嗨，現在無法接聽電話。請在嗶一聲之後留言。
嗶。

○ 團體帶領者：嗨，我是（某某某）。我要找（某某某）。現在是星期四
傍晚六點。我只是打來看你最近過得怎樣。請回電給我，電話是 310-555-
1212。稍後再聊。再見。

● 說這句話收尾：好，時間結束。我的語音留言，有「做對」了什麼？

○ 答案：你說了自己是誰；說了你要找的人；說了打電話的時間；說了打來的
理由；留下你的電話號碼；有說再見。

● 提出以下觀點轉換提問：

○ 你覺得（教練名字）感覺怎麼樣？

■ 答案：感覺不錯；很正常。

○ 你覺得（教練名字）會怎麼看我？

■ 答案：很友善；很正常。

○ 你覺得（教練名字）會想再跟我聊天嗎？

■ 答案：應該會。

● 問行為教練以下觀點轉換提問：

○ 你感覺怎麼樣？

○ 你會怎麼看我？

○ 你會想再跟我聊天嗎？

行為演練：語音留言

● 解釋：現在我們要每位學員互相練習語音留言。每一位學員都要練習當打電話
的一方，練習語音留言，也當接電話的一方，說出進入留言信箱的語音訊息。

● 花一些時間（大約五分鐘）做個別的行為演練，練習語音留言。

○幫學員兩兩分組，同時間練習。

■如果學員總數是奇數，你可以讓其中一位學員和行為教練練習，或是讓三位學員互相練習。

○指定一位打電話，一位接電話。

■打電話的一方留言。

■接電話的一方假裝是語音訊息。

○然後交換打電話與接電話的人，讓每個人都有機會練習語音留言。

●〔注意：如果學員對於**語音留言**有困難，在最後集合時，私下指派額外的指定家庭作業，在這週和社交教練練習。〕

電子通訊的一般規則

解釋：現在我們知道交換聯絡資訊與打電話的一些規則與步驟，而了解傳簡訊、即時訊息、電子郵件與使用社交網站的規則，也很重要。

●**初次接觸時先表明自己身分**

○問：當我們初次傳簡訊、即時訊息或電子郵件給別人，為什麼需要先表明我們是誰？

■答案：這樣他們才不必問「請問你是哪位？」。

○陳述：你「**絕不會**」想在搞不清對方是誰的情況下，就開始對話。你應該先表明自己身分。我們通常會怎麼做呢？

■答案：說「我是（某某某）」。

○問：當我們傳簡訊、即時訊息或電子郵件給平常會傳的人，需要先表明自己身分嗎？

■答案：不用。

●**接觸你不熟的人時，找一個說法**

○解釋：就像打電話一樣，當我們和不熟的人傳簡訊、即時訊息、電子郵件或視訊聊天時，我們需要一個說法。

○問：跟不熟的人通訊，而沒有先找一個說法，可能會有什麼問題？

■答案：他們會覺得奇怪，你為什麼要找他們；他們甚至會問：「你想幹嘛？」

○陳述：我們「**絕不會**」想還搞不清楚對方目的就和人開始交談。不過和我們

很熟的朋友傳簡訊、即時訊息、電子郵件或視訊聊天時，需要一個說法嗎？

■ 答案：不用。但這麼做也無傷大雅。

○ 讓學員想一些**說法**的範例。

○ 範例：

■ 我在想不知道你最近過得怎麼樣。

■ 只是打來問一下你這週末要做什麼。

■ 想知道你想不想去看那場球賽。

● **不要在早上九點以前或晚上九點以後打電話或傳簡訊**

○ 解釋：另一個電子通訊的重要規則就是，盡量不要在早上九點以前或晚上九點以後打電話或傳訊息。

○ 問：在早上九點以前或晚上九點以後打電話或傳訊息，可能會有什麼問題？

■ 答案：你可能會吵醒別人；時間可能太早或太晚。

● **不要傳太私人的事情**

○ 解釋：另一個電子通訊的重要規則就是，不要談太私人的事情。即使你和對方很熟了也適用。

○ 問：在傳簡訊、即時訊息、電子郵件、語音留言、視訊聊天或社交網站上談太私人的事情，可能會有什麼問題？

■ 答案：**這樣的話，任何人都能看到、讀到或聽到你傳的內容**，對方可能會因此感到尷尬；你可能也會因為私事被別人知道而困窘。

○ 解釋：因為你不能控制看到、讀到或聽到你傳的訊息的人是誰，一個簡單的原則就是，只傳即使大家知道也沒關係的內容。個人的私事保留到面對面相處的時候再談。

● **兩則訊息定律**

○ 解釋：有時我們傳了電子訊息，並不會立刻有回音。

○ 問：如果沒有回音，我們通常可以連續留幾次「**語音訊息**」，然後才不再嘗試？

■ 沿著會議室，讓每個人選出自己的答案。

○ 解釋：答案是「**兩次**」。這就是所謂的「兩則訊息定律」，意思是說，如果沒有回音，我們不應該連續傳訊息超過兩次。我們可以只留一次，但不能超過兩次。

○問：沒回音時連續留語音訊息超過兩次，可能會有什麼問題？

　■答案：對方可能正在忙；他們可能不想跟你說話；你可能會讓他們覺得毛毛的；他們可能會以為你在糾纏他。

○問：如果我們沒有留下語音留言呢？超過連續兩次都是打完電話以後掛掉，這樣可以嗎？

　■答案：不行。他們會看到你的來電；漏接的電話也算在**兩則訊息定律**中。

○問：「**簡訊**」呢？如果沒有回音，我們通常可以連續傳幾次簡訊，然後才不再嘗試？

　■沿著會議室，讓每個人選出自己的答案。

○解釋：答案是「**兩次**」。這叫做兩則訊息定律。

○問：連續傳簡訊超過兩次，可能會有什麼問題？

　■答案：對方可能正在忙；他們可能不想跟你說話；你可能會讓他們覺得恐怖；他們可能會以為你在糾纏他。

○問：「**即時訊息**」呢？如果沒有回音，我們通常可以連續傳幾次即時訊息，然後才不再嘗試？

　■沿著會議室，讓每個人選出自己的答案。

○解釋：答案是「**兩次**」。這叫做兩則訊息定律。

○問：連續傳即時訊息超過兩次，可能會有什麼問題？

　■答案：對方可能正在忙；他們可能不想跟你說話；你可能會讓他們覺得毛毛的；他們可能會以為你在糾纏他。

○問：「**電子郵件**」呢？如果沒有回音，我們通常可以連續寄幾次，然後才不再嘗試？

　■沿著會議室，讓每個人選出自己的答案。

○解釋：答案是「**兩次**」。這叫做兩則訊息定律。

○問：連續寄電子郵件超過兩次，可能會有什麼問題？

　■答案：對方可能正在忙；他們可能不想跟你說話；你可能會讓他們覺得毛毛的；他們可能會以為你在糾纏他。

○問：兩則訊息定律是不是代表，如果沒有回音，我們可以連續留「**兩則**」語音留言、「**兩則**」簡訊、「**兩則**」即時訊息、「**兩則**」電子郵件？

　■答案：不是。所有電子通訊都包括在**兩則訊息定律**中。

○解釋：兩則訊息定律只有一個例外。就是當我們在臉書或其他社交網站上送出交友邀請時。當我們送出交友邀請，他們可以選擇「接受」或「忽略」邀請。

○問：如果某人忽略你的交友邀請，你該怎麼做呢？

■答案：**放棄**，並邀請其他知道你且看起來對你有興趣的人；不要嘗試對同一個人提出兩次交友邀請。

○問：送出交友邀請超過一次，可能會有什麼問題？

■答案：他們可能覺得你太不顧一切、感覺毛毛的或像在糾纏別人。

● **避免不請自來地打電話**

○陳述：使用電子通訊的另一個規則是，我們必須避免不請自來地打電話。

○問：有誰知道不請自來的電話是指什麼？

■答案：打電話給沒互留過電話號碼或名字的人；電話推銷就是這樣。

○解釋下列兩點：

■給別人手機號碼、即時訊息帳號、電子郵件帳號或網路帳號名稱，就是允許別人聯絡你。

■可以從學校通訊錄或線上通訊紀錄取得某人的聯絡方式，並不代表你就可以直接聯絡對方。

○問：沒有經過允許就不請自來地打電話，可能會有什麼問題？

■答案：他們可能覺得你奇怪、突兀、鬼鬼祟祟或是蓄意糾纏；他們可能會問：「你怎麼會有我的電話號碼？」

○解釋：你「**絕不會**」想要一開啟交談就聽到對方說：「你怎麼會有我的電話號碼？」

○問：如果你和某人是臉書上的朋友，而他們在個人資料上有聯絡資訊……這樣表示你被允許可以聯絡他們嗎？

■答案：絕對不是；這樣也算是**不請自來的電話**，他們還是可能會覺得你鬼鬼祟祟或很怪異。

○解釋：與其不請自來地打電話，我們應該依循交換聯絡資訊的步驟來進行。

注意網路安全

●解釋：我們都知道網際網路是青年人經常使用的社交工具，你們很多人或許都

在使用網路，甚至使用社交網站，例如臉書。就和使用其他溝通方式一樣，安全使用網路也同樣有規則可循。

● 解釋：最主要的安全規則就是，學員若使用網際網路來結交「新的」朋友，必須要謹慎。

● 問：在網路上交「新的」朋友，可能會有什麼問題？
　○ 答案：可能會有危險；你不知道他們的真實身分；對方可能意圖傷害你。

● 問：「網友」和「真實生活中的朋友」有什麼差異？
　○ 答案：**網友**是你可以一起玩網路遊戲的朋友，你在真實生活中不認識他們；
　　真實生活中的朋友是你實際認識的人。

● 問：把「網友」當成「真實生活中的朋友」，可能會有什麼問題？
　○ 答案：可能會有危險；你不知道他們的真實身分；對方可能會傷害你。

● 問：這個規則有一個例外。就是見面會與網路約會。有很多成人參加見面會或網路約會嗎？
　○ 答案：是。

譯註：在台灣，網路約會的比例沒有像北美這麼普遍，大部份人不會和網友見面，只有大約一成左右的人會與網友約會。

● 陳述：即使是見面會，你也需要申請才能加入。這個過濾機制有保護的效果，因此不是任何人都可以進場。還有哪些方式可以讓我們安全地參加見面會？
　○ 逐項說明參加見面會的安全小訣竅：
　　■ 只在公共場所見面，附近會有很多人的地方。
　　■ 不要單獨和團體成員去任何地方。
　　■ 不要搭團體成員的順風車。
　　■ 以自己的交通方式前往或離開見面會。
　　■ 讓你的家人或朋友知道你去哪裡、和誰在一起、什麼時候去。
　　■ 在參加見面會之前與之後，跟朋友與家人用電話報告。
　　■ 盡可能和其他朋友一起參加見面會。

● 解釋：網路約會也適用同樣的安全原則。有很多方式可以讓我們在線上與網友相聚時保持安全。當我們談到約會課程，會談到其他網路約會的安全原則。
　○ 〔注意：對於任何正在網路約會的學員，你可以另外與他先討論課程十一中的網友約會安全小訣竅。〕

●問：利用網際網路，來和已經認識的朋友建立更深的友誼，或是和久未聯絡的朋友再度聯繫，是合適的嗎？

　　○答案：是的，當然可以。

●解釋：最基本的原則是，網際網路對於和「**既有的**」朋友發展更深的友誼，是非常有用的，但是用它來結交「**新的**」朋友就要非常謹慎。

　　○給學員網路安全的建議：

　　　■避免在網路上給陌生人你的個人資訊。

　　　■避免和網路上的陌生人見面，除非是透過見面會或是網路約會網站認識的（即便如此也要保持警覺）。

　　　■當臉書或其他社交網站上的陌生人邀請你成為朋友時，請謹慎考慮是否接受。

　　　■不要送交友邀請給陌生人。

　　　■不要在個人資料上貼出你的聯絡資訊。

　　　■在臉書與其他社交網站上使用隱私設定，讓你的帳號不是對所有人公開。

●解釋：這些是使用電子通訊的一些規則。我們將在這週讓學員與社交教練練習使用電子通訊，並且在團體內互打電話或視訊聊天時練習交換資訊。

電子通訊

學員行為演練

對個人物品交換資訊

所需教材

● 學員帶個人物品與其他團體學員交換資訊。

● 如果有學員忘記帶個人物品：

　○ 可以用手機裡的音樂或圖片。

　○ T 恤上有最喜歡的休閒活動的圖樣也可以使用。

　○ 如果學員沒有帶個人物品，也可以只談他們的興趣。

行為演練

● 把學員分成兩兩一組。

● 讓學員練習交換資訊，並針對其個人物品進行雙向交談。

● 鼓勵學員透過交換資訊找出共同興趣。

● 若時機適當，鼓勵學員問問題。

● 大約每五分鐘，讓學員交換其他搭檔練習。

　○ 如果學員總數是奇數，可以三位一組。

● 如果有時間，在團體最後五分鐘做簡短討論。

　○ 讓學員回憶他們在交換資訊的過程中，了解同儕哪些事？

　○ 讓學員指出共同興趣。

　　■ 接著問相關問題：有了這個資訊，如果你們要一起消磨時間，可以做什麼？

【課程四】（續）
電子通訊

最後集合

- 向學員宣布，將與社交教練會合。
  - 讓學員站／或坐在他的社交教練旁邊。
  - 確保在開始最後集合之前，大家都安靜下來，且專注聆聽。
  - 讓學員敘述課程內容，社交教練在一旁聆聽。
- 陳述：今天，我們談到電子通訊的規則。誰可以告訴我們電子通訊的一般規則？
  - 使用交換聯絡資訊的步驟。
  - 依循步驟開始並結束通話。
  - 依循步驟語音留言。
  - 初次接觸人時先表明自己身分。
  - 接觸你不熟的人時，找一個說法。
  - 不要在早上九點以前或晚上九點以後打電話或傳訊息。
  - 不要傳太私人的事情。
  - 兩則訊息定律。
  - 避免不請自來地打電話。
  - 把「網友」當成「真實生活中的朋友」要很謹慎小心。
- 陳述：學員們練習使用電子通訊，做得非常好。讓我們給他們一個大大的掌聲。

指定家庭作業

發放社交訓練講義給學員，宣布以下的指定家庭作業：

1. 尋找朋友來源
   - 學員和社交教練必須依據學員興趣「討論」並「決定」社交活動。

● 立刻「開始報名」這些活動。

  ○ 適合 PEERS® 的社交活動的標準：

    ■ 內容是學員所感興趣的。

    ■ 頻率是每週一次或至少兩週一次。

    ■ 包含年齡相近、可能接納的同儕。

    ■ 包括自由時間可以和其他人互動。

    ■ 在近幾週內就會開始。

2. 和同儕（可以從朋友來源挑選）練習開啟交談、交換資訊

● 社交教練必須在開始練習之前，先複習開啟並維持交談以及交換資訊的規則與步驟。

● 社交教練必須在練習之後，問下列社交訓練問題：

  ○ 你有開啟交談嗎？和誰？

  ○ 他們看起來像是想要跟你說話嗎？你怎麼知道？

  ○ 你有交換資訊嗎？你們的共同興趣是什麼？

  ○ 有了這個資訊，如果你們要一起消磨時間，可以做什麼？

  ○ 他們看起來是你想要一起消磨時間的人嗎？

3. 團體內互打電話或視訊聊天

● 安排和另一位學員互打電話或視訊聊天，以交換資訊。

● 學員和社交教練必須在互打電話的另一位學員離開之前，安排好打電話的日期與時間。

● 在打電話之前複習開始與結束通話、交換資訊的規則。

● 社交教練必須在電話結束後，問學員以下的社交訓練問題：

  ○ 你依循了哪些開始通話的規則？

  ○ 共同興趣是什麼？

  ○ 有了這個資訊，如果你們要一起消磨時間，可以做什麼？

  ○ 你依循了哪些結束通話的規則？

4. 學員與社交教練應該練習開始並結束通話，並同時練習交換資訊與找出共同興趣
   - 在開始練習之前，複習開始並結束通話、交換資訊的規則。
   - 社交教練應該在練習後，問學員下列社交訓練問題：
     - 你依循了哪些開始通話的規則？
     - 我們的共同興趣是什麼？
     - 有了這個資訊，如果我們要一起消磨時間，可以做什麼？
     - 你依循了哪些結束通話的規則？

5. 帶一件個人物品來交換資訊
   - 下週帶一件個人物品來和其他學員交換資訊（如：音樂、遊戲、書或照片）。

- 唸出團體內互打電話的分配表（附錄 E），提醒社交教練記錄誰打給誰。
- 鼓勵學員與社交教練使用電話通訊錄（附錄 D），記下每週約好要打電話的日期與時間。

個別確認

一旦打電話的時程安排妥當，就可以個別私下和每位學員與社交教練協調：

1. 哪一種類型的社交活動他們會有興趣參加（如果他們還沒有參加）。
   - 如果他們已經在參加某一個社交活動，確定這個活動：
     - 內容是學員所感興趣的。
     - 頻率是每週一次或至少兩週一次。
     - 包含年齡相近、可能接納的同儕。
     - 包括自由時間可以和其他人互動。
     - 在近幾週內就會開始。
2. 團體內互打電話或視訊聊天時，社交教練人會待在哪裡。
3. 學員與社交教練何時可練習開啟並維持交談、交換資訊與找出共同興趣。
4. 下週計畫帶來的個人物品。

電子通訊

社交訓練講義

交換聯絡資訊的步驟

1. 多次交換資訊

2. 找共同興趣

3. 用共同興趣當成要聯絡資訊的一種說法

4. 評估對方和我聯絡的興趣

5. 建議交換聯絡資訊

開始與結束通話的步驟

表 5.2　開始與結束通話的步驟

開始通話的步驟	結束通話的步驟
1. 說出要找的人	1. 等到對話稍停的時候
2. 說明你是誰	2. 給一個你必須離開的說法
3. 問候	3. 告訴對方你聊得很愉快
4. 詢問是否方便談話	4. 告訴對方你之後會再找他聊天
5. 對你打電話的原因給一個說法	5. 說再見

說法範例

表 5.1　說法範例

打電話的理由	必須掛電話的理由
只是打來看你過得怎樣。	我得走了。
只是打來看你最近好嗎。	我不耽誤你了。
我想打來請教你學校／工作上的問題。	我得去唸書了。
有一陣子沒和你說話了。	該去吃晚餐了。
想知道你最近在忙什麼。	我得回去工作了。

語音留言的步驟

1. 先說自己是誰
2. 說你想找誰
3. 說你打電話的時間
4. 說打電話的原因
5. 留下你的電話號碼
6. 說再見

使用電子通訊的一般規則

● 初次接觸時先表明自己身分
● 接觸你不熟的人時，找一個說法
● 不要在早上九點以前或晚上九點以後打電話或傳簡訊
● 不要傳太私人的事情
● 兩則訊息定律
● 避免不請自來地打電話

參加見面會的安全小訣竅

● 只在公共場所見面，附近會有很多人。
● 不要單獨和團體成員去任何地方。
● 不要搭團體成員的順風車。
● 以自己的交通方式前往或離開見面會。
● 讓你的家人或朋友知道你去哪裡、和誰在一起、什麼時候去。
● 在參加見面會之前與之後，跟朋友與家人用電話報告。
● 盡可能和其他朋友一起參加見面會。

給學員網路安全的建議

● 避免在網路上給陌生人你的個人資訊。
● 避免和網路上的陌生人見面，除非是透過見面會或是網路約會網站認識的（即便如此也要保持警覺）。

● 當臉書或其他社交網站上的陌生人邀請你成為朋友時，請謹慎考慮是否接受。

● 不要送交友邀請給陌生人。

● 不要在個人資料上貼出你的聯絡資訊。

● 在臉書與其他社交網站上使用隱私設定，讓你的帳號不是對所有人公開。

指定家庭作業

1. 尋找朋友來源

   ● 學員和社交教練必須依據學員興趣「討論」並「決定」社交活動。

   ● 立刻「開始報名」這些活動。

   ○ 適合 PEERS® 的社交活動的標準：

   ■ 內容是學員所感興趣的。

   ■ 頻率是每週一次或至少兩週一次。

   ■ 包含年齡相近、可能接納的同儕。

   ■ 包括自由時間可以和其他人互動。

   ■ 在近幾週內就會開始。

2. 和同儕（可以從**朋友來源**挑選）練習**開啟交談**、**交換資訊**。

   ● 社交教練必須在開始練習之前，先複習**開啟並維持交談**以及**交換資訊**的規則與步驟。

   ● 社交教練必須在練習之後，問下列社交訓練問題：

   ○ 你有開啟交談嗎？和誰？

   ○ 他們看起來像是想要跟你說話嗎？你怎麼知道？

   ○ 你有交換資訊嗎？你們的共同興趣是什麼？

   ○ 有了這個資訊，如果你們要一起消磨時間，可以做什麼？

   ○ 他們看起來是你想要一起消磨時間的人嗎？

3. **團體內互打電話或視訊聊天**

   ● 安排和另一位學員互打電話或視訊聊天，以**交換資訊**。

   ● 學員和社交教練必須在互打電話的另一位學員離開之前，安排好打電話的日期與時間。

   ● 在打電話之前複習**開始**與**結束通話**、**交換資訊**的規則。

●社交教練必須在電話結束後，問學員以下的社交訓練問題：

○ 你依循了哪些開始通話的規則？

○ 共同興趣是什麼？

○ 有了這個資訊，如果你們要一起消磨時間，可以做什麼？

○ 你依循了哪些結束通話的規則？

4. 學員與社交教練應該練習開始並結束通話，並同時練習交換資訊與找出共同興趣

●在開始練習之前，複習開始並結束通話、交換資訊的規則。

●社交教練應該在練習後，問學員下列社交訓練問題：

○ 你依循了哪些開始通話的規則？

○ 我們的共同興趣是什麼？

○ 有了這個資訊，如果我們要一起消磨時間，可以做什麼？

○ 你依循了哪些結束通話的規則？

5. 帶一件個人物品來交換資訊

●下週帶一件個人物品來和其他學員交換資訊（如：音樂、遊戲、書或照片）。

善用幽默

社交訓練治療指引

為社交教練課程做準備

　　本課的焦點是**善用幽默**。雖然與你一起工作的所有青年未必都需要這個課程，部份人仍需要相關的指導。這些青年不時在搞笑，想讓自己看起來有趣，不幸的是，大部分情況是沒有任何人覺得好笑——即使有人在笑，可能也**不是因為他們所說的笑話**，而是在**笑他們**。或許因為社會認知功能缺損與觀點轉換困難的問題，許多社交有障礙的青年無法意識到別人**對他們的幽默有何反應**，致使他們在努力搞笑的同時，卻把朋友都趕跑了。他們之所以愛賣弄幽默，通常是因為知道幽默的迷人魅力。事實上，能適度運用幽默感，可以是令人著迷又有吸引力的，因為人們通常想在有趣的人身邊逗留。不過，如果運用不當，**幽默也是趕跑朋友最快的做法之一**。

　　本課最大的挑戰之一是，幫助社交教練理解，當他們的學員講了一個不好笑的笑話時，他們報以微笑其實是幫了倒忙。照顧者聽到不好笑的或已聽過數十遍的笑話，通常會笑一笑。這麼做可能因為他們在乎孩子，不想讓孩子感覺受傷，或許也因為當孩子說一些別人不懂得欣賞的笑話時，特別顯得惹人憐愛。在本課程中，很重要的部份是要鼓勵社交教練，開始對學員的幽默提供誠實且有建設性的回饋，如果他們無法做到，學員將可能持續使用不當的幽默，而使治療成效大打折扣。我們發現一個有效的做法，可以把這個觀念解釋給學員與社交教練，也就是對他們說：「**就算你掌握了 PEERS® 的『所有』技巧，但只要你還繼續說別人覺得不好笑的笑話，大概就很難交到朋友或維持友誼。**」我們通常會接著解釋：「**幽默是趕跑朋友最快的做法之一。如果你的目標是交朋友並維持友誼，那麼說不恰當的笑話就可能有風險。**」如果學員想要用他的幽默感來和別人社交，直接指出以下這點，可能也有幫助：「**我們有更安全的做法來和別人連結，就是『交換資訊』。**」學員終究得決定要如何抉擇。雖然一開始可能會抗拒放棄無效

的笑話，當他們愈意識到別人對幽默的回饋，就愈不會再使用不當的幽默。

本課將會教導學員有關幽默回饋的行為徵兆。例如，別人在笑你的兩個行為徵兆，包括一邊笑一邊翻白眼，或是用話諷刺你。一些自閉症類群患者很難解讀諷刺，因此這個徵兆並不是可靠的回饋。在這種情況下，最好依賴其他幽默回饋的行為徵兆（如：翻白眼，做表情，或用手指著你等等）。

一旦社交教練對於給學員幽默回饋抱持開放的態度，你需要教他們一些策略來給予回饋。如同其他課程，手冊中指定家庭作業的最後，都有提供社交訓練小訣竅。這些小訣竅不會列在社交訓練講義中，因為在最後集合時，這份講義也會發給學員，如此可能會讓學員誤解，覺得受到輕蔑。因此，我們建議社交教練對社交訓練小訣竅適度地做筆記。對於有困難善用幽默的學員，其社交教練可能在這堂課上會需要做這些筆記，因為我們將談到許多訣竅。

第一個社交訓練小訣竅是，照顧者必須開始和學員針對善用幽默能開誠佈公地對話。他們可以從取得學員同意開始，在學員表現出不當幽默之時可以指出來。如果學員同意，建議可以和社交教練建立彼此的暗號，在別人在場的情況下，可用來提醒學員注意幽默回饋。舉例來說，如果學員在一些公開場合表現出不當幽默，而在當下的情境中能做的社交指導有限時，社交教練便可以使用預先約定好的溫和語句或問題（如：我們什麼時候要去……？），來提醒學員注意幽默回饋。除此之外，使用簡短的口語提示，不讓他人聽見，可能也有幫助（如：悄悄說「幽默檢查」）。使用不相干的手勢（如：把臉上的頭髮撥開、搓搓手），也可能幫助學員在公開場合下注意幽默回饋。

無論學員是否同意在公開場合接受簡短提示，強烈建議社交教練，在學員不當運當幽默之後，私下向學員指出這些情況。最簡單的做法是，提起這件事，並接著詢問相關的社交訓練問題：「你得到的幽默回饋是什麼？」與「你如何分辨？」這些問題可能引發更深入地探討當個愛說笑話的人比較好，還是當個喜歡笑話的人比較好，以及如果幽默回饋不佳，是否應堅持說笑話。

驗收家庭作業

〔逐項檢視下列的指定家庭作業並解決可能發生的問題。從有完成家庭作業的學員開始。如果時間足夠，可以詢問為什麼其他人無法完成作業，並試著解決問題，討論下一週可以如何完成作業。驗收家庭作業時，記得使用關鍵詞（以粗楷

體字標示的部分）來重新整理他們的敘述。驗收家庭作業時，請將大部分時間用在討論**尋找朋友來源**，因為這是最重要的部份。〕

1. 帶一件**個人物品來交換資訊**
   - ●陳述：這週的指定作業之一是，帶一件個人物品來和其他學員交換資訊。讓我們很快地來聽聽看，學員們帶了哪些物品來交換資訊。
   - ○如果所帶的物品不適當，討論如何**解決**問題，以及下週可以帶什麼來。

2. **尋找朋友來源**
   - ●陳述：這週最主要的指定作業，是幫忙學員找到一個潛在的朋友來源，並且幫忙他們開始報名社交活動。誰和你的學員找到了朋友來源？
   - ●確認**朋友來源**是否適當且符合下列標準：
   - ○內容是學員所感興趣的。
   - ○頻率是每週一次或至少兩週一次。
   - ○包含年齡相近、可能接納的同儕。
   - ○包括自由時間可以和其他人互動。
   - ○在近幾週內就會開始。

3. 和同儕練習**開啟交談、交換資訊**
   - ●陳述：這週另一個指定作業是，學員必須和同儕練習開啟交談與交換資訊。可以在社交活動的情境下練習。有誰完成這個作業或是有試著完成作業？
   - ●問下列問題：
   - ○學員在哪裡、和哪位同儕練習開啟交談？
   - ○你們有在開始練習以前複習規則和步驟嗎？
     - ■ 開啟交談的步驟：
       1. 輕鬆地看一下對方
       2. 利用手邊的物品
       3. 找出共同興趣
       4. 提起共同興趣
       5. 交換資訊
       6. 評估對方和我說話的興趣

　　　　□ 他們在跟我說話嗎？

　　　　□ 他們是否看著我？

　　　　□ 他們面對著我嗎（或是給我軟釘子碰）？

　　7. 介紹自己

　○問：在練習之後，你做了哪些社交指導？

　　　■適當的社交訓練問題：

　　　　□ 你有開啟交談嗎？和誰？

　　　　□ 他們看起來像是想要跟你說話嗎？你怎麼知道？

　　　　□ 你有交換資訊嗎？你們的共同興趣是什麼？

　　　　□ 有了這個資訊，如果你們要一起消磨時間，可以做什麼？

　　　　□ 他們看起來是你想要一起消磨時間的人嗎？

4. 團體內互打電話或視訊聊天

　●陳述：這週學員的指定作業是打一通電話給團體中的另一位學員或是視訊聊天，來練習開始與結束通話以及交換資訊。哪一位學員打了電話或視訊聊天？

　●問以下問題：

　　○學員和誰說話，誰主動打給誰？

　　○在通話前你做了哪些社交指導？

　　○電話來時你在哪裡？

　　○通話怎麼開始的？

　　○他們是否有交換資訊、找出共同興趣？

　　○通話怎麼結束的？

　　○電話講完後你做了哪些社交指導？

　　　■適當的社交訓練問題：

　　　　□ 你們的共同興趣是什麼？

　　　　□ 有了這些資訊，如果你們要一起消磨時間，可以做些什麼？

　●緊接著讓通話對方學員的社交教練說明這些問題，但不是同一個時間說明。

表 6.1　開始與結束通話的步驟

開始通話的步驟	結束通話的步驟
1. 說出要找的人	1. 等到對話稍停的時候
2. 說明你是誰	2. 給一個你必須離開的理由
3. 問候	3. 告訴對方聊得很愉快
4. 詢問是否方便談話	4. 告訴對方你之後會再跟他聊
5. 對你打電話的原因給一個說法	5. 說再見

5. 學員與社交教練應該練習開始與結束通話，並同時練習交換資訊與找出共同興趣

　●陳述：這週的另一個指定作業是，和你的學員練習開始與結束通話、交換資訊、找出共同興趣。哪一位學員已完成或嘗試完成這個指定作業？

　●聚焦在已經完成或嘗試完成指定作業的人，問以下問題：

　　○學員有和你練習開始與結束通話嗎？

　　○在開始練習之前，你有先複習規則與步驟嗎？

　　○通話怎麼開始的？

　　○學員有練習交換資訊嗎？

　　○通話怎麼結束的？

　　○練習後你做了哪些社交指導？

　　　■適當的社交訓練問題：

　　　　□我們的共同興趣是什麼？

　　　　□有了這些資訊，如果我們要一起消磨時間，可以做些什麼？

　●〔收回社交訓練指定家庭作業工作表。如果社交教練忘記帶，請他們重新填寫好一份新的表格，幫助他們為家庭作業負責。〕

講授課程：善用幽默

●發放社交訓練講義。

　○社交訓練治療指引中的**粗體字**部份，直接摘錄自社交訓練講義。

　○提醒社交教練粗楷體字是**關鍵詞**，代表 PEERS® 課程中的重要概念，在社交指導時應該盡可能使用這些用語。

● 解釋：今天我們要談有關善用幽默。幽默是人們溝通與彼此連結的方式之一。適度的幽默可以讓人有吸引力。問題是如果不當運用幽默，它也是「**最快**」趕跑朋友的做法之一。很不幸地，有些學員不會適度運用幽默，所以我們要幫助他們了解運用幽默的規則，以及當他們說笑話的時候，如何注意幽默回饋。

● 當你「初次」認識某人時，稍微正經一點

○ 陳述：善用幽默的第一條規則是，當你「初次」認識某人時，稍微正經一點。「初次」認識別人就裝傻搞笑，可能會有什麼問題？

■ 答案：他們可能不懂你的幽默；他們可能會以為你在取笑他們；他們可能會覺得你很怪。

○ 問：你是否曾經遇過，初次認識某人時，你覺得對方可能剛剛說了個笑話，但是不太確定，也不知道自己該不該笑？那會讓你感覺怎麼樣？

■ 答案：覺得糟糕；不舒服；困惑。

○ 陳述：在一開始時保持正經一些，會安全很多。當你和他們彼此更熟悉時，可以不那麼正經嗎？

■ 答案：可以，如果你的幽默回饋夠好的話。

● 別人已聽過的笑話，不要一再重複

○ 陳述：善用幽默的另一條規則是，不要對已聽過笑話的人一再重複。對已聽過笑話的人一再重複，可能會有什麼問題？

■ 答案：已經聽過的笑話，通常再聽一次就不好笑了；看起來好像沒什麼題材可說了。

○ 解釋：學員說笑話時我們通常都會笑，即使我們不覺得好笑，或是我們已聽過幾十遍。我們不希望你對不好笑或是已聽過的笑話發笑，相反的，利用這個機會提供幽默回饋。稍後我們會談到如何來做。

● 避免羞辱人的笑話

○ 陳述：善用幽默的另一條規則是，避免羞辱人的笑話。有些笑話是在取笑別人。羞辱人的笑話，通常包括取笑別人的種族、宗教信仰、性別、性取向或外表。說羞辱人的笑話，可能會有什麼問題？

■ 答案：你可能羞辱了他們；你可能會讓他們感覺受傷；他們可能不會想跟你做朋友；你可能會因此而有刻薄的名聲。

○ 解釋：我們知道羞辱人的笑話很普遍，不過如果你想要交朋友並維持友誼，

說羞辱人的笑話風險很高。

● **避免說黃色笑話**

○陳述：善用幽默的另一條規則是，避免說黃色笑話。黃色笑話通常是指和性或身體器官有關的笑話。說黃色笑話，可能會有什麼問題？

■答案：黃色笑話讓別人不自在；你可能會有壞名聲。

○問：如果你說黃色笑話，別人可能會怎麼看你？

■答案：覺得你很怪異或變態。

○陳述：我們知道有些人很常說黃色笑話。不過如果你想要交朋友並維持友誼，說黃色笑話風險很高。

● **避免自己人才聽得懂的笑話**

○解釋：善用幽默的另一條規則是，避免自己人才聽得懂的笑話。意思是說，只有一些人才了解、能彼此分享的笑話。這些笑話通常只限定在某些情境，只能在特定的人之間分享。

○陳述：說自己人才聽得懂的笑話並沒有做錯，不過如果別人無法領會，可能會有什麼問題？

■答案：其他人會聽不懂；他們可能覺得被排除在外；你可能會讓他們感覺受傷。

○問：如果我和朋友小花、小美都知道一個自己人的笑話。有一天，我們三個人遇到我們的朋友小如，我想說這個笑話。小花和小美都會聽得懂，但是小如不懂。那我可以說這個笑話嗎？

■答案：不行，因為小如會聽不懂，覺得被排除在外。

○問：如果我們不小心說了自己人才聽得懂的笑話，該怎麼辦？

■答案：道歉，並解釋笑話。

○問：如果笑話還需要解釋，那還會好笑嗎？

■答案：不會，通常不好笑。

● **不要跟權威人士說笑話**

○陳述：善用幽默的另一條規則是，不要跟權威人士說笑話。權威人士是指誰？

■答案：教授；校長；督導；上司；執法警官。

○問：對權威人士說笑話，可能會有什麼問題？

■答案：很不尊重；粗魯；沒有禮貌，因為有權力差異存在；可能會惹上麻煩。

○解釋：我們知道有些人會和權威人士說笑話也沒事，但是請記得這麼做還是風險很高。

● **不要無緣無故地發笑**

○陳述：善用幽默的另一條規則是，不要無緣無故地發笑。例如：你可能想到一件好笑的事情，然後很大聲地笑出來，但是沒有人知道你在笑什麼。無緣無故地笑，可能會有什麼問題？

■答案：別人可能會以為你在笑他們；他們可能會覺得你奇怪或怪異；別人可能會以為你有精神病或是有幻聽。

○問：如果我們沒有理由不小心大聲笑出來，該怎麼辦？

■答案：說：「抱歉，我剛好想到一件好笑的事情。」

● **幽默必須要切合年紀**

○解釋：另一件重要的事情是，幽默必須要切合年紀。也就是說，當學員和同儕說笑話時，他們不應該說「叩叩叩，有人在家嗎？」這種笑話，或是很不成熟的笑話，例如五歲小孩才可能說的笑話。

○問：說不切合年紀的笑話，可能會有什麼問題？

■答案：別人不會覺得好笑；別人會覺得你不成熟或怪異。

○問：如果是對五歲的小孩子，可以說不成熟的笑話嗎？

■答案：可以，因為那個笑話對五歲的小孩來說，是**切合年紀**的。

● **幽默應該切合情境**

○陳述：另一件重要的事情是，幽默應該切合情境。意思是說，笑話必須跟你所處的情境有關。例如：如果你對不懂機器人的一群人，說了一個和機器人工程有關的笑話，他們會覺得好笑嗎？

■答案：不會，他們可能會聽不懂。

○問：不過如果你在機器人社團中講同一個笑話，他們會覺得好笑嗎？

■答案：有可能，如果你說的是一個好笑話的話。

○問：說不切合情境的笑話，可能會有什麼問題？

■答案：人們應該不會覺得你的笑話好笑，如果他們聽不懂或是在狀況外的話；他們可能會覺得你怪異或突兀。

- 考慮說笑話的時機是否適當
  - 解釋：另一件重要的事情是，說笑話的時機「是否適當」。
  - 問：何時「是」說笑話的適當時機？
    - 答案：同樂會；朋友聚會；自由時間；午休時間；別人在講笑話的時候。
  - 問：何時「不是」說笑話的適當時機？
    - 答案：演講；教授在說話的時候；考試的時候；當你應該工作的時候；當別人在難過的時候，可能會讓人覺得你不體貼。
- 別人說笑話的時候，禮貌性地笑笑
  - 解釋：有時候別人跟我們說的笑話，我們並不覺得好笑。如果我們沒笑，或跟對方說「不好笑」，可能會讓他們覺得難受。如果我們的目的是要交朋友並維持友誼，當別人說了我們不覺得好笑的笑話，我們應該要怎麼做？
    - 答案：禮貌性地笑；說「還蠻好笑的」。
  - 〔可選擇：播放 PEERS® 角色扮演影片集錦（www.semel.ucla.edu/peers/resources）中有關禮貌性地笑的「錯誤」與「正確」示範的角色扮演影片〕
- 注意幽默回饋
  - 解釋：善用幽默的重要規則之一是，如果你準備要說笑話，你必須注意幽默回饋。幽默回饋是指當你說笑話時，別人給你的反應。
  - 問：如果沒有注意幽默回饋，可能會有什麼問題？
    - 答案：別人可能不覺得笑話好笑，結果你可能把朋友趕跑了；他們可能會覺得你很奇怪或怪異，而不想跟你做朋友。
  - 解釋：在注意幽默回饋時，你應該留意四種可能的反應。
    - **完全沒笑**
    - **禮貌性地笑笑**
    - **取笑你**
    - **跟著你的笑話笑**
  - 問：如果他們完全「沒笑」，代表什麼意思？
    - 答案：他們不覺得你說的有什麼好笑；這是「**不好的**」幽默回饋。
  - 問：如果他們「**禮貌性地笑笑**」，代表什麼意思？
    - 答案：他們只是基於禮貌才笑一笑，但是並不覺得你說的好笑；這是「**不好的**」幽默回饋。

○問：如果他們「取笑你」，代表什麼意思？看起來是怎麼樣？

　　■答案：參見表 6.2；這是「不好的」幽默回饋。

○問：如果他們「跟著你的笑話笑」，代表什麼意思？看起來是怎麼樣？

　　■答案：參見表 6.2；這是唯一「好的」幽默回饋。

○解釋：在注意幽默回饋時，最大的錯誤是他們沒有「看著」別人，而是只聽別人的反應。

○以「你可以『聽得到』別人……」這個句型問下列問題：

　　■翻白眼嗎？

　　■做奇怪的表情嗎？

　　■手指著你嗎？

　　■對你微笑嗎？

　　■點頭嗎？

○解釋：為了注意幽默回饋，我們必須「用眼睛看」且「用耳朵聽」。意思是說，你必須仔細「看著」別人的反應。只聽他們是否笑出聲來，並無法給你足夠的回饋。

○〔可選擇：播放 PEERS® 角色扮演影片集錦（www.semel.ucla.edu/peers/resources）中有關幽默回饋的「取笑你」和「跟著你的笑話笑」的角色扮演影片示範〕

表 6.2　幽默回饋徵兆

取笑你	跟著你的笑話笑
一邊笑一邊翻白眼	笑出聲，並且有微笑的表情
看著別人然後笑出來	稱讚你的笑話或是你的幽默感
笑話沒講完就笑出來	一邊笑，一邊點頭
聽了很久才開始笑	他們說「這個不錯」並微笑
一邊笑一邊做奇怪表情	他們說「你蠻風趣的」並微笑
一邊笑一邊指著你	要你說另一個笑話
一邊笑，一邊對其他人搖頭	對方說：「我要把這個笑話記起來」
給諷刺的評論（可能較難解讀）	他們也開始說起笑話來

分辨說笑話的人

解釋：每個人對於幽默所抱持的態度都不一樣。有些人喜歡說笑話，有些人喜歡聽笑話，還有些人一點都不喜歡笑話。談到幽默，基本上有三種人。

● 愛說笑話的人
　○ 解釋：愛說笑話的人，是指愛「不停地」說笑話的人。他們自以為是搞笑的人或是班上的小丑，但實際上要「總是」很好笑是蠻困難的。不幸的是，有時候別人並不會「跟著」他們一起笑；而是「取笑」他們。很少人「一直都是」很好笑。

● 喜歡笑話的人
　○ 解釋：喜歡笑話的人，是指享受幽默的人。他們有時候也會說笑話，或是說一些有趣的評論，但不會想要「一直都是」很好笑。喜歡笑話的人喜歡笑，有時也會說笑話或開開別人玩笑，不過他們的自我認同不是搞笑的人或是班上的小丑。大部份人都是屬於喜歡笑話的人。

● 討厭笑話的人
　○ 解釋：討厭笑話的人（或拒絕笑話的人），是指不愛享受幽默的人。他們不喜歡說笑話或聽笑話。幽默會讓他們不自在或覺得困惑。
　○ 問：雖然不喜歡笑話並沒有關係，但如果你是一個討厭笑話的人，你應該要叫別人不要說笑話嗎？
　■ 答案：不應該，那會像在糾正別人。
　○ 解釋：如果你的學員不喜歡幽默，請提醒他們，友誼是一種選擇，和愛說笑話的人做朋友，對他們來說可能不是一個好選擇，但是糾正別人的幽默不該是他的事情。

● 解釋：今天，你的學員將要確認自己是屬於愛說笑話的人、喜歡笑話的人或討厭笑話的人。我們將在最後集合時公布他們的反應，希望不會太讓人訝異。你接下來的職責就是幫助他們注意幽默回饋。我們會在進行到指定家庭作業時，提供一些訣竅，幫助你做到。

● 解釋：對部份學員來說，發現自己並沒有好的幽默回饋，可能會很震驚，也可能是一個很大的打擊。因為他們說笑話的目的是為了要加入別人，並且和別人產生連結。發現這點是一件好事情。因為現在我們有一個更好而且更安全的方式，那就是「交換資訊」！

指定家庭作業

〔發放社交訓練指定家庭作業工作表（附錄 I），讓社交教練填完後下次繳回。〕

1. 尋找朋友來源
   ● 學員與社交教練應該以學員的興趣為基礎，共同「討論」並「決定」社交活動。
   ● 「開始報名」參加這些活動（如果還沒參加的話）。
     ○ 適合 PEERS® 的社交活動的標準：
       ■ 內容是學員所感興趣的。
       ■ 頻率是每週一次或至少兩週一次。
       ■ 包含年齡相近、可能接納的同儕。
       ■ 包括自由時間可以和其他人互動。
       ■ 在近幾週內就會開始。

2. 和同儕（可以從朋友來源挑選）練習開啟交談與交換資訊
   ● 社交教練必須在開始練習之前，先複習開啟並維持交談以及交換資訊的規則與步驟。
   ● 社交教練必須在練習之後，問下列社交訓練問題：
     ○ 你有開啟交談嗎？和誰？
     ○ 他們看起來像是想要跟你說話嗎？你怎麼知道？
     ○ 你有交換資訊嗎？你們的共同興趣是什麼？
     ○ 有了這個資訊，如果你們要一起消磨時間，可以做什麼？
     ○ 他們看起來是你想要一起消磨時間的人嗎？

3. 注意幽默回饋
   ● 如果學員剛好說了笑話（指定作業「並非」說笑話），要注意幽默回饋。
   ● 社交教練應該在學員嘗試幽默之後，「私下」問下列社交訓練問題：
     ○ 你的幽默回饋是什麼？
     ○ 你怎麼知道的？

4. 團體內互打電話或視訊聊天

 ● 安排和另一位學員互打電話或視訊聊天，以交換資訊。

 ● 學員和社交教練必須在互打電話的另一位學員離開之前，安排好打電話的日期與時間。

 ● 在打電話之前複習開始與結束通話、交換資訊的規則。

 ● 社交教練必須在電話結束後，問學員以下的社交訓練問題：

  ○ 你依循了哪些開始通話的規則？

   ■ 如果是視訊聊天，步驟會有些不同（如：你不需要說出要找誰，或說自己是誰）。

  ○ 共同興趣是什麼？

  ○ 有了這個資訊，如果你們要一起消磨時間，可以做什麼？

  ○ 你依循了哪些結束通話的規則？

5. 帶一件個人物品來交換資訊

 ● 下週帶一件個人物品來和其他學員交換資訊（如：音樂、遊戲、書或照片）。

社交訓練小訣竅

● 和學員針對善用幽默開始進行開誠佈公的對話。

 ○ 取得學員同意，在出現不當幽默時可以接受你直接指出。

● 討論出一個暗號，讓你們可以在有其他人在場的時候使用，來幫助提醒學員注意幽默回饋：

 ○ 溫和的句子或問題（如：我們什麼時候要去……？）

 ○ 簡短的口語提示，讓別人聽不到（如：悄悄說「幽默檢查」）

 ○ 看似無關的手勢（如：把臉上的頭髮撥開、搓搓手）

● 私下問以下問題，討論幽默回饋的實例：

 ○ 你的幽默回饋是什麼？

  ■ 完全沒笑

  ■ 禮貌性地笑笑

  ■ 取笑你

■ 跟著你的笑話笑

　○ 你怎麼知道的？

● 不好笑的笑話不用笑。

　○ 如果學員說了別人可能覺得突兀或討厭的笑話而你卻笑了，你就幫了倒忙。

　○ 取而代之的是，你要問：「你的幽默回饋是什麼？」如前所述。

● 對立志要當愛說笑話的人但無法如願的學員：

　○ 對於那些愛說笑話卻又說不好的學員，請他們以平常心待之，但是要提醒他
　　們：

　　■ 如果你的目的是要交朋友與維持友誼，這麼做風險很高！

　　■ 我們有更安全的做法和別人產生連結，就是「交換資訊」！

【課程五】（續）
善用幽默

學員治療指引

為學員課程做準備

　　大部分人都同意，好的幽默感可以讓人顯得迷人又富有吸引力。而**不當使用幽默則是趕跑朋友最快的做法之一**。一個點頭之交說出不適當的笑話或是不正經的言論，大部分人的反應，大概就是不會再跟那個人來往了。很不幸地，很多自閉症類群的人較為突出而明顯的社交缺陷之一，可能就是不當幽默。自閉症類群青年在本質上對理解幽默通常有困難，無法了解笑話中與社交有關的梗（笑點），尤其當其中牽涉到諷刺時。更甚者，由於社會認知與觀點轉換的困難，自閉症類群患者常難以理解或解讀**幽默回饋**，或讀懂別人對笑話的反應當中的社交線索。不過，即使有這些缺陷，許多自閉症類群青年仍然喜歡說笑話，就算別人不覺得好笑。更慘的是，有時候別人是在「**取笑**」他們，而不是因為笑話而「**覺得好笑**」。

　　儘管部分自閉症類群青年酷愛說笑話，另一部分人則常為幽默感到困惑，因別人說笑話而感到挫折，甚至生氣。我們稱他們為**討厭笑話的人**。討厭笑話的人在自閉症類群青年中只佔少數，他們必須了解，不應**糾正別人或堅持別人不准說笑話**，相反地，重要的是要記得，**友誼是一種選擇**。他們不需要和愛說笑話的人做朋友，**愛說笑話的人**也不是一定得和他們做朋友。

　　對團體中的部分學員來說，學習如何適當使用幽默是發展人際關係最為重要的關鍵之一，特別是那些說愚蠢或不成熟的笑話，或說別人聽不懂的笑話的學員。許多**被同儕排擠**的青年無視於他們所接收到的負向**幽默回饋**，這讓他們更容易被拒絕，甚至在同儕當中有不好的名聲。常**不當使用幽默**的學員通常被同儕視為奇特或怪異，不僅會被同儕排擠或社交孤立，也常導致被嘲弄或霸凌。因此，對於自詡為**愛說笑話的人**卻因而被排擠的學員，**注意幽默回饋、學習善用幽默**，就顯得格外重要。對某些學員來說，能否建立這個核心技巧，將是 PEERS® 治療

成敗的關鍵。換句話說，即使學員能完全掌握所有 PEERS® 課程中所列出的技巧，如果他們持續**不當使用幽默**，他們可能會繼續被同儕排擠。

本課之中一個常見問題是，誤解了**喜歡笑話與愛說笑話**兩者的差異。進一步釐清的話，**喜歡笑話的人**享受笑話，也時常說笑話，或開別人玩笑。不同於**愛說笑話的人**把自己當成搞笑的人、班上的小丑或職業諧星，**喜歡笑話的人**不會想要自己「總是」很搞笑。重點是，你必須解釋這兩者的差異，並且強調，只有極少數**愛說笑話的人**能總是成功搞笑。因為**幽默是最快趕跑朋友的做法之一**，如果你的目標是要交朋友並維持友誼，就應該謹慎處理幽默，隨時**注意幽默回饋**。如果學員對於「喜歡笑話的人」與「討厭笑話的人」的說法覺得不舒服，你也可以使用笑話粉絲或笑話拒絕者的說法。

另一常見問題是，學員可能會挑戰規則，宣稱大部分笑話都是**羞辱人的笑話**，或者說，**黃色笑話**在男生或男人當中非常普遍。你的回應應該先認同這些陳述的確是事實。羞辱人的笑話確實非常普遍，在某些特定的社交圈中，黃色笑話也是如此。不過你需要強調的重點是，如果想交朋友或維持友誼，這麼做是**風險很高的**。要傳達這個理念，你可以說：「**幽默是最快趕跑朋友的做法之一，如果你的目標是交朋友且維持友誼，說這類笑話是有風險的。**」正如你在 PEERS® 所教導的一切內容，你所提供的資訊是**經過驗證**、有助於交朋友與維持友誼的技巧。你所分享的是我們所知的研究成果，學員可以自行決定是否採用這些資訊。

本課最具挑戰的部分，也許是有關成功搞笑的迷思。在加州大學洛杉磯分校 PEERS® 門診接受社交技巧訓練的青年當中，將近 25％ 自認為屬於**愛說笑話的人**，而當中真正成功者寥寥可數，因為幽默若能善加利用，其效果往往如社交磁鐵。而從他們之所以來到團體當中、以及他們為社交所苦的事實來看，顯然他們不太可能是全面成功的**愛說笑話的人**。相反地，這些青年之中倒是不乏自認為成功的**愛說笑話的人**，卻很少注意別人是否「因為」他們的笑話而笑。當他們學到了**注意幽默回饋**之後，許多學員開始注意到別人對他的笑話根本沒笑，或只是**禮貌性地笑**，甚至是在取笑他。對這一類學員來說，這些發現可能是很震驚的打擊。請準備好去同理這個經驗，並讓他們知道這種經驗很正常，你可以解釋只有極少數人能成功勝任當一個隨時**愛說笑話的人**。大部分人是**喜歡笑話的人**，代表他們享受笑話，有時也開開玩笑，但是他們不會想要總是搞笑。這也是個好機會，可以提醒學員有一個取代幽默的好辦法：**交換資訊**是非常有效而且安全許多

的做法，可以和別人建立連結。建議你鼓勵學員，如果他們的目標是交朋友並維持友誼，**應該要多交換資訊，少搞笑**。

　　整個治療從這裡開始，要請你謹慎指出任何在團體中違反**善用幽默**規則的狀況，這個做法非常重要。**愛說笑話的人**在團體中常常想說笑話，即使時機並不適當，要善加利用這個可提供指導的時刻來給予機會教育。舉例來說，如果學員在團體中說了不恰當的笑話，沒有人笑，或更糟糕的，大家在**取笑**他，你可以委婉地問他：「**你的幽默回饋是什麼？**」大部分學員會承認他們的回饋不太好。你便有機會再次提醒學員：「**幽默是趕跑朋友最快的做法之一。如果你的目標是要交朋友並維持友誼，那我們就要小心地處理幽默。**」如果回饋是好的（也就是團體「跟著」那位學員笑），你還是可以利用這個可提供訓練的時刻來問：「**現在是說笑話的好時機嗎？**」大部分學員會承認不是，然後你就可以接著說，「**我們應該要嚴肅一些。**」

驗收家庭作業

〔逐項檢視下列的指定家庭作業並**解決**可能發生的問題。從有完成家庭作業的學員開始。如果時間足夠，可以詢問為什麼其他人無法完成作業，並試著**解決問題**，討論下一週可以如何完成作業。驗收家庭作業時，記得使用**關鍵詞**（以**粗楷體字**標示的部分）來重新整理他們的敘述。驗收家庭作業時，請將大部分時間用在討論**尋找朋友來源**，因為這是最重要的部份。〕

1. **帶一件個人物品來交換資訊**
   - 陳述：這週的指定作業之一是，帶一件個人物品來和其他學員交換資訊。讓我們很快地來聽聽看，大家帶了哪些物品來交換資訊。
   - ○讓學員把物品放在會議室一邊，避免分心。
   - ○如果所帶的物品不適當，討論如何**解決**問題，以及下週可以帶什麼來。

2. **尋找朋友來源**
   - 陳述：這週最主要的指定作業是，如果你目前沒有參加社交活動，請找到一個潛在的朋友來源，並且在社交教練的協助下，開始報名社交活動。誰找到了朋友來源？
   - 確認**朋友來源**適當，且符合下列標準：

○內容是學員所感興趣的。

○頻率是每週一次或至少兩週一次。

○包含年齡相近、可能接納的同儕。

○包括自由時間可以和其他人互動。

○在近幾週內就會開始。

3. 和同儕練習開啟交談、交換資訊

●陳述：這週另一個指定作業是，和同儕練習開啟交談與交換資訊。這可以在
社交活動的情境下練習。有誰做了這個指定作業的請舉手。

●問下列問題：

○你在哪裡、和哪位同儕練習開啟交談？

○你如何開啟交談？

■ 開啟交談的步驟：

1. 輕鬆地看著對方

2. 利用手邊的物品

3. 找出共同興趣

4. 提起共同興趣

5. 交換資訊

6. 評估他們跟我交談的興趣

□他們在跟我說話嗎？

□他們是否看著我？

□他們面對著我嗎（或是給我軟釘子碰）？

7. 介紹自己

○他們看起來像是想要跟你說話嗎？你怎麼知道？

○你有交換資訊嗎？你們的共同興趣是什麼？

○有了這個資訊，如果你們要一起消磨時間，可以做什麼？

○他們看起來是你想要一起消磨時間的人嗎？

4. 團體內互通電話或視訊聊天

●陳述：這週另一個指定作業是，打一通電話給團體中的另一位學員或是視訊
聊天，來練習開始與結束通話與交換資訊。哪一位有打電話或視訊聊天請舉

手。

● 問以下問題：

○ 和誰說話，誰主動打給誰？

○ 通話怎麼開始的？（只問打電話的人）

○ 是否有交換資訊、找出共同興趣？

○ 有了這些資訊，如果你們要一起消磨時間，可以做些什麼？

○ 通話怎麼結束的？（只問結束電話的人）

● 緊接著讓通話對方學員說明這些問題，但不是同一個時間說明。

表 6.1　開始與結束通話的步驟

開始通話的步驟	結束通話的步驟
1. 說出要找的人	1. 等到對話稍停的時候
2. 說明你是誰	2. 給一個你必須離開的理由
3. 問候	3. 告訴對方你聊得很愉快
4. 詢問是否方便談話	4. 告訴對方你之後會再找他聊天
5. 對你打電話的原因給一個說法	5. 說再見

5. 學員與社交教練應該練習開始與結束通話，並同時練習交換資訊與找出共同興趣

● 陳述：這週的另一個指定作業是，和社交教練練習開始與結束通話、交換資訊、找出共同興趣。這週有和社交教練練習交換資訊的請舉手。

● 問以下問題：

○ 通話怎麼開始的？

○ 是否有交換資訊，找到共同興趣？

○ 有了這些資訊，如果你們要一起消磨時間，可以做些什麼？

○ 通話怎麼結束的？

講授課程：善用幽默

● 解釋：今天我們要談如何善用幽默。幽默是人們溝通與彼此連結的方式之一。適度的幽默可以讓人有吸引力。但是如果不當運用幽默，它也是可以「最快」趕跑朋友的做法之一。所以我們要了解善用幽默的規則，來交朋友與維持友

誼，發展親近且有意義的人際關係。

● 〔在白板上寫出以下**善用幽默**規則的重點列示及**關鍵詞**（以粗楷體字標示的部分），在課程結束以前不要擦掉規則。標有 ▶ 符號的角色扮演，表示包含一段 PEERS® 角色扮演影片集錦（www.semel.ucla.edu/peers/resources）中對應的影片。〕

● **當你「初次」認識某人時，稍微正經一點**

　○陳述：善用幽默的第一條規則是，當你「初次」認識某人時，稍微正經一點。

　○問：「初次」認識別人就裝傻搞笑，可能會有什麼問題？

　　■答案：他們可能不懂你的幽默；他們可能會以為你在戲弄他們；他們可能會覺得你很怪。

　○問：你是否曾經遇過，在「初次」認識某人時，你覺得對方可能是在說笑話，但是不太確定，也不知道自己該不該笑？這會讓你感覺怎麼樣？

　　■答案：覺得尷尬；不舒服；困惑。

　○解釋：我們知道人們有時在一開始認識別人時，會想表現得很風趣，不過如果你的目標是要交朋友與維持友誼，這麼做是風險很高的！

　○問：當你和他們彼此更熟悉時，可以不那麼正經嗎？

　　■答案：可以，如果你的**幽默回饋**夠好的話。

● **別人已聽過的笑話，不要一再重複**

　○陳述：善用幽默的另一條規則是，不要對已經聽過笑話的人一再重複。

　○問：對已經聽過笑話的人一再重複，可能會有什麼問題？

　　■答案：已經聽過的笑話，通常再聽一次就不好笑了；看起來好像沒有題材可以說了。

　○問：如果我之前已經跟小花說了一個笑話，而且她有笑。然後隔天我們一起遇到我們的朋友小美。小美沒聽過那個笑話，可是小花已聽過了。那我可以再說一次同樣的笑話嗎？

　　■答案：不行，絕對不要在同一個人面前說同樣的笑話（除非是**自己人才懂的笑話**）。

　○問：如果是小花要我跟小美說那個笑話，那我可以再說一次同樣的笑話嗎？

　　■答案：可以，只有當聽過笑話的人要求，你才可以重覆。

○問：那如果是我跟小花說了笑話，隔天我遇到小美，小花不在場，那我可以跟小美說同一個笑話嗎？

　　■答案：可以，因為小美沒聽過笑話，而且小花不在。

○解釋：我們知道人們有時候會對聽過笑話的人重覆同樣的笑話，不過如果你的目標是要交朋友與維持友誼，這麼做是風險很高的！

● 避免羞辱人的笑話

○解釋：善用幽默的另一條規則是，避免羞辱人的笑話。有些笑話是在取笑別人。羞辱人的笑話通常包括：取笑別人的種族、宗教信仰、性別、性取向或外觀。

○問：說羞辱人的笑話可能會有什麼問題？

　　■答案：你可能羞辱了他們；你可能會讓他們感覺受傷；別人可能不會想跟你做朋友；你可能會因此讓人覺得刻薄。

○問：舉例來說，如果你說了一個和種族有關的笑話，可能會有什麼問題？

　　■答案：別人可能會覺得你有種族歧視；你可能會羞辱或冒犯到別人；別人可能不會想跟你做朋友；你可能會因此而有種族歧視的壞名聲。

○問：如果對方不是那個種族的人呢？那我就可以說那個笑話吧？

　　■答案：不行，絕對不行；很多人會覺得那種笑話是冒犯人的，即使他並不是那個種族的人。

○問：那如果是你的朋友說和種族有關的笑話，那我就可以說種族有關的笑話吧？

　　■答案：不行，絕對不行；即使聽你說笑話的人不覺得被冒犯，旁邊聽到的人也可能會因此不高興；你可會因為被當成有種族歧視而有不好的名聲。

○解釋：我們知道羞辱人的笑話很普遍，不過如果你的目標是要交朋友並維持友誼，說羞辱人的笑話風險很高！

● 避免說黃色笑話

○解釋：善用幽默的另一個重要規則是，避免說黃色笑話。黃色笑話通常是指和性或身體器官有關的笑話。

○問：說黃色笑話可能會有什麼問題？

　　■答案：黃色笑話讓別人不自在；你可能會有不好的名聲。

○問：如果你說黃色笑話，別人可能會怎麼看你？

■答案：覺得你很怪異，或是變態。

○問：如果你的朋友說黃色笑話，那你也可以說黃色笑話嗎？

■答案：不行，如果別人聽到了，你可能還是會有不好的名聲；別人可能會覺得你很怪異，或是變態。

○解釋：我們知道黃色笑話相當普遍，不過如果你的目標是要交朋友並維持友誼，這麼做風險很高！

● 避免自己人才聽得懂的笑話

○解釋：善用幽默的另一個規則是，避免說自己人才聽得懂的笑話。意思是說，只有特定一些人才了解、能彼此分享的笑話。這些笑話通常只限定在某些情境，只在特定的人之間分享。

○陳述：說自己人才聽得懂的笑話並沒有做錯，不過如果別人不了解，可能會有什麼問題？

■答案：其他人會聽不懂；他們可能覺得被排除在外。

○問：如果我跟朋友小雪和小花之間有個我們自己才懂的笑話，有一天我們三個跟另一個朋友小如在一起，我想說那個笑話。小雪和小花懂那個笑話，但小如在狀況外，那麼我說那個笑話恰當嗎？

■答案：不恰當，因為小如會聽不懂，而且覺得被排除在外。

○問：如果我們不小心說了自己人才聽得懂的笑話，小如聽不懂，該怎麼辦？

■答案：道歉，並對小如解釋笑話。

○問：如果笑話還需要解釋，那還會好笑嗎？

■答案：不會，通常不好笑。

○解釋：我們知道人們有時會說自己人才聽得懂的笑話，不過如果你想要交朋友並維持友誼，這麼做風險很高！

● 不要跟權威人士說笑話

○陳述：善用幽默的另一個規則是，不要跟權威人士說笑話。權威人士是指誰？

■答案：教授；校長；督導；上司；執法警官。

○問：對權威人士說笑話，可能會有什麼問題？

■答案：不尊重；粗魯；沒有禮貌，可能會惹上麻煩。

○問：如果你的教授或督導說笑話，那你應該也可以說笑話嗎？

■ 答案：不行，還是風險很高；你可能會惹上麻煩；你可能顯得不尊重人；你可能給對方留下不好的印象。

○ 解釋：我們知道有些人會和權威人士說笑話，但是這麼做還是風險很高！

● **不要無緣無故地發笑**

○ 解釋：善用幽默的另一條規則是，不要無緣無故地發笑。例如，你可能想到一件好笑的事情，然後很大聲地笑出來，但是沒有人知道你在笑什麼。

○ 問：無緣無故地發笑，可能會有什麼問題？

■ 答案：別人可能會以為你在笑他們；他們可能會覺得你奇怪；別人可能會以為你有精神病或是有幻聽。

○ 問：如果我們沒有理由不小心大聲笑出來，該怎麼辦？

■ 答案：說：「抱歉，我剛好想到一件好笑的事情。」

○ 解釋：我們知道有些人會沒來由地自己笑起來，但如果你的目標是要交朋友與維持友誼，這麼做風險很高！

● **幽默必須要切合年紀**

○ 解釋：另一件重要的事情是，幽默必須要切合年紀。也就是說，當學員和同儕說笑話時，不應該說「叩叩叩，有人在家嗎？」這種笑話，或是很不成熟的笑話，例如五歲小孩才可能說的笑話。

○ 問：說不合年紀的笑話，可能會有什麼問題？

■ 答案：別人不會覺得好笑；別人會覺得你不成熟或怪異。

○ 問：如果是對五歲的小孩子，可以說不成熟的笑話嗎？

■ 答案：可以，因為那個笑話對五歲的小孩來說，是**切合年紀**的。

○ 解釋：我們知道有些人會說不合年紀的笑話，但如果你的目標是要交朋友與維持友誼，這麼做風險很高！

● **幽默應該切合情境**

○ 陳述：另一件重要的事情是，幽默應該切合情境。意思是說，笑話必須跟你所處的情境有關。例如，如果你對不懂機器人的一群人，說了一個和機器人工程有關的笑話，他們會覺得好笑嗎？

■ 答案：不會，他們可能會聽不懂。

○ 問：不過如果你在機器人社團中講同一個笑話，他們會覺得好笑嗎？

■ 答案：有可能，如果你說的是一個好笑的笑話。

○問：說一個不合情境的笑話，可能會有什麼問題？

■答案：人們應該不會覺得你的笑話好笑，如果他們聽不懂，或是在狀況外的話；他們可能會覺得你怪異或突兀。

○解釋：我們知道有些人會說不合情境的笑話，但如果你的目標是要交朋友與維持友誼，這麼做風險很高！

● **考慮說笑話的時機是否適當**

○解釋：另一件重要的事情是，說笑話的時機「**是否適當**」。

○問：何時「**是**」說笑話的適當時機？

■答案：同樂會；朋友聚會；自由時間；午休時間；別人在講笑話的時候。

○問：何時「**不是**」說笑話的適當時機？

■答案：聽演講時；教授在說話的時候；考試的時候；當你應該工作的時候；當別人在難過的時候，可能會讓人覺得你不體貼。

○陳述：有些人覺得別人傷心的時候說說笑話，是一個好的時機，可以鼓舞對方，讓他開心起來。在別人傷心的時候說笑話，可能會有什麼問題？

■答案：這會讓你顯得不體貼；看起來不關心別人；可能看起來沒有同理心。

○解釋：我們知道有些人會在別人傷心的時候說笑話，不過如果你的目標是要交朋友與維持友誼，這麼做風險很高！

● **別人說笑話的時候，禮貌性地笑笑**

○解釋：有時候別人跟我們說的笑話，我們並不覺得好笑。如果我們沒笑，或跟對方說「不好笑」，可能會讓他們覺得難受。如果我們的目的是要交朋友並維持友誼，當別人說了我們不覺得好笑的笑話，我們應該要怎麼做？

■答案：**禮貌性地笑笑**，說：「還蠻好笑的」。

錯誤的角色扮演：禮貌性地笑笑 ▶

〔由兩位行為教練做「**錯誤**」示範，進行**禮貌性地笑笑**的角色扮演。如果沒有兩位行為教練，團體帶領者可以取代其中一位的角色。〕

●先說：我們要做禮貌性地笑笑的角色扮演。請仔細看，然後告訴我，（行為教練 B）「**做錯**」了什麼。

> 「錯誤」示範的例子
>
> ○ 行為教練 B：嗨，（某某某）。最近好嗎？
>
> ○ 行為教練 A：還不錯，你呢？
>
> ○ 行為教練 B：也不錯啊。你放假在做什麼？
>
> ○ 行為教練 A：我和一些朋友聚會，也一起去騎腳踏車。
>
> ○ 行為教練 B：酷喔。你技術不錯吧？
>
> ○ 行為教練 A：應該算吧！……不過蠻好笑的，騎到最後一段的最陡坡，我一開始直下都沒問題，最後卻在危險警示牌前面摔個四腳朝天！
>
> ○ 行為教練 B：（笑得過份誇張）太誇張了吧！你很好笑耶！這是我有史以來聽過最好笑的事情！
>
> ○ 行為教練 A：（不自在，看起來狼狽）。

○ 說這句話收尾：好，時間結束。有關禮貌性地笑笑，行為教練 B「**做錯**」什麼？

■ 答案：太誇張了；看起來不誠懇；看起來太過熱切；看起來太過刻意。

○ 提出以下**觀點轉換提問**：

■ 你覺得（行為教練 A）感覺怎麼樣？

□ 答案：不自在；狼狽。

■ 你覺得（行為教練 A）會怎麼看（行為教練 B）？

□ 答案：過份熱情；太過刻意；太過熱切。

■ 你覺得（行為教練 A）會想再跟（行為教練 B）聊天嗎？

□ 答案：大概不會。

○ 問行為教練 A 同樣的**觀點轉換提問**：

■ 你感覺怎麼樣？

■ 你會怎麼看（行為教練 B）？

■ 你會想再跟（行為教練 B）聊天嗎？

正確的角色扮演：禮貌性的笑笑 ▶

〔由兩位行為教練做「**正確**」示範，進行禮貌性地笑笑的角色扮演。如果沒有兩位行為教練，團體帶領者可以取代其中一位的角色。〕

●先說：我們要做禮貌性地笑笑的角色扮演。請仔細看，然後告訴我，（行為教練 B）「做對」了什麼。

「正確」示範的例子

○行為教練 B：嗨，（某某某）。最近好嗎？

○行為教練 A：還不錯，你呢？

○行為教練 B：也不錯啊。你放假都在做什麼？

○行為教練 A：我和一些朋友聚會，也一起去騎腳踏車。

○行為教練 B：酷喔。你的技術不錯吧？

○行為教練 A：應該算吧！……不過蠻好笑的，騎到最後一段的最陡坡，我一開始直下都沒問題，最後卻在危險警示牌前面摔個四腳朝天！

○行為教練 B：（禮貌性地笑笑）蠻好笑的。

○行為教練 A：（微笑，自在的）是啊，真是經典。

○說這句話收尾：好，時間結束。有關禮貌性地笑笑，行為教練 B「做對」什麼？

　■答案：不會太誇張；看起來很正常；看起來他覺得有趣。

○提出以下觀點轉換提問：

　■你覺得（行為教練 A）感覺怎麼樣？

　　□答案：感覺好；被恭維；覺得自在。

　■你覺得（行為教練 A）會怎麼看（行為教練 B）？

　　□答案：感覺不錯；很友善。

　■你覺得（行為教練 A）會想再跟（行為教練 B）聊天嗎？

　　□答案：會。

○問行為教練 A 同樣的觀點轉換提問：

　■你感覺怎麼樣？

　■你會怎麼看（行為教練 B）？

　■你會想再跟（行為教練 B）聊天嗎？

行為演練：禮貌性地笑笑

●解釋：現在，我要讓每位學員和行為教練練習禮貌性地笑笑。

● 沿著會議室,讓每位學員和一位行為教練練習禮貌性地笑笑,其他人在旁觀看。

● 讓行為教練對每位學員說一樣的故事,在結尾時由學員給一個禮貌性的笑:

  ○ 說:我上週和幾個朋友去騎腳踏車,不過蠻好笑的,騎到最後一段的最陡坡,我一開始直下都沒問題,最後卻在危險警示牌前面摔個四腳朝天!

● 需要時給予社交指導,解決當下發生的問題。

● 每位學員練習結束,都給予掌聲鼓勵。

● 注意幽默回饋

  ○ 解釋:善用幽默的重要規則之一是,如果你準備要說笑話,你必須注意幽默回饋。幽默回饋是指當你說笑話時,別人給你的反應。

  ○ 問:如果沒有注意幽默回饋,可能會有什麼問題?

    ■ 答案:別人可能不覺得笑話好笑,結果你可能把朋友趕跑了;他們可能會覺得你很奇怪,而不想跟你做朋友。

  ○ 解釋:當你注意幽默回饋,要留意四種可能的反應:

    ■ 完全沒笑

    ■ 禮貌性地笑笑

    ■ 取笑你

    ■ 跟著你的笑話笑

  ○ 問:如果他們「完全沒笑」,代表什麼意思?

    ■ 答案:他們不覺得你說的有什麼好笑;這是「不好的」幽默回饋。

  ○ 問:如果他們「禮貌性地笑笑」,代表什麼意思?

    ■ 答案:他們只是基於禮貌才微笑,但是並不覺得你說的好笑;這是「不好的」幽默回饋。

  ○ 問:如果他們「取笑你」,代表什麼意思?看起來是怎麼樣?

    ■ 答案:參見表 6.2;這是「不好的」幽默回饋。

  ○ 問:如果他們「跟著你的笑話笑」,代表什麼意思?看起來是怎麼樣?

    ■ 答案:參見表 6.2;這是唯一「好的」幽默回饋。

  ○ 解釋:在注意幽默回饋時,最大的錯誤是他們沒有「看著」別人,而是只用聽的。

  ○ 用「你可以『聽得到』別人……」這個句型問下列問題:

- ■ 翻白眼嗎？
- ■ 做奇怪表情嗎？
- ■ 手指著你嗎？
- ■ 對你微笑嗎？
- ■ 點頭嗎？

○解釋：為了注意幽默回饋，我們必須「用眼睛看」且「用耳朵聽」。意思是說，你必須仔細「看著」別人的反應。只聽他們是否笑出聲來，並無法給你足夠的回饋。

表 6.2　幽默回饋徵兆

取笑你	跟著你的笑話笑
一邊笑一邊翻白眼	笑出聲，並且有微笑的表情
看著別人然後笑出來	稱讚你的笑話或是你的幽默感
笑話還沒講完就笑出來	一邊笑，一邊點頭
聽了很久才開始笑	他們說「這個不錯」並微笑
一邊笑一邊做奇怪表情	他們說「你蠻風趣的」並微笑
一邊笑一邊指著你	要你說另一個笑話
一邊笑，一邊對其他人搖頭	對方說：「我要把這個笑話記起來」
給你諷刺的評論（可能較難解讀）	他們也開始說起笑話來

角色扮演：注意幽默回饋 ▶

● 解釋：現在我們要練習注意幽默回饋。請記得注意幽默回饋最好的方式就是，「用眼睛看」且「用耳朵聽」。意思是說，你必須仔細「看著」別人的反應。只聽他們是否笑出聲來，並無法給你足夠的回饋，因為他們可能翻白眼或做出奇怪的表情。

● 解釋：行為教練和我會做示範。行為教練會說兩次一樣的笑話。這個笑話是不好笑的笑話。基本上這個笑話是不符合成人年紀的好例子。我們用這個例子是因為它比較簡單，而且大部分人都聽過。第一次說的時候，他會閉著眼睛，第二次說的時候，他張開眼睛看著我。這兩次他都需要猜測，我是在「取笑他」，還是「跟他一起笑」。然後我們再來確認，眼睛張開或閉起來，哪種情形比較容易分辨對方的反應。

〔團體帶領者和行為教練做注意幽默回饋的角色扮演。〕

「閉起眼睛」面對幽默回饋的示範

○行為教練：（轉過身，眼睛閉起，無法看到團體帶領者）為什麼難要過馬路？

○團體帶領者：（好奇，微笑）我不知道。

○行為教練：（仍舊背對著，眼睛閉起）因為牠想到另外一邊。

○團體帶領者：（和教練一起笑，微笑著點頭表示瞭解）。

○團體帶領者：（暫停下來）好，現在暫停。請轉過身。你覺得我是在「跟著」你的笑話笑，還是在「取笑」你？

○行為教練：（不確定，困惑狀）我不確定。你在「取笑」我嗎？

○團體帶領者：（轉向學員）大家覺得怎麼樣……我是在「取笑」他，還是「跟他」一起笑？

○學員：（答案：你在跟他一起笑）。

○團體帶領者：怎麼看出來的？

○學員：（答案：你微笑著點頭表示瞭解，沒有翻白眼或做奇怪的表情）。

○團體帶領者：（轉向行為教練）其實我是跟著你笑的。如果你沒有看著對方，會很難分辨。

「注視著」對方幽默回饋的示範

○團體帶領者：（面向行為教練）現在起你張開眼睛看著我，注意幽默回饋。

○行為教練：（看著團體帶領者）為什麼難要過馬路？

○團體帶領者：（態度中立）我不知道。

○行為教練：（繼續看著團體帶領者）因為牠想到另外一邊。

○團體帶領者：（取笑行為教練，翻白眼，做出奇怪的表情，指著行為教練）。

○團體帶領者：（暫停下來）好，時間結束。你覺得我是在「跟著」你的笑話笑，還是在「取笑」你？

○行為教練：（確定，有信心）你在「取笑」我。

○團體帶領者：（轉向學員）大家覺得怎麼樣……我是在「取笑」他，還是「跟他」一起笑？

○學員：（答案：你在「取笑」他）。

○團體帶領者：怎麼看出來的？

○學員：（答案：你翻白眼；做出奇怪的表情；指著他）。

○團體帶領者：（轉向行為教練）沒錯！我是在「取笑」你。眼睛張開或是閉起來，哪個比較容易分辨？

○行為教練：（確定，有信心）當然是眼睛張開看。

行為演練：注意幽默回饋▶

● 解釋：現在我們要練習注意幽默回饋。我們大家會輪流練習，每位學員都要說兩次一樣的笑話。第一次說的時候，你要面向別處並且閉著眼睛。第二次說的時候，你要面向我並張開眼睛。兩次都需要猜測，我是在「取笑」，還是「跟著一起笑」。我們會說一樣的笑話。重點不是在笑話內容；而是注意幽默回饋。

● 學員將對團體帶領者說「一樣的笑話」，其他學員在旁觀看。

○學員：為什麼雞要過馬路？

○團體帶領者：我不知道。

○學員：因為牠想到另外一邊。

○團體帶領者：（「取笑」他，或是「跟著一起笑」）。

● 確保學員說同一個笑話，否則團體可能會失去控制，課程會變成是笑話比賽，比誰說的最好笑。

● 團體帶領者應隨機切換，示範「取笑」（如：大笑、翻白眼、做奇怪表情）或「跟著一起笑」（如：大笑、微笑、點頭表示贊同）。

● 「第一次」進行時，要讓學員說笑話的時候**閉起眼睛**，並轉向別處，同時 **注意幽默回饋**。

○說完笑話的時候，團體帶領者給一個反應，讓學員解讀幽默回饋。

■陳述：好，現在張開眼睛。你覺得我的反應是在「取笑你」或是「跟著你

的笑話笑」?

○讓學員猜答案,也讓其他團體學員(他們眼睛是開的)解讀幽默回饋。

○團體帶領者告訴他們答案是否正確。

●「第二次」進行時,學員說笑話的時候需「張開眼睛」,看著團體帶領者,同時注意幽默回饋。

○說完笑話的時候,團體帶領者給一個反應,讓學員解讀幽默回饋。

■陳述:好,你覺得我的反應是在「取笑你」或是「跟著你的笑話笑」?

○讓學員猜答案,也讓其他團體學員解讀幽默回饋。

○團體帶領者告訴他們答案是否正確。

●問練習的學員:眼睛張開或是閉起來,哪個比較容易分辨?

○答案:眼睛張開。

○如果學員回答眼睛閉起來比較容易,可以將問題訴諸團體:各位,我們覺得呢?一般來說,是張開眼睛比較容易注意到幽默回饋,還是閉起眼睛?

■答案:眼睛張開。

●所有學員都練習注意幽默回饋之後:

○陳述:這個習題的目的是要示範,當我們說笑話時,需要「仔細看」別人的反應。如果不「仔細看」對方的反應,你可能會忽略了幽默回饋。

●〔可選擇:除了現場示範「取笑」與「跟著笑話笑」,也可以播放 PEERS® 角色扮演影片集錦(www.semel.ucla.edu/peers/resources)中有關幽默回饋的角色扮演影片。讓學員個別猜測對方是在取笑還是跟著笑話笑,輪流閉眼與睜眼進行。共有 20 個幽默回饋影片示範,可在行為演練時隨機播放。〕

辨認愛說笑話的人

●解釋:每個人對於幽默都可能有不同的態度。有些人喜歡說笑話,有些人喜歡聽笑話,還有些人一點都不喜歡笑話。談到幽默,基本上有三種人。

●愛說笑話的人

○解釋:愛說笑話的人,是指愛不停說笑話的人。他們自以為是搞笑的人或是班上的小丑,但實際上要「一直都」很好笑是蠻困難的。很不幸地,有時候別人並不是「跟著他們一起笑」;而是「取笑」他們。很少人「一直都是」很好笑。

● 喜歡笑話的人

○ 解釋：喜歡笑話的人，是指享受幽默的人。他們有時候也會說說笑話，或是說一些有趣的評論，但不會想要「總是」很好笑。喜歡笑話的人喜歡笑，有時也會說笑話或開開別人玩笑，不過他們並不認為自己是搞笑的人或是班上的小丑。絕大部份人都是喜歡笑話的人。

● 討厭笑話的人

○ 解釋：討厭笑話的人（或說笑話拒絕者），是指不愛享受幽默的人。他們不喜歡說笑話或聽笑話。幽默讓他們不自在或覺得困惑。

○ 問：雖然不喜歡笑話並沒有關係，如果你是一個討厭笑話的人，你應該要叫別人不要說笑話嗎？

■ 答案：不應該，那會像在糾正別人。

○ 解釋：所以如果我們不喜歡幽默，請記得，友誼是一種選擇，和愛說笑話的人做朋友，對我們來說可能不是一個好選擇，但是糾正別人的幽默不該是我們的事。

● 沿著會議室問每位學員，請他們確認自己屬於愛說笑話的人、喜歡笑話的人，或是討厭笑話的人。

○ 讓行為教練記錄在家庭作業完成工作表，以免在最後集合時學員忘記。

○ 如果有任何自認愛說笑話的學員，提醒他們要總是成功說笑是非常困難的，並且你希望他們要「非常」注意幽默回饋。

○ 稱讚自認為喜歡笑話的學員。為了強調這是很正常的狀況，向大家說明大部分人都屬於喜歡笑話的人，有時也會說笑話，或開開別人玩笑。

■ 如果團體帶領者和行為教練也自認是喜歡笑話的人，可能也會有幫助。

○ 對於討厭笑話的人，你可以說：「友誼是一種『選擇』，你不需要和愛說笑話的人做朋友，如果你不喜歡笑話，或因此而感到不舒服的話。」

■ 提醒討厭笑話的人，即使別人說笑話使我們感到不舒服，糾正他們、告訴他們不該說笑話並不是我們該做的事。如果我們不喜歡他的幽默，我們不需要和他做朋友。

● 解釋：以上就是善用幽默的規則。請記得，不當運用幽默，是最快趕跑朋友的做法之一，所以當我們說笑話時，必須注意幽默回饋。如果沒有好的幽默回饋，我們最好停止說笑話。

●陳述：請記得，如果我們想在社交上參與別人且和別人產生連結，我們有更好
而且更安全的方式。我們可以如何和別人建立連結並且了解別人？

　　■答案：「交換資訊」！

善用幽默

學員行為演練

針對個人物品交換資訊

所需教材

● 學員帶個人物品與其他團體學員交換資訊。

● 如果有學員忘記帶個人物品：

　○ 可以用手機裡的音樂或圖片。

　○ T 恤上的圖案若是最喜歡的休閒活動，也可以使用。

　○ 如果學員沒有帶個人物品，也可以只談他們的興趣。

行為演練

● 把學員分成兩兩一組。

● 讓學員練習交換資訊，並針對其個人物品進行雙向交談。

● 鼓勵學員透過交換資訊找出共同興趣。

● 在適當的時機下，鼓勵學員問問題。

● 大約每五分鐘，讓學員交換其他搭檔練習。

　○ 如果學員總數是奇數，可以三位一組。

● 如果有時間，在團體最後五分鐘做簡短討論。

　○ 讓學員回憶他們在交換資訊的過程中，了解同儕哪些事？

　○ 讓學員指出共同興趣。

　　■ 接著問以下問題：有了這個資訊，如果你們要一起消磨時間，可以做什麼？

【課程五】（續）

善用幽默

最後集合

- 向學員宣布，將與社交教練會合。
  - 讓學員站／或坐在他的社交教練旁邊。
  - 確保在開始進行最後集合之前，大家都安靜下來，且專注在聆聽。
  - 讓學員敘述課程內容，社交教練在一旁聆聽。
- 陳述：今天，我們談到善用幽默的規則。善用幽默有哪些規則？
  - 當你「初次」認識某人時，稍微正經一點。
  - 別人已經聽過的笑話，不要一再重複。
  - 避免羞辱人的笑話。
  - 避免說黃色笑話。
  - 避免自己人才聽得懂的笑話。
  - 不要跟權威人士說笑話。
  - 不要無緣無故地發笑。
  - 幽默必須要切合年紀。
  - 幽默應該切合情境。
  - 考慮說笑話的時機是否適當。
  - 別人說笑話的時候，禮貌性地笑笑
  - 注意幽默回饋。
- 陳述：今天，我們談到區分愛說笑話的人、喜歡笑話的人或是討厭笑話的人
  （或笑話拒絕者）。誰可以告訴我們這三者的差別？
  - 很快地讓一位學員指出三者的差別。
- 陳述：現在我們要沿著會議室問每位學員，請你們確認自己是愛說笑話的人、
  喜歡笑話的人或是討厭笑話的人。請社交教練記下來。希望不會出現令人驚訝
  的情形。

○沿著會議室，讓每位學員確認自己屬於**愛說笑話的人、喜歡笑話的人**或是**討厭笑話的人**。

　■行為教練應記在家庭作業完成工作表上，以免學員忘記。

○指出要總是成功說笑是「非常」困難的，如果有任何學員自認是**愛說笑話的人**，他們需要特別**注意幽默回饋**。

●陳述：學員們練習**注意幽默回饋**，做得非常好。讓我們給他們一個大大的掌聲。

指定家庭作業

發放社交訓練講義給學員，宣布以下的指定家庭作業：

1. **尋找朋友來源**

●學員與社交教練應該以學員的興趣為基礎，共同「**討論**」並「**決定**」社交活動。

●「**開始報名**」參加這些活動（如果還沒參加的話）。

○適合 PEERS® 的社交活動的標準：

　■內容是學員所感興趣的。

　■頻率是每週一次或至少兩週一次。

　■包含年齡相近、可能接納的同儕。

　■包括自由時間可以和其他人互動。

　■在近幾週內就會開始。

2. 和同儕（可以從**朋友來源**中挑選）練習**開啟交談與交換資訊**

●社交教練必須在開始練習之前，先複習**開啟並維持交談**以及**交換資訊**的規則與步驟。

●社交教練必須在練習之後，問下列社交訓練問題：

○你有開啟交談嗎？和誰？

○他們看起來像是想要跟你說話嗎？你怎麼知道？

○你有交換資訊嗎？你們的共同興趣是什麼？

○有了這個資訊，如果你們要一起消磨時間，可以做什麼？

○他們看起來是你想要一起消磨時間的人嗎？

3. 注意幽默回饋

　●如果學員有嘗試說笑話（指定作業「並非」說笑話），要注意幽默回饋。

　●社交教練應該在學員嘗試表現幽默之後，「私下」問下列社交訓練問題：

　　○你的幽默回饋是什麼？

　　○你怎麼知道的？

4. 團體內互打電話或視訊聊天

　●安排和另一位學員互打電話或視訊聊天，以交換資訊。

　●學員和社交教練必須在互打電話的另一位學員離開之前，安排好打電話的日期與時間。

　●在打電話之前複習開始與結束通話、交換資訊的規則。

　●社交教練必須在電話結束後，問學員以下的社交訓練問題：

　　○你依循了哪些開始通話的規則？

　　○共同興趣是什麼？

　　○有了這個資訊，如果你們要一起消磨時間，可以做什麼？

　　○你依循了哪些結束通話的規則？

5. 帶一件個人物品來交換資訊

　●下週帶一件個人物品來和其他學員交換資訊（如：音樂、遊戲、書或照片）。

●唸出團體內互打電話的分配表（附錄 E），提醒社交教練記錄誰打給誰。

●鼓勵學員與社交教練使用電話通訊錄（附錄 D），記下每週約好要打電話的日期與時間。

個別確認

只要打電話的時程安排妥當，就可以個別私下和每位學員與社交教練協調：

1. 哪一種類型行的社交活動他們會有興趣參加（如果還沒參加的話）。

　●如果他們已經在參加某一個社交活動，確定這個活動符合：

　　○內容是學員所感興趣的。

　　○頻率是每週一次或至少兩週一次。

○包含年齡相近、可能接納的同儕。

○包括自由時間可以和其他人互動。

○在近幾週內就會開始。

2. 他們打算在所參加的**社交活動**中跟誰**交換資訊**。

3. **團體內互打電話或視訊聊天時**，社交教練人會待在哪裡。

4. 學員與社交教練何時可練習**開啟並結束通話**，並**交換資訊、找出共同興趣**。

5. 下週計畫帶來的**個人物品**。

【課程五】

善用幽默

社交訓練講義

善用幽默的規則

● 當你「初次」認識某人時，稍微正經一點。

● 別人已經聽過的笑話，不要一再重複。

● 避免羞辱人的笑話。

● 避免說黃色笑話。

● 避免自己人才聽得懂的笑話。

● 不要跟權威人士說笑話。

● 不要無緣無故地發笑。

● 幽默必須要切合年紀。

● 幽默應該切合情境。

● 考慮說笑話的時機是否適當。

● 別人說笑話的時候，禮貌性地笑笑。

● 注意幽默回饋。

　　○ 完全沒笑。

　　○ 禮貌性地笑笑。

　　○ 取笑你。

　　○ 跟著你的笑話笑。

表 6.2　幽默回饋徵兆

取笑你	跟著你的笑話笑
一邊笑一邊翻白眼	笑出聲，並且有微笑的表情
看著別人然後笑出來	稱讚你的笑話或是你的幽默感
笑話還沒講完就笑出來	一邊笑，一邊點頭
聽了很久才開始笑	他們說「這個不錯」並微笑
一邊笑一邊做奇怪表情	他們說「你變風趣的」並微笑
一邊笑一邊指著你	要你說另一個笑話
一邊笑，一邊對其他人搖頭	對方說：「我要把這個笑話記起來」
給諷刺的評論（可能較難解讀）	他們也開始說起笑話來

指定家庭作業

1. 尋找朋友來源

● 學員與社交教練應該以學員的興趣為基礎，共同「討論」並「決定」社交活動。

● 「開始報名」參加這些活動。

  ○ 適合 PEERS® 的社交活動的標準：

   ■ 內容是學員所感興趣的。

   ■ 頻率是每週一次或至少兩週一次。

   ■ 包含年齡相近、可能接納的同儕。

   ■ 包括自由時間可以和其他人互動。

   ■ 在近幾週內就會開始。

2. 和同儕（可以從朋友來源挑選）練習開啟交談與交換資訊

● 社交教練必須在開始練習之前，先複習開啟並維持交談以及交換資訊的規則與步驟。

● 社交教練必須在練習之後，問下列社交訓練問題：

  ○ 你有開啟交談嗎？和誰？

  ○ 他們看起來像是想要跟你說話嗎？你怎麼知道？

  ○ 你有交換資訊嗎？你們的共同興趣是什麼？

○ 有了這個資訊，如果你們要一起消磨時間，可以做什麼？

○ 他們看起來是你想要一起消磨時間的人嗎？

3. 注意幽默回饋

● 如果學員嘗試說笑話（指定作業「並非」說笑話），要注意幽默回饋。

● 社交教練應該在學員嘗試表現幽默之後，「私下」問下列社交訓練問題：

○ 你的幽默回饋是什麼？

○ 你怎麼知道的？

4. 團體內互打電話或視訊聊天

● 安排和另一位學員互打電話或視訊聊天，以交換資訊。

● 學員和社交教練必須在互打電話的另一位學員離開之前，安排好打電話的日期與時間。

● 在打電話之前複習開始與結束通話、交換資訊的規則。

● 社交教練必須在電話結束後，問學員以下的社交訓練問題：

○ 你依循了哪些開始通話的規則？

○ 共同興趣是什麼？

○ 有了這個資訊，如果你們要一起消磨時間，可以做什麼？

○ 你依循了哪些結束通話的規則？

5. 帶一件個人物品來交換資訊

● 下週帶一件個人物品來和其他學員交換資訊（如：音樂、遊戲、書或照片）。

【課程六】
加入一群人交談

社交訓練治療指引

為社交教練課程做準備

　　課程六的焦點是，教導學員適當地與一群接納他的同儕開始交談。社交有障礙的青年對這種需要較高層次社交技巧的行為，通常較有困難，常犯的錯誤包括兩種，其一，**被同儕排擠的青年常闖入同儕對話**，說的內容又明顯**與主題無關**，造成進一步被排擠；其二，**社交上被忽略的青年**則完全放棄加入交談，相反地，他們希望同儕來跟他交談，然而這通常不大可能發生。無論如何，這些做法無助於學員結交朋友和維持友誼。

　　學員所獲得的建議也常充滿錯誤。例如大部分人提到，當他們試著要加入一群不認識的人聊天，大家都建議他們「直接走過去說嗨」，或是「上前介紹自己」。正如先前所提過的例子，這些做法並未經過**研究驗證**。想像一下，如果你直接走過去說「嗨」，或是對一群陌生人自我介紹，他們可能會怎麼想？對方最少也或許會覺得你有點突兀或隨便。最糟的狀況是，他們可能會覺得你怪異或恐怖。其他建議如「大膽做你自己」或「走上前，開口就對了」，我們很難知道這些建議的意思是什麼，或是實際上會發生什麼情況，不過，如果當下情境和你想談的無關，這麼做看起來同樣奇怪或隨便。在社交情境下該有何舉措，學員常從照顧者那裡得到好意提供的錯誤建議。本課程將聚焦在修正部分不好的建議，並提供**經研究驗證有效的策略**，來協助加入一群人交談。

　　任何對這個治療計畫有所懷疑的社交教練，本課通常可贏得他們的信賴。對於打入社交聚會，與大家融成一片、稱兄道弟，誰不曾必須想方設法？即使是長袖善舞的人，有時不也難免感到一點膽怯和焦慮？幸運的是，本課所強調的是細膩的社交技巧，大多數人都常需用到，也因此任何原本心存懷疑的社交教練最後也都信服，他們通常會說，「我也用得上這招！」或是「真希望我年輕的時候就知道這些」。

雖然大多數曾抱持懷疑的社交教練，在本課將轉變態度，但可能有一兩位到此時依然抗拒治療，其中一類是經常遲到的人，這些社交教練往往和學員姍姍來遲，常錯過前半小時或更長時間的內容。在社交教練課程中的驗收家庭作業時間大約有五十分鐘，他們會誤以為並沒有錯過什麼（錯過的不過是其他社交教練回報作業執行情形罷了）。實則不然。屢次遲到半小時以上，社交教練不只錯過了驗收其他團體成員家庭作業的過程中將談到的社交訓練小訣竅，學員也同時錯過了學員團體中有關家庭作業的所有討論，錯過驗收家庭作業中的重覆教導（如：把進行家庭作業中發生的狀況，以**關鍵詞**來重新加以釐清），以及有關**問題解決**的討論。

　　當社交教練太晚到團體時，很重要的是不要打斷團體的進度，也就是無須將錯過的內容倒帶，或是把缺漏的部分補上。同樣地，已討論過的指定家庭作業也不需回頭再談，這麼做只會增強社交教練遲到的行為。如果社交教練在講授課程中途才趕到，你可以把社交訓練講義發給他，毋須點出遲到的狀況，不必問遲到的理由，因為會浪費團體寶貴的時間。反覆遲到的社交教練，應該在團體外個別處理，請照顧者等候到團體結束，並避開學員來談。如果遲到的原因是學員所造成的，則建議另外與學員討論。你可以提醒他們錯過的部分，以及錯過這些會如何降低治療的效果，使學員整體治療的成效打折扣。你也可以說明，晚到可能會破壞團體的進度，同時對其他準時出席的成員也不公平。

驗收家庭作業

〔逐項檢視下列的指定家庭作業並**解決**可能發生的問題。從有完成家庭作業的學員開始。如果時間足夠，可以詢問為什麼其他人無法完成作業，並試著**解決**問題，討論下一週可以如何完成作業。驗收家庭作業時，記得使用**關鍵詞**（以**粗楷體字**標示的部分）來重新整理他們的敘述。驗收家庭作業時，請將大部分時間用在討論**尋找朋友來源**（如果之前還沒找到的話）以及和同儕練習**開啟交談與交換資訊**，因為這是最重要的部份。〕

1. 帶個人物品來交換資訊
　　● 陳述：這週的指定作業之一是，帶一件個人物品來和其他學員交換資訊。讓我們很快地來聽聽看，學員們帶了哪些物品來交換資訊。

○如果所帶的物品不適當，討論如何**解決**問題，以及下週可以帶什麼來。

2. **尋找朋友來源**

● 陳述：這週最主要的指定作業是，幫忙學員找到一個潛在的朋友來源，並且幫忙他們開始報名社交活動。誰和你的學員找到了朋友來源？

● **確認朋友來源適當**，且符合下列標準：

○內容是學員所感興趣的。

○頻率是每週一次或至少兩週一次。

○包含年齡相近、可能接納的同儕。

○包括自由時間可以和其他人互動。

○在近幾週內就會開始。

3. 和同儕練習開啟交談、交換資訊

● 陳述：這週另一個指定作業是，學員必須和同儕練習開啟交談與交換資訊。可以在社交活動的情境下練習。有誰完成這個作業或是有試著完成作業？

● 問下列問題：

○學員在哪裡、和哪位同儕練習開啟交談？

○你們有在開始練習以前複習規則和步驟嗎？

■ **開啟交談的步驟：**

1. **輕鬆地看一下對方**

2. **利用手邊的物品**

3. **找出共同興趣**

4. **提起共同興趣**

5. **交換資訊**

6. **評估對方和我說話的興趣**

□ **他們在跟我說話嗎？**

□ **他們是否看著我？**

□ **他們面對著我嗎（或是給我軟釘子碰）？**

7. **介紹自己**

○在練習之後，你做了哪些社交訓練？

■ **適當的社交訓練問題：**

□ 你有開啟交談嗎？和誰？

□ 他們看起來像是想要跟你說話嗎？你怎麼知道？

□ 你有交換資訊嗎？你們的共同興趣是什麼？

□ 有了這個資訊，如果你們要一起消磨時間，可以做什麼？

□ 他們看起來是你想要一起消磨時間的人嗎？

4. 注意幽默回饋

● 陳述：上週我們談到如何善用幽默。這週學員的指定作業之一就是，學員在說笑話時，要注意幽默回饋。注意，指定作業「並非」說笑話。誰完成這個指定作業，或嘗試完成作業？

● 問下列問題：

○ 學員是否嘗試說笑話，並注意幽默回饋？

○ 關於幽默回饋，你怎麼提供社交指導？

■ 適當的社交訓練問題：

□ 你的幽默回饋是什麼？

□ 你怎麼知道的？

5. 團體內互打電話或視訊聊天

● 陳述：這週學員的指定作業是打一通電話給團體中的另一位學員或是視訊聊天，來練習開始與結束通話以及交換資訊。哪一位學員打了電話或視訊聊天？

● 問以下問題：

○ 學員和誰說話，誰主動打給誰？

○ 在通話前你做了哪些社交指導？

○ 電話來時你在哪裡？

○ 通話怎麼開始的？

○ 他們是否有交換資訊、找出共同興趣？

○ 通話怎麼結束的？

○ 電話講完後你做了哪些社交指導？

■ 適當的社交訓練問題：

□ 你們的共同興趣是什麼？

□ 有了這些資訊，如果你們要一起消磨時間，可以做些什麼？

● 緊接著讓通話對方學員的社交教練說明這些問題，但不是同一個時間說明。

表 7.1　開始與結束通話的步驟

開始通話的步驟	結束通話的步驟
1. 說出要找的人	1. 等候對話稍停的時候
2. 說明你是誰	2. 給一個你必須離開的理由
3. 問候	3. 告訴對方你聊得很愉快
4. 詢問是否方便談話	4. 告訴對方你之後會再找他聊天
5. 對你打電話的原因給一個說法	5. 說再見

● 〔收回社交訓練指定家庭作業工作表。如果社交教練忘記帶，請他們重新填寫好一份新的表格，幫助他們為指定作業負責。〕

講授課程：加入一群人交談

● 發放社交訓練講義。

　○ 社交訓練治療指引中的**粗體字**部份，直接摘錄自社交訓練講義。

　○ 提醒社交教練**粗楷體字**是**關鍵詞**，代表 PEERS® 課程中的重要概念，在社交指導時應該盡可能使用這些用語。

● 陳述：學員交新朋友的方式之一，就是和他們想多認識的人說話。學員通常已聽過相關建議。可惜的是，他們所得到的建議通常是錯的。多數學員遇到一群新的朋友時，通常被建議該怎麼做？

　○ 答案：做你自己就好；走上前開口說話就對了；直接去介紹你自己；走過去說「嗨」。

● 陳述：想像那會是什麼情景。如果我沒來由直接走過去說「嗨」，然後介紹我自己，別人會覺得怎麼樣？

　○ 答案：他們會覺得很突兀且隨便；他們會覺得你很怪。

● 解釋：我們需要依循非常具體的步驟，來加入一群人交談。這些步驟和我們加入已認識的人的交談是不同的。和好朋友說話，我們可以直接走過去說哈囉。以下步驟是當我們要加入一群我們完全不認識或認識有限的人，與他們交談時

使用。

1. **聆聽對話**
   - ●解釋：當你嘗試要加入一群你完全不認識或認識有限的人，和他們交談前，首先你需要仔細聆聽對話內容。
   - ●問：為什麼聆聽對話是重要的？
   - ○答案：在你加入交談前，必須要知道談話主題是什麼。

2. **維持一個距離觀察**
   - ●陳述：當你聆聽時，必須維持一個距離觀察，不要太引人注目。為什麼維持一個距離觀察是重要的？
   - ○答案：顯示你對這群人感興趣。
   - ●問：我們應該要瞪著這群人嗎？
   - ○答案：不，絕對不行。
   - ●問：瞪著這群人可能會有什麼問題？
   - ○答案：看起來會像是在偷聽（實際上你是在偷聽）；他們可能會覺得你怪異或恐怖；可能會覺得你在糾纏他們。

3. **利用手邊的物品**
   - ●解釋：當你在聆聽或觀察對話，利用手邊的物品當做道具可能會有幫助，例如手機、遊戲機或書，讓你看起來像專心在做其他事情。
   - ●問：為什麼利用手邊的物品是個好主意？
   - ○答案：讓你看起來像專心在做其他事情；看起來不像在偷聽（雖然實際上你是在偷聽）。

4. **辨識主題**
   - ●陳述：聆聽對話最重要的目標是，辨識討論的主題。為什麼辨識主題這麼重要？
   - ○答案：如果你想加入交談，你必須能談那個主題。

5. **找出共同興趣**
   - ●陳述：在你嘗試加入交談前，你需要確認自己在這個主題上有共同興趣。為

什麼找出共同興趣是重要的？

　　○答案：因為**共同興趣**是你加入交談的理由。

●問：如果你對該主題一無所知，卻想加入交談，可能會有什麼問題？

　　○答案：你會讓對話慢下來；他們可能會覺得無聊；你可能會覺得無聊。

6. 走近他們

●陳述：當你找出共同興趣，也決定加入交談，你需要向他們靠近。通常一到兩個手臂的距離是恰當的。為什麼靠近一點是重要的？

　　○答案：顯示出你的興趣；提醒他們你準備加入交談；站得遠遠的加入交談，看起來會很怪異。

7. 等候談話停頓

●陳述：在加入交談前，先等候短暫停頓出現。為什麼等候停頓是重要的？

　　○答案：如果不等候短暫停頓出現，你可能會打斷別人的對話。

●解釋：有些學員會想等「**完美停頓**」出現，特別是對社交比較有焦慮的人。但是從沒有所謂的完美停頓，我們只能告訴他們，只要不是太明顯打斷對話就好。最佳的時機是當一個人說完話，而另一個人開始說話前。

8. 提起主題

●陳述：加入交談時，你可以先做個評論、問問題或稱讚一下主題。為什麼提起主題是重要的？

　　○答案：這是你加入交談的理由。

9. 評估他們和我說話的興趣

●解釋：你也需要確認這群人是否想跟你說話。哪三個行為表現代表他們想跟我說話？

　　○答案：他們跟你說話、看著你、面對著你。

●解釋：當你加入一群人的交談，你必須問自己下列問題：

　　○**他們在跟我說話嗎？**

　　　　■解釋：意思是說，他們有回答你的問題、問你問題、給評論，而不是只有簡短回答，或給你粗魯的評論。

　　○**他們看著我嗎？**

■解釋：意思是說，他們感興趣地看著你，可能帶著微笑，而不是翻白眼或做出奇怪表情。

○他們面對著我嗎（他們是否打開圈子讓我加入，或是關閉圈子）？

■解釋：一群人在說話時，他們通常會站成一圈。當他們想跟你說話時，會讓圈子打開。當他們不想跟你說話時，就會維持圈子封閉，或給你軟釘子碰。

10. 介紹自己

●解釋：如果你被接納了，加入一群人交談的最後步驟，就是和你不認識的每個人介紹你自己。這個步驟是選擇性的，只能在你加入談話幾分鐘後，而且你確定自己已經被接納的時候再做。

●問：我們要怎麼介紹自己？

○答案：說「剛忘了說，我是（某某某）」或是「我們沒見過面，我是（某某某）」。

譯註：在台灣，青年在非正式場合下，除非別人先問，否則通常較少主動介紹自己的名字，會覺得對方未必對自己的名字感興趣。相反的，可以先禮貌問對方的名字，例如：「可以知道你的名字嗎？」或「怎麼稱呼？」，然後再提自己的名字。

●解釋：如果他們看起來沒興趣和我們說話，我們應該離開去做別的事。下週我們將和學員談，如何退出交談的具體策略。

●〔可選擇：播放 PEERS® 角色扮演影片集錦中（www.semel.ucla.edu/peers/resources）有關加入一群人交談的「錯誤」與「正確」示範角色扮演影片，或是運用 FriendMaker 手機 APP，然後提出觀點轉換提問。〕

指定家庭作業

〔發放社交訓練指定家庭作業工作表（附錄 I），讓社交教練填完後下次繳回。〕

1. 尋找朋友來源

●學員與社交教練應該以學員的興趣為基礎，共同「討論」並「決定」社交活動。

●「開始報名」參加這些活動（如果還沒參加的話）。

○ 適合 **PEERS**® 的社交活動的標準：

■ 內容是學員所感興趣的。

■ 頻率是每週一次或至少兩週一次。

■ 包含年齡相近、可能接納的同儕。

■ 包括自由時間可以和其他人互動。

■ 在近幾週內就會開始。

2. 和社交教練練習加入一群人交談

● 學員應該和社交教練與另一個人（願意「接受」學員加入交談的人），練習加入一群人交談。

● 社教練應該在開始練習之前，先複習加入一群人交談的規則與步驟。

● 社交教練應該在練習之後，問下列社交訓練問題：

○ 我們看起來想跟你說話嗎？

○ 你如何知道的？

○ 我們的共同興趣是什麼？

○ 有了這些資訊，如果我們要一起消磨時間，可以做些什麼？

3. 和同儕（可以從朋友來源挑選）練習加入一群人交談

● 社交教練必須在開始練習之前，先複習加入一群人交談的規則與步驟。

● 社交教練必須在練習之後，問學員社交訓練問題：

○ 在哪裡、試著加入什麼人的交談？

○ 你依循哪些步驟？

○ 他們看起來像是想要跟你說話嗎？你怎麼知道？

○ 你有交換資訊嗎？你們的共同興趣是什麼？

○ 有了這個資訊，如果你們要一起消磨時間，可以做什麼？

○ 他們看起來像是你想要一起消磨時間的人嗎？

4. 注意幽默回饋

● 如果學員嘗試說笑話（指定作業「並非」說笑話），要注意幽默回饋。

● 社交教練應該在學員嘗試表現幽默之後，「私下」問下列社交訓練問題：

○ 你的幽默回饋是什麼？

○ 你怎麼知道的？

5. 團體內互打電話或視訊聊天

● 安排和另一位學員互打電話或視訊聊天，以交換資訊。

● 注意：這是「最後」一次團體內互打電話或視訊聊天。

● 學員和社交教練必須在互打電話的另一位學員離開之前，安排好打電話的日期與時間。

● 在打電話之前複習開始與結束通話、交換資訊的規則。

● 社交教練必須在電話結束後，問學員以下的社交訓練問題：

○ 你依循了哪些開始通話的規則？

■ 如果是視訊聊天，步驟會有些不同（如：你不需要說出要找誰，或說自己是誰）。

○ 共同興趣是什麼？

○ 有了這個資訊，如果你們要一起消磨時間，可以做什麼？

○ 你依循了哪些結束通話的規則？

6. 帶個人物品來交換資訊

● 下週帶一件個人物品來和其他學員交換資訊（如：音樂、遊戲、書或照片）。

社交訓練小訣竅

● 學員的指定作業之一，是和社交教練與另一個人，練習加入一群人交談。

○ 如果另一個人也知道這個練習，那是最好不過，如此一來你就可以隨時提供社交訓練。

■ 配偶、成年手足、其他家庭成員，都是好的練習對象。

● 進行額外練習的最好時機，就是在學員打算要和同儕練習加入一群人交談之前。

○ 舉例來說，當學員準備參加社交活動，你可以和他複習加入一群人交談的規則與步驟，並和你實際練習，這樣當他要和同儕實際操作時，就會記憶猶新。

● 練習時，準備好在學員出現常見錯誤時，提供社交指導。

○有衝動控制問題的青年（如：注意力缺乏過動症），他們傾向於不經觀察、聆聽或等候停頓，就直接闖入對話。

　■這個情況下，可以問下列的社交訓練問題：

　　□我們應該要等什麼？

　　□當我們在等候停頓時，我們應該做什麼？

○有內化問題的人（如：焦慮、憂鬱），他們傾向於等候完美的停頓。

　■這個情況下，可以問下列的社交訓練問題：

　　□你知道談話主題嗎？

　　　─〔注意：如果他們不知道主題，先稱讚他們沒有直接加入交談並將話題轉換到他們熟悉的主題。〕

　　□我們應該要等什麼？

　　□會有所謂完美的停頓出現嗎？

●練習時你必須要「接納」你的學員加入交談。

　○如果他們採取不適當的做法，先喊「暫停」，以便提供社交指導。

　○他們將在下週學到，如果「不被接納」的話，可以如何退出交談。

●鼓勵學員使用 **FriendMaker** 手機 APP 做為「虛擬教練」，輔助他們在真實生活情境中順利加入一群人交談。

　○當他們使用 **FriendMaker** 手機 APP 複習加入一群人交談時，他們的手機可以充當道具。

加入一群人交談

學員治療指引

為學員課程做準備

　　知道如何加入別人的交談，是交朋友、維持友誼、發展人際關係的一個重要能力，也是我們和別人認識的過程。如果你問學員，當他們遇到不認識的新朋友，別人會給他什麼建議，他們通常會告訴你，別人建議他「走上前介紹你自己」或是「走過去說嗨」。不幸的是，這些通常不是經過研究驗證、社交成功的青年所運用的社交技巧。實際上，前述做法甚至可能招致某種拒絕。研究建議，成功加入交談的做法，通常先採取低風險策略，例如：等候與聆聽。不成功的做法則是直接詢問資訊或表示不贊同，干擾了進行中的對話。

　　學員將要學習加入同儕（peer entry）的基本步驟（如：如何加入一群同儕的交談）。教導如何加入同儕時，將複雜社交行為分解為許多單一步驟會很有幫助。自閉症類群青年通常傾向於僵化的思考，固著於字面上的理解。把複雜的社交行為切割成容易消化的小單元，以行為步驟來說明，通常會幫助他們更容易了解。將步驟拆解成具體單元，對於其他有社交障礙的青年也同樣有幫助，讓他們從概念上理解實際需要做的事。

　　加入同儕是否能成功，關鍵之一就是找到適當的社交群體或群體成員，加入他們的交談，這個重要性不能被低估。如果學員因為社交群體或社交活動選擇錯誤，而去接觸比較可能會排擠他們的同儕，只可能使他們感到受挫，更會增加社交焦慮與迴避社交的行為。在最後集合時，你必須很具體地讓學員指出，他們打算加入交談的社交群體以及地點為何。如果高度懷疑學員被該群體接納的可能性，就要建議學員目前先另外選擇比較不會拒絕他們的社交群體。

　　當團體進行行為演練習題時，社交焦慮的學員常見的困難是，無法開始進行加入一群人交談的步驟。幫助他們克服焦慮的做法之一，是陪著他一起逐步操作，直到最後可以加入一群人交談。這麼做可以減輕其緊張程度，使他在未來演

練時，能靠自己加入一群人交談。至於焦慮程度嚴重到抗拒演練或完成指定作業的學員，可以請他們先練習**加入一群人交談**最開始的幾個步驟，包括**聆聽、觀察、辨識主題、找出共同興趣**，幫助他們敢於靠近並覺得有趣。在接下來的課程中，當學員較能接受時，再鼓勵增加其他步驟的練習。

行為演練加入一群人交談時，另一個常見問題是，學員常常在**等候一個完美的停頓**。也許是因為傾向於依循規則且精準執行，驅使他們在**加入同儕**時，會卡在等候所謂「**完美停頓**」的出現。你很快會注意到，有些學員**聆聽、維持一個距離觀察**，但是遲遲無法進一步靠近交談群體。你可以在此時藉由一些詢問給予學員指導，例如：「你知道他們在說什麼嗎？」、「你對這個主題有任何了解嗎？」、「你在等什麼？」、「有所謂『**完美的**』停頓存在嗎？」，以及「『**完美的**』停頓並不存在，所以直接切入交談吧，只要不是明顯打斷交談即可。」你也可以直接指出適合加入的時機，例如當對話從一個人移到下一個人時。

行為演練另一個可能出現的問題是，學員選擇不加入交談，因為他們對於討論的主題沒有概念。這麼做是非常正確的反應，因此你應該稱讚他們有好的判斷。然後，為了增加練習機會，你應該請對話成員改變話題，好讓學員能適當切入。這當然是刻意安排的，不過學員不會介意，因為目的只是為了要練習。請確認新的主題是學員已經有所瞭解且能夠加入交談的主題。

驗收家庭作業

〔逐項檢視下列的指定家庭作業並**解決**可能發生的問題。從有完成家庭作業的學員開始。如果時間足夠，可以詢問為什麼其他人無法完成作業，並試著解決問題，討論下一週可以如何完成作業。驗收家庭作業時，記得使用**關鍵詞**（以**粗楷體字**標示的部分）來重新整理他們的敘述。驗收家庭作業時，請將大部分時間用來討論**尋找朋友來源**（如果還沒有找到的話）以及與同儕**開啟交談與交換資訊**，因為這是最重要的部份。〕

1. 帶個人物品來交換資訊

● 陳述：這週的指定作業之一是，帶一件個人物品來和其他學員交換資訊。讓我們很快地來聽聽看，大家帶了哪些物品來交換資訊。

○ 讓學員把物品放在會議室一邊，避免分心。

○如果所帶的物品不適當，討論如何解決問題，以及下週可以帶什麼來。

2. 尋找朋友來源
　●陳述：這週最主要的指定作業是，如果你目前沒有參加社交活動，請在社交教練的協助下找到一個潛在的朋友來源，並且開始報名社交活動。誰有找到朋友來源？
　●確認朋友來源適當，且符合下列標準：
　　○內容是學員所感興趣的。
　　○頻率是每週一次或至少兩週一次。
　　○包含年齡相近、可能接納的同儕。
　　○包括自由時間可以和其他人互動。
　　○在近幾週內就會開始。

3. 和同儕練習開啟交談、交換資訊
　●陳述：這週另一個指定作業是，和同儕練習開啟交談與交換資訊。這可以在社交活動的情境下練習。有誰做了這個指定作業的請舉手。
　●問下列問題：
　　○你在哪裡、和哪位同儕練習開啟交談？
　　○你如何開啟交談？
　　　■開啟交談的步驟：
　　　1. 輕鬆地看一下對方
　　　2. 利用手邊的物品
　　　3. 找出共同興趣
　　　4. 提起共同興趣
　　　5. 交換資訊
　　　6. 評估對方和我說話的興趣
　　　　□他們在跟我說話嗎？
　　　　□他們是否看著我？
　　　　□他們面對著我嗎（或是給我軟釘子碰）？
　　　7. 介紹自己
　　○他們看起來像是想要跟你說話嗎？你怎麼知道？

幫助自閉症類群與社交困難者建立友誼

○你有交換資訊嗎？你們的共同興趣是什麼？

○有了這個資訊，如果你們要一起消磨時間，可以做什麼？

○他們看起來是你想要一起消磨時間的人嗎？

4. 注意幽默回饋

●陳述：上週我們談到善用幽默的重要性，這週你們的指定作業之一是，當你說笑話時，要注意幽默回饋。指定作業「並非」說笑話。如果你這週說笑話時，有注意幽默回饋的請舉手。

●問下列問題：

○我們不是要知道你說什麼笑話，只想知道你的幽默回饋是什麼。他們是「取笑」你呢？還是「跟著笑話笑」？還是禮貌性地笑笑？或是完全「沒有」笑？

○你怎麼知道的？

○所以你有做到注意幽默回饋？

　　■答案：沒有。

○何時要注意幽默回饋？

　　■答案：每次說笑話的時候。

○如何注意幽默回饋？

　　■答案：「仔細看」並「注意聽」。

5. 團體內互打電話或視訊聊天

●陳述：這週另一個指定作業是，打一通電話給團體中的另一位學員或是視訊聊天，來練習開始與結束通話以及交換資訊。哪一位有打電話或視訊聊天請舉手。

●問以下問題：

○和誰通話？誰主動打給誰？

○通話怎麼開始的？（只問打電話的人）

○是否有交換資訊、找出共同興趣？

○有了這些資訊，如果你們要一起消磨時間，可以做些什麼？

○通話怎麼結束的？（只問結束電話的人）

●緊接著讓通話對方學員說明這些問題，但不是同一個時間說明。

表 7.1　開始與結束通話的步驟

開始通話的步驟	結束通話的步驟
1. 說出要找的人	1. 等到對話稍停的時候
2. 說明你是誰	2. 給一個你必須離開的理由
3. 問候	3. 告訴對方你聊得很愉快
4. 詢問是否方便談話	4. 告訴對方你之後會再找他聊天
5. 對你打電話的原因給一個說法	5. 說再見

講授課程：加入一群人交談

● 陳述：交新朋友的做法之一，就是和我們想多認識的人說話。大家可能已經聽
　過很多建議。可惜的是，你們所得到的建議常常是錯的。多數人通常被建議，
　遇到一群新的朋友時，該怎麼做？

　○ 答案：「做你自己就好」；「走上前開口說話就對了」；「直接去介紹你自
　　己」；「走過去說『嗨』」。

● 陳述：事實是，這並不是很好的建議。如果我沒來由地直接走過去說「嗨」，
　然後自我介紹，別人會覺得怎麼樣？

　○ 答案：他們會覺得你很突兀且隨便；他們會覺得你很怪。

● 解釋：相反地，我們需要依循非常具體的步驟，來加入一群人交談。這些步驟
　和我們加入認識的人的交談是不同的。如果和好朋友說話，我們可以直接走過
　去說哈囉。以下步驟適用於當我們加入一群我們完全不認識或認識有限的人，
　與他們交談時使用。

〔團體帶領者做「**錯誤**」示範，扮演闖入兩位行為教練的交談。如果沒有
兩位行為教練，可以播放 PEERS® 角色扮演影片集錦（www.semel.ucla.edu/
peers/resources）中**加入一群人交談**的「**錯誤示範**」角色扮演影片，或是運用
FriendMaker 手機 APP，然後提出**觀點轉換提問**。〕

錯誤的角色扮演：加入一群人交談 ▶

● 先說：我們要開始角色扮演，我會扮演嘗試加入一群不太認識的人的交談。請
　仔細看，然後告訴我，我哪裡「**做錯**」了。

「錯誤」示範的例子

○團體帶領者：（站在距離兩位行為教練數公尺遠的地方）。

○行為教練A：嗨，（某某某）。你週末好嗎？

○行為教練B：不錯啊，你呢？

○行為教練A：很好啊。你都在做什麼？

○行為教練B：我出去逛逛，看了幾部電影。

○行為教練A：真的喔？看了哪些電影？

○行為教練B：一些科幻電影。

○行為教練A：真的嗎？我最愛科幻電影了。你看哪部……

○團體帶領者：（突然走過來打斷）你們要去參觀電玩大展嗎？

○行為教練A：（嚇一跳，困惑貌）嗯……沒有。（轉頭沒理會團體帶領者）總之，你說你看了幾部科幻電影……

○團體帶領者：（打斷對話）我下星期要去這個很酷的電玩大展，你們以前去過這類大展嗎？

○行為教練B：（厭煩狀，翻白眼）嗯……沒有。（轉頭沒理會團體帶領者）那麼，總之，我就出去走走，還看了幾部電影。你有看過……

○團體帶領者：（打斷對話）你們真的應該去看看這次的電玩大展。非常酷！有最新的電玩，還有很多免費的東西……

○行為教練A及B：（厭煩狀，不理他的話，翻白眼）。

● 說這句話收尾：好，時間結束。我嘗試加入交談，我「做錯」了什麼？

　○答案：你闖入對話，而且「完全離題」。

● 問：他們看起來想跟我說話嗎？

　○答案：不想。

● 問：你如何知道的？

　○答案：他們並沒有跟你說話；並沒有看著你；並沒有面對著你。

● 提出以下觀點轉換提問：

　○你覺得（兩位行為教練名字）感覺怎麼樣？

　　■答案：太煩人；厭煩；挫折。

　○你覺得（兩位行為教練名字）會怎麼看我？

■ 答案：粗魯；令人反感；討人厭；怪異。
　○ 你覺得（兩位行為教練名字）會想再跟我聊天嗎？
　　■ 答案：不會；太討人厭。
● 問兩位行為教練同樣的**觀點轉換提問**：
　○ 你們感覺怎麼樣？
　○ 你們會怎麼看我？
　○ 你們會想再跟我聊天嗎？

加入一群人交談的步驟

〔說明**加入一群人交談**的規則與步驟，將下列重點條列與**關鍵詞**（以**粗楷體字**標示的部分）寫在白板上，團體結束以前不要擦掉。〕

1. 聆聽對話
● 解釋：當你嘗試要加入一群我們完全不認識或認識有限的人交談前，首先你需要仔細聆聽對話內容。
● 問：為什麼聆聽對話是重要的？
　○ 答案：在你加入交談前，必須要知道主題是什麼。

2. 維持一個距離觀察
● 陳述：當你聆聽時，必須維持一個距離觀察，不要太引人注目。為什麼維持一個距離觀察是重要的？
　○ 答案：顯示你對這群人感興趣。
● 問：我們應該要瞪著他們嗎？
　○ 答案：不，絕對不行。
● 問：瞪著他們可能會有什麼問題？
　○ 答案：看起來會像是在偷聽（實際上的確是在偷聽）；他們可能會覺得你怪異或恐怖；可能會覺得你在糾纏他們。

3. 利用手邊的物品
● 解釋：當你在聆聽或觀察對話，利用手邊的物品當做道具可能會有幫助，例如手機、遊戲機或書，讓你看起來像專心在做其他事情。

●問：為什麼利用手邊的物品是個好主意？

　　○答案：讓你看起來像專心在做其他事情；看起來不像在偷聽（雖然實際上是在偷聽）。

4. 辨識主題

●解釋：聆聽對話最重要的目的是，辨識他們討論的主題。

●問：為什麼確認主題這麼重要？

　　○答案：如果你想加入交談，你必須能談那個主題。

5. 找出共同興趣

●陳述：在你嘗試加入交談前，你需要確認自己在這個主題上有共同興趣。為什麼找出共同興趣是重要的？

　　○答案：因為**共同興趣**是你加入交談的理由。

●問：如果你沒有找到共同興趣，對該主題一無所知，你應該加入交談嗎？

　　○答案：不。

●問：對談話主題毫無所知，卻想加入交談，可能會有什麼問題？

　　○答案：你會讓對話慢下來；他們可能會覺得無聊；你可能會覺得無聊。

6. 走近他們

●解釋：當你找出共同興趣，也決定加入交談，你需要向他們靠近。通常維持一到兩個手臂的距離是恰當的。

●問：為什麼靠近一點是重要的？

　　○答案：顯示出你的興趣；提醒他們你準備加入交談；站得遠遠的加入交談，看起來會很怪異。

7. 等候談話停頓

●陳述：在加入交談前，先等候短暫停頓出現。為什麼等候停頓是重要的？

　　○答案：如果不等候短暫停頓出現，你可能會打斷對話。

●問：有所謂的「完美的停頓」嗎？

　　○答案：沒有。

●解釋：有些學員會想等到「完美停頓」出現，特別是對社交比較焦慮的人。所謂的「完美停頓」根本不存在，你只要不是太明顯打斷交談就好。最佳時

機是當一個人說完話，而另一個人準備開口前。

8. 提起主題

● 解釋：加入交談時，你可以對主題先做個評論、問問題或稱讚。

● 問：為什麼提起主題是重要的？

○ 答案：這是你加入交談的理由。

9. 評估他們和我說話的興趣

● 解釋：你也需要確認這群人想跟你說話。哪三個行為表現代表他們想跟我說話？

○ 答案：他們跟你說話、看著你、面對著你。

● 解釋：當你加入一群人的交談，你必須問自己下列問題：

○ 他們在跟我說話嗎？

■ 解釋：意思是說，他們有回答你的問題、問你問題、給評論，而不是只有簡短回答，或給你粗魯的評論。

○ 他們看著我嗎？

■ 解釋：意思是說，他們看著你表示興趣，可能帶著微笑，而不是翻白眼或做奇怪表情。

○ 他們面對著我嗎（他們是否展開圈子讓我加入，或是維持圈子封閉）？

■ 解釋：當一群人說話時，他們通常會站成一圈。當他們想跟你說話時，會讓圈子打開。當他們不想跟你說話時，就會維持圈子封閉，或給你軟釘子碰。

10. 介紹自己

● 解釋：如果你被接納了，加入一群人交談的最後步驟，就是和你不認識的每個人介紹你自己。這個步驟是選擇性的，只能在你加入談話幾分鐘後，而且確定自己已經被接納的時候再做。

● 問：我們怎麼介紹自己？

○ 答案：說「剛忘了說，我是（某某某）」，或是「我們沒見過面，我是（某某某）」。

譯註：在台灣，青年在非正式場合下，除非別人先問，否則通常較少主動介紹自己

的名字，會覺得對方未必對自己的名字感興趣。

●問：如果他們看起來沒興趣和我們說話，我們應該介紹自己嗎？

　○答案：不，應該離開去做別的事。

正確的角色扮演：加入一群人交談 ▶

〔團體帶領者做「正確」示範，扮演闖入兩位行為教練的交談。如果沒有兩位行為教練，可以播放 PEERS® 角色扮演影片集錦（www.semel.ucla.edu/peers/resources）中加入一群人交談的「**正確示範**」角色扮演影片，或是運用 **FriendMaker** 手機 APP，然後提出觀點轉換提問。〕

●先說：我們要開始另一個角色扮演。請仔細看，然後告訴我，我哪裡「**做對**」了。

「**正確**」示範的例子

○團體帶領者：（站在距離兩位行為教練數公尺遠的地方，看著手機）。

○行為教練 A：嗨，（某某某）。你週末好嗎？

○行為教練 B：不錯啊，你呢？

○行為教練 A：很好啊。你都在做什麼？

○行為教練 B：我出去逛逛，看了幾部電影。

○團體帶領者：（看著行為教練兩人，表現出興趣，然後看向別處）。

○行為教練 A：真的喔？看了哪些電影？

○行為教練 B：一些科幻電影。

○團體帶領者：（看著行為教練兩人，表現出興趣，然後看向別處）。

○行為教練 A：真巧。我最愛科幻電影了。

○行為教練 B：真的，酷喔！

○行為教練 A：所以你看了哪一部？

○行為教練 B：我看了幾集《星際大戰》。

○團體帶領者：（看著行為教練兩人，表現出興趣，然後看向別處）。

○行為教練 A：太棒了，那是經典片子。

○行為教練 B：可不是嗎？《星際大戰首部曲：威脅潛伏》是我的最愛。你呢？

○行為教練 A：當然也是首部曲！沒有什麼比得過它。

○團體帶領者：（看著行為教練兩人，開始走過來，視線接觸）。

○行為教練 A 和 B：（看著團體帶領者）。

○團體帶領者：（等候短暫的暫停）：所以你們都是《星際大戰》的影迷？

○行為教練 A 和 B：（看著團體帶領者）是啊！你呢？

○團體帶領者：當然也是。不知道你們有沒有聽說，下禮拜街上的老戲院要播放《星際大戰》一至三部曲。

○行為教練 B：（展開圈子）真的假的？

○行為教練 A：（展開圈子）真的嗎？我沒聽說耶。

○行為教練 B：太讚了。

○團體帶領者：是啊！我從沒在大銀幕上看過。

○行為教練 A：我也是。我想去看！

○團體帶領者：的確應該去。（短暫暫停）對了，我叫（某某某）。

○行為教練 B：（微笑）嗨。我是（某某）。

○行為教練 A：（微笑）嗨，我是（某某）。

● 說這句話收尾：好，時間結束。我嘗試加入交談，我「做對」了什麼？

  ○答案：聆聽與觀察；利用手邊的物品；辨識主題；找出共同興趣；走近他們；等候談話停頓；提出主題；評估他們和我說話的興趣；介紹自己。

● 問：他們看起來想跟我說話嗎？

  ○答案：想。

● 問：你如何知道的？

  ○答案：他們跟你說話、看著你，而且面對著你（他們打開談話圈）。

● 提出以下觀點轉換提問：

  ○你覺得（兩位行為教練名字）感覺怎麼樣？

    ■答案：很好；很愉快。

  ○你覺得（兩位行為教練名字）會怎麼看我？

    ■答案：很好；很有趣；蠻酷的。

  ○你覺得（兩位行為教練名字）會想再跟我聊天嗎？

    ■答案：會；非常可能。

●問兩位行為教練同樣的**觀點轉換提問**：

　　○你們感覺怎麼樣？

　　○你們會怎麼看我？

　　○你們會想再跟我聊天嗎？

●解釋：這些是加入一群你不認識或不熟的人交談的步驟。你們將在交換有關個人物品資訊時練習這些技巧，並且要在下週的指定家庭作業持續練習。

加入一群人交談

學員行為演練

加入一群人交談

所需教材

● 學員帶個人物品與其他團體學員交換資訊。

● 如果有學員忘記帶個人物品：

　○ 可以用手機裡的音樂或圖片。

　○ T 恤的圖案若是最喜歡的休閒活動也可以使用。

　○ 如果學員沒有帶個人物品，也可以只談他們的興趣。

行為演練

● 把學員分成小群組（每組不要少於三人）。

● 讓學員針對個人物品練習交換資訊，輪流演練加入一群人交談。

● 對於以個人物品練習交換資訊的學員：

　○ 鼓勵學員透過交換資訊找出共同興趣。

　○ 告訴學員必須接受想要加入交談的人。

● 對於練習加入一群人交談的學員：

　○ 先與群組分開，在練習前先指出加入一群人交談的步驟（他們一開始可能需要看著寫在白板上的步驟）。

　○ 你可能需要運用蘇格拉底式問答，藉由下列的社交訓練問題，幫助學員指出具體步驟：

　　■ 你的耳朵應該要怎麼樣？

　　■ 你應該要注意聽什麼？

　　■ 你的眼睛應該要怎麼樣？

　　■ 你應該瞪著他們嗎？

■ 當你聆聽的時候，可以一邊運用什麼？

■ 你會想隔著整個房間加入他們嗎？

■ 你應該直接闖入對話，或是等什麼呢？

■ 有所謂的「完美停頓」嗎？

■ 當你加入之後，你應該要談什麼？

○ 讓學員練習用這些步驟，當同儕們正在針對個人物品交換資訊時，加入同儕們的交談。

○ 對依循步驟有困難的學員，你可能需要運用蘇格拉底式問答，問下列社交訓練問題：

■ 你知道他們在談什麼嗎？

■ 你知道任何和談話主題有關的事情嗎？

□〔注意：如果學員不知道主題，稱讚他們沒有立即加入談話，並讓群組改變主題，談一些這位學員知道的話題。〕

■ 當你聆聽的時候，想要運用任何東西嗎？

■ 在你加入交談前，你要等什麼呢？

■ 有所謂的「完美停頓」嗎？

■ 在你加入交談前，你會想靠近一點嗎？

■ 當你加入交談，你會想談同樣的主題嗎？

● 如果學員加入一群人交談的方式錯誤，先喊暫停，利用這個可介入指導的時機，給予讚美並委婉指出錯誤，同時提供回饋，指導如何加入交談才比較適當。

○ 讓學員再試一次，直到他可以成功地依循步驟進行。

● 當學員成功加入交談，喊暫停，讓其他學員給予鼓掌。

● 讓每位學員至少練習一次加入一群人交談。

加入一群人交談

最後集合

●向學員宣布，將與社交教練會合。

　○讓學員站／或坐在他的社交教練旁邊。

　○在開始最後集合之前，確定大家都安靜下來，且專注在聆聽。

　○讓學員敘述課程內容，社交教練在一旁聆聽。

●陳述：今天，我們談到加入一群人交談的規則與步驟。誰可以告訴我們加入一群人交談有哪些步驟？

　　1. 聆聽對話

　　2. 維持一個距離觀察

　　3. 利用手邊的物品

　　4. 辨識主題

　　5. 找出共同興趣

　　6. 走近他們

　　7. 等候談話停頓

　　8. 提起主題

　　9. 評估他們和我說話的興趣

　　　■他們有跟我說話嗎？

　　　■他們有看著我嗎？

　　　■他們有面對著我嗎？（他們有展開談話圈嗎？或是維持談話圈封閉？）

　　10.介紹自己

●陳述：學員們在其他人交換個人物品資訊時，練習加入一群人交談，做得非常好。讓我們給他們大大的掌聲。

指定家庭作業

發放社交訓練講義給學員，宣布以下的指定家庭作業：

1. **尋找朋友來源**
   - 學員與社交教練應該以學員的興趣為基礎，共同「**討論**」並「**決定**」社交活動。
   - 「**開始報名**」參加這些活動（如果還沒參加的話）。
     ○ 好的社交活動的標準：
       - 內容是學員所感興趣的。
       - 頻率是每週一次或至少兩週一次。
       - 包含年齡相近、可能接納的同儕。
       - 包括自由時間可以和其他人互動。
       - 在近幾週內就會開始。

2. 和社交教練練習**加入一群人交談**
   - 學員應該和社交教練與另一個人（願意「**接受**」學員加入交談的人），練習**加入一群人交談**。
   - 社交教練應該在開始練習之前，先複習**加入一群人交談**的規則與步驟。
   - 社交教練應該在練習之後，問下列**社交訓練**問題：
     ○ 我們看起來想跟你說話嗎？
     ○ 你如何知道的？
     ○ 我們的共同興趣是什麼？
     ○ 有了這些資訊，如果我們要一起消磨時間，可以做些什麼？

3. 和同儕（可以從**朋友來源**挑選）練習**加入一群人交談**
   - 社交教練必須在開始練習之前，先複習**加入一群人交談**的規則與步驟。
   - 社交教練必須在練習之後，問學員以下的**社交訓練**問題：
     ○ 在哪裡、試著加入哪些人的交談？
     ○ 你依循哪些步驟？
     ○ 他們看起來像是想要跟你說話嗎？你怎麼知道？

○ 你有交換資訊嗎？你們的共同興趣是什麼？

○ 有了這個資訊，如果你們要一起消磨時間，可以做什麼？

○ 他們看起來是你想要一起消磨時間的人嗎？

4. 注意幽默回饋

● 如果學員嘗試說笑話（指定作業「並非」說笑話），要注意幽默回饋。

● 社交教練應該在學員嘗試表現幽默之後，「私下」問下列社交訓練問題：

○ 你的幽默回饋是什麼？

○ 你怎麼知道的？

5. 團體內互打電話或視訊聊天

● 安排和另一位學員互打電話或視訊聊天，以交換資訊。

● 注意：這是「最後一次」團體內互打電話或視訊聊天。

● 學員和社交教練必須在互打電話的另一位學員離開之前，安排好打電話的日期與時間。

● 在打電話之前複習開始與結束通話、交換資訊的規則。

● 社交教練必須在通話結束後，問學員以下的社交訓練問題：

○ 你依循了哪些開始通話的規則？

○ 共同興趣是什麼？

○ 有了這個資訊，如果你們要一起消磨時間，可以做什麼？

○ 你依循了哪些結束通話的規則？

6. 帶個人物品來交換資訊

● 下週帶個人物品來和其他學員交換資訊（如：音樂、遊戲、書或照片）。

● 唸出團體內互打電話的分配表（附錄 E），提醒社交教練記錄誰打給誰。

● 鼓勵學員與社交教練使用電話通訊錄（附錄 D），記下每週約好要打電話的日期與時間。

個別確認

只要打電話的時程安排妥當，就可以個別私下和每位學員與社交教練協調：

1. 哪一種類型的社交活動他們會有興趣參加（如果還沒參加的話）。

　●如果他們已經在參加某一個社交活動，確定這個活動符合：

　　○內容是學員所感興趣的。

　　○頻率是每週一次或至少兩週一次。

　　○包含年齡相近、可能接納的同儕。

　　○包括自由時間可以和其他人互動。

　　○在近幾週內就會開始。

2. 何時準備和社交教練練習加入一群人交談。

　●要找哪個能夠讓學員自在的人陪同練習。

3. 準備在哪裡、在何時、和哪位同儕練習加入一群人交談。

　●是否這是一個可能接納的社交群體？他們如何分辨？

4. 團體內互打電話或視訊聊天時，社交教練人會待在哪裡。

5. 下週計畫帶來的個人物品。

加入一群人交談

社交訓練講義

加入一群人交談的步驟*

1. 聆聽對話

2. 維持一個距離觀察

3. 利用手邊的物品

4. 辨識主題

5. 找出共同興趣

6. 走近他們

7. 等候談話停頓

8. 提起主題

9. 評估他們和我說話的興趣

   ● 他們有跟我說話嗎？

   ● 他們有看著我嗎？

   ● 他們有面對著我嗎？（他們有打開談話圈嗎？或是維持談話圈封閉？）

10. 介紹自己

指定家庭作業

1. 尋找朋友來源

   ● 學員與社交教練應該以學員的興趣為基礎，共同「討論」並「決定」社交活動。

   ● 「開始報名」參加這些活動（如果還沒參加的話）。

     ○ 適合 PEERS® 的社交活動的標準：

       ■ 內容是學員所感興趣的。

       ■ 頻率是每週一次或至少兩週一次。

■ 包含年齡相近、可能接納的同儕。

■ 包括自由時間可以和其他人互動。

■ 在近幾週內就會開始。

2. 和社交教練練習加入一群人交談

● 學員應該和社交教練與另一個人（願意「接受」學員加入交談的人），練習加入一群人交談。

● 社教練應該在開始練習之前，先複習加入一群人交談的規則與步驟。

● 社交教練應該在練習之後，問下列社交訓練問題：

○ 我們看起來想跟你說話嗎？

○ 你如何知道的？

○ 我們的共同興趣是什麼？

○ 有了這些資訊，如果我們要一起消磨時間，可以做些什麼？

3. 和同儕（可以從朋友來源挑選）練習加入一群人交談

● 社交教練必須在開始練習之前，先複習加入一群人交談的規則與步驟。

● 社交教練必須在練習之後，問學員社交訓練問題：

○ 在哪裡、試著加入哪些人的交談？

○ 你依循哪些步驟？

○ 他們看起來像是想要跟你說話嗎？你怎麼知道？

○ 你有交換資訊嗎？你們的共同興趣是什麼？

○ 有了這個資訊，如果你們要一起消磨時間，可以做什麼？

○ 他們看起來是你想要一起消磨時間的人嗎？

4. 注意幽默回饋

● 如果學員嘗試說笑話（指定作業「並非」說笑話），要注意幽默回饋。

● 社交教練應該在學員嘗試表現幽默之後，「私下」問下列社交訓練問題：

○ 你的幽默回饋是什麼？

○ 你怎麼知道的？

5. 團體內互打電話或視訊聊天

● 安排和另一位學員互打電話或視訊聊天，以交換資訊。

- 學員和社交教練必須在互打電話的另一位學員離開之前，安排好打電話的日期與時間。
- 在打電話之前複習開始與結束通話、交換資訊的規則。
- 社交教練必須在電話結束後，問學員以下的社交訓練問題：
  ○ 你依循了哪些開始通話的規則？
  ○ 共同興趣是什麼？
  ○ 有了這個資訊，如果你們要一起消磨時間，可以做什麼？
  ○ 你依循了哪些結束通話的規則？

6. 帶一件個人物品來交換資訊
   - 下週帶個人物品來和其他學員交換資訊（如：音樂、遊戲、書或照片）。

* 參考《交友的科學：幫助有社交困難的青少年與青年》（Laugeson, 2013），或 **FriendMaker** 手機 APP，當中有對應各項規則的角色扮演示範影片。

【課程七】

退出交談

社交訓練治療指引

為社交教練課程做準備

　　團體進行到這裡，已做過六週的指定家庭作業。你將可注意到學員完成指定家庭作業的模式。大多數社交教練都會認真盡責地協助學員完成指定作業，他們會規律準時地出席，付出相當的努力在團體外提供社交指導。不過，也有少數社交教練對於治療進程沒有太強的使命感，他們把團體治療的重要性列在最後，經常說學員太忙了，無法完成指定作業。他們可能會說學員拒絕做指定作業，或者學員不需要練習某些技巧，因為他們「已知道該怎麼做了」。這類治療阻抗有很多可能的原因，這也是為什麼我們強烈建議，社交訓練團體帶領者要有充分的臨床訓練與帶領團體治療的經驗。無論如何，重要的是團體帶領者不應在課程中對這些阻抗投入太多時間，因為這麼做會用掉其他成員的時間。不過，如果觀察到治療阻抗（通常以無法完成家庭作業來表現），團體帶領者必須和社交教練與學員單獨在團體外**另行會談**。考慮到治療已進行到將近一半，所有治療阻抗問題應該現在就得處理（如果不是更早就開始處理的話）。

　　個別與社交教練和學員的**另行會談**可能會時有需要，藉此可處理一些可能發生的危機、與團體無關但可能會影響到治療的家庭問題，以及治療阻抗和未能完成家庭作業的問題。這些**另行會談**宜盡量簡短，在課程之前或之後立即處理。會談的內容和結構可能各有不同，但針對家庭作業無法完成的部分，建議採取以下的技巧處理：

1. 你可以先問學員與社交教練，可否在團體後簡短談一下。如果有任何一位顯得焦慮，你可以跟他們再次保證，並沒有什麼麻煩事，你只是想跟他們討論一些事情。

2. 開始討論時，可以先提出，你觀察到他們沒有做指定家庭作業。你可以在討論前先查看一下家庭作業完成工作表，以便對他們的家庭作業完成紀錄有較具體

的了解。

3. 問他們是否有注意到自己的狀況，並找出是否有什麼原因阻礙他們完成指定作業。

4. 接著你可以針對這些治療障礙進行問題**解決**，試著找出幫助學員與社交教練完成指定作業的方式。

5. 這也是一個指出完成指定家庭作業重要性的好機會，你可以說：「*即使你們每週都來學習 PEERS® 的所有技巧，但如果沒有做指定作業並且在團體外做練習，就不可能充分得到這個治療的好處。*」你也可以指出：「*如果你的目標是交朋友並維持友誼、發展人際關係，你就『必須』完成你的指定作業。*」我們的研究顯示，家庭作業的完成度能顯著預測 PEERS® 治療的成功與否。確實完成指定作業的學員通常在這治療計畫中可獲得成功，而沒有做指定作業的學員則通常成效較低。幫助特定成員理解這個概念，是你身為團體帶領者的責任之一。

6. 結束**另行會談**時，你要讓學員與社交教練再次確認對課程以及完成指定作業的投入，一如他們當初為加入團體而接受面談時所做的承諾。

　　本次講授課程的重點在於，如何**退出交談**。由於沒有正式的指定作業要求學員與同儕練習**退出交談**（除非自然發生），學員要和社交教練以及可以陪伴練習的人（如：家長、手足、家庭成員、朋友），一起練習**退出交談**。社交訓練治療指引當中的社交訓練小訣竅提供了該如何做的建議。請記得對社交教練強調，這可能是學員能夠練習這個重要技巧的少數機會之一，因此千萬記得要做這個指定作業。

　　雖然在本課與之前的課程中，和社交教練練習指定作業應該是最容易安排進行的部分，因為理論上雙方均對於團體治療有所承諾，然而奇怪的是，這項作業卻是團體成員最容易忘記做的部分。有鑑於此，你可以在指定本週家庭作業時說：「*這週的指定作業之一，是學員與你和另一個人練習加入與退出交談。雖然這應該是比較容易完成的指定作業，有些人還是會忘記。因此再次提醒大家，不要忘了。*」這樣的簡短聲明有助於清楚表明你的期待，並增加團體對家庭作業的完成度。

驗收家庭作業

〔逐項檢視下列的指定家庭作業並**解決**可能發生的問題。從有完成家庭作業的學員開始。如果時間足夠,可以詢問為什麼其他人無法完成作業,並試著解決問題,討論下一週可以如何完成作業。驗收家庭作業時,記得使用**關鍵詞**(以**粗楷體字**標示的部分)來重新整理他們的敘述。驗收家庭作業時,請將大部分時間用在討論和社交教練以及和同儕練習**加入一群人交談**的作業,因為這是最重要的部份。本次共有六項作業要進行驗收家庭作業,因此請做好時間管理。〕

1. **帶個人物品來交換資訊**

   ● 陳述:這週指定作業之一是,帶一件個人物品來和其他學員交換資訊。讓我們很快地來聽聽看,學員們帶了哪些物品來交換資訊。

   ○ 如果所帶的物品不適當,討論如何**解決**問題,以及下週可以帶什麼來。

2. **和社交教練練習加入一群人交談**

   ● 陳述:這週學員最主要的指定作業之一,是練習和你與另一個人練習加入一群人交談。誰已經完成這項指定作業或嘗試完成?

   ● 問下列問題:

   ○ 你和學員跟誰一起練習?

   ○ 在開始練習之前,你做了哪些社交指導?

   ○ 學員依循哪些步驟?

       1. **聆聽對話**

       2. **維持一個距離觀察**

       3. **利用手邊的物品**

       4. **辨識主題**

       5. **找出共同興趣**

       6. **走近他們**

       7. **等候談話停頓**

       8. **提起主題**

       9. **評估他們和我說話的興趣**

       10. **介紹自己**

○在練習之後，你做了哪些社交指導？

■ 適當的社交訓練問題：

□ 我們看起來想跟你說話嗎？

□ 你如何知道的？

□ 我們的共同興趣是什麼？

□ 有了這些資訊，如果我們要一起消磨時間，可以做些什麼？

3. 和同儕（可以從朋友來源挑選）練習加入一群人交談

● 陳述：這週學員最主要的指定作業之一，是和同儕練習加入一群人交談。誰已經完成或嘗試完成這項指定作業？

● 問下列問題：

○ 學員在哪裡、和誰練習？

○ 在開始練習之前，你做了哪些社交指導？

○ 學員依循哪些步驟？

○ 在開始練習之後，你做了哪些社交指導？

■ 適當的社交訓練問題：

□ 在哪裡、和誰練習加入交談？

□ 你依循哪些步驟？

□ 他們看起來像是想要跟你說話嗎？你怎麼知道？

□ 你有交換資訊嗎？你們的共同興趣是什麼？

□ 有了這個資訊，如果你們要一起消磨時間，可以做什麼？

□ 他們看起來是你想要一起消磨時間的人嗎？

4. 尋找朋友來源

● 陳述：這週的另一個指定作業是，幫忙學員找到一個潛在的朋友來源，並且幫忙他們開始報名社交活動。誰和你的學員找到了朋友來源？

● 確認朋友來源適當，且符合下列標準：

○ 內容是學員所感興趣的。

○ 頻率是每週一次或至少兩週一次。

○ 包含年齡相近、可能接納的同儕。

○ 包括自由時間可以和其他人互動。

○在近幾週內就會開始。

5. **注意幽默回饋**

● 陳述：這週另一個指定作業是，學員在說笑話的時候，要注意幽默回饋。指定作業「並非」說笑話。誰完成這個指定作業，或嘗試完成作業？

● 問下列問題：

○學員是否嘗試說笑話，而且有注意幽默回饋？

○關於幽默回饋，你怎麼提供社交指導訓練？

■ 適當的社交訓練問題：

□ **你的幽默回饋是什麼？**

□ **你怎麼知道的？**

6. **團體內互打電話或視訊聊天**

● 陳述：這週學員的另一個指定作業，是打一通電話給團體中的另一位學員，或是視訊聊天，來練習開始與結束通話以及交換資訊。哪位學員打了電話或視訊聊天？

● 問以下問題：

○學員和誰通話？誰主動打給誰？

○在通話前你做了哪些社交指導？

○電話來時你在哪裡？

○通話怎麼開始的？

○他們是否有交換資訊、找出共同興趣？

○通話怎麼結束的？

○電話講完後你做了哪些社交指導？

■ 適當的社交訓練問題：

□ **你們的共同興趣是什麼？**

□ **有了這些資訊，如果你們要一起消磨時間，可以做些什麼？**

● 緊接著讓通話對方學員的社交教練說明這些問題，但不是同一個時間說明。

● 〔收回社交訓練指定家庭作業工作表。如果社交教練忘記帶，請他們重新填寫好一份新的表格，幫助他們為指定作業負責。〕

講授課程：退出交談

● 發放社交訓練講義。

　○ 社交訓練治療指引中的**粗體字**部份，直接摘錄自社交訓練講義。

　○ 提醒社交教練，**粗楷體字**是關鍵詞，代表 PEERS® 課程中的重要概念，在社交指導時應該盡可能使用這些用語。

● 解釋：上週我們談到加入一群人交談的步驟。這週我們將繼續談如何退出交談。研究顯示，加入同儕交談的嘗試，有大約五成都是不成功的。也就是說，當我們嘗試加入一群人交談時，大概有一半的機會，我們是不會被接納的，這並不是什麼嚴重的事。人人皆如此。

在交談中不被接納的理由

● 解釋：在交談中不被接納的理由有很多。縱然我們有一半的機會不被接納，重要的是，想想為什麼我們不被接納，下次可以有什麼不同做法。

● 使用蘇格拉底式問答，讓社交教練想出一些被拒絕的理由，以及下次可以有什麼不同做法（參考表 8.1 的範例）。

　○ 問這個問題：我們不被接納的理由有哪些？

　○ 接著每個答案問：下次可以有什麼不同做法？

表 8.1　在交談中不被接納的理由

在交談中不被接納的理由	下次可以有什麼不同做法
他們想「私下」談。	等一下再嘗試，在加入前應先聆聽。
他們粗魯或惡意。	嘗試不同的談話群體。
你沒有逐條遵守加入交談的規則。	等一下再嘗試，依循步驟進行。
你談太私人的事情。	嘗試不同的談話群體，避免提太私人的事。
他們自己成一個小社交圈，不希望新朋友加入。	嘗試不同的談話群體。
他們談的事情你並不知道。	找交談主題是你瞭解的其他談話群體嘗試加入。
你在他們當中有不好的名聲。	找不知道或不在意你名聲的另一個談話群體嘗試加入。
他們並不知道你想加入。	等候一下再做嘗試，依循步驟進行。

退出交談

● 解釋：必須退出交談的狀況，基本上有三種情境：我們在交談中完全未被接納；我們一開始被接納，隨後又被排除；以及我們被完全接納，但有事必須離開。如同加入一群人交談，退出交談也有非常具體的步驟可以依循。

從未被接納的退出步驟

● 解釋：以下是「從未」被接納時，退出交談的步驟。意思是說，他們從未對我們說話，或讓我們加入交談中。

1. **保持冷靜**
   - ● 陳述：從未被接納而退出交談的第一步，是保持冷靜。意思是說，不要因此而生氣，或強迫別人跟你說話。因此而生氣或失去冷靜，可能會有什麼問題？
   - ○ 答案：他們將會覺得你奇怪；他們日後可能會不想和你說話；他們可能會告訴別人你的反應，而你可能因此有不好的名聲。

2. **看向別處**
   - ● 陳述：從未被接納而退出交談的下一步，是看向別處。當你看向別處的時候，你所透露給別人的訊息是什麼？
   - ○ 答案：你的注意力轉向別的方面；你不再對他們所談的事情有興趣。

3. **轉向別處**
   - ● 陳述：當我們保持冷靜，也看向別處之後，退出交談的下一步是轉向別處。當你轉向別處的時候，你所透露給別人的訊息是什麼？
   - ○ 答案：你將要走開；你已經對他們所談的事情失去興趣；你準備要離開。

4. **走開**
   - ● 陳述：從未被接納而退出交談的最後一步，是走開。這並不是說要怒氣沖沖或很快走開。相反地，你可以「放慢」速度，平靜地走開。很快地走開，可能會有什麼問題？
   - ○ 答案：很快走開可能會把注意力導向自己；相反地，當你不經意地走開時，

別人甚至不會注意到你的離開。

● 〔可選擇：播放 PEERS® 角色扮演影片集錦（www.semel.ucla.edu/peers/ resources）中有關**從未被接納的退出交談**的角色扮演示範影片，或是運用 **FriendMaker** 手機 APP，然後提出**觀點轉換提問**。〕

一開始被接納、之後被排除時的退出步驟

● 解釋：有時候，我們一開始被接受加入交談，然後發生了一些事情，我們就被排除了。所以我們有不同的步驟，來退出交談。

1. 保持冷靜

● 陳述：一開始被接納、之後被排除時，退出交談的第一步，是保持冷靜。就如前述，你必須維持冷靜，不因此生氣。因此而生氣，可能會有什麼問題？

○ 答案：他們可能會覺得你奇怪；他們日後可能會不想和你說話；他們可能會告訴別人你的反應，而你可能因此有不好的名聲。

2. 看向別處

● 陳述：下一步是慢慢地看向別處，就好像你被其他事物吸引。當你看向別處的時候，你所透露給別人的訊息是什麼？

○ 答案：你的注意力轉向別的方面；你不再對他們所談的事情有興趣。

3. 等候「短暫的」談話停頓

● 陳述：下一步是在開口說話前，等候對話當中的短暫停頓。為什麼在開口說話前，需要等候短暫的停頓？

○ 答案：如果你打斷他們，可能會使他們不高興。

4. 為離開給一個「簡短的」說法

● 解釋：下一步是為離開交談給一個簡短的理由。請記得，說法指的是你必須要去做其他事情的理由。範例包括：

○ 我得走了。

○ 我恐怕得離開了。

○ 保重。

○待會見。

●陳述：在這種情況下，說法必須「非常簡短」。事實是，他們已跟你說完話了，沒什麼其他想說的了，因此他們並不真的那麼在乎你要離開。為什麼我們需要在離開前給個說法或表示一下呢？

○答案：即使他們跟你已經沒話可說，如果你離開時不表示一下，會顯得很奇怪。

5. 走開

●陳述：一開始被接納、之後被排除時，退出交談的最後一步，是走開。我們應該要等待他們的回應再走開嗎？

○答案：不用；當你已經給過交代，就無須等候團體回應；只需不經意且平靜地離開。

●〔可選擇：播放 PEERS® 角色扮演影片集錦（www.semel.ucla.edu/peers/resources）中有關一開始被接納、之後被排除時如何退出交談的角色扮演示範影片，或是運用 **FriendMaker** 手機 APP，然後提出觀點轉換提問。〕

完全被接納時的退出步驟

●陳述：有些情況下，雖然我們已經完全被接納，仍必須退出交談。正如我們未被接納的情況，此時也有必須依循的具體步驟。

1. 等候談話停頓

●陳述：已完全被接納時，退出交談的第一步，是在提到任何有關要離開的事情前，等候「短暫的」談話停頓。為什麼在說任何事情前，等候對話中的短暫停頓是重要的？

○答案：除非緊急狀況，否則直接打斷別人是很無禮的。

2. 為離開給一個「具體的」說法

●解釋：下一步是為離開給一個「具體的」說法，說明你為何需要離開。在這種情況下，因為你已完全被接納了，你的說法必須具體，而且長一點。

●問：如果你只說「我得走了」，你的朋友可能會怎麼想？

○答案：他們可能會覺得你不想跟他們說話；他們會想知道你要去哪裡；他

們甚至會問：「你要去哪裡？」

●解釋：所以要更具體地說明，例如，「我應該要去上課了」，或是「我得回家了」，或「我的休息時間結束了」。在這個情況下，你需要給「**具體的**」理由，說明為何需要離開，如此你的朋友才不會感覺疑惑或被冒犯。

3. 說下次見

●陳述：如果你還想再次見到朋友，下一步通常應該說「再聊」或「下次見」。為什麼這麼說比較好？

○答案：讓朋友知道你還想跟他們在一起，你離開是不得已的，而不是你想走。

4. 說再見

●陳述：當你要離開的時候，下一步是說再見。有些人會揮手、擁抱、親吻，或是碰拳、擊掌。為什麼在離開前說再見是重要的？

譯註：在台灣，通常不會擁抱或親吻，也較少碰拳。

○答案：比較有禮貌，不會給人感覺沒道別就忽然掉頭走了。

5. 走開

●解釋：已完全被接納時，退出交談的最後一步，是走開。在這個情況下，你已依循所有步驟，走開時就不會顯得無禮或突兀。

●〔可選擇：播放，PEERS® 角色扮演影片集錦（www.semel.ucla.edu/peers/resources）中有關**完全被接納時，如何退出交談**的角色扮演示範影片，或是運用 **FriendMaker** 手機 APP，然後提出**觀點轉換提問**。〕

指定家庭作業

〔發放社交訓練指定家庭作業工作表（附錄 I），讓社交教練填完下次繳回。〕

1. 和社交教練練習加入與退出一群人交談

●學員應該和社交教練以及另一個人，練習加入與退出一群人交談。

○練習在「從未被接納」時退出交談。

○練習在「一開始被接納、之後被排除」時退出交談。

○練習在「完全被接納」時退出交談。

●社交教練應該在開始練習之前，先複習加入與退出一群人交談的規則與步驟。

●社交教練應該在每一項練習之後，問下列社交訓練問題：

○我們看起來想跟你說話嗎？

○你如何知道的？

2. 和同儕（可以從朋友來源挑選）練習加入一群人交談

●社交教練必須在開始練習之前，先複習加入一群人交談的規則與步驟。

●指定作業「不包括」退出交談，除非自然而然出現如此狀況。

●社交教練必須在練習之後，問學員下列社交訓練問題：

○在哪裡、試著加入哪些人的交談？

○你依循哪些步驟？

○他們看起來像是想要跟你說話嗎？你怎麼知道？

○你需要退出交談嗎？那麼你依循哪些步驟退出？

3. 注意幽默回饋

●如果學員嘗試說笑話（指定作業「並非」說笑話），要注意幽默回饋。

●社交教練應該在學員嘗試表現幽默之後，「私下」問下列社交訓練問題：

○你的幽默回饋是什麼？

○你怎麼知道的？

社交訓練小訣竅

●學員的指定作業之一，是和社交教練以及另一個人，練習加入與退出一群人交談。

○如果另一個人也知道這個練習，那是最好不過，如此一來你就可以隨時提供社交指導。

■配偶、成年手足或其他家庭成員，都是好的練習對象。

●進行額外練習的最好時機，就是在學員打算要和同儕練習加入一群人交談之前。

○舉例來說，當學員準備參加社交活動，你可以和他複習加入與退出一群人交

談的規則與步驟,並和你實際練習,這樣當他要和同儕實際操作時,就會記憶猶新。

● 提醒學員,你會「逐一」練習以下**退出交談**的情境:

○ 練習「**從未被接納**」的情境。

○ 練習「**一開始被接納、之後被排除**」的情境。

○ 練習「**完全被接納**」的情境。

● 如果你認為學員可以記得每一種情境下的**退出交談**步驟,「**不要**」在練習前事先告知是哪種情境,讓他們藉由行為線索來判斷。

● 如果你「**不認為**」學員可以記住每一種情境下的退出步驟,請事先告訴他你準備練習哪種情境,並先複習步驟。

【課程七】（續）
退出交談

學員治療指引

為學員課程做準備

　　本課的目的是，當學員加入一群人交談的嘗試並不成功時，如何幫助他們退場。對部份有社交障礙的學員來說，當他們嘗試**加入一群人交談**，而結果「**並非**」按照他們所預期的發生時，會感到十分困惑。雖然每個人都可能發生類似情形，但對社交能力不佳的學員來說，當同儕未出現他預期的反應時，可能使他們加倍的困惑。

　　社交困難的學員常犯的錯誤之一，是沒有注意到自己未被交談群體所接納。他們可能會繼續強迫進行對話，造成其他人的厭煩與挫折，當這種行為模式持續發生，可能會在更大的同儕圈中留下不好的名聲。前述課程已回顧了學員應注意的重要社交線索，幫助他們留意判斷自己是否被接納（如：**他們在跟我說話嗎**〔口語線索〕、**他們看著我嗎**〔視線接觸〕、**他們面對著我嗎**〔身體語言〕），本課將進一步提供若干角色扮演範例，以練習**評估興趣**。本課的**角色扮演示範**與**觀點轉換提問**，將有助於改善加入同儕過程中的社會覺察力與社會認知。錯誤的角色扮演示範，加上隨後的問題，如：「**他們看起來想跟我說話嗎？**」、「**你如何知道的？**」、「**你認為他們感覺怎麼樣？**」、「**你覺得他們怎麼看你？**」以及「**他們會想要再跟我說話嗎？**」，將幫助學員更了解對於加入交談過程中被接納與拒絕的社交線索。

　　學員嘗試**加入同儕**卻被拒絕的理由之一，是學員在同儕中已有了不好的名聲。在這個情況下，透過**參與社交活動**，找出其他還不認識學員的**朋友來源**，就非常重要。不管加入同儕時被同儕拒絕的原因為何，請向學員再次保證，被拒絕是很常發生的，不需要認真以為別人是針對他個人。如果能告訴學員，即使是你（或許社交教練也是），也在嘗試**加入一群人交談**時常常經歷被拒絕，讓這種失敗經驗顯得稀鬆平常，將會非常有幫助。這些自我揭露，如果能成功地讓學員的

失敗經驗淡化，學員未來將更願意嘗試加入一群人交談。

雖然本課的主幹聚焦於如何在從未被接納，或一開始被接納、之後被排除的狀況下**退出交談**，對於如何在**完全被接納**的情況中**退出交談**，也提供了相關策略。社交困難學員常犯的錯誤是，說完話就直接走開，隻字不提要離開或要去哪裡。由於這些做法不太可能導向社交成功，本課有關**完全被接納**時如何**退出交談**將會有幫助。

如同課程一為課程做準備的章節所解釋的，雖然手冊提供了社交行為角色扮演的正確示範與錯誤示範的腳本，但「**這些腳本並不是用來讓你逐字照唸**」，而是提供一個你可以如何進行角色扮演的指引。希望你能記住這些建議的概念，而不是直接在團體中唸出腳本。在這個情況下，你可以創造自己的對話，並享受這個過程。請記得在本週的角色扮演示範中，如果示範的是「**錯誤**」行為，請確定你所示範的行為前前後後都要是「**錯**」的，也就是，如果你用錯誤方式**退出交談**，你應該也要用錯誤方式**加入一群人交談**。同樣地，當你在示範「**正確**」行為時，請確保你所示範的每個部分都是「**正確**」的。換句話說，如果你用正確方式**退出交談**，就要用正確方式**加入一群人交談**。在角色扮演的某個部分採用正確的方式，另一個部分卻採用錯誤的方式，將會使學員感到困惑。

驗收家庭作業

〔逐項檢視下列的指定家庭作業並**解決**可能發生的問題。從有完成家庭作業的學員開始。如果時間足夠，可以詢問為什麼其他人無法完成作業，並試著**解決**問題，討論下一週可以如何完成作業。驗收家庭作業時，記得使用**關鍵詞**（以**粗楷體字**標示的部分）來重新整理他們的敘述。驗收家庭作業時，請將大部分時間用在討論和社交教練以及和同儕練習**加入一群人交談**的指定作業，因為這是最重要的部份。本次共有六項指定作業要進行驗收家庭作業，因此請做好時間管理。〕

1. 帶個人物品來交換資訊

● 陳述：這週的指定作業之一是，帶一件個人物品來和其他學員交換資訊。讓我們很快地來聽聽看，學員們帶了哪些物品來交換資訊。

○ 讓學員把物品放在會議室一邊，避免分心。

○ 如果所帶的物品不適當，討論如何**解決**問題，以及下週可以帶什麼來。

2. 和社交教練練習加入一群人交談

　　●陳述：這週學員最主要的指定作業之一，是練習和社交教練及另一個人練習加入一群人交談。有做這項指定作業的請舉手。

　　●問下列問題：

　　○你和社交教練與誰練習？

　　○你依循哪些步驟？

　　　1. 聆聽對話

　　　2. 維持一個距離觀察

　　　3. 利用手邊的物品

　　　4. 辨識主題

　　　5. 找出共同興趣

　　　6. 走近他們

　　　7. 等候談話停頓

　　　8. 提起主題

　　　9. 評估他們和我說話的興趣

　　　10. 介紹自己

3. 和同儕（可以從朋友來源挑選）練習加入一群人交談

　　●陳述：這週學員最主要的指定作業之一，是和同儕練習加入一群人交談。有做這項指定作業的請舉手。

　　●問下列問題：

　　○你在哪裡、和誰練習？

　　○你依循哪些步驟？

　　○他們看起來像是想要跟你說話嗎？

　　○你怎麼知道？

　　　■和你說話？

　　　■看著你？

　　　■面向著你（將圍成的圈子開展）？

　　○你們的共同興趣是什麼？有了這個資訊，如果你們要一起消磨時間，可以做什麼？

○他們看起來是你想要一起消磨時間的人嗎？

4. 尋找朋友來源
- 陳述：這週的另一個指定作業是，還沒有朋友來源的學員，在社交教練協助下，找到一個潛在的朋友來源，並且開始報名社交活動。誰和你的學員找到朋友來源了？
- 確認朋友來源適當，且符合下列標準：
  ○內容是學員所感興趣的。
  ○頻率是每週一次或至少兩週一次。
  ○包含年齡相近、可能接納的同儕。
  ○包括自由時間可以和其他人互動。
  ○在近幾週內就會開始。

5. **注意幽默回饋**
- 陳述：這週另一個指定作業是，如果你說了笑話，要注意幽默回饋。指定作業「並非」說笑話。如果這週你說笑話時有注意幽默回饋的請舉手。
- 問下列問題：
  ○我並不想知道你說的笑話內容，只想知道你說笑話時，是否有注意幽默回饋。別人是「取笑」你，「跟著」你的笑話笑，禮貌性地笑笑，還是完全「沒有」笑？
  ○你如何知道的？
  ○你有注意幽默回饋嗎？
    ■答案：沒有。
  ○何時應當注意幽默回饋？
    ■答案：每次說笑話的時候。
  ○你要如何注意幽默回饋？
    ■答案：「仔細看」並「注意聽」。

6. **團體內互打電話或視訊聊天**
- 陳述：這週的另一個指定作業是打一通電話給團體中的另一位學員，或是視訊聊天，來練習開始與結束通話以及交換資訊。有打電話或視訊聊天的請舉

手。

● 問以下問題：

　○ 和誰說話？誰主動打給誰？

　○ 是否有交換資訊、找出共同興趣？

　○ 有了這些資訊，如果你們要一起出去走走，可以做些什麼？

● 緊接著讓通話對方學員說明這些問題，但不是同一個時間說明。

講授課程：退出交談

● 解釋：上週，我們談到加入一群人交談。這週我們將要談如何退出交談。有時候，當我們依循了加入交談的所有步驟，但有些人可能還是不想跟我們交談。每個人都有可能遇到這種情形，這並不是什麼嚴重的事情。

● 問：舉例來說，一個人若有十次嘗試要加入交談，平均會被拒絕幾次？

　○ 沿著會議室，讓每個人猜猜看。

● 陳述：答案是「十次裡有五次」！也就是說，嘗試加入交談時有一半的機會我們可能不會被接納，而這並不是什麼嚴重的事情。每個人都會遇到。

● 問：你覺得我們應該要放棄嘗試嗎？

　○ 答案：不，不要因此停止嘗試。

交談中未被接納的理由

● 解釋：交談中沒有被接納，有很多可能的理由。縱然我們有一半的機會不被接納，重要的是，想想為什麼我們不被接納，下次可以有什麼不同的做法。

● 採用蘇格拉底式問答，讓學員想想被拒絕的理由有哪些，以及下次可以有什麼不同的做法（參考表 8.1 的範例）。

　○ 問這個問題：我們不被接納的理由有哪些？

　○ 接著每個答案問：下次可以有什麼不同的做法？

表 **8.1**　在交談中不被接納的理由

在交談中不被接納的理由	下次可以有什麼不同的做法
他們想「私下」談。	等一下再嘗試，在加入前應先聆聽。
他們粗魯或惡意。	嘗試不同的談話群體。

在交談中不被接納的理由	下次可以有什麼不同的做法
你沒有逐條遵守加入交談的規則。	等一下再嘗試，依循步驟進行。
你談太私人的事情。	嘗試不同的談話群體，避免提太私人的事。
他們自己成一個小社交圈，不希望新朋友加入。	嘗試不同的談話群體。
他們談的事情你並不知道。	找交談主題是你瞭解的其他談話群體嘗試加入。
你在他們當中有不好的名聲。	找不知道或不在意你名聲的另一個談話群體嘗試加入。
他們並不知道你想加入。	等候一下再做嘗試，依循步驟進行。

退出交談

● 解釋：既然我們知道別人拒絕我們加入交談是很常見的，並不是什麼嚴重的事情，我們需要知道在這些情況下可以怎麼做。正如同加入一群人交談，退出交談也有非常具體的步驟可以依循。

錯誤的角色扮演：從未被接納時的退出 ▶

〔團體帶領者和兩位行為教練做角色扮演，做「**從未被接納**」時加入和退出交談的「**錯誤**」示範。〕

● 先說：我們要開始角色扮演，我會扮演嘗試加入一群人交談，但是從未被接納。請仔細看，然後告訴我，我哪裡「**做錯**」了。

「錯誤」示範的例子

○ 團體帶領者：（站在距離數公尺遠的地方）。

○ 行為教練A：嗨，（某某某）。你最近都好嗎？

○ 行為教練B：還不錯啊，你呢？

○ 行為教練A：很好啊。你不是告訴過我你喜歡漫畫書嗎？你有去參加上週末的漫畫書大展嗎？

○ 行為教練B：有啊，我週六去的！非常棒耶！你有……

○ 團體帶領者：（忽然走過來，打斷對話）嗨！你們在聊什麼？

○行為教練 B：（嚇一跳，困惑狀）什麼？

○行為教練 A：（厭煩狀）沒聊什麼。所以你去……

○行為教練 A 與 B：（背向團體帶領者，維持談話圈封閉）。

○團體帶領者：（打斷）你們這週末要做什麼？

○行為教練 A：（厭煩、不想理、翻白眼）所以你去了漫畫大展？覺得怎樣？

○行為教練 B：（不理會團體帶領者）超棒的！你為什麼不去？

○行為教練 A：（不理會團體帶領者）我剛好有其他事情，但是我下次想去……

○團體帶領者：（打斷）你們想看那部新的科幻電影嗎？

○行為教練 A 與 B：（厭煩、翻白眼、不想理）。

○行為教練 B：（壓低音量、翻白眼）真的很討厭！

○行為教練 A：（做奇怪表情、翻白眼）是啊！

○團體帶領者：（生氣）你們有什麼問題？我只是要跟你們說話。你們不必這麼粗魯吧！（生氣地走掉）

○行為教練 A 與 B：（互看一眼並笑出來）。

● 說這句話收尾：好，時間結束。我嘗試加入交談，我「做錯」什麼？

　○答案：你闖入對話，而且完全離題。

● 問：他們看起來想跟我說話嗎？

　○答案：不想。

● 問：你如何知道的？

　○答案：**他們並沒有跟你說話；並沒有看著你（除了翻白眼和做奇怪的表情以外）；並沒有面對著你；而且談話圈封閉。**

● 問：當我瞭解他們不想跟我說話之後，我應該怎麼做？

　○答案：**你不應該強迫他們跟你說話；也不必生氣；你應該放下並離開去做別的事。**

● 問以下**觀點轉換提問**：

　○你覺得（兩位行為教練）感覺怎麼樣？

　　■答案：厭煩；討厭；感覺挫折。

○你覺得（兩位行為教練）會怎麼看我？

　■答案：粗魯；令人反感；討人厭；怪異。

○你覺得（兩位行為教練）會想再跟我聊天嗎？

　■答案：不會；太令人厭煩了。

●問兩位行為教練同樣的**觀點轉換提問**：

○你們感覺怎麼樣？

○你們會怎麼看我？

○你們會想再跟我聊天嗎？

從未被接納的退出步驟

●解釋：與其生氣而不肯接受別人說不，不如看看如何適當地退出交談。在這個範例中，我嘗試加入交談但「**未被接納**」，所以我應該依循的步驟如下……

●〔列出**退出交談**的規則與步驟，將下列重點條列與**關鍵詞**（以粗楷體字標示的部分）寫在白板上。請註明是三種情境中哪一種情境的步驟（三種情境即：**從未被接納；一開始被接納、之後被排除；完全被接納**）。團體結束以前不要擦掉這些規則。〕

1. **保持冷靜**

●陳述：從未被接納而退出交談的第一步，是保持冷靜。意思是說，你不必因此而生氣，或強迫他們跟你說話。

●問：因此而生氣或失去冷靜，可能會有什麼問題？

○答案：他們將會覺得你很奇怪；他們日後可能不會想和你說話；他們可能會告訴別人你的反應，而你可能因此有不好的名聲。

2. **看向別處**

●解釋：從未被接納而退出交談的下一步，是看向別處。意思是說，你不應該瞪著他們看。相反地，你可以輕鬆地停止視線接觸，看向不同的方向。

●問：當你看向別處的時候，你所透露給別人的訊息是什麼？

○答案：你的注意力轉向別的方面；你不再對他們所談的事情有興趣。

●解釋：在看向別處時，我們會希望不要引起太多注意。意思是說，看的方向不要選擇往後看，或把頭或全身往後轉。

- 問：把頭或全身往後轉，可能會有什麼問題？（示範轉向反方向）
  - 答案：這樣看起來會很奇怪，會吸引大家注意你的行為；別人會覺得你的行為怪異；他們可能會取笑或是捉弄你。
- 解釋：所以，只要看向左、右任何一邊就行了。你可以拿出手機或其他手邊的物品來轉開視線，前提是方便拿取。

3. 轉向別處

- 解釋：當我們保持冷靜，也看向別處之後，退出交談的下一步是轉向別處。意思是說，你輕鬆且慢慢地把身體轉向其他方向。
- 問：當你轉向別處的時候，你所透露給別人的訊息是什麼？
  - 答案：你將要走開；你已經對他們所談的事情失去興趣；你準備要離開。
- 陳述：重點是，你轉的方向，應該正好是你看的方向。如果你轉的方向和看的方向不同，可能會有什麼問題？（示範看一個方向，但轉向另一個方向）
  - 答案：這也可能看起來很奇怪；這會吸引別人注意你的行為；別人會覺得這是很突兀的行為；他們可能會想，你很奇怪。

4. 走開

- 解釋：從未被接納而退出交談的最後一步，是走開。這並不是說要怒氣沖沖或很快走開。相反地，你可以「放慢」速度，平靜地走開。
- 問：很快地走開，可能會有什麼問題？
  - 答案：很快走開可能會把注意力導向自己；相反地，你要放慢速度，輕鬆自然到甚至別人都沒有注意到你離開。
- 陳述：很重要的是，我們走開的方向，應該是我們看著且面對著的方向。看著且面對著一個方向，卻走向另一個方向，可能會有什麼問題？（示範看著一個方向，轉向別的方向，再朝向另一個不同的方向走開）
  - 答案：這可能看起來非常怪異；可能會把注意力導向自己；這個奇怪行為可能會給人留下不好的名聲。

正確的角色扮演：從未被接納時的退出 ▶

〔團體帶領者和兩位行為教練做角色扮演，做「從未被接納」時加入和退出交談的「正確」示範。〕

● 先說：我們要開始角色扮演，我會扮演嘗試加入與退出一群人交談，但是從未被接納。請仔細看，然後告訴我，我哪裡「做對」了。

「正確」示範的例子

○ 團體帶領者：（站在距離數公尺遠的地方，看著手機）。

○ 行為教練 A：嗨，（某某某）。你都好嗎？

○ 行為教練 B：還不錯啊，你呢？

○ 行為教練 A：很好啊。你不是告訴過我你喜歡漫畫書嗎？你有去參加上週末的漫畫大展嗎？

○ 團體帶領者：（短暫瞥他們一眼，微微笑著）。

○ 行為教練 B：有啊，我週六去的！非常棒耶！你有去嗎？

○ 行為教練 A：我剛好有其他事情，但是我下次想去⋯⋯

○ 團體帶領者：（再看一眼）。

○ 行為教練 B：這樣啊，如果你要去，讓我知道一下，我還想再去一次。

○ 行為教練 A：沒問題，我會找你的。一定會很好玩！

○ 團體帶領者（向前靠近，等候談話停頓，看著行為教練 B）：所以你去了漫畫大展？

○ 行為教練 A 與 B：（不理會，緊閉談話圈）。

○ 行為教練 A：你有遇到那些有名的漫畫家嗎？

○ 團體帶領者：（輕鬆地看向別處）。

○ 行為教練 B：有啊，超酷的！

○ 團體帶領者：（輕鬆地轉向別處）。

○ 行為教練 A：大家有做特殊裝扮嗎？

○ 團體帶領者：（慢慢朝向他看著且面對著的方向走開）。

○ 行為教練 B：好多人都扮裝起來！超好玩的！

○ 行為教練 A 與 B：（沒有注意到團體帶領者離開）。

● 說這句話收尾：好，時間結束。我嘗試加入交談，我「做對」了什麼？

　　○ 答案：**聆聽、觀察；利用手邊的物品；找到主題；找出共同興趣；走近他們；等候談話停頓；提起主題。**

● 問：他們看起來想跟我說話嗎？

○答案：不想。

●問：你如何知道的？

　　○答案：**他們並沒有跟你說話；並沒有看著你；並沒有面對著你；而且談話圈封閉。**

●問：在退出交談時，我「做對」了什麼？

　　○答案：**保持冷靜；看向別處；轉向別處；走開。**

●提出以下**觀點轉換提問**：

　　○你覺得（兩位行為教練）感覺怎麼樣？

　　　■答案：還好；正常。

　　○你覺得（兩位行為教練）會怎麼看我？

　　　■答案：沒有太多印象；沒有注意到你。

　　○你覺得（兩位行為教練）會想再跟我聊天嗎？

　　　■答案：不確定；也許會。

●問行為教練同樣的**觀點轉換提問**：

　　○你們感覺怎麼樣？

　　○你們會怎麼看我？

　　○你們會想再跟我聊天嗎？

一開始被接納、之後被排除時的退出步驟

●解釋：有時候，我們一開始被接受加入交談，然後發生了一些事情，我們就被排除了。舉例來說，你可能加入了交談，一開始大家跟你說話，然後你注意到，他們關閉談話圈了，不理會你說的話，不再跟你說話或看著你。在這個情況下，沒說一句話就離開，可能會很糟，所以我們將採用不同的步驟，來退出交談。

1. **保持冷靜**

　●解釋：一開始被接納、之後被排除時，退出交談的第一步，是保持冷靜。就如前述，你必須維持冷靜，不因此生氣。

　●問：因此而生氣，可能會有什麼問題？

　　○答案：他們可能會覺得你奇怪；他們日後可能不會想和你說話；他們可能

會告訴別人你的反應，而你可能因此有不好的名聲。

2. 看向別處
- ●解釋：下一步是慢慢地看向別處，就好像你被其他事物吸引。就像前面提到過的，你可以看一下左邊或是右邊，或是看著個人物品，例如手機。
- ●問：當你開始看向別處的時候，你所透露給別人的訊息是什麼？
  - ○答案：你的注意力轉向別的方面；你不再對他們所談的事情有興趣。

3. 等候「短暫的」談話停頓
- ●解釋：下一步是，在開口說話前，等候對話當中的「短暫」停頓。就像在加入交談的時候一樣，並沒有所謂完美的停頓，只要嘗試不要太明顯打斷對話即可。
- ●問：為什麼在開口說話前，需要等候「短暫的」停頓？
  - ○答案：如果你打斷他們，可能會使他們不高興。
- ●解釋：請記住，我們等的是「短暫的」停頓，因為我們不會想要在不需要我們的地方逗留太久。

4. 為離開給一個「簡短的」說法
- ●解釋：下一步是為離開交談給一個簡短的說法。請記得，說法指的是你必須要去做其他事情的理由。範例包括：
  - ○我得走了。
  - ○我恐怕得離開了。
  - ○保重。
  - ○再見。
- ●解釋：在這種情況下，說法必須「非常簡短」。事實是，他們已經跟你沒話可說了，因此他們並不是真的那麼在乎你要離開。
- ●問：為什麼我們需要在離開前給個說法或表示一下呢？
  - ○答案：即使他們已跟你沒話可說，如果你離開時不表示一下，會顯得很奇怪。

5. 走開
- ●解釋：一開始被接納、之後被排除時，退出交談的最後一步，是走開。

●問：我們應該要等待他們的回應再走開嗎？

　　○答案：不用；當你已給過簡短的說法，就不須等候團體回應；只須輕鬆且平靜地離開；他們可能會說「再見」，但是不必等他們說完才離開。

正確的角色扮演：一開始被接納、之後被排除時的退出 ▶

〔團體帶領者做「正確」示範，扮演在「一開始被接納、之後被排除」時，如何加入與退出兩位行為教練的交談。如果沒有兩位行為教練，可以播放 PEERS® 角色扮演影片集錦（www.semel.ucla.edu/peers/resources）中有關**一開始被接納、之後被排除**時如何退出交談的角色扮演示範影片，或是運用 **FriendMaker** 手機 APP，然後提出**觀點轉換提問**。〕

●先說：我們要開始另一個角色扮演，我會扮演嘗試加入與退出一群人交談。請仔細看，然後告訴我，我哪裡「做對」了。

「正確」示範的例子

○團體帶領者：（站在距離數公尺遠的地方，看著手機）。

○行為教練 A：嗨，（某某某）。你都好嗎？

○行為教練 B：還不錯啊，你呢？

○行為教練 A：很好啊。你不是告訴過我你喜歡漫畫書？你有去參加上週末的漫畫大展嗎？

○團體帶領者：（短暫瞥一眼，微微笑著）。

○行為教練 B：有啊，我週六去的！非常棒耶！你有去嗎？

○行為教練 A：我剛好有其他事情，但是我下次想去……

○團體帶領者：（再看一眼）。

○行為教練 B：這樣啊，如果你要去，讓我知道一下，我還想再去一次。

○行為教練 A：沒問題，我一定會找你的。一定會很好玩！

○團體帶領者：（向前靠近，等候談話間歇，看著行為教練 B）所以你去了漫畫大展？

○行為教練 B：（看過來，轉向團體帶領者）對。

○團體帶領者：我也喜歡看漫畫書。我很想去。

○行為教練 B：你應該去看看的。很酷！

> ○ 團體帶領者：在哪裡呢？
>
> ○ 行為教練 B：在市中心。（接著別過頭，轉回身去，開始封閉談話圈）
>
> ○ 行為教練 A：（不再看著團體帶領者）好，那下次是什麼時候？
>
> ○ 團體帶領者：（開始看向別處）。
>
> ○ 行為教練 B：我不確定，應該是下個月吧！
>
> ○ 行為教練 A：我們應該確定一下日期，去買個票。
>
> ○ 團體帶領者：（等候短暫的談話停頓）那麼，下次見了。（開始走開）
>
> ○ 行為教練 A 與 B：（不經意看著）好的，下次見。

● 說這句話收尾：好，時間結束。我嘗試加入交談，我「做對」了什麼？

　○ 答案：聆聽、觀察；利用手邊的物品；辨識主題；找出共同興趣；走近他
　　們；等候談話停頓；提起主題。

● 問：他們看起來想跟我說話嗎？

　○ 答案：一開始是，然後他們就把你排除在外。

● 問：你如何知道的？

　○ 答案：他們不再跟你說話，不再看著你，而且封閉談話圈。

● 問：在退出交談時，我「做對」了什麼？

　○ 答案：保持冷靜；看向別處；等候談話停頓；給一個簡短說法；走開。

● 提出以下觀點轉換提問：

　○ 你覺得（兩位行為教練）感覺怎麼樣？

　　■ 答案：還好；正常。

　○ 你覺得（兩位行為教練）會怎麼看我？

　　■ 答案：沒有太多印象；沒有注意到你。

　○ 你覺得（兩位行為教練）會想再跟我聊天嗎？

　　■ 答案：也許會。

● 問兩位行為教練同樣的觀點轉換提問：

　○ 你們感覺怎麼樣？

　○ 你們會怎麼看我？

　○ 你們會想再跟我聊天嗎？

完全被接納時的退出

● 陳述：當我們在交談中完全被接納卻需要離開時，就如同完全沒被接納的狀況一樣，我們也有退出交談的具體步驟要依循。

錯誤的角色扮演：完全被接納時的退出 ▶

〔團體帶領者做「錯誤」示範，和兩位行為教練扮演「完全被接納」時，如何退出交談。〕

● 先說：請仔細看，然後告訴我，退出交談時，我哪裡「做錯」了。

「錯誤」示範的例子

○ 行為教練 A 與 B 以及團體帶領者：（圍在一起說話）。

○ 團體帶領者：哈囉，大家上週末都在做什麼？

○ 行為教練 A：我去看了那部新的科幻電影。我忘記那部叫什麼了。

○ 行為教練 B：就那部超炫的，上週五剛上映的，電影院都還在放。

○ 行為教練 A：對對對，就是那部。

○ 行為教練 B：喔，我想看耶。

○ 團體帶領者：喔，我知道你說的那部電影。

○ 行為教練 A：你有看過那部電影嗎？

○ 團體帶領者：有啊，我也是上週末去看的。

○ 行為教練 B：真的啊，你覺得好看嗎？

○ 行為教練 A：很不錯，我喜歡。（轉向團體帶領者）你喜歡嗎？

○ 團體帶領者：很不錯，真的蠻好看的。

○ 行為教練 B：我想我這週末應該會去看吧！

○ 行為教練 A：你真的要去看。很酷！

○ 團體帶領者：非常好看，你應該要去看。

○ 行為教練 A 與 B、團體帶領者：（長時間停頓）。

○ 團體帶領者：（看起來很尷尬，突然走開）。

○ 行為教練 A 與 B：（嚇一跳，困惑，互看一眼）。

○ 行為教練 B：（困惑狀）發生什麼事了？

○ 行為教練 A：（疑惑狀）我也不知道。

○ 行為教練 A 與 B：（搖頭，感覺莫名其妙）。

- 說這句話收尾：好，時間結束。我嘗試退出交談，我「做錯」了什麼？
  - 答案：你突然離開，沒有做任何解釋。
- 提出以下**觀點轉換提問**：
  - 你覺得（兩位行為教練）感覺怎麼樣？
    - 答案：困惑；訝異；嚇一跳。
  - 你覺得（兩位行為教練）會怎麼看我？
    - 答案：粗魯；怪異；突兀。
  - 你覺得（兩位行為教練）會想再跟我聊天嗎？
    - 答案：不確定；可能覺得太奇怪了。
- 問兩位行為教練同樣的**觀點轉換提問**：
  - 你們感覺怎麼樣？
  - 你們會怎麼看我？
  - 你們會想再跟我聊天嗎？

完全被接納時退出的步驟

- 解釋：當我們必須離開時，與其不發一語直接走開，我們應當依循在完全被接納時的退出步驟。

1. **等候談話停頓**
   - 解釋：已完全被接納時，退出交談的第一步，是在提到任何有關要離開的事情前，等候交談停頓。
   - 問：為什麼在說任何事情前，等候交談停頓是重要的？
     - 答案：除非緊急狀況，否則直接打斷別人是很無禮的。

2. **為離開給一個「具體的」說法**
   - 解釋：下一步是為離開給一個「具體的」說法，說明你為何需要離開。在這種情況下，因為你已完全被接納了，你的說法必須「具體」，而且長一點。
   - 問：如果你只說「我得走了」，你的朋友可能會怎麼想？
     - 答案：他們可能會覺得你不想跟他們說話；他們會想知道你要去哪裡；他們甚至會問：「你要去哪裡？」
   - 解釋：相反地，我們要更具體地說明，例如：「我應該要去上課了」，或是

「我得回家了」，或「我的休息時間結束了」。在這個情況下，你需要給「具體」理由，說明為何需要離開朋友，這樣你的朋友才不會感覺疑惑或被冒犯。

3. 說下次見
- ● 解釋：如果你還想再次見到朋友，下一步通常應該說「再聊」或「下次見」。
- ● 問：為什麼這麼說比較好？
  - ○ 答案：讓朋友知道你還想跟他們在一起，你離開是不得已的，而不是你想走。

4. 說再見
- ● 解釋：你離開的時候，下一步是說再見。有些人會揮手、擁抱、親吻，或是碰拳、擊掌。
  - 譯註：在台灣，通常不會擁抱或親吻，也較少碰拳頭。
- ● 問：為什麼在離開前說再見是重要的？
  - ○ 答案：比較有禮貌，不會給人感覺沒道別就忽然掉頭走了。

5. 走開
- ● 解釋：已完全被接納時，退出交談的最後一步，是走開。在這個情況下，你已依循所有步驟，走開時就不會顯得無禮或突兀。

正確的角色扮演：完全被接納時的退出 ▶
〔團體帶領者做「正確」示範，和兩位行為教練扮演「完全被接納」時如何退出交談。〕
- ● 先說：請仔細看，然後告訴我，退出交談時，我哪裡「做對」了。

「正確」示範的例子
- ○ 行為教練 A 與 B 以及團體帶領者：（圍在一起說話）。
- ○ 團體帶領者：哈囉，大家上週末都在做什麼？
- ○ 行為教練 A：我去看了那部新的科幻電影。我忘記那部叫什麼了。
- ○ 行為教練 B：就那部超炫的，上週五剛上映的，戲院都還在演。

○行為教練 A：對對對，就是那部。

○行為教練 B：喔，我想看耶。

○團體帶領者：喔，我知道你說的那部電影。

○行為教練 A：你有看過那部電影嗎？

○團體帶領者：有啊，我也是上週末去看的。

○行為教練 B：真的啊，你覺得好看嗎？

○行為教練 A：很不錯，我喜歡。（轉向團體帶領者）你喜歡嗎？

○團體帶領者：很不錯，真的蠻好看的。

○行為教練 B：我想我這週末應該會去看吧！

○行為教練 A：你真的要去看。很酷！

○團體帶領者：非常好看，你應該要去看。

○行為教練 B：太棒了。我一定會去的。

○團體帶領者（看向別處、等候談話停頓）：不好意思，我的休息時間結束了，我得先走了。

○行為教練 B：好。

○行為教練 A：沒問題。

○團體帶領者：下次見，掰掰。（揮手，微笑，輕鬆地走開）

○行為教練 B（揮手，微笑）：掰掰，下次見。

○行為教練 A（揮手，微笑）：掰掰。

● 說這句話收尾：好，時間結束。我嘗試退出交談，我「做對」了什麼？

　○答案：**等候談話停頓；為離開給一個具體的說法；說下次見；說再見；走開。**

● 提出以下觀點轉換提問：

　○你覺得（兩位行為教練）感覺怎麼樣？

　　■答案：感覺好；愉快；正常；有趣。

　○你覺得（兩位行為教練）會怎麼看我？

　　■答案：友善；有趣；蠻酷的。

　○你覺得（兩位行為教練）會想再跟我聊天嗎？

　　■答案：會；一定會。

●問兩位行為教練同樣的**觀點轉換提問**：

　　○ 你們感覺怎麼樣？

　　○ 你們會怎麼看我？

　　○ 你們會想再跟我聊天嗎？

●解釋：這些就是退出交談的步驟。接下來各位要在針對個人物品交換資訊時練習這些退出交談步驟，並且這週的指定家庭作業也要繼續練習。

退出交談

學員行為演練

加入與退出交談

所需教材

● 學員帶個人物品與其他團體學員交換資訊。

● 如果有學員忘記帶個人物品：

　○可以用手機裡的音樂或圖片。

　○T恤上的圖案若是最喜歡的休閒活動，也可以使用。

　○如果學員沒有帶個人物品，也可以只談他們的興趣。

行為演練

● 把學員分成小群組（每組不要少於三人）。

● 讓學員對個人物品練習交換資訊，輪流練習加入與退出一群人交談。

● 對於練習針對個人物品交換資訊的學員：

　○鼓勵學員在交換資訊的過程中，找出共同興趣。

　○告知這些學員必須「接納」其他學員加入交談。

　○「不要」在行為演練時模擬同儕排擠。

● 對於練習加入與退出一群人交談的學員：

　○先與群組分開，練習前先讓他們指出加入與退出一群人交談的步驟（一開始可能需要看著白板上寫的內容）。

　○退出交談有三種情境，如果沒有時間三種都練習（可能會沒有時間），練習其中最困難的一種：「從未」被接納時如何「退出」。

　　■一般來說，要提出一個說法並不困難，但是要在從未被接納的情況下，保持冷靜、看向別處、轉向別處、走開，可能會有一點困難。

　○你可能需要運用蘇格拉底式問答，參考以下的社交訓練問題，幫助學員指出

加入一群人交談的具體步驟：

■ 你的耳朵應該要怎麼樣？

■ 你應該要注意聽什麼？

■ 你的眼睛應該要怎麼樣？

■ 你應該瞪著他們嗎？

■ 當你聆聽的時候，可以利用什麼？

■ 你會想隔著會議室的距離加入他們嗎？

■ 你應該直接闖入交談，或是應該等什麼時機呢？

■ 有所謂的「完美停頓」嗎？

■ 當你加入之後，你應該要談什麼？

○ 讓學員用這些步驟，在同儕們針對個人物品交換資訊時，練習加入一群人交談。

○ 對依循步驟有困難的學員，你可能需要運用蘇格拉底式問答，問下列社交訓練問題：

■ 你知道他們在談什麼嗎？

■ 你知道任何和談話主題有關的事情嗎？

□〔注意：如果學員對主題不了解，稱讚他們沒有立即加入談話、並讓群組改變談話主題，談學員知道的一些事情。〕

■ 當你聆聽的時候，想要利用任何東西嗎？

■ 在你加入交談前，你應該等什麼時機呢？

■ 有所謂的「完美停頓」嗎？

■ 在你加入交談前，你會想移靠近一些嗎？

■ 當你加入交談，你會想談同樣的主題嗎？

● 如果學員加入一群人交談的方式錯誤，先喊「暫停」，利用這個可提供指導的時機委婉地指出錯誤，同時提供回饋，讓他們知道如何加入才更加適當。

○ 讓學員再試一次，直到他可以成功依循步驟。

● 當學員成功地加入交談且被群體接納，做如下陳述：

○ 先暫停。做得很好，你有依循步驟加入群組交談。現在假裝你「從未」被談話群接納。當我們「從未」被接納時，退出交談的步驟是什麼？

○ 你可能需要運用蘇格拉底式問答，使用以下社交訓練問題，讓學員指出在

「從未」被接納時退出交談的具體步驟：

■ 你會想生氣嗎？

■ 你應該繼續看著他們嗎？

■ 你應該面向哪裡？

■ 你會想繼續逗留嗎？

● 當學員以錯誤的方式退出交談，喊「暫停」，利用這個可提供指導的機會，委婉地指出錯誤，並提供回饋，指導如何更適切地退出。

○ 讓學員再試一次，直到他可以成功依循步驟。

○ 如果學員在依循退出步驟時看起來僵硬呆板（看起來就像機器人在行動似的），你可以說：「你看起來有一點僵硬。要不要試試慢慢地走開？」這麼說應該就會讓學員的動作變得放鬆一些。

● 當學員成功退出交談，喊暫停，讓其他學員給予鼓掌。

● 讓每位學員至少練習加入與退出交談一次。

【課程七】（續）

退出交談

最後集合

● 向學員宣布，將與社交教練會合。

　　○ 讓學員站／或坐在他的社交教練旁邊。

　　○ 確保在開始最後集合之前，大家都安靜下來，且專注在聆聽。

　　○ 讓學員敘述課程內容，社交教練在一旁聆聽。

● 陳述：今天，我們談到退出交談的規則與步驟。當我們……時，退出交談有哪

　　些步驟？（參見表 8.2 退出交談的步驟）

　　○ ……「從未被接納」……

　　○ ……「一開始被接納、之後被排除」……

　　○ ……「完全被接納」……

表 **8.2**　退出交談的步驟

從未被接納	一開始被接納、之後被排除	完全被接納
1. 保持冷靜 2. 看向別處 3. 轉向別處 4. 走開	1. 保持冷靜 2. 看向別處 3. 等候「短暫的」談話停頓 4. 為離開給一個「簡短的」說法 5. 走開	1. 等候談話停頓 2. 為離開給一個「具體的」說法 3. 說下次見 4. 說再見 5. 走開

● 陳述：學員們在與其他人交換個人物品資訊時，練習加入與退出一群人交談，

　　做得非常好。讓我們給他們大大的掌聲。

指定家庭作業

發放社交訓練講義給學員，宣布以下的指定家庭作業：

1. 和社交教練練習加入與退出一群人交談
   - 學員應和社交教練以及另一個人，練習加入與退出一群人交談。
     - 練習在「從未被接納」時退出。
     - 練習在「一開始被接納、之後被排除」時退出。
     - 練習在「完全被接納」時退出。
   - 社交教練應該在開始練習之前，先複習加入與退出一群人交談的規則與步驟。
   - 社交教練應該在每一個情境練習之後，問下列社交訓練問題：
     - 我們看起來想跟你說話嗎？
     - 你如何知道的？

2. 和同儕（可以從朋友來源挑選）練習加入一群人交談
   - 社交教練必須在開始練習之前，先複習加入與退出一群人交談的規則與步驟。
   - 指定作業「不是」退出交談，除非在自然情境下必須如此。
   - 社交教練必須在練習之後，問學員以下的社交訓練問題：
     - 在哪裡、試著加入哪些人的交談？
     - 你依循哪些步驟？
     - 他們看起來像是想要跟你說話嗎？你怎麼知道？
     - 你必須退出交談嗎？如果有，你依循哪些步驟？

3. 注意幽默回饋
   - 如果學員嘗試說笑話（指定作業「並非」說笑話），要注意幽默回饋。
   - 社交教練應該在學員嘗試表現幽默之後，「私下」問下列社交訓練問題：
     - 你的幽默回饋是什麼？
     - 你怎麼知道的？

個別確認

個別私下和每位學員與社交教練協調：

1. 何時要和社交教練練習**加入與退出一群人交談**。

    ● 他們能夠一起自在練習的人是哪位。

2. 打算在哪裡、何時、和哪些同儕進行**加入一群人交談**。

    ● 那些人是否是可接納學員的**社交群體**，而他們是如何辨別的。

【課程七】
退出交談

社交訓練講義

在交談中不被接納的理由

表 8.1　在交談中不被接納的理由

在交談中不被接納的理由	下次可以有什麼不同的做法
他們想「私下」談。	等一下再嘗試，在加入前應先聆聽。
他們粗魯或惡意。	嘗試不同的談話群體。
你沒有逐條遵守加入交談的規則。	等一下再嘗試，依循步驟進行。
你談太私人的事情。	嘗試不同的談話群體，避免提太私人的事。
他們自己成一個小社交圈，不希望新朋友加入。	嘗試不同的談話群體。
他們談的事情你並不知道。	找交談主題是你瞭解的其他談話群體嘗試加入。
你在他們當中有不好的名聲。	找不知道或不在意你名聲的另一個談話群體嘗試加入。
他們並不知道你想加入。	等候一下再做嘗試，依循步驟進行。

退出交談的步驟 *

表 8.2　退出交談的步驟

從未被接納	一開始被接納、之後被排除	完全被接納
1. 保持冷靜 2. 看向別處 3. 轉向別處 4. 走開	1. 保持冷靜 2. 看向別處 3. 等候「短暫的」談話停頓 4. 為離開給一個「簡短的」說法 5. 走開	1. 等候談話停頓 2. 為離開給一個「具體的」說法 3. 說下次見 4. 說再見 5. 走開

指定家庭作業

1. 和社交教練練習加入與退出一群人交談
   - 學員應和社交教練以及另一個人，練習加入與退出一群人交談。
     - 練習在「從未被接納」時退出。
     - 練習在「一開始被接納、之後被排除」時退出。
     - 練習在「完全被接納」時退出。
   - 社交教練應該在開始練習之前，先複習加入與退出一群人交談的規則與步驟。
   - 社交教練應該在練習之後，問下列社交訓練問題：
     - 我們看起來想跟你說話嗎？
     - 你如何知道的？

2. 和同儕（可以從朋友來源挑選）練習加入一群人交談
   - 社交教練必須在開始練習之前，先複習加入與退出一群人交談的規則與步驟。
   - 指定作業「不是」退出交談，除非在自然情境下必須如此。
   - 社交教練必須在練習之後，問學員以下的社交訓練問題：
     - 在哪裡、試著加入哪些人的交談？
     - 你依循哪些步驟？
     - 他們看起來像是想要跟你說話嗎？你怎麼知道？
     - 你必須退出交談嗎？你依循哪些步驟？

3. 注意幽默回饋
- 如果學員嘗試說笑話（指定作業「並非」說笑話），要注意幽默回饋。
- 社交教練應該在學員嘗試表現幽默之後，「私下」問下列社交訓練問題：
  - 你的幽默回饋是什麼？
  - 你怎麼知道的？

* 參考《交友的科學：幫助有社交困難的青少年與青年》（Laugeson, 2013），或運用 **FriendMaker** 手機 APP，當中有這些規則所對應的角色扮演示範影片。

【課程八】

朋友聚會

社交訓練治療指引

為社交教練課程做準備

　　本課的焦點在於，幫助學員學習如何安排並享受**朋友聚會**。對於無法找到**朋友來源**的學員，本課最大的挑戰將會是如何找到可以**聚會**的朋友。如果實際發生這種困難，團體帶領者便需要將重點放在幫助社交教練評估同儕對學員的接受度，以及其他可能的原因，以便找出問題來源。缺乏**朋友來源**最常見的原因如下：

1. **沒有管道認識擁有共同興趣且可接納學員的同儕**。當學員無法找到可以**聚會**的朋友時，這是最簡單且最常見的解釋。這時候，社交教練的第一要務就是主動幫助學員**找到朋友來源**。這會是每週指定作業之外的額外功課，直到找到**朋友來源**。建議可以請學員與社交教練參考 www.meetup.com 或其他社交群體。

2. **選擇朋友不當造成的同儕排斥**。另一個缺乏朋友可以**聚會**的原因，可能是選擇朋友不當。一些學員會想和沒興趣回應他的人做朋友，結果就是形成**同儕排擠**。如果社交教練不確定學員是否被排擠，請他們再看一次表 4.3 所列之被社交群體接納與否的徵兆，做一個快速評估。如果社交教練懷疑學員被排擠，便和學員複習這些徵兆，並提醒他們：「朋友是一種選擇。我們不需要和每個人做朋友，也不是每一個人都要和我們做朋友。我們希望做好的選擇，而這可能不是個好選擇。讓我們來分辨哪些人是做朋友的好選擇。」然後幫助學員找到可接納的**朋友來源**，再繼續往前。

3. **在同儕間有不好的名聲**。學員對於**尋找朋友來源**有困難的另一個原因，是他們在更廣泛的同儕團體間已有不好的名聲。這也算是同儕排擠，不過範圍更加擴展。有很多原因可以招致不好的名聲，僅僅只是做了一些別人不喜歡的事情，例如**壟斷對話、糾正別人、自誇**或是**好辯**，就可能帶來不好的名聲。雖

然壞名聲造成的問題在青少年比較普遍，青年有時也受此所苦，如果無法避開現在的同儕團體，便可能需要採取改變名聲的步驟。雖然本手冊並未涵蓋此內容，經研究驗證可改變壞名聲的相關具體步驟，請參考《交友的科學：幫助有社交困難的青少年與青年》（Laugeson, 2013）。有關改變壞名聲的較正式團體課程，可參考《自閉症類群患者青少年的社交技巧：PEERS® 治療手冊》（Laugeson & Frankel, 2010）或是《教職專業人員的 PEERS® 學程：自閉症類群患者青少年的社交技巧訓練》（Laugeson, 2014）。

4. **學員和同儕相處沒有使用所教授的技巧。** 學員無法找到可以聚會的朋友，另一個常見原因是，他們和同儕相處時沒有使用所教授的技巧。雖然這個原因並不常見，但特別焦慮的學員或是抗拒治療的學員，可能無法在團體以外的情境使用 PEERS® 所教導的技巧。這種情形從無法完成家庭作業便可明顯看出。這種情況之下，重要的是和學員與社交教練個別**另行會談**，並提醒他們：「如果你的目的是交朋友和維持友誼，你需要練習這些技巧，並完成你的指定家庭作業。」有關處理此類個別的**另行會談**的方式，請參考課程七社交訓練治療指引中的為課程做準備章節。

在此同時，對於掙扎著尋找朋友來源的學員，替代的做法是選擇以前來往密切的朋友，或是和學員年齡相近的親戚。在某些文化中，友誼很少拓展到家庭以外，因此請保持彈性，允許選擇家族中的同儕，如果適當的話。

驗收家庭作業

〔逐條檢視下列的指定家庭作業並**解決**可能發生的問題。從有完成家庭作業的學員開始。如果時間足夠，可以詢問為什麼其他人無法完成作業，並試著**解決**問題，討論下一週可以如何完成作業。驗收家庭作業時，記得使用**關鍵詞**（以**粗楷體字**標示的部分）來重新整理他們的敘述。驗收家庭作業時，請將大部分時間用在討論和社交教練**加入與退出一群人交談**以及和同儕練習**加入一群人交談**，因為這是最重要的部分。〕

1. 和社交教練練習**加入與退出一群人交談**
   ● 陳述：這週學員最主要的指定作業之一，是和你以及另一個人練習加入與退出一群人交談。誰完成了這項指定作業或嘗試完成？

●問下列問題：

○ 你和學員跟誰練習？

○ 在開始練習之前，你做了哪些社交指導？

○ 學員依循哪些步驟？

1. 聆聽對話

2. 維持一個距離觀察

3. 利用手邊的物品

4. 辨識主題

5. 找出共同興趣

6. 走近他們

7. 等候談話停頓

8. 提起主題

9. 評估他們和我說話的興趣

10. 介紹自己

○ 學員依循哪些步驟退出交談？

○ 在練習之後，你做了哪些社交指導？

■ 適當的社交訓練問題：

□ 我們看起來想跟你說話嗎？

□ 你如何知道的？

2. 和同儕（可以從朋友來源挑選同儕）練習加入一群人交談

●陳述：這週學員另一個最主要的指定作業之一，是和同儕練習加入一群人交談。誰完成了或嘗試完成這項指定作業？

表 9.1 退出交談的步驟

從未被接納	一開始被接納、之後被排除	完全被接納
1. 保持冷靜	1. 保持冷靜	1. 等候談話停頓
2. 看向別處	2. 看向別處	2. 為離開給一個「具體的」說法
3. 轉向別處	3. 等候「短暫的」談話停頓	3. 說下次見
4. 走開	4. 為離開給一個「簡短的」說法	4. 說再見
	5. 走開	5. 走開

● 問下列問題：

　　○ 學員在哪裡、和誰練習？

　　○ 在開始練習之前，你做了哪些社交指導？

　　○ 學員依循哪些步驟？

　　○ 在開始練習之後，你做了哪些社交指導？

　　　■ 適當的社交訓練問題：

　　　　□ 在哪裡、練習加入哪些人的交談？

　　　　□ 你依循哪些步驟？

　　　　□ 他們看起來像是想要跟你說話嗎？你怎麼知道？

　　　　□ 你必須退出交談嗎？如果有，你依循哪些步驟？

3. 注意幽默回饋

● 陳述：這週另一個指定作業是，學員說笑話的時候，要注意幽默回饋。指定作業「並非」說笑話。誰完成了或嘗試完成這個作業？

● 問下列問題：

　　○ 學員是否嘗試說笑話，並且有無注意幽默回饋？

　　○ 對於幽默回饋，你如何給予社交指導？

　　　■ 適當的社交訓練問題：

　　　　□ 你的幽默回饋是什麼？

　　　　□ 你怎麼知道的？

● 〔收回社交訓練指定家庭作業工作表。如果社交教練忘記帶，請他們重新填寫好一份新的表格，幫助他們為指定作業負責。〕

講授課程：朋友聚會

● 發放社交訓練講義。

　　○ 社交訓練治療指引中的**粗體字**部份，直接摘錄自社交訓練講義。

　　○ 提醒社交教練**粗楷體字**是關鍵詞，代表 PEERS® 課程中的重要概念，在社交指導時應該盡可能使用這些用語。

● 解釋：今天，我們要談如何成功地和朋友聚會。規劃朋友聚會，是學員發展親近關係的好方法，可以安排在家裡或是在社區。為了確定聚會成功，我們需要

熟悉聚會的規則與步驟。我們把規則與步驟分為五個階段：規劃、準備、開始、過程、結束聚會。

規劃聚會

● **運用五個 W 做規劃**

　○解釋：成功聚會的第一步，就是規劃聚會。意思是說，你需要事先和你的朋友決定，聚會時要一起做什麼事、會有哪些人在場。我們稱之為五個 W。

● **「哪些人」會在場（WHO）**

　○解釋：決定「哪些人」會在場，是規劃聚會的一部分。為什麼讓所有聚會的人事先知道「哪些人」會到場是重要的？

　　■答案：因為你不會想讓朋友訝異有其他人在場；某些人可能無法彼此相處，而不希望對方在場。

● **想「做什麼」？（WHAT）**

　○陳述：事先確認聚會要「**做什麼**」。為什麼事先知道要「**做什麼**」是重要的？

　　■答案：因為如果有規劃活動，**聚會**會容易得多，而且比較有趣；你不希望朋友因為沒事做而覺得無聊。

　○問：活動選擇應該如何考量？

　　■答案：你們的**共同興趣**。

　○陳述：我們提供了一份清單，其中包含一些學員提出的聚會活動。（參考表9.2）

表 9.2　學員提出的聚會常見活動

公共場所活動	室內活動	遊樂園
電影院	電動遊戲	電動遊戲中心
購物中心	電腦遊戲	成人錄影帶遊戲機
體育賽事	上網	雷射室內射擊漆彈／空氣槍
啤酒屋／夜店／舞廳	YouTube 影片	成人遊樂園
漫畫展	社交網站	迷你高爾夫
漫畫店	聽音樂	水上樂園

公共場所活動	室內活動	遊樂園
遊戲大展	觀賞體育賽事	小型賽車場／棒球練習場／
科學博物館	觀賞頒獎典禮	高爾夫球練習場
戰棋遊戲	看電影	摩托車賽
音樂會	看電視節目	車展
節慶活動	卡片遊戲（譯註：桌遊）	野生動物園／動物公園
行動角色扮演	下棋	動物園
打保齡球	益智問答遊戲	水族館、海生館
寵物店／寵物領養	飛鏢	科學博覽會
狗狗公園	氣墊球遊戲	
公園	手工藝	
海灘／湖／河邊	縫紉	
聚餐	雙人運動	團體運動
餐廳	騎腳踏車／騎腳踏車爬山	籃球
美食街	健行／步道／棧道	美式足球
快餐車	攀岩	棒球
晚餐聚會	網球／回力球／壁球	足球
飲料聚會	滑雪／滑雪板	曲棍球
冰淇淋店	帆船／划船／皮艇運動	排球
優格冰店	衝浪／風帆衝浪／風箏衝浪	羽毛球
訂披薩	游泳／深潛／浮潛	水球
食物外送	高爾夫球	袋棍球
外帶餐點	滑溜冰板	橄欖球
BBQ	花式／撞球／斯諾克撞球	板球
壽司	桌球	武術
煮一頓飯	射籃	有氧課程
野餐	滑輪溜冰／直排輪	舞蹈課程
烘培	飛盤／自由花式／丟接	競舞
烹飪課	冰上溜冰	漂流泛舟
美食節	釣魚	划船
農夫市集	舉重／健身	

譯註：刪除台灣少見的活動：中古戰鎚遊戲（Warhammer）、真人實境活動、空氣曲棍球、桌上沙狐球／推圓盤遊戲（shuffleboard）、州或郡活動、文藝復興節（Renaissance fairs）、成人電子遊樂場、狩獵、滾地球、長曲棍球（lacrosse）。學員需與社交教練討論合宜的活動。

- 「在哪裡」聚會（WHERE）
  - 陳述：事先解決「在哪裡」聚會，也是重要的問題。為什麼「在哪裡」解決聚會是重要的？
    - 答案：如果大家都不知道要去哪裡，聚會就不可能發生。
- 「何時」聚會（WHEN）
  - 陳述：我們需要事先決定「何時」要聚會。為什麼解決「何時」聚會是重要的？
    - 答案：因為如果你沒有事先決定何時要聚會，你的時間可能會排滿，而無法安排聚會。
- 「如何」進行聚會（HOW）
  - 陳述：第五個 W 代表「如何」。依照要做的活動來判斷，我們可能也需要解決聚會「如何」進行的問題，例如由誰來開車，或是否需要買票。部分學員可能在規劃這部分時需要協助，尤其當牽涉到交通與付費問題。

準備聚會

譯註：本節以在家聚會為例。在台灣，通常是很熟的朋友才會在家聚會。本節仍有助於學員學習如何在家招呼客人。

- 打提醒電話以確認計畫
  - 陳述：即使我們依據五個 W 規劃了聚會，仍需在聚會前確認計畫。何時做？怎麼做？
    - 答案：通常在聚會前一到兩天，傳簡訊或打電話確認，是適當的。
  - 解釋：視活動而定，你可能需要協助學員提醒他的朋友，以確保計畫不會生變。你可能需要幫助他們勘酌如何說，以及敲定計畫的最佳時機。
- 確認聚會空間已清理乾淨
  - 解釋：準備聚會另一個重要問題是，確認個人空間已清理乾淨了。意思是說，如果聚會是在家裡，就必須先確認家裡提供聚會的公共區域已經打掃乾淨了。如果是要開車，就要先確認車子裡不是一團亂。
  - 問：如果家裡或車子裡一團亂，可能會有什麼問題？
    - 答案：如果家裡或車子裡一團亂，朋友可能會覺得你很邋遢；在朋友來之前打掃乾淨，代表了你對客人的尊重；沒有整理乾淨會給人不禮貌與不尊

重的感受。

● 準備好一些點心飲料可以分享
　○ 陳述：在家裡聚會，我們也需要準備好一些點心飲料可以分享。為什麼朋友來時，準備食物或飲料是重要的？
　　■ 答案：他們可能會餓或渴；如果沒有準備任何吃的或喝的，他們可能會認為你不夠周到。
　○ 解釋：如果學員邀請別人來家裡，你可能需要幫忙決定，怎麼做是適當的。

● 收拾好不想和別人共享或讓別人看到、碰到的個人物品
　○ 陳述：準備聚會的另一個重要環節是，收拾好不想和別人共享或讓別人看到、碰到的個人物品。為什麼事先收拾好物品是重要的？
　　■ 答案：你不想因為跟朋友說不可以看或碰你的東西而顯得沒有禮貌；比較簡單的做法是，事先收好個人物品，讓朋友甚至不知道這些物品的存在（包括不想和朋友共享的食物）。
　○ 解釋：部分學員非常珍惜某些物品，因而不想讓任何人碰觸。如果是邀請朋友到家裡，請確定他們將這些物品收好，包括他們不想跟別人共享或不想讓別人看到、碰觸的東西。

● 準備好其他活動
　○ 陳述：即使你們已經事先決定好要做什麼，如果邀朋友到家裡，你需要準備一些其他活動。為什麼準備其他活動是重要的？
　　■ 答案：因為人們很容易覺得無聊，而且計畫總是會變化；你需要先準備好其他的選擇；準備好一些不同內容的活動，會有幫助。
　○ 問：這些其他活動應如何選擇？
　　■ 答案：你們的共同興趣。

開始朋友聚會

● 解釋：現在我們知道規劃和準備朋友聚會的規則，我們還需要談談開始朋友聚會的步驟，尤其當聚會是在學員家裡舉辦時。
　譯註：在台灣，通常是很熟的朋友才會在家聚會。但此課程仍有助於學員學習如何在家招呼客人。

1. 打招呼問候
   ● 陳述：如果在家裡進行朋友聚會，客人來的第一步是在門口迎接。我們要怎麼歡迎客人？
     ○ 答案：說哈囉，問他們過得如何；有些人會擁抱，或是輕鬆致意一下，如點頭或碰拳。
     譯註：在台灣通常不會擁抱，也較少碰拳。

2. 邀請他們進門
   ● 陳述：下一步是我們要邀請他們進門，例如說「請進」，讓出通道讓他們進門。如果我們忘記請他們進門，會發生什麼事？
     ○ 答案：他們會一直站在門口，等候被邀請進門；這對朋友來說感覺會很尷尬。
   ● 解釋：邀請朋友進門，可能包括幫忙拿大衣、夾克或雨傘。

3. 介紹他們給不認識的人
   ● 陳述：一旦我們邀請客人進門之後，我們必須把他們介紹給不認識的人。為什麼把他們介紹給不認識的人是重要的？
     ○ 答案：如果在場有他們不認識的人，可能會感覺很尷尬，像是被冷落；如果他們認識每一個人，可能會覺得自在、受歡迎一些。

4. 帶他們看看環境
   ● 陳述：如果這是朋友第一次到你家，你可能會需要帶他看一下環境。為什麼帶朋友看一下環境是重要的？
     ○ 答案：你的職責是讓客人感覺他們是受歡迎的；他們需要知道洗手間在哪裡，對環境感到熟悉，會讓他們覺得受到歡迎。

5. 招待點心飲料
   ● 陳述：當你的朋友安頓好了，或是在你們經過廚房時，你可以招待他們一些吃的或喝的。為什麼招待客人點心飲料是重要的？
     ○ 答案：他們可能會覺得餓或渴；在家裡招待客人食物和飲料是有禮貌的做法。

6. 問他們想做什麼

●陳述：即使你們已經一起計劃好要做什麼，你還是需要在客人進門安頓好的時候，問一下他們想做些什麼。為什麼問他們想做什麼是個好主意？

　○答案：讓客人覺得愉快，是主人的責任；計劃歸計劃，到頭來他們有可能想做的是別的事情。

●解釋：你至少要問一下，確定朋友仍然想根據你原先計劃進行。如果不想，可以問他們想做什麼，並準備好從善如流。

●〔可選擇：播放 PEERS® 角色扮演影片集錦（www.semel.ucla.edu/peers/resources）中有關開始朋友聚會的「錯誤」與「正確」角色扮演影片。〕

朋友聚會過程的規則

●解釋：現在我們知道如何開始朋友聚會，我們還需要知道在聚會過程中要怎麼做。有一些重要的規則，可以確保學員和朋友的聚會順利進行。

●朋友聚會應該要以活動為基礎

　○解釋：規劃朋友聚會的第一件事，就是事先規劃要做的活動。只是約好要碰面，卻沒有事先做實際規劃，可能會有什麼問題？

　　■答案：可能到最後變得很無聊；你可能想不出大家要做什麼。

　○陳述：為了避免無聊的朋友聚會，最好大家能夠做些活動。那這些活動應如何選擇呢？

　　■答案：你們的共同興趣。

●由客人來選擇在你家進行的活動

　○解釋：在家裡舉辦朋友聚會的另一個重要規則是，由賓客選擇活動。為什麼由賓客選擇活動是重要的？

　　■答案：因為主人的職責就是確保客人覺得愉快。

　○問：我們是否依然應該事先有一些想法，或是準備好一些活動，好因應計畫改變？

　　■答案：是的，不過我們必須保持彈性以隨機應變。

　○陳述：不是每個人都知道「由賓客決定活動」這項規則。如果你在朋友家，而他們自己決定了所有活動，你該怎麼辦？

■ 答案：不要糾正你的朋友；當下應該從善如流，並記住朋友是一種選擇；如果你的朋友從來都不想照你想的做，你也未必要再和他一起消磨時間。

● 從善如流
　○ 陳述：朋友聚會能順利成功的另一個重要規則是，我們應當從善如流。意思是說，我們必須保持彈性，不管發生什麼我們沒預期的事情，應隨機應變。
　　例如：聚會過程中，計劃好的事有時會改變嗎？
　　■ 答案：是的。
　○ 問：如果計劃好的事改變了，我們該怎麼辦？
　　■ 答案：從善如流，隨機應變。
　○ 解釋：如果朋友不斷改變計畫，讓學員非常困擾，你可以告訴學員，在當下從善如流，並記住朋友是一種選擇。如果真的很困擾，他們可以不必再與這些朋友消磨時間。

● 不要未預期地邀請其他人來聚會
　○ 解釋：朋友聚會能順利成功的另一個重要規則是，不要出人意料地邀請另外的朋友來聚會。這麼做可能會有什麼問題？
　　■ 答案：你的朋友可能會覺得你無禮；這麼做是不太尊重朋友的做法；他們會覺得失望，好像他們不夠好，所以你才要找其他人；你的朋友們未必能彼此處得來。
　○ 解釋：一般而言，當學員在規劃朋友聚會時，讓他們把五個 W 當成是社交上的契約。如果計畫改變，必須徵求每個人的同意。

● 不要冷落你的朋友
　○ 陳述：朋友聚會的另一個重要規則是，不要冷落你的朋友。在朋友聚會時，可以冷落一個朋友而只跟另一個朋友說話嗎？
　　■ 答案：不行；你的職責是確保每一個朋友都感到愉快；你的朋友必須覺得他們得到你的關注。
　○ 問：如果我在聚會過程，和別人傳簡訊或視訊聊天，可能會有什麼問題？
　　■ 答案：在聚會過程和別人傳簡訊或視訊聊天，是很沒有禮貌的做法；這麼做很不尊重你的朋友；你的朋友可能會覺得被冷落或被忽略；對你的朋友來說，可能一點都不好玩。

● 不要嘲笑你的朋友

幫助自閉症類群與社交困難者建立友誼

○陳述：朋友聚會能順利成功的另一個規則是，不要嘲笑你的朋友。嘲笑你的朋友可能會有什麼問題？
  ■答案：這麼做可能會讓他們感覺受傷；嘲笑可能愈鬧愈大，最後變成打架或爭執；他們可能再也不想跟你聚會。
○問：朋友之間有時會彼此嘲笑嗎？
  ■答案：是的，尤其在男性朋友之間。
○解釋：朋友之間彼此嘲笑，我們稱做挖苦。挖苦是某一類型的嘲笑，用意是好玩而且是友善的。雖然挖苦在朋友之間很常見，但嘲笑或挖苦可能會有什麼問題？
  ■答案：可能會傷感情；可能會愈鬧愈大，而演變成打架或爭執；**如果你的目的是交朋友並維持友誼，這麼做是有風險的。**

● **挺你的朋友**
○陳述：如果你辦了一場團體聚會，其中一位朋友嘲笑另一位朋友，你應該怎麼做？
  ■答案：你應該支持被戲弄的一方，並盡力讓雙方保持和氣。
○解釋：如果聚會是由你主辦，被戲弄的朋友可能會希望你可以幫助他。如果你沒有支持他，可能會顯得你不夠忠誠，他們可能不會想再跟你來往。

● **不要和你的朋友起爭執**
○陳述：朋友聚會能順利成功，另一個重要的規則是，不要和朋友起爭執。在聚會中和朋友起爭執，可能會有什麼問題？
  ■答案：爭執可能愈演愈烈，別人可能會很生氣；可能會傷感情；你的朋友可能不想再跟你一起玩了。
○解釋：再過幾週，我們將會談到解決衝突、處理爭執與意見相左的策略。目前，你可以建議學員在朋友聚會中從善如流，避免爭執。

● **不要糾正你的朋友**
○解釋：如同我們在交換資訊所做的，成功與朋友聚會的另一個重要規則是，不要糾正你的朋友。糾正朋友可能會有什麼問題？
  ■答案：這樣做很粗魯；惹人厭煩；朋友可能會覺得你霸道、控制慾強；可能會讓別人感到尷尬。

● **要有好的風度**

○陳述：很多人在聚會時喜歡玩球賽或運動，因此成功與朋友聚會的另一個規則是，我們要當風度好的人。為什麼有好風度是重要的？

■答案：如果你風度很差，朋友可能比較不想跟你一起玩；如果你很有風度，他們跟你在一起會比較好玩，會想要再跟你一起消磨時間。

○問：我們怎麼當風度好的人？

■答案：稱讚你的朋友；不要一心想競爭；**不要糾正別人或表現得很霸道**；不要當輸不起的人；不要當糟糕的贏家；分享並輪流；照規則玩；不可作弊。

● **如果你覺得無聊，可以建議做一些改變**

○解釋：聚會中有時人們會覺得無聊，直接說「我很無聊」，或是在聚會中離開朋友，可能會有什麼問題？

■答案：可能會給人感覺沒有禮貌；聽起來像在說他們很無聊；他們可能會不想再跟你一起玩。

○解釋：與其說你很無聊或直接走開，你應該建議一些改變。我們可以這麼說：「如果大家不想再玩這個，我們做點別的如何？」

○問：如果朋友不想依你的建議改變，你該怎麼做？

■答案：**在當下從善如流，讓他們選擇活動，並且記得，朋友是一種選擇**；如果你的朋友從來就不想依循你的建議，你未必要再和他聚會。

● **用至少一半的時間來交換資訊**

○陳述：成功和朋友聚會的另一個重要規則是，你應該用至少一半的時間談話並交換資訊。為什麼用至少一半的時間來交換資訊是重要的？

■答案：這樣你們可以彼此認識，並且**找出共同興趣**；如果你們不談話與**交換資訊**，你們就不會更了解彼此而成為親近的朋友。

● **前幾次聚會避免時間太長**

○陳述：最後，當我們和不太熟識的朋友聚會，最好維持聚會短而愉快。短而愉快是什麼意思？

■答案：頭幾次聚會時，盡量時間短而相處愉快；避免馬上就進行長時間聚會。

○解釋：一開始舉辦聚會維持簡短且愉快，可以確保事情不會出錯。當學員開始彼此有更深的認識，他們可以有更長的時間在一起，彼此互動。你可以幫

助學員決定一個比較適合的時間長度。

結束朋友聚會

●解釋：現在我們知道聚會過程的規則，我們必須再談談如何結束聚會。

1. 等候活動中的停頓

●陳述：結束朋友聚會的第一步是，等候活動中的停頓。意思是說，除非必要，不要打斷正在進行的事情。打斷了進行中的活動，離開或結束聚會，可能會有什麼問題？

○答案：可能會顯得唐突；你的朋友會覺得你不想再跟他們相處。

2. 對結束聚會給一個說法

●解釋：下一步，是為離開或結束聚會給一個說法。記得，說法就是指我們做一件事情的理由。離開或結束聚會的常見理由有哪些？

○範例：

■我必須要走了。

■我必須去準備功課了。

■時間晚了，我明天一早有課。

■時間晚了，我明早還要工作。

●問：如果沒給一個說法就離開或結束聚會，可能會有什麼問題？

○答案：你的朋友可能會覺得，你不想再跟他們在一起。

3. 送朋友到門口

●陳述：如果聚會是在你家進行的，下一步就是站起來，送朋友到門口。為什麼送朋友到門口是重要的？

■答案：因為讓他自己找路出去是沒有禮貌的；如果你沒有送他們到門口，他們可能不會離開；他們在等候你的暗示，下一步該做什麼。

4. 謝謝朋友來聚會

●陳述：結束朋友聚會的下一步，是謝謝朋友來聚會。為什麼謝謝朋友來是重要的？

○答案：因為這會讓他們感覺很好；代表你喜歡他們。

5. 告訴朋友你度過愉快的時光

　　●陳述：如果你度過愉快的時光，你應該在說再見或是送朋友出去時告訴他們。為什麼告訴朋友你度過愉快的時光是重要的？

　　○答案：代表你很享受和他們在一起，會讓他們感覺很好。

6. 說再見、下次見

　　●陳述：最後，當你說再見或送朋友出去，很重要的是要說再見。你可以在說再見時，同時再說「下次見」或「保持聯絡」。這也是約定未來聚會的好時機，如果你還想和他們聚會的話。為什麼說再見和下次見是重要的？

　　○答案：代表你很享受他們的陪伴，想再見到他們。

●〔可選擇：播放 PEERS® 角色扮演影片集錦（www.semel.ucla.edu/peers/resources）中有關結束朋友聚會的「錯誤」與「正確」角色扮演示範影片。〕

指定家庭作業

〔發放社交訓練指定家庭作業工作表（附錄 I），讓社交教練填完下次繳回。〕

1. 和一個朋友聚會

　　●社交教練協助學員利用五個 W 來規劃朋友聚會：

　　○「哪些人」會在場？（WHO）

　　○想「做什麼」？（WHAT）

　　○「在哪裡」聚會？（WHERE）

　　○「何時」聚會？（WHEN）

　　○「如何」進行聚會？（HOW）

　　●社交教練應該在開始練習之前，先複習朋友聚會的規則與步驟。

　　●社交教練應該在朋友聚會之後，問學員下列社交訓練問題：

　　○你們決定要做什麼？由誰選擇活動？

　　○你們有交換資訊嗎？花多少比例的時間？

　　○你們的共同興趣是什麼？有了那些資訊，如果你們下次要一起消磨時間，可以做什麼？

　　○你和你的朋友度過了愉快的時光嗎？

○他是讓你還想再一起消磨時間的人嗎？

2. 和社交教練練習加入與退出一群人交談
   ●學員應該和社交教練以及另一個人，練習加入與退出一群人交談。
   ○練習在「從未被接納」時退出交談。
   ○練習在「一開始被接納、之後被排除」時退出交談。
   ○練習在「完全被接納」時退出交談。
   ●社交教練應該在開始練習之前，先複習加入與退出一群人交談的規則與步驟。
   ●社交教練應該在練習之後，問學員下列社交訓練問題：
   ○我們看起來想跟你說話嗎？
   ○你如何知道的？

3. 和同儕（可以從朋友來源挑選同儕）練習加入一群人交談
   ●社交教練必須在開始練習之前，先複習加入一群人交談的規則與步驟。
   ●指定作業「不包括」退出交談，除非自然而然需如此。
   ●社交教練必須在練習之後，問下列社交訓練問題：
   ○在哪裡、試著加入哪些人的交談？
   ○你依循哪些步驟？
   ○他們看起來像是想要跟你說話嗎？你怎麼知道？
   ○你需要退出交談嗎？如果有需要，你依循哪些步驟？

4. 注意幽默回饋
   ●如果學員嘗試說笑話（指定作業「並非」說笑話），要注意幽默回饋。
   ●社交教練應該在學員嘗試表現幽默之後，「私下」問下列社交訓練問題：
   ○你的幽默回饋是什麼？
   ○你怎麼知道的？

社交訓練小訣竅

●請務必幫助學員利用五個 W 規劃朋友聚會。
○這項指定作業最常失敗的原因，是學員忘記解決「何時」聚會（WHEN）、

「在哪裡」聚會（WHERE），以及最後確認計畫。

● 如果朋友聚會將安排在學員家裡，請協助他們：

○ 確定聚會的空間已經清理乾淨。

○ 準備好一些點心飲料可以招待。

○ 收拾好個人物品，如果他們不希望和別人分享或是被看到或碰到。

○ 準備好其他活動備案。

● 如果朋友聚會是在你家裡（很可能就是父母家），且符合友誼的發展階段的話：

○ 可以允許學員的朋友在你家聚會時保有一些隱私。

○ 不時送上點心，以留意他們的交談。

■ 你可以分成幾趟，在不同時間送上食物或飲料，以便監督聚會情形（例如：先端飲料出去，等一會兒，再端點心出去，再等一會兒，然後檢查飲料是否要續杯，再等一會兒再做其他的動作等等）。

■ 送點心時，不著痕跡地觀察，避免干擾交談，除非是要分發點心。

○ 如果有任何事情開始不對勁，找一個**理由**把學員支開現場（如：「你可以幫我處理一下廚房裡的點心嗎？」）

○ 避免說教，保持「**簡短**」且正面。

○ 運用第一週的社交訓練小訣竅來提供社交指導：

■ **先給予讚美**（如：「你在交換資訊與找出共同興趣做得很好。」）

■ **提供建議**（如：「讓我們小心避免壟斷對話。」）

■ **使用關鍵詞**（如：「你看接著問相關問題如何？」）

【課程八】（續）
朋友聚會

學員治療指引

為學員課程做準備

　　本課程的焦點是教導學員如何成功規劃、並和可能成為朋友的人聚會。社交上被接納的青年常常和朋友聚會，不論是在自己家裡或是在社區裡，透過花時間在其他場合相處，他們把學校與工作上認識的人，變成了親近的朋友。因此，幫助學員學習如何成功和朋友聚會的技巧，對於交朋友並維持友誼就顯得格外重要。研究顯示，建立親近友誼最好的方法，就是在正式場合（如學校與工作）以外，仍時常安排或進行社交接觸。因為大部分自閉症類群與其他有社交障礙的學員，比較少和同儕有正式場合外的社交互動，學習如何規劃而有成功的**朋友聚會**，是發展親近關係的關鍵技巧。

　　本課程的另一個建議是，**朋友聚會需以活動為基礎**。換句話說，**朋友聚會**應該要有事先規劃的活動，而且是基於所有參與者的**共同興趣**。以**活動為基礎的聚會**，可以減輕在相處過程中必須維持交談的壓力。我們將世界各地 **PEERS®** 學員曾提出的常見活動，整理於表 9.2。青年所選擇的活動，會因為文化或**共同興趣**而有所差異，因此不要認為這個表格沒有遺漏。請讓學員自己提出他們的想法。

　　本課程最常見的挑戰，是參加**聚會**的人選有限。「黃金準則」就是找學員想要進一步認識、且對方也有興趣和學員成為更親近的朋友的人。從這個角度來思考，找**社交群體**與**社交活動**中可接納學員的人，通常是很有幫助的好選擇。如果沒有符合黃金準則的人，也可以找以前來往密切的朋友或是年齡相近的家族成員，直到找到更適合的人。這項指定作業最重要的部分，是要實際舉行**聚會**，學員才可以練習新學得的技巧。如果這些技巧沒有立刻練習，之後可能就不太會去使用它。

　　對於要找到朋友來**聚會**有困難的學員，找到可接納他們的**朋友來源**，可能就

是最重要的指定作業，如此才能往下一步邁進。縱然不再有針對**朋友來源**的指定作業，只要到此時尚未有**朋友來源**的每一位學員，都必須額外完成該項指定作業，直到他們找到一兩位有**共同興趣**的潛在朋友。因為能否找到**朋友來源**，很可能是治療成敗的關鍵。至於如何克服這些治療障礙，在本課程的社交訓練治療指引中為社交教練課程做準備的段落，將提供較多相關做法的細節。

最後，本課程也談到，以遊戲或運動為主的**聚會過程**，規則之一就是學員**要有好的風度**。缺乏運動家精神，就如同有不好的名聲，通常在青少年比較常見，因此在本手冊中並未著墨太多。更多經過研究驗證有效培養運動家精神的策略，請參見《交友的科學：幫助有社交困難的青少年與青年》（Laugeson, 2013）。有關運動家精神的正式課程，可參考《自閉症類群患者青少年的社交技巧：PEERS® 治療手冊》（Laugeson & Frankel, 2010），或是《教職專業人員的PEERS® 學程：自閉症類群患者青少年的社交技巧訓練》（Laugeson, 2014）。

驗收家庭作業

〔逐項檢視下列指定家庭作業並**解決**可能發生的問題。從有完成家庭作業的學員開始。如果時間足夠，可以詢問為什麼其他人無法完成作業，並試著**解決**問題，討論下一週可以如何完成作業。驗收家庭作業時，記得使用**關鍵詞**（以**粗楷體字**標示的部分）來重新整理他們的敘述。驗收家庭作業時，請將大部分時間用在討論和社交教練練習**加入與退出一群人交談**，以及和同儕練習**加入一群人交談**，因為這是最重要的部分。〕

1. 和社交教練練習**加入與退出一群人交談**
   - ●陳述：這週最主要的指定作業之一，是和社交教練以及另一個人練習加入與退出一群人交談。已經完成這項指定作業的請舉手。
   - ●問下列問題：
     - ○你跟社交教練和誰做練習？依循哪些步驟？
       1. **聆聽對話**
       2. **維持一個距離觀察**
       3. **利用道具**
       4. **辨識主題**

5. 找出共同興趣

6. 走近他們

7. 等候談話停頓

8. 提起主題

9. 評估他們和我說話的興趣

10. 介紹自己

○ 他們看起來想跟你說話嗎？你如何知道的？

○ 你有需要退出交談嗎？如果有，你依循哪些步驟？

表 9.1　退出交談的步驟

從未被接納	一開始被接納、之後被排除	完全被接納
1. 保持冷靜 2. 看向別處 3. 轉向別處 4. 走開	1. 保持冷靜 2. 看向別處 3. 等候「短暫的」談話停頓 4. 為離開給一個「簡短的」說法 5. 走開	1. 等候談話停頓 2. 為離開給一個「具體的」說法 3. 說下次見 4. 說再見 5. 走開

2. 和同儕（可以從朋友來源挑選同儕）練習加入一群人交談

● 陳述：這週另一個最主要的指定作業之一，是和同儕練習加入一群人交談。有誰完成這項指定作業的請舉手？

● 問下列問題：

○ 在哪裡、和誰練習加入交談？

○ 你依循哪些步驟？

○ 他們看起來想跟你說話嗎？

○ 你怎麼知道？

■ 他們跟你說話？

■ 他們看著你說？

■ 他們面對著你（將談話圈子打開）？

○ 你有需要退出交談嗎？如果有，你依循哪些步驟？

3. 注意幽默回饋

●陳述：這週另一個指定作業是，在說笑話的時候，要注意幽默回饋。指定作業「並非」說笑話。這週有說笑話的學員，誰有注意別人對你的幽默回饋，請舉手。

●問下列問題：

○我不想知道你們說的笑話，只是想知道你的幽默回饋是什麼。他們是「取笑你」、「跟著你的笑話笑」、只是禮貌性地笑笑，或是「完全不笑」？

○你如何知道的？

○你有注意幽默回饋嗎？

■答案：沒有。

○什麼時候應該注意幽默回饋？

■答案：每一次說笑話的時候。

○要如何注意幽默回饋？

■答案：「仔細看」並「注意聽」。

講授課程：朋友聚會

●解釋：今天，我們要談如何和朋友順利成功地聚會。想要和朋友打交道，更認識彼此，朋友聚會是一個不錯的做法。這也就是友誼發生的方式。很遺憾的，如果我們沒有和朋友在工作或學校以外的地方碰面聚會，我們其實並不算親近的朋友。也就是說，規劃朋友聚會，是發展親近友誼的好方式。聚會可以在你家進行，也可以在社區。如果你計劃在家裡舉辦聚會，代表你會是主人，因此有額外的準備工作要做。但不論是在你家或其他地方進行，為了確保聚會能成功順利，我們必須熟悉聚會的規則與步驟。

●〔列出朋友聚會的規則與步驟，將下列重點條列與關鍵詞寫在白板上，課程結束以前不要擦掉。每則標示有▶符號的角色扮演示範，都在 PEERS® 角色扮演影片集錦（www.semel.ucla.edu/peers/resources）中有對應的角色扮演影片。〕

規劃朋友聚會

●運用五個W做規劃

○解釋：成功聚會的第一步，就是規劃聚會。意思是說，你需要和你的朋友一起事先決定，要做什麼事、有哪些人在場一起聚會。我們稱之為五個 W。

● 「哪些人」會在場（WHO）

　○陳述：決定「哪些人」會在場，是規劃聚會的一部分。為什麼讓所有聚會的人事先知道「哪些人」會在場是重要的？

　　■答案：因為你不會想讓朋友訝異有其他人在場；某些人可能無法彼此相處，因而不希望對方在場。

● 想「做什麼」？（WHAT）

　○陳述：事先想出聚會要「**做什麼**」。為什麼事先知道要「**做什麼**」是重要的？

　　■答案：因為如果有規劃活動，**聚會會容易得多**，而且比較有趣；你不希望朋友因為沒事做而覺得無聊。

　○問：活動選擇應該如何考量？

　　■答案：你們的**共同興趣**。

　○問：青年人在聚會過程會做哪些活動？

　　■答案：讓學員腦力激盪（參見表 9.2 的建議）。

表 9.2　學員提出的聚會常見活動

公共場所活動	室內活動	遊樂園
電影院	電動遊戲	電動遊戲中心
購物中心	電腦遊戲	成人錄影帶遊戲機
體育賽事	上網	鐳射室內射擊漆彈／空氣槍
酒吧／夜店／舞廳	YouTube 影片	成人遊樂園
漫畫展	社交網站	迷你高爾夫
漫畫店	聽音樂	水上樂園
電動遊戲店	觀賞體育賽事	小型賽車場
電動遊戲展	觀賞頒獎典禮	棒球練習場／高爾夫球練習場
科學博物館	看電影	
戰棋遊戲	看電視節目	摩托車賽
音樂會	卡片遊戲（譯註：桌遊）	車展
節慶活動	下棋	野生動物園／動物公園

公共場所活動	室內活動	遊樂園
行動角色扮演 打保齡球 寵物店／寵物領養 狗狗公園） 公園 海灘／湖／河	益智問答遊戲 飛鏢 手工藝 縫紉	動物園 水族館、海生館 科學博覽會

聚餐	雙人運動	團體運動
餐廳 美食街 快餐車 晚餐聚會 飲料聚會 冰淇淋店 優格冰店 訂披薩 食物外送 外帶餐點 BBQ 壽司 煮一頓飯 野餐 烘培 烹飪課 美食節 農夫市集	騎腳踏車／騎腳踏車爬山 健行／步道／棧道 攀岩 網球／回力球／壁球 滑雪／滑雪板 帆船／划船／皮艇運動衝 浪／風帆衝浪／風箏衝浪 游泳／深潛／浮潛 高爾夫球 滑溜冰板 花式／撞球／斯諾克撞球 桌球 射籃 滑輪溜冰／直排輪 飛盤／自由花式／丟接 冰上溜冰 釣魚 舉重／健身	籃球 美式足球 棒球 足球 曲棍球 排球 羽毛球 水球 袋棍球 橄欖球 板球 武術 有氧課程 舞蹈課程 舞蹈課 競舞 漂流泛舟 划船

譯註：此表已刪除台灣少見的活動：中古戰鎚遊戲（Warhammer）、真人實境活動、空氣曲棍球、桌上沙狐球／推圓盤遊戲（shuffleboard）、州或郡活動、文藝復興節（Renaissance fairs）、成人電子遊樂場、狩獵、滾地球、長曲棍球（lacrosse）。學員需與社交教練討論合宜的活動。

● 「在哪裡」聚會（WHERE）

　　○陳述：事先解決「在哪裡」聚會，也是重要的。為什麼解決聚會的「地點」

是重要的？

　　■答案：如果大家都不知道要去哪裡，聚會就辦不成。

● 「何時」聚會（WHEN）

　　○陳述：我們需要事先決定「何時」要聚會。為什麼先確定聚會的「時間」是重要的？

　　　■答案：因為如果你沒有事先決定何時要聚會，你的時間可能會排滿，而無法安排聚會。

● 「如何」進行聚會（HOW）

　　○陳述：第五個 W 代表「如何」。我們可能也需要依我們所做的活動，來解決聚會「如何」進行的問題而定，例如由誰來開車，或是否需要買票。部分學員可能在規劃這個部分會需要協助，尤其當牽涉到交通與付費問題時。為什麼決定聚會的「方式」是重要的？

　　　■答案：如果你沒有事先決定好細節，聚會可能就辦不成。

準備聚會

譯註：此節以在家聚會為例。在台灣，通常是很熟的朋友才會在家聚會。本節仍有助於學員學習如何在家招呼客人。

● 打提醒電話以確認計畫

　　○陳述：即使我們依據五個 W 規劃了聚會，仍需在聚會前確認計畫嗎？

　　　■答案：是的。

　　○問：何時做？怎麼做？

　　　■答案：通常在聚會前一到兩天，傳簡訊或打電話確認，是適當的。

　　○解釋：你需要在聚會前一兩天（視活動而定），跟朋友再度確認計畫不變。社交教練可以幫忙你如何措詞，以及如何選擇最佳時間來確認計畫。

● 確認聚會空間已經清理乾淨

　　○解釋：準備聚會另一個重要問題是，確認個人空間已經清理乾淨了。意思是說，如果聚會是在家裡，就必須先確定家裡的公共區域已清乾淨了。如果需要開車，就要先確定車子裡不是一團亂。

　　○問：如果家裡或車子裡一團亂，可能會有什麼問題？

　　　■答案：如果家裡或車子裡一團亂，朋友可能會覺得你很邋遢；在朋友來之

前打掃乾淨，代表了你對客人的尊重；沒有整理乾淨會給人不禮貌與不尊重的感受。

● **準備好一些點心飲料可以分享**
  ○ 陳述：當我們在家裡聚會，我們也需要準備好一些點心飲料可以分享。
  ○ 問：為什麼當朋友來時，準備食物或飲料是重要的？
    ■ 答案：他們可能會餓或渴；如果沒有準備任何吃的或喝的，他們可能會認為你不夠周到。
  ○ 解釋：準備好隨時可吃的一些零嘴和茶點，是個不敗的好主意。如果朋友會到家裡來，你的教練可以幫忙決定，準備什麼是適當的。

● **收拾好不想和別人共享或讓別人看到、碰到的個人物品**
  ○ 陳述：準備聚會的另一個重要環節是，收拾好不想和別人共享或讓別人看到、碰到的個人物品。為什麼事先收拾好是重要的？
    ■ 答案：你不想因為跟朋友說不可以看或碰你的東西，而顯得沒有禮貌；比較簡單的做法是，事先收好個人物品，甚至不必讓朋友知道這些物品的存在（包括不想和朋友共享的食物）。

● **準備好其他活動**
  ○ 陳述：即使你們已經事先決定好要做什麼，如果朋友是來你家裡聚會，你可以準備一些其他活動。為什麼準備其他活動是重要的？
    ■ 答案：因為人們很容易覺得無聊，而且計畫總是會變化；你需要先準備好其他的選擇；準備好一些不同內容的活動，會有幫助。
  ○ 問：這些其他活動應如何選擇？
    ■ 答案：依據你們的**共同興趣**。

開始朋友聚會

● 解釋：現在我們知道規劃和準備朋友聚會的規則，我們接著需要談談，在家裡聚會時一開始的步驟。
  譯註：在台灣，通常是很熟的朋友才會在家聚會。但本節仍有助於學員學習如何在家招呼客人。

錯誤的角色扮演：開始朋友聚會 ▶

〔團體帶領者和一位行為教練做角色扮演，做開始朋友聚會的「錯誤」示範。〕

● 先說：我們要開始角色扮演。請仔細看，然後告訴我，我開始朋友聚會的做法，哪裡「做錯」了。

「錯誤」示範的例子

○ （行為教練站在門外）

○ 行為教練：（敲門）

○ 團體帶領者：（開門，呆站著，未發一語）

○ 團體帶領者與行為教練：（長時間沒對話）

○ 行為教練：（困惑）呃……嗨，（某某某）。

○ 團體帶領者：（看起來很尷尬、疑惑、愣住）嗨。

○ 團體帶領者與行為教練：（長時間沒對話）

○ 行為教練：（困惑、不確定該做什麼）你好嗎？

○ 團體帶領者：（尷尬、困疑惑）還好。

○ 團體帶領者與行為教練：（長時間沒對話）

○ 行為教練：（困惑、尷尬）我可以進來嗎？

○ 團體帶領者：（訝異）喔，可以。（沒有讓出進門的空間）

○ 行為教練：（不太舒服、尷尬）謝謝。（尷尬地繞過團體帶領者，進入室內）

○ 團體帶領者：（站在玄關，一直沒有把門關上）

○ 團體帶領者與行為教練：（長時間尷尬地沒對話）

● 說這句話收尾：好，時間結束。我開始朋友聚會，我「做錯」什麼？

○ 答案：你佔著門口；沒有邀請朋友進入。

● 提出以下觀點轉換提問：

○ 你覺得（行為教練）感覺怎麼樣？

　■ 答案：不舒服；尷尬；疑惑。

○ 你覺得（行為教練）會怎麼看我？

　■ 答案：突兀；奇怪；怪異；不友善。

○你覺得（行為教練）會想再跟我一起消磨時間嗎？

■答案：不確定；不是一個好的開始。

●問行為教練同樣的**觀點轉換提問**：

○你感覺怎麼樣？

○你會怎麼看我？

○你會想再跟我聚會嗎？

開始朋友聚會的步驟

●解釋：與其有一個糟糕的開始，我們應該依循以下步驟來開始朋友聚會。

1. 打招呼問候

●陳述：如果在家裡進行朋友聚會，客人來的第一步，是在門口打招呼問候。我們怎麼和客人打招呼？

○答案：說哈囉，問他們過得如何；有些人會擁抱，或是輕鬆致意一下，如點頭、碰拳或是捶一下對方。

譯註：在台灣通常較少以擁抱問候，也較少碰拳或捶對方來問候。

2. 邀請他們進門

●陳述：下一步是我們要邀請他們進門。例如說「請進」，並讓出通道讓他們進門。如果我們忘記請他們進門，會發生什麼事？

○答案：他們會一直站在門口，等候被邀請進門；這對朋友來說感覺會很尷尬。

●解釋：邀請朋友進門，還可能包括幫忙拿大衣、夾克和雨傘。

3. 介紹他們給不認識的人

●陳述：一旦邀請客人進門，我們必須把他們介紹給不認識的人。為什麼把他們介紹給不認識的人是重要的？

○答案：如果在場有他們不認識的人，可能會感覺很尷尬，像被冷落；如果他們認識每個人，可能會覺得自在且受歡迎一些。

4. 帶他們看看環境

●陳述：如果這是朋友第一次到你家，你可能會需要帶他認識一下環境。為什

麼帶朋友看一下環境是重要的？

○答案：你的職責是讓客人感覺到他們是受歡迎的；他們需要知道洗手間在哪裡，對環境感到熟悉，會讓他們覺得受到歡迎。

5. **招待點心飲料**

●陳述：當你的朋友安頓好了，或是在你們經過廚房時，你可以招待他們一下。你可以招待什麼？

○答案：一些吃的或喝的茶點；點心或飲料。

●問：為什麼提供客人茶點是重要的？

○答案：他們可能會覺得餓或渴；在家裡提供客人食物和飲料是一種禮貌。

6. **問他們想做什麼**

●陳述：即使你們已計劃好要一起做什麼，你還是需要在客人進門安頓好之後，問一下他們是否想做些什麼嗎？

○答案：是。

●問：為什麼問他們想做什麼是個好主意？

○答案：讓客人覺得愉快，是主人的責任；到頭來他們有可能想做些別的事情。

●解釋：你至少要問一下，確定朋友仍然想做原先計劃的事情。如果不想，可以問他們想做什麼，並準備好從善如流。

正確的角色扮演：開始朋友聚會 ▶

〔團體帶領者和兩位行為教練做角色扮演，做開始朋友聚會的「正確」示範。一位教練扮演剛來訪的客人，另一位教練扮演已經到場的客人。如果沒有兩位行為教練，你可以讓一位學員扮演已經到場的客人。〕

●先說：我們要開始角色扮演。請仔細看，然後告訴我，我開始朋友聚會的做法，哪裡「做對」了。

> ### 「正確」示範的例子
>
> ○（行為教練 A 站在門外）
>
> ○行為教練 A：（敲門）。
>
> ○團體帶領者：（開門）嗨，（某某某）！你好嗎？
>
> ○行為教練 A：嗨，不錯。你呢？
>
> ○團體帶領者：很好，謝謝。請進吧！（讓出通道讓行為教練 A 可以進門）
>
> ○行為教練 A：（進門）謝謝。
>
> ○團體帶領者：你之前沒見過我的朋友吧？這位是（某某某），這位是（某某某）。
>
> ○行為教練 A：嗨，很高興認識你。
>
> ○行為教練 B：你好啊，我也是。
>
> ○團體帶領者：我想你之前沒有來過我家，讓我帶你很快地看一下環境。（想像介紹環境）這裡是客廳，我們等一下會在這裡活動。浴室就在轉角，廚房在那裡。
>
> ○行為教練 A：好喔。謝謝！
>
> ○團體帶領者：想吃點什麼或喝點什麼嗎？
>
> ○行為教練 A：我不用。謝囉！
>
> ○團體帶領者：（看著兩位行為教練）你們還是想看球賽吧？
>
> ○行為教練 A 與 B：當然！

● 說這句話收尾：好，時間結束。這裡我開始朋友聚會，我「做對」什麼？

　○答案：**打招呼問候；邀請他們進門；介紹你的客人；帶客人看環境；招待點心飲料；問他們想做什麼。**

● 提出下列觀點轉換提問：

　○你覺得（行為教練）感覺怎麼樣？

　　■答案：很好；正常。

　○你覺得（行為教練）會怎麼看我？

　　■答案：友善；正常；是個好主人。

　○你覺得（行為教練）會想再跟我聚會嗎？

　　■答案：很可能會；到目前為止都蠻好的。

● 問行為教練同樣的**觀點轉換提問**：

○ 你感覺怎麼樣？

○ 你會怎麼看我？

○ 你會想再跟我聚會嗎？

朋友聚會過程的規則

● 解釋：現在我們知道如何開始朋友聚會，我們還需要知道在聚會過程中要怎麼做。有一些重要的規則，可以確保和朋友的聚會順利進行。

● **朋友聚會應該要以活動為基礎**

○ 解釋：規劃朋友聚會的第一件事情，就是事先規劃要做的活動。只是約好要碰面，卻沒有事先做實際規劃，可能會有什麼問題？

■ 答案：可能到最後變得很無聊；你可能無法決定要做什麼。

○ 問：你有過這類經驗嗎？和朋友在一起，你問他們「想做什麼？」，他們說「我不知道。你想做什麼？」，然後兩個人來回重覆一樣的對話？你和朋友對這狀況會覺得怎麼樣？

■ 答案：無聊；沮喪。

○ 陳述：為了避免無聊的聚會，聚會最好以活動為基礎。活動應該以什麼為依據？

■ 答案：**共同興趣**。

● **由客人來選擇在你家進行的活動**

○ 解釋：在家裡舉辦朋友聚會的另一個重要規則是，由賓客選擇活動。為什麼由賓客選擇活動是重要的？

■ 答案：因為主人的職責就是確保客人覺得愉快。

○ 問：我們是否依然應該事先有一些想法，或是準備好一些活動，好因應計畫改變？

■ 答案：是的，不過我們必須保持彈性，以便隨機應變。

○ 陳述：這條規則有一個例外。如果客人想要做的事情讓你覺得不舒服，你該怎麼辦？

■ 答案：不必照著做；建議做其他不同的事情；需考慮他是否是做朋友的好選擇。

○陳述：不是每個人都知道「由賓客決定活動」這條規則。如果你在朋友家，而他們自己決定了所有活動，你該怎麼辦？

■答案：**不要糾正你的朋友；當下應該從善如流，並記得朋友是一種選擇；**如果你的朋友從來都不想照你想的做，以後你也未必要再和他一起消磨時間。

● 從善如流

○陳述：朋友聚會能順利成功的另一個重要規則是，我們應當從善如流。意思是說，我們必須保持彈性，不管發生什麼我們沒預期的事，應當隨機應變。舉例來說，聚會過程中，計畫好的事情有時會改變對嗎？

■答案：是的。

○問：如果計畫好的事改變了，我們該怎麼辦？

■答案：**從善如流，隨機應變。**

○問：人們是否有時候會改變想法，想做不一樣的事？

■答案：是的。

○問：如果計畫好的事改變了，我們該怎麼辦？

■答案：**從善如流。**

○解釋：我們必須設想，計畫是有可能改變的，而且大家在聚會過程往往會改變想法，想要做不一樣的事情。如果朋友不斷改變計畫，讓你非常困擾，請在當下從善如流，並且記得，朋友是一種選擇。如果你真的很困擾，可以不必再和這些朋友在一起。

● 不要未預期地邀請其他人來聚會

○問：當你正在聚會的時候，如果你喜歡的某個其他朋友忽然打電話或傳簡訊來，你應該邀請他們一起來嗎？

■答案：不，你應該晚一點再回電或回覆簡訊；不要邀請他們來。

○問：如果邀請不在預期中的其他朋友一起來聚會，可能會有什麼問題？

■答案：你的朋友可能會覺得你沒有禮貌；這麼做是不太尊重對方的；他們會覺得失望，好像他們不夠好，所以才要找其他人；你的朋友們可能未必能彼此相處。

○問：你應該問你的客人，其他人可以來嗎？

■答案：不，他們可能會覺得有義務同意，即使他們並不想如此。

○問：如果是你的朋友想邀請別人來聚會呢？

■答案：**當下先從善如流，但是記得，朋友是一種選擇**；如果朋友總是想邀請別人來一同聚會，而那確實令你感到困擾的話，你可以選擇下次未必要再和他們一起聚會。

○解釋：一般而言，當你在規劃聚會時，把五個 W 當成是社交上的契約。如果計畫改變，必須徵求每個人的同意。

● **不要冷落你的朋友**

○陳述：朋友聚會的另一個重要規則是，不要冷落你的朋友。在朋友聚會時，可以冷落一個朋友而只跟另一個朋友說話嗎？

■答案：不行；你的職責是確保每一個朋友都感到愉快；必須讓朋友覺得他們得到你的關注。

○問：**在朋友聚會過程中，我可以和其他人傳簡訊或視訊聊天嗎？**

■不行。

○問：如果我在聚會過程，和別人傳簡訊或視訊聊天，可能會有什麼問題？

■答案：這樣做很沒禮貌；太不夠朋友了；你的朋友可能會覺得被丟在一邊，被冷落；對你的朋友來說，可能一點都不好玩。

○問：如果是朋友提的主意，想在聚會過程和某人傳簡訊或視訊聊天，可以嗎？

■答案：**當下先從善如流，但是記得，朋友是一種選擇**；如果朋友總是想和某人傳簡訊，你可以選擇下次未必要再和他們一起聚會。

● **不要嘲笑你的朋友**

○陳述：朋友聚會能順利成功的另一個規則是，不要嘲笑你的朋友。嘲笑你的朋友可能會有什麼問題？

■答案：這麼做可能會讓他們感覺受傷；嘲笑可能愈鬧愈大，最後變成打架或爭執；他們可能再也不想跟你聚會。

○問：朋友之間有時會彼此嘲笑嗎？

■答案：是的，尤其在男性朋友之間。

○解釋：朋友之間彼此嘲笑，我們稱做挖苦。挖苦是某一類型的嘲笑，用意是好玩而且是友善的。雖然挖苦在朋友之間很常見，但挖苦可能會有什麼問題？

■答案：可能會傷感情；可能會不可收拾，進而演變成打架或爭執；他們可能再也不想跟你聚會。

○解釋：我們知道彼此嘲笑和挖苦是很常見的，不過如果你的目的是要交朋友並維持友誼，這麼做是風險很高的。

● **挺你的朋友**

○陳述：如果你辦了一群朋友聚會，其中一位朋友嘲笑另一位朋友，你應該怎麼做？

■答案：**你應該支持被嘲笑的一方**，並盡力讓大家維持和氣（尤其當聚會是由你主辦時，因為主辦人的職責就是讓每個人覺得愉快）。

○解釋：如果聚會是由你主辦，被嘲笑的朋友可能會希望你可以幫忙他。如果你沒有支持他，可能會顯得你不夠朋友，他們可能不會想再跟你來往。

● **不要和你的朋友起爭執**

○陳述：朋友聚會能順利成功，另一個重要的規則是，不要和朋友起爭執。在聚會中和朋友起爭執，可能會有什麼問題？

■答案：爭執可能愈演愈烈，別人可能會很生氣；可能會傷感情；你的朋友可能不想再跟你來往了。

○解釋：再過幾週，我們將會談到解決衝突、處理爭執與意見相左的策略。目前，建議先試著在聚會中從善如流，以避免爭執。

● **不要糾正你的朋友**

○解釋：如同我們在交換資訊時所做的，成功與朋友聚會的另一個重要規則是，不要糾正你的朋友。糾正別人是指什麼？

■答案：指出別人的「錯誤」，或是以某種方式修正別人。

○問：糾正朋友可能會有什麼問題？

■答案：粗魯；令人厭煩；朋友可能會覺得你霸道、控制慾強；可能會讓其他人感到尷尬。

● **要有好的風度**

○陳述：很多人在聚會時喜歡玩遊戲或運動，因此成功與朋友聚會的另一個規則是，我們要有好的風度。為什麼好風度是重要的？

■答案：如果你的風度很差，朋友可能比較不想跟你來往；如果你很有風度，他們跟你在一起會比較好玩，會想要再跟你一起消磨時間。

○問：我們怎麼當風度好的人？

　　■答案：稱讚你的朋友；不要一心想競爭；**不要糾正別人，或表現得很霸道**；不要當輸不起的人；不要當糟糕的贏家；分享並輪流；照規則玩；不可作弊。

○陳述：好的風度可以有許多方式來表現。然而，即使你有好的風度，並不代表你的朋友也同樣有好的風度。舉例來說，如果你的朋友非常好勝，而且常常不照規則來走，你應該當場爆發、跳出來指責他作弊嗎？

　　■答案：不，那會讓你看起來很糟。

○問：與其當場爆發，或怪罪別人作弊，不如用輕鬆好玩的方式重提規則一到兩次。如果你的朋友依然不按照規則來，你應該怎麼做？

　　■答案：**你應該在當下從善如流，並記得，朋友是一種選擇**；如果朋友一再作弊令你十分困擾，你可以不用再跟他一起消磨時間。

○解釋：在當下從善如流，總是比較安全的做法，並記得朋友是一種選擇。如果我們仍想繼續做朋友，我們也可以建議活動改變，避免從事遊戲或運動。

● **如果你覺得無聊，可以建議做一些改變**

○問：人們在聚會中有時會覺得無聊嗎？

　　■答案：是的。

○問：直接說「我很無聊」，或是在聚會中離開朋友，可能會有什麼問題？

　　■答案：可能會給人感覺很沒禮貌；聽起來像在說他們很無聊；他們可能會不想再跟你一起消磨時間。

○陳述：與其說你很無聊或直接走開，你應該建議一些改變。要怎麼建議改變呢？

　　■答案：你可以這麼說：「如果大家不想再玩這個，我們做點別的如何？」

○問：如果朋友不想依你的建議改變，你該怎麼做？

　　■答案：**在當下從善如流，讓他們選擇活動，並且記得，朋友是一種選擇**；如果你的朋友從來不想依循你的建議，你未必要再和他聚會。

● **用至少一半的時間來交換資訊**

○陳述：成功和朋友聚會的另一個重要規則是，你應該用至少一半的時間談話並交換資訊。為什麼用至少一半的時間來交換資訊是重要的？

　　■答案：這樣你們可以彼此認識，且找出**共同興趣**；如果你不談話與交換資

訊，你們就不會更了解彼此而成為親近的朋友。

● 前幾次聚會避免時間太長
　○ 陳述：最後，當我們和不太熟識的朋友聚會，最好維持聚會短而愉快。短而愉快是什麼意思？
　　■ 答案：頭幾次聚會時，盡量時間短而相處愉快；避免馬上就進行長時間聚會。
　○ 問：太快就開始長時間聚會，可能會有什麼問題？
　　■ 答案：你們可能很快就會對彼此感到無聊；可能進展太快或太多。
　○ 解釋：一開始舉辦聚會維持短且愉快，可以確保事情不會出錯。當彼此開始有更深的認識，就可以有更長的時間在一起，彼此互動。你的教練可以幫忙決定比較適合的時間長度。

結束朋友聚會

● 解釋：現在我們知道聚會過程的規則，我們必須再談談如何結束聚會。

錯誤的角色扮演：結束朋友聚會▶

〔團體帶領者和兩位行為教練進行角色扮演，做結束朋友聚會的「錯誤」示範。如果沒有兩位行為教練，你可以只和一位行為教練做示範。〕

● 先說：我們要開始做另一個角色扮演。請仔細看，然後告訴我，我結束朋友聚會的做法，哪裡「做錯」了。

> 「錯誤」示範的例子
> ○ 團體帶領者與兩位行為教練：（坐著）。
> ○ 行為教練 A：那場比賽真精彩！
> ○ 行為教練 B：是啊……對手輸慘了！
> ○ 團體帶領者：（分心，看著周圍，看起來無聊的樣子）。
> ○ 行為教練 A：（短暫停頓）今天還蠻好玩的。（看著團體帶領者，不確定要做什麼）
> ○ 團體帶領者：（分心，東張西望，看起來無聊的樣子）。

○行為教練 B：（談話中斷了一下）是啊，蠻好玩的。（看著團體帶領者，不確定要做什麼）

○團體帶領者：（站起來，走開）。

○行為教練 A：（嚇一跳，困惑）怎麼了？

○行為教練 B：（困惑）我也不知道。

○行為教練 A：（困惑）我們該怎麼辦？

○行為教練 B：（困惑，不開心）看來我們應該走了。

○行為教練 A 與 B：（站起來，開始走到門口）。

● 說這句話收尾：好，時間結束。我結束朋友聚會，我「做錯」什麼？

　○答案：你不發一語地走開；你讓朋友自己出去。

● 提出以下**觀點轉換提問**：

　○你覺得（行為教練）感覺怎麼樣？

　　■答案：困惑；厭煩；傷心。

　○你覺得（行為教練）會怎麼看我？

　　■答案：無禮；怪異；不體貼；不好的主人。

　○你覺得（行為教練）會想再跟我聚會嗎？

　　■答案：不會；很可能不會。

● 問行為教練同樣的**觀點轉換提問**：

　○你感覺怎麼樣？

　○你會怎麼看我？

　○你會想再跟我聚會嗎？

結束聚會的步驟

● 解釋：與其有一個糟糕的結束，不如我們依循適當的步驟結束聚會。

1. 等候活動中的停頓

　● 陳述：結束朋友聚會的第一步是，等候活動中的停頓。意思是說，除非必要，不要打斷正在進行的事。打斷活動且離開或結束聚會，可能會有什麼問題？

○答案：可能會顯得太突然；你的朋友會覺得你不想再跟他們在一起。

2. 對結束聚會給一個說法

- ●解釋：下一步是為離開或結束聚會給一個說法。記得，說法就是指我們做一件事情的理由。離開或結束聚會的常見理由有哪些？
- ○範例：
  - ■ 我必須要走了。
  - ■ 我必須去準備功課了。
  - ■ 時間晚了，我明天一早有課。
  - ■ 時間晚了，我明早還要工作。
- ●問：如果沒給一個說法就離開或結束聚會，可能會有什麼問題？
- ○答案：你的朋友可能會覺得，你不想再跟他們在一起。

3. 送朋友到門口

- ●陳述：如果聚會是在你家進行的，下一步就是站起來，送朋友到門口。為什麼送朋友到門口是重要的？
- ○答案：因為讓他自己找路出去是沒有禮貌的；如果你沒有送他們到門口，他們可能不會離開；他們在等候你的暗示，下一步該做什麼。

4. 謝謝朋友來聚會

- ●陳述：結束朋友聚會的下一步是，謝謝朋友來聚會。為什麼謝謝朋友來是重要的？
- ○答案：因為這麼做會讓他們感覺很好；表示你很享受和他們在一起。

5. 告訴朋友你度過愉快的時光

- ●陳述：如果你度過一個愉快的時光，你應該在說再見或是送朋友出去時告訴他們。為什麼告訴朋友你度過愉快的時光是重要的？
- ○答案：表示你很享受和他們在一起；會讓他感覺很好。

6. 說再見、下次見

- ●解釋：最後，當你說再見或送朋友出去，很重要的是要說再見。你可以在說再見時，同時再說「下次見」或「保持聯絡」。這也是約定未來聚會的好時

幫助自閉症類群與社交困難者建立友誼

機，如果你還想和他們聚會的話。為什麼說再見和下次見是重要的？

　　○答案：代表你很享受他們的陪伴，想再見到他們。

正確的角色扮演：結束朋友聚會▶

〔團體帶領者和兩位行為教練進行角色扮演，做結束朋友聚會的「正確」示範。如果沒有兩位行為教練，你可以和一位行為教練進行示範。〕

●先說：我們要開始角色扮演。請仔細看，然後告訴我，我結束朋友聚會的做法，哪裡「做對」了。

「正確」示範的例子

○團體帶領者與兩位行為教練：（坐著）。

○行為教練 A：那場比賽真精彩！

○行為教練 B：是啊……對手輸慘了！

○團體帶領者：（稍稍停頓一下）欸，有點晚了，我們明天早上都要工作。

○行為教練 A：也是，明早還要工作。

○行為教練 B：我不知道這麼晚了。

○團體帶領者：（站起來，走到門口）謝謝你們來。

○行為教練 A：（隨著團體帶領者走到門口）謝謝你請我們來！

○行為教練 B：（隨著團體帶領者走到門口）謝謝！

○團體帶領者：真的很高興！

○行為教練 A：很愉快的時光！

○行為教練 B：真開心！

○團體帶領者：我們一定要再聚聚。

○行為教練 A：一定的。

○行為教練 B：很棒！

○團體帶領者：（開門）我再跟你們聯絡！

○行為教練 A：好啊。好主意。（走到門口）

○行為教練 B：再見。（走到門口）

○團體帶領者：保重。掰掰！（揮手）

○行為教練 A 與 B：（揮手）掰掰！

● 說這句話收尾：好，時間結束。這裡我結束朋友聚會，我「做對」什麼？

　　○ 答案：等候活動中的停頓；給一個說法；送朋友到門口；謝謝朋友來；說你很愉快；說你希望很快再見到他們；說再見。

● 提出以下觀點轉換提問：

　　○ 你覺得（行為教練）感覺怎麼樣？

　　　　■ 答案：很好；正常。

　　○ 你覺得（行為教練）會怎麼看我？

　　　　■ 答案：友善；正常；是個好主人。

　　○ 你覺得（行為教練）會想再跟我聚會嗎？

　　　　■ 答案：很可能會。

● 問行為教練同樣的觀點轉換提問：

　　○ 你感覺怎麼樣？

　　○ 你會怎麼看我？

　　○ 你會想再跟我聚會嗎？

【課程八】（續）
朋友聚會

學員行為演練

朋友聚會

所需教材

● 室內遊戲（例如：電動遊戲、紙牌遊戲、棋盤遊戲）

　○ 如果你要提供電動遊戲做為選項之一，請確認是否有足夠的遊戲機，讓組員可以同時間一起玩。

　○ 不要使用小型可攜式的遊戲機，因為如此一來，學員必須等候輪流，容易覺得無聊。

　○ 如果沒有其他建議的教材，只用一些紙牌遊戲也可以。

● 可選擇：平板電腦或是筆記型電腦，可一起看 YouTube 影片、上網、玩電腦遊戲。

　○ 如果你要提供平板或筆記型電腦做為選項之一，請確認數量是否足夠讓組員同時間一起玩。

● 〔注意：大部分的 PEERS® 團體「並沒有」提供遊戲機、平板或筆記型電腦。這些算是豪華設備。即使只提供一些紙牌，只要能維持*以活動為基礎的聚會*，就可以進行了。〕

行為演練

● 告知學員他們將練習*開始並結束朋友聚會*。

● 把學員分成小群組（每組不要少於三人）。

● 讓「*每一位*」學員依循步驟，練習*開始聚會*。

　○ 指定「主人」與「客人」。

　　■ 一位學員扮演主人。

　　■ 一位學員扮演剛剛到達的客人。

■ 另一位學員扮演已經到達的客人。

○ 讓主人說出開始聚會的步驟（一開始可能需要看著白板上寫的內容）。

○ 你可能需要以蘇格拉底式問答，提示學員說出開始聚會的具體步驟，可採用以下社交訓練問題：

■ 當客人來敲門時，你該怎麼做？

■ 當他們站在門口時，你該怎麼做？

■ 如果他們不曾見過你其他的朋友，你該怎麼做？

■ 如果他們不曾去過你家，你該怎麼做？

■ 你想招待他們什麼嗎？

■ 你應如何決定要做什麼呢？

○ 剛到的客人應該站在門外敲門。

○ 已到的客人，應該坐在附近。

○ 讓主人依循開始聚會的步驟。

○ 如果學員無法依循步驟進行，你可能需要以下的社交訓練問題，以蘇格拉底式問答來給予提示：

■ 當你的朋友敲門時，你該怎麼做？

■ 你覺得朋友會想要進門嗎？

■ 你的朋友們彼此見過面嗎？

■ 你的朋友到過你家嗎？

■ 你想招待朋友什麼嗎？

■ 你和朋友如何決定要做什麼？

○ 一旦學員練習完畢，就喊「暫停」，讓其他學員鼓掌。

○ 「每一位」學員都應該練習在開始聚會中，扮演主人、剛到的客人和已到達的客人。

● 讓學員在大家交換資訊、找出共同興趣、一起玩治療團隊所提供的遊戲或物品（如：電動遊戲、紙牌遊戲、棋盤遊戲、平板電腦、筆記型電腦等）之時，練習聚會過程的行為規則。

● 讓「每一位」學員練習依循步驟結束聚會。

○ 指定主人與客人。

■ 一位學員扮演主人。

■ 其他學員扮演客人。

○ 讓主人說出結束聚會的步驟（一開始可能需要看著白板上寫的內容）。

○ 你可能需要以蘇格拉底式問答，提示學員說出結束聚會的具體步驟，可採用以下社交訓練問題：

■ 你應該中斷朋友的活動來結束聚會嗎？

■ 你應該直接請朋友離開嗎？

■ 他們怎麼知道如何出去？

■ 你應該謝謝他們什麼嗎？

■ 如果你度過愉快時光，你該怎麼說呢？

■ 如果你想再見到他們，你該怎麼說？

■ 當他們離開時，最後你應該說什麼？

○ 主人與客人在開始練習時應該坐著，以便主人可以站起來，開始送客人到門口。

○ 讓主人依循結束聚會的步驟。

○ 如果學員無法依循步驟結束聚會，你可能需要以蘇格拉底式問答，運用以下某些社交訓練問題來給予提示：

■ 你可以直接要朋友離開嗎？或者你需要一個說法？

■ 你的朋友怎麼知道如何出去？

■ 你想要謝謝他們什麼嗎？

■ 如果你度過愉快時光，你該怎麼說呢？

■ 如果你想再見到他們，你該怎麼說？

■ 當他們離開時，最後你應該說什麼？

○ 客人必須真的離開，然後在角色扮演之後再回來。

○ 只要學員練習完畢，就喊「暫停」，讓其他學員鼓掌。

○「每一位」學員都應該練習在結束聚會中，扮演主人與客人。

【課程八】（續）

朋友聚會

最後集合

● 向學員宣布，將與社交教練會合。

  ○ 讓學員站／或坐在他的社交教練旁邊。

  ○ 確保在開始最後集合之前，大家都安靜下來，且專注聆聽。

  ○ 讓學員敘述課程內容，社交教練在一旁聆聽。

● 陳述：今天，我們談到成功和朋友聚會的規則與步驟。我們談到規劃與準備聚會，以及如何開始與結束聚會。我們也談到如何規劃聚會過程。聚會「**過程**」有哪些規則？

  ○ **朋友聚會應該要以活動為基礎**

  ○ **由客人來選擇在你家進行的活動**

  ○ **從善如流**

  ○ **不要未預期地邀請其他人來聚會**

  ○ **不要冷落你的朋友**

  ○ **不要嘲笑你的朋友**

  ○ **挺你的朋友**

  ○ **不要和你的朋友起爭執**

  ○ **不要糾正你的朋友**

  ○ **要有好的風度**

  ○ **如果你覺得無聊，可以建議做一些改變**

  ○ **用至少一半的時間在交換資訊**

  ○ **前幾次聚會避免時間太長**

● 陳述：學員在團體中練習開始與結束聚會，做得非常好。讓我們給他們大大的掌聲。

指定家庭作業

發放社交訓練講義給學員，宣布以下的指定家庭作業：

1. 和一個朋友聚會
   - 社交教練協助學員利用**五個 W** 來計畫朋友聚會：
     - ○「哪些人」會在場？（WHO）
     - ○ 想「做什麼」？（WHAT）
     - ○「在哪裡」聚會？（WHERE）
     - ○「何時」聚會？（WHEN）
     - ○「如何」進行聚會？（HOW）
   - 社交教練應該在開始練習之前，先複習**朋友聚會**的規則與步驟。
   - 社交教練應該在朋友聚會之後，問學員下列社交訓練問題：
     - ○ 你們決定要做什麼？由誰選擇活動？
     - ○ 你們有交換資訊嗎？花多少比例的時間？
     - ○ 你們的共同興趣是什麼？有了那些資訊，如果你們下次要一起消磨時間，可以做什麼？
     - ○ 你和你的朋友度過了愉快的時光嗎？
     - ○ 他是讓你還想再一起消磨時間的人嗎？

2. 和社交教練練習**加入與退出一群人交談**
   - 學員應該和社交教練以及另一個人，練習**加入與退出一群人交談**。
     - ○ 練習在「**從未被接納**」時退出交談。
     - ○ 練習在「**一開始被接納、之後被排除**」時退出交談。
     - ○ 練習在「**完全被接納**」時退出交談。
   - 社交教練應該在開始練習之前，先複習**加入與退出一群人交談**的規則與步驟。
   - 社交教練應該在每一項練習之後，問學員下列社交訓練問題：
     - ○ 我們看起來想跟你說話嗎？
     - ○ 你如何知道的？

3. 和同儕（可以從朋友來源挑選同儕）練習加入一群人交談
   ● 社交教練必須在開始練習之前，先複習加入一群人交談的規則與步驟。
   ● 指定作業「不包括」退出交談，除非自然而然需要如此。
   ● 社交教練必須在練習之後，問學員下列社交訓練問題：
     ○ 在哪裡、試著加入哪些人的交談？
     ○ 你依循哪些步驟？
     ○ 他們看起來像是想要跟你說話嗎？你怎麼知道？
     ○ 你有需要退出交談嗎？如果有，你依循哪些步驟？

4. 注意幽默回饋
   ● 如果學員嘗試說笑話（指定作業「並非」說笑話），要注意幽默回饋。
   ● 社交教練應該在學員嘗試表現幽默之後，「私下」問下列社交訓練問題：
     ○ 你的幽默回饋是什麼？
     ○ 你怎麼知道的？

個別確認

個別且私下和每位學員與社交教練協調：

1. 下週要和「誰」練習朋友聚會。（**WHO**）
   ● 他們計畫建議朋友「做什麼」。（**WHAT**）
   ● 他們會建議朋友「何時、去哪裡」聚會。（**WHEN**、**WHERE**）
   ● 他們要「如何」進行（如：買票、交通等問題）。（**HOW**）

2. 何時要和社交教練練習加入與退出一群人交談。
   ● 要找哪位其他的人一起練習較為自在。

3. 在哪裡、何時、和哪些同儕進行加入一群人交談。
   ● 對方是否為可接納學員的社交群體，如何辨別。

社交訓練講義

規劃朋友聚會

● 用五個 W 規劃朋友聚會

　○「哪些人」會在場（WHO）

　○ 想「做什麼」（WHAT）

　○「在哪裡」聚會（WHERE）

　○「何時」聚會（WHEN）

　○「如何」進行聚會（HOW）

朋友聚會的常見活動

表 9.2　學員提出的聚會常見活動

公共場所活動	室內活動	遊樂園
電影院	電動遊戲	電動遊戲中心
購物中心	電腦遊戲	成人錄影帶
體育賽事	上網	遊戲機
啤酒屋／夜店／舞廳	YouTube 影片	鐳射室內射擊／漆彈／空
漫畫展	社交網站	氣槍
漫畫店	聽音樂	成人遊樂園
科學博物館	觀賞體育賽事	迷你高爾夫
音樂會	觀賞頒獎典禮	水上樂園
節慶活動	看電影	小型賽車場
打保齡球	看電視節目	棒球練習場
寵物店／寵物領養	卡片遊戲（譯註：桌遊）	高爾夫球練習場
狗狗公園	下棋	摩托車賽
公園	益智問答遊戲	車展

公共場所活動	室內活動	遊樂園
海灘／湖／河	飛鏢 手工藝 縫紉	野生動物園／動物公園 動物園 水族館、海生館 科學博覽會
聚餐	雙人運動	團體運動
餐廳 美食街 快餐車 晚餐聚會 飲料聚會 冰淇淋店 優格冰店 訂披薩 食物外送 外帶餐點 BBQ 壽司 煮一頓飯 野餐 烘培 烹飪課 美食節 農夫市集	騎腳踏車／騎腳踏車爬山 健行／步道／棧道 攀岩 網球／回力球／壁球 滑雪／滑雪板 帆船／滑船／皮艇運動／ 衝浪／風帆衝浪／風箏衝 浪 游泳／浮潛／潛水 高爾夫球 滑溜冰板 花式／撞球／斯諾克撞球 桌球 射籃 滑輪溜冰／直排輪 飛盤／自由花式／丟接 冰上溜冰 釣魚 舉重／健身	籃球 美式足球 棒球 足球 曲棍球 排球 羽毛球 水球 橄欖球 板球 武術 有氧課程 舞蹈課程 競舞 漂流泛舟 划船

譯註：此表已刪除台灣少見的活動：中古戰鎚遊戲（Warhammer）、真人實境活動、空氣曲棍球、桌上沙狐球／推圓盤遊戲（shuffleboard）、州或郡活動、文藝復興節（Renaissance fairs）、成人電子遊樂場、狩獵、滾地球、長曲棍球（lacrosse）。學員需與社交教練討論合宜的活動。

準備聚會

● 打提醒電話以確認計畫

幫助自閉症類群與社交困難者建立友誼

● 確認聚會空間已經清理乾淨

● 準備好一些點心飲料可以分享

● 收拾好不想和別人共享或讓別人看到、碰到的個人物品

● 準備好其他活動

開始與結束聚會的步驟

表 9.3　在你家開始與結束朋友聚會的步驟

開始朋友聚會	結束朋友聚會
1. 打招呼問候	1. 等候活動中的停頓
2. 邀請他們進門	2. 對結束聚會給一個說法
3. 介紹他們給不認識的人	3. 送朋友到門口
4. 帶他們看看環境	4. 謝謝朋友來聚會
5. 招待點心飲料	5. 告訴朋友你度過愉快的時光
6. 問他們想做什麼	6. 說再見、下次見

朋友聚會過程的規則

● 朋友聚會應該要以活動為基礎

● 由客人來選擇在你家進行的活動

● 從善如流

● 不要未預期地邀請其他人來聚會

● 不要冷落你的朋友

● 不要嘲笑你的朋友

● 挺你的朋友

● 不要和你的朋友起爭執

● 不要糾正你的朋友

● 要有好的風度

● 如果你覺得無聊，可以建議做一些改變

● 用至少一半的時間來交換資訊

● 前幾次聚會避免時間太長

指定家庭作業

1. 和一位朋友聚會
   - 社交教練協助學員利用五個 W 來計畫朋友聚會：
     - 「哪些人」會在場？（WHO）
     - 想「做什麼」？（WHAT）
     - 「在哪裡」聚會？（WHERE）
     - 「何時」聚會？（WHEN）
     - 「如何」進行聚會？（HOW）
   - 社交教練應該在開始練習之前，先複習朋友聚會的規則與步驟。
   - 社交教練應該在朋友聚會之後，問下列社交訓練問題：
     - 你們決定要做什麼？由誰選擇活動？
     - 你們有交換資訊嗎？花多少比例的時間？
     - 你們的共同興趣是什麼？有了那些資訊，如果你們下次要一起消磨時間，可以做什麼？
     - 你和你的朋友度過了愉快的時光嗎？
     - 他是讓你還想再一起消磨時間的人嗎？

2. 和社交教練練習加入與退出一群人交談
   - 學員應該和社交教練以及另一個人，練習加入與退出一群人交談。
     - 練習在「從未被接納」時退出交談。
     - 練習在「一開始被接納、之後被排除」時退出交談。
     - 練習在「完全被接納」時退出交談。
   - 社交教練應該在開始練習之前，先複習加入與退出一群人交談的規則與步驟。
   - 社交教練應該在每一項練習之後，問下列社交訓練問題：
     - 我們看起來想跟你說話嗎？
     - 你如何知道的？

3. 和同儕（可以從朋友來源挑選同儕）練習加入一群人交談
   - 社交教練必須在開始練習之前，先複習加入一群人交談的規則與步驟。

● 指定作業「不包括」退出交談，除非自然而然需要如此。

● 社交教練必須在練習之後，問學員下列社交訓練問題：

　　○ 在哪裡、試著加入哪些人的交談？

　　○ 你依循哪些步驟？

　　○ 他們看起來像是想要跟你說話嗎？你怎麼知道？

　　○ 你有需要退出交談嗎？如果有，你依循哪些步驟？

4. 注意幽默回饋

● 如果學員嘗試說笑話（指定作業「並非」說笑話），要注意幽默回饋。

● 社交教練應該在學員嘗試表現幽默之後，「私下」問下列社交訓練問題：

　　○ 你的幽默回饋是什麼？

　　○ 你怎麼知道的？

約會禮儀：
讓某人知道你喜歡他

社交訓練治療指引

為社交教練課程做準備

　　本課與接下來三個課程的共同焦點，都是合宜的約會禮儀（譯註：PEERS®課程中的約會，是指談感情交往的約會）。本課特別著重於如何讓某人知道你喜歡他。這對於有自閉症類群或其他社交障礙的人是很有用的技巧，因為他們常常為此所苦。研究顯示，大多數自閉症類群成人都沒有愛情伴侶，即使他們當中多數都渴望擁有親密關係。對其中大部分人來說，問題不在於想不想約會，而是不知道該如何約會。影響所及，往往在努力想留住愛情伴侶的過程中，屢次發生失誤。

　　自閉症類群個案在追求愛情伴侶時，最嚴重的問題之一是跟蹤別人。研究顯示，自閉症類群成人中有很高比例有糾纏行為，有些甚至演變成法律問題。平心而論，他們這些行為不過是一個不懂約會的生手的不成熟做法，沒有一般糾纏行為對他人的惡意動機。技術上來說，糾纏行為指的是對另一個人有不受歡迎、強迫性的關注，典型的例子是造成騷擾與冒犯。雖然自閉症類群者天真的求愛舉動可能也包括讓別人不喜歡、強迫性的關注，但這些行為很少有製造恐懼或脅迫他人的動機。大家都知道自閉症類群患者有特定的、重覆的、強迫性的興趣，在追求愛侶的例子中，他們的興趣所在便是某個人。此外，典型自閉症類群患者的社會認知能力較差，難以解讀社交暗示，也難以理解他人的觀點，因此無法分辨他們的情感並未受到對方青睞，甚至難以察覺自己已踰越界線並且嚇到別人。舉例來說，他們可能無法理解，Google 某人而查到對方的地址，並不代表你就可以直接上他家去敲門。這類舉動有可能被誤解為糾纏，繼而衍生法律問題。因此，對自閉症類群或有社交障礙的人教導讓某人知道你喜歡他的合宜策略，是自閉症

類群或有社交障礙的人學習約會禮儀很好的第一步。

如同其他課程內容，本課也提供經過驗證的社交技巧。然而，**讓某人知道你喜歡他**這部分課程中，明顯少了一個策略，也就是有關社交碰觸的策略。在西方文化中，正常發展的人常會以社交碰觸表達對別人的興趣。在說話時輕觸手臂或手，有時可代表對對方的好感或者傳情。雖然這個做法在某些文化中相當普遍，但是在 PEERS® 中並未教導這個技巧，因為我們發現這個做法對於自閉症類群患者是風險很高的，他們通常難以解讀或使用社交碰觸。在你教導本課時，請時時記住此點。雖然很少學員了解這個策略，部分社交教練可能會教導社交碰觸，把它當成**讓某人知道你喜歡他**的做法之一。雖然在某些情況下，輕輕碰觸手臂或手是合宜的，但是過多的碰觸（如：身體靠在別人身上）可能會給人你想要更多身體接觸的訊息，超過你實際想傳達的程度。為了避免風險、使人困惑，我們不教社交碰觸的技巧，而且對於傾向於和別人有過多身體碰觸的人，我們實際上一開始就建議限制其身體接觸。如果確有此顧慮，你可以考慮讓某些學員在一開始就減少與別人的身體接觸。

驗收家庭作業

〔逐項檢視下列的指定家庭作業並**解決**可能發生的問題。從有完成家庭作業的學員開始。如果時間足夠，可以詢問為什麼其他人無法完成作業，並試著**解決**問題，討論下一週可以如何完成作業。驗收家庭作業時，記得使用**關鍵詞**（以**粗楷體字**標示的部分）來重新整理他們的敘述。驗收家庭作業時，請將大部分時間用在討論**朋友聚會**之指定作業，因為這是最重要的部分。〕

1. 和一位朋友聚會
   - ●陳述：這週學員最主要的指定作業之一，是和一位朋友聚會。誰已經完成這項指定作業或嘗試完成？
   - ●問下列問題：
     - ○是否利用五個 W 來協助學員計劃朋友聚會？
     - ○在朋友聚會前你做了哪些社交指導？
     - ○學員決定聚會要做什麼？和誰？
     - ○聚會如何開始？

○ 由誰選擇活動？

○ 他們有交換資訊嗎？用多少比例的時間？

○ 聚會如何結束？

○ 聚會之後，你做了哪些社交指導？

■ 適當的社交訓練問題：

□ 你們決定要做什麼？由誰選擇活動？

□ 你們有交換資訊嗎？花多少比例的時間？

□ 你們的共同興趣是什麼？有了那些資訊，如果你們下次要一起消磨時間，可以做什麼？

□ 你和你的朋友度過了愉快的時光嗎？

□ 他是讓你還想再一起消磨時間的人嗎？

○ 他看起來是學員會想再一起消磨時間的朋友的好選擇嗎？

表 10.1　在你家開始與結束朋友聚會的步驟

開始朋友聚會	結束朋友聚會
1. 打招呼問候	1. 等候活動中的停頓
2. 邀請他們進門	2. 對結束聚會給一個說法
3. 介紹他們給不認識的人	3. 送朋友到門口
4. 帶他們看看環境	4. 謝謝朋友來聚會
5. 招待點心飲料	5. 告訴朋友你度過愉快的時光
6. 問他們想做什麼	6. 說再見、下次見

2. 和社交教練練習加入一群人交談

● 陳述：這週學員最主要的指定作業之一，是練習和你以及另一個人練習加入一群人交談。誰已完成這項指定作業或嘗試完成？

● 問下列問題：

○ 你和學員與誰練習？

○ 在開始練習之前，你做了哪些社交指導？

○ 學員依循哪些步驟？

1. 聆聽對話

2. 維持一個距離觀察

3. 利用手邊的物品

4. 辨識主題

5. 找出共同興趣

6. 走近他們

7. 等候談話停頓

8. 提起主題

9. 評估他們和我說話的興趣

10. 介紹自己

○ 學員依循哪些步驟退出交談？

○ 練習之後，你做了哪些社交指導？

■ 適當的社交訓練問題：

□ 我們看起來想跟你說話嗎？

□ 你如何知道的？

表 10.2　退出交談的步驟

從未被接納	一開始被接納、之後被排除	完全被接納
1. 保持冷靜 2. 看向別處 3. 轉向別處 4. 走開	1. 保持冷靜 2. 看向別處 3. 等候「短暫的」談話停頓 4. 為離開給一個「簡短的」說法 5. 走開	1. 等候談話停頓 2. 為離開給一個「具體的」說法 3. 說下次見 4. 說再見 5. 走開

3. 和同儕（可以從朋友來源挑選）練習加入一群人交談

● 陳述：這週學員最主要的指定作業之一，是和同儕練習加入一群人交談。誰已完成或嘗試完成這項指定作業？

● 問下列問題：

○ 學員在哪裡、和誰練習？

○ 在開始練習之前，你做了哪些社交指導？

○ 學員依循哪些步驟？

○ 在練習之後，你做了哪些社交指導？

■ 適當的社交訓練問題：

□ 在哪裡、練習加入哪些人的交談？

□ 你依循哪些步驟？

□ 他們看起來像是想要跟你說話嗎？你怎麼知道？

□ 你有需要退出交談嗎？如果有，你依循哪些步驟呢？

4. 注意幽默回饋

● 陳述：這週另一個指定作業是，學員在說笑話的時候，要注意幽默回饋。指定作業「並非」說笑話。誰完成這個指定作業，或嘗試完成作業？

● 問下列問題：

○ 學員是否嘗試說笑話，並注意幽默回饋？

○ 對於幽默回饋，你怎麼提供社交指導？

■ 適當的社交訓練問題：

□ 你的幽默回饋是什麼？

□ 你怎麼知道的？

● 〔收回社交訓練指定家庭作業工作表。如果社交教練忘記帶，請他們重新填寫好一份新的表格，幫助他們為指定作業負責。〕

講授課程：約會禮儀——讓某人知道你喜歡他

● 發放社交訓練講義。

○ 社交訓練治療指引中的**粗體字**部份，直接摘錄自社交訓練講義。

○ 提醒社交教練**粗楷體字**是關鍵詞，代表 PEERS® 課程中的重要概念，在社交指導時應該盡可能使用這些用語。

● 解釋：今天我們要談約會禮儀。現在，你的學員已學習到交朋友和維持友誼的部分基本技巧。這些技巧也可以在約會過程中使用。因為你需要先知道怎麼做朋友，才可能知道如何經營超越友誼的關係。接下來幾個課程的目標，就是提供學員一些基本工具，進行超越友誼的約會。首先，我們將談談如何找到並選擇適當的人約會，以及如何讓某人知道你喜歡他們。

選擇適當的人約會

● 約會是一種選擇

　○ 解釋：如同友誼是一種選擇，約會也是一種選擇。

　○ 問：我們需要跟每個人約會嗎？

　　■ 答案：不用。

　○ 問：每個人都要跟我們約會嗎？

　　■ 答案：不用。

　○ 解釋：因為約會是一種「選擇」，如何明智地選擇約會的人，就非常重要。在選擇約會的可能人選時，有「好的」選擇，也有「不好的」選擇。身為社交教練，你的重要職責就是，幫助學員分辨「好的」選擇與「不好的」選擇。

● 以「學員應該選擇……的人嗎？」的問句來逐一帶出下列之「好的」約會選擇，之後接著問「為什麼選擇……的人是重要的？」。

　○ ……他們真的喜歡……

　○ ……看起來對他們感興趣……

　○ ……和他們有共同興趣……

　○ ……和他們年齡相近……

　○ ……有可能答應約會……

● 以「學員應該選擇……的人嗎？」的問句來逐一帶出下列之「不好的」約會選擇，之後接著問「選擇……的人，可能會有什麼問題？」。

　○ ……看起來對他們不感興趣……

　○ ……看起來不認識他們……

　○ ……對他們不好或捉弄他們……

　○ ……冷落他們……

　○ ……佔他們便宜或利用他們……

　○ ……以前曾拒絕他們……

　○ ……已經有男朋友或女朋友……

● 做如下結論：

　○ 約會是一種選擇

■ 我們不需要和每個人約會，也不是每個人都要和我們約會。

■ 談到約會，有所謂「好的」選擇與「不好的」選擇。

約會對象來源

● 解釋：現在我們了解約會是一種「選擇」，我們需要談談在「哪裡」學員可能找到一些約會人選的好選擇。

● 問：人們通常在哪裡找到可能的約會對象？

○ 參見表 10.3，列出常見約會對象來源的總覽。

○ 適當的話，讓社交教練腦力激盪，想出不同的約會網站。

■ 部分社交教練對於約會網站較不熟悉，請做好準備解釋一般較不熟悉的**約會對象來源**。

■ 解釋約會網站的「**好的**」選擇（如：Match, eHarmony）與「**不好的**」選擇（如：Craigslist）。

譯註：此處所列為北美常用網站，在台灣，目前大部分青年不是透過網站找約會對象，僅大約有一兩成是透過網路互動找到約會對象。約會網站的使用仍須謹慎與社交教練討論，可參考部分 PTT 網站，避免約砲性質的網站。

○〔注意：**約會對象來源**會因文化而有差異。表 10.3 或有未盡之處。反之，請社交教練列出可能的**約會對象來源**，因為來源可隨時代與文化而變化。〕

表 10.3　學員提出的約會對象來源

朋友的朋友	網路約會網站[1]
家人的朋友	學校、學院
派對、聚會、社交聚會	成人進修課程
社交活動	工作場合
體育活動	鄰居
溜狗公園、當地公園	體育俱樂部、私人健身房、娛樂中心
娛樂活動（如：體育聯盟與俱樂部）	教會、清真寺[2]、宗教聚會
見面會	公共場合（如：咖啡屋、酒吧[1]、俱樂部、書店）
社區聚會活動（如：音樂會、園遊會、農夫市集）	

譯註：

1. 建議需與社交教練討論。

2. 鄰居、寺廟、清真寺為台灣青年較少見的約會對象來源。

讓某人知道你喜歡他

解釋：現在我們知道「**哪些人**」可能是約會的好選擇，以及「**在哪裡**」可以找到他們，接著我們需要談談「**如何**」讓某人知道你喜歡他們。

● **對彼此共同的朋友說**

　○陳述：讓某人知道你喜歡他的方法之一，是告訴彼此共同的朋友。我們可以怎麼說或怎麼問，來讓共同的朋友知道我們喜歡某人？（指出下列策略）

　　■ 告訴朋友你喜歡那個人。

　　　□範例：你知道（某某某）嗎？我喜歡他／她。

　　　□範例：你知道（某某某）嗎？他／她真的很可愛。

　　■ 問朋友那個人是否有跟誰在約會。

　　　□範例：你知道（某某某）有跟誰一起出去嗎？

　　　□範例：你知道（某某某）有男朋友／女朋友嗎？

　　■ 問朋友是否那個人會願意跟你出去。

　　　□範例：你覺得（某某某）會跟我出去嗎？

　　　□範例：你覺得（某某某）會對我感興趣嗎？

　○解釋：如果你的朋友主動提出要幫你問對方是否有興趣跟你出去，你可以表示同意，但是告訴他們，不要說是你問的。他們可能還是會告訴對方是你問的，不過至少他們不會說是某某人希望他們問的……

　○〔可選擇：播放 PEERS® 角色扮演影片集錦（www.semel.ucla.edu/peers/resources）中有關對彼此共同的朋友說的角色扮演示範影片。〕

● **用眼神傳情**

　○解釋：讓某人知道你喜歡他的方法之一，是用眼神傳情。做法包括下列按照順序進行的「具體」步驟。

　譯註：相較於歐美，現代台灣青年男性可能較少用眼神傳情，但部分通則仍可適用，例如：有輕鬆友善的眼神接觸、不瞪著人、微笑而非露齒大笑等。

　1. **眼神接觸**

　　■陳述：用眼神傳情的第一個做法，是眼神接觸。這不是指瞪著對方。瞪著對方可能會有什麼問題？

　　　□答案：他們可能會覺得我們像是恐怖糾纏的跟蹤狂；瞪著別人看起來像

是有侵略性。

- ■陳述：反之，你希望有輕鬆的眼神接觸。一旦你開始做眼神接觸，接著你
  應該怎麼做？
  - □答案：微笑。

2. **淺淺的微笑**
- ■陳述：下一步是淺淺的微笑。這不是說要給一個超級的露齒大笑。給一個
  超級的露齒大笑，可能會有什麼問題？
  - □答案：可能太過頭了；可能顯得過於熱情；可能看起來像在恐怖糾纏。
- ■解釋：反之，給一個淺淺的微笑，不露出牙齒。

3. **移開眼神**
- ■解釋：當你有眼神接觸，也給了淺淺的微笑，用眼神傳情的下一步，是移
  開眼神。這麼做讓別人知道你是安全的人，不是在恐怖地糾纏。
- ■問：只是眼神接觸、微笑、移開眼神，未必代表我們在傳情。用眼神傳情
  的下一步是什麼？
  - □答案：你必須重覆這個過程數次。

4. **重覆數次**
- ■解釋：用眼神傳情的最後一步，是你必須重覆整個過程若干次。用眼神傳
  情的做法是——注目、微笑、移開眼神並重覆數次。只是眼神接觸一兩次
  並微笑，並「**不會有**」傳情的效果。

○〔可選擇：播放 PEERS® 角色扮演影片集錦（www.semel.ucla.edu/peers/
resources）中有關**用眼神傳情**的「**錯誤**」與「**正確**」的角色扮演示範影
片。〕

● **問他是否正在和任何人約會**
○解釋：讓某人知道你喜歡他的另一個做法，是問他們是否正在和任何人約
會。包括以下按照順序進行的「具體」步驟。

1. **交換資訊、找出共同興趣**
- ■陳述：問別人是否和某人約會的第一步，是交換資訊與找出共同興趣。
  - □範例：聽說你上週去滑雪。我也喜歡滑雪。

2. **問和共同興趣有關的社交活動**
- ■陳述：下一步是問和共同興趣有關的社交活動。這會給你一些線索，了解

他花時間和哪些人在一起，也為下一步驟提出約會邀約，提供背景資訊；約會在本質上也是社交的一種。

　　□範例：和誰去滑雪……？

3. 輕鬆地把交談內容轉向約會

　　■陳述：問他是否正在和誰約會的下一步，是輕鬆地將交談內容轉向約會。這讓他有機會提到正在跟哪些人交往，也讓你有機會問他是否正在跟某些人來往。

　　□範例：……是和男朋友／女朋友去嗎？

　　■問：如何從對方的反應分辨他對你有無好感？

　　□「有好感」的跡象：他笑著說沒有跟任何人約會，似乎在傳情。

　　□「沒有好感」的跡象：他說正在和某人約會，或者看起來對你的問題感到不舒服。

4. 給一個為何這麼問的說法

　　■陳述：問他是否正在和任何人約會的下一步，是給一個說法，解釋你為何這麼問。如此可化解彼此的尷尬，給一個你為何這麼問的理由。

　　□範例：我的朋友們好像都是和他們男朋友／女朋友一起去滑雪。

5. 將談話轉回共同興趣

　　■解釋：問他是否正在和任何人約會的最後一步，是把談話轉回共同興趣，解釋你為何這麼問。如此可化解彼此的尷尬。如果他們想知道你的約會狀態，他們也能夠提出。

　　■範例：所以你滑雪滑得不錯？

○〔可選擇：播放 PEERS® 角色扮演影片集錦（www.semel.ucla.edu/peers/resources）中有關問他們是否正在和任何人約會的「錯誤」與「正確」的角色扮演示範影片。〕

● 讚美

　○解釋：讓某人知道你喜歡他的另一個做法，是讚美。這也就是話語傳情。正如我們所介紹的所有技巧，讚美有「好的」做法與「不好的」做法。

　○如果你和對方「不熟」，要給予「具體」的讚美。

　　■陳述：當我們讚美「不熟」的人，最好能「具體」表達，而不是「籠統」表達。「具體」的讚美有哪些例子？

□「具體」讚美的範例：
　　－你笑起來很好看。
　　－那個笑話真的好笑。
　　－那真的有趣。
○ 如果你和對方夠熟，可給予「具體」或「籠統」的讚美。
　■ 陳述：如果我們讚美夠熟的人，我們可以給予「具體」或「籠統」的讚
　　美。「籠統」的讚美有哪些例子？
　　□「籠統」讚美的範例：
　　　－你很漂亮／帥。
　　　－你很有趣。
　　　－你真聰明。
　■ 問：對不熟的人給予「籠統」的讚美，可能會有什麼問題？
　　□ 答案：可能看起來不太真誠；你看起來像在恭維他們；聽起來不誠懇；
　　　你跟他們還沒有熟到適合這麼說。
○ 避免太多有關外觀的讚美
　■ 陳述：讚美的時候，有一件事情也很重要，就是我們應該避免過多有關外
　　觀的讚美。對外觀過多的讚美，可能會有什麼問題？
　　□ 答案：可能會讓人覺得你只對他們的長相感興趣；好像你喜歡他們只因
　　　為他們的外貌。
○ 有關外觀的讚美應該侷限在脖子以上的部位
　■ 陳述：如果我們打算要讚美外觀，只能侷限在脖子以上的部位。讚美脖子
　　以下的部位，可能會有什麼問題？
　　□ 答案：讚美脖子以下的部位，很少是恰當的；你可能讓人覺得你只對他
　　　們的身體感興趣；他們可能會覺得你只想跟他們有身體接觸；你可能讓
　　　人覺得毛毛的；你可能會讓他們覺得不舒服。
○〔可選擇：播放 PEERS® 角色扮演影片集錦（www.semel.ucla.edu/peers/
　resources）中有關讚美的「錯誤」與「正確」示範的角色扮演影片。〕
● 表示出對他的興趣
　○ 解釋：讓某人知道你喜歡他的另一個做法，是表示對他的興趣。我們如何表
　　示對某人的興趣？

○ 交換資訊

■解釋：表示出對某人的興趣最好的做法之一，是和他說話，並交換資訊。這可以將我們所學的技巧應用在約會上，例如開啟並維持交談以及加入一群人交談。

○ 找出共同興趣

■陳述：就像友誼一樣，愛情關係通常也建立在共同興趣與相互吸引的基礎上。為什麼找出共同興趣是重要的？

□答案：如此可讓你們有話題可聊、有事情可以一起做。

■問：你可以與和你沒什麼共同點的人約會嗎？

□答案：可以，不過可能會有些無聊。

● 跟著他的笑話而笑

○陳述：表示出對某人有興趣的另一個做法，是跟著他的笑話笑。即使你並不覺得他說的笑話有趣，也應該笑嗎？

■答案：是。

○問：為了表現禮貌而笑，我們之前怎麼稱它？

■答案：**禮貌性地笑笑**。

○問：當我們試著表示對某人的興趣，並且讓他們知道我們喜歡他們時，為什麼禮貌性地笑笑是重要的？

■答案：這麼做會讓他們覺得舒服；你看起來友善、可親；完全不笑會讓人覺得不舒服、尷尬。

● 解釋：這些就是青年讓別人知道他們喜歡對方的一些做法。對於有愛慕對象的學員，我們將在本週練習使用其中部分策略。

譯註：現代台灣青年常以下列方式表達好感與興趣，如：談對方感興趣的話題、找機會聊天或相處、關心對方、表現出為對方設想的貼心舉動等。

指定家庭作業

〔發放社交訓練指定家庭作業工作表（附錄 I），讓社交教練填完下次繳回。〕

1. 和一位朋友聚會

● 社交教練協助學員利用五個 W 來計畫朋友聚會：

○「哪些人」會在場？（**WHO**）

○想「做什麼」？（WHAT）

　　○「在哪裡」聚會？（WHERE）

　　○「何時」聚會？（WHEN）

　　○「如何」進行聚會？（HOW）

●社交教練應該在開始練習之前，先複習朋友聚會的規則與步驟。

●社交教練應該在朋友聚會之後，問學員下列社交訓練問題：

　　○你們決定要做什麼？由誰選擇活動？

　　○你們有交換資訊嗎？花多少比例的時間？

　　○你們的共同興趣是什麼？有了那些資訊，如果你們下次要一起消磨時間，
　　　可以做什麼？

　　○你和你的朋友度過了愉快的時光嗎？

　　○他是讓你還想再一起消磨時間的人嗎？

2. 練習讓某人知道你喜歡他

●如果學員目前有感興趣的對象，可以練習讓某人知道你喜歡他。

　　○除非你目前有感興趣的對象，否則「不要」做這個練習。

●學員應該和社交教練練習讓某人知道你喜歡他，如果不會覺得不自在的話。

●社交教練應該在開始練習之前，複習讓某人知道你喜歡他的規則與步驟。

●練習之後，社交教練應該問學員以下的社交訓練問題：

　　○和誰練習？

　　○你怎麼做，來讓某人知道你喜歡他？

　　○對方有何回應？

　　○這是一個好選擇嗎？他是你會想約會的人嗎？

3. 和社交教練練習加入與退出一群人交談

●學員應該和社交教練以及另一個人，練習加入與退出一群人交談。

　　○練習在「從未被接納」時退出交談。

　　○練習在「一開始被接納、之後被排除」時退出交談。

　　○練習在「完全被接納」時退出交談。

●社交教練應該在開始練習之前，先複習加入與退出一群人交談的規則與步
　驟。

● 社交教練應該在練習之後，問學員下列社交訓練問題：

○ 我們看起來想跟你說話嗎？

○ 你如何知道的？

4. 和同儕（可以從朋友來源挑選）練習加入一群人交談

● 社交教練必須在開始練習之前，先複習加入一群人交談的規則與步驟。

● 指定作業「不包括」退出交談，除非自然而然如此。

● 社交教練必須在練習之後，問學員下列社交訓練問題：

○ 在哪裡、試著加入哪些人的交談？

○ 你依循哪些步驟？

○ 他們看起來像是想要跟你說話嗎？你怎麼知道？

○ 你有需要退出交談嗎？如果有，你依循哪些步驟？

社交訓練小訣竅

對於有興趣約會、建立愛情關係的學員，建議採用以下社交訓練小訣竅。

● 社交教練應該開始與學員討論有關他所感興趣的對象。

○ 開始評估對方是「好的」選擇或「不好的」選擇。

○ 對於正在追求看起來對他們不感興趣的人的學員，提醒他們：「約會是一種選擇。我們不用和每個人約會，也不是每個人都要和我們約會。」

● 對於有「好的」選擇的學員，鼓勵他們開始讓對方知道他喜歡他。

○ 一次選一個人練習就好（避免讓學員同時和許多人練習，因為這麼做可能讓別人感覺受傷，或者甚至因此而有不好的名聲）。

○ 一開始，先讓學員選擇最感興趣的人，定期評估兩人的關係以及學員對對方感興趣的程度。

● 讓學員從告訴彼此的朋友開始，逐步練習用眼神傳情、讚美對方、用交換資訊與找出共同興趣來表示興趣，到跟著對方的笑話而笑。

● 提醒學員，面對想約會的人，他們也應該使用交朋友與維持友誼的技巧。

○ 如此解釋會有幫助：「我們需要知道如何成為朋友，才能有超過朋友的關係。」

● 學員先不要提出約會邀約，因為我們尚未談到相關技巧。

約會禮儀：
讓某人知道你喜歡他

學員治療指引

為學員課程做準備

　　雖然很多學員對約會禮儀的課程十分感興趣，但是通常會實際進行到約會的比例並不高。在前來加州大學洛杉磯分校的 PEERS® 門診尋求社交技巧治療，年齡介於 18 到 30 歲的青年中，大約只有 10% 正在約會。你的團體也可能如此。儘管如此，大部分學員會表達對約會的興趣，也會熱切地學習有關約會禮儀的一般規則。

　　因為與約會行為有關的技巧相當複雜且多面向，而我們只有四個課程聚焦於此，讓學員可以對此有初步了解。幸好，到目前所有和友誼有關的技巧，也都適用於約會的場合。舉例來說，如同友誼，約會同樣也需要了解如何進行交談、加入或退出交談、使用電子通訊以及適度的幽默。因此對學員強調以下這一點會有幫助：「**我們需要知道如何成為朋友，才能有超越朋友的關係。**」

　　約會禮儀第一課要談的策略，就是如何選擇適當的人約會，找出**約會對象來源**（哪裡可以遇到可能約會的人）、如何**讓某人知道你喜歡他**。在講授課程中，將有許多角色扮演範例與行為演練習題。在本課程的角色扮演中，較為傳統的做法是由男、女行為教練共同示範，然而你需要依臨床判斷來決定怎麼做對你的團體最好。你也可以採用混合性別或同性別進行角色扮演示範。不管你選擇怎麼做，為了避免只獨尊異性戀，請記得提供機會讓學員在行為演練習題中可以選擇和男性或女性行為教練練習，這個選擇是非常重要的。在這些練習中，學員不需要說明自己的性傾向。你只要問他們：「**和哪位行為教練練習比較自在？**」同時提供與男性或女性教練練習新技巧的機會，這樣不只在教導時能避免獨尊異性戀，也讓因為和某一性別教練練習而備感焦慮的學員，能夠選擇和讓他較不膽怯

的人練習。

團體帶領者偶爾會有的重大錯誤，就是讓團體學員彼此相互練習約會禮儀的策略。這麼做極可能使學員感到相當不舒服。有別於其他課程，與約會禮儀有關的行為演練習題，只能與團體帶領者或行為教練在課程中練習。允許團體學員彼此練習，可能嚴重破壞成員之間的人際分野，也有可能導致困惑與不舒服。最佳做法就是嚴守手冊中載明的治療準則，以避免不必要的尷尬與壓力。因此，和約會有關的行為演練習題，在約會禮儀四次課程的講授課程之中進行，而其餘和其他學員練習的行為演練習題，在講授課程之後進行，將聚焦於如何和朋友成功聚會。

驗收家庭作業

〔逐項檢視下列的指定家庭作業並**解決**可能發生的問題。從有完成家庭作業的學員開始。如果時間足夠，可以詢問為什麼其他人無法完成作業，並試著**解決**問題，討論下一週可以如何完成作業。驗收家庭作業時，記得使用**關鍵詞**（以**粗楷體字**標示的部分）來重新整理他們的敘述。驗收家庭作業時，請將大部分時間用在討論**朋友聚會**，因為這是最重要的部分。〕

1. 和一位朋友聚會
   ● 陳述：這週最主要的指定作業，是和一位朋友聚會。本週有和朋友聚會的請舉手。
   ● 問下列問題：
     ○ 你和誰聚會？你們決定做什麼？
     ○ 你有利用五個 W 來規劃聚會嗎？
     ○ 聚會怎麼開始的？
     ○ 由誰選擇活動？
     ○ 你們有交換資訊嗎？花多少比例的時間？
     ○ 聚會如何結束？
     ○ 你和朋友度過了愉快的時光嗎？
     ○ 他是讓你還想再一起消磨時間的人嗎？

表 10.1　在你家開始與結束朋友聚會的步驟

開始朋友聚會	結束朋友聚會
1. 打招呼問候	1. 等候活動中的停頓
2. 邀請他們進門	2. 對結束聚會給一個說法
3. 介紹他們給不認識的人	3. 送朋友到門口
4. 帶他們看看環境	4. 謝謝朋友來聚會
5. 招待點心飲料	5. 告訴朋友你度過愉快的時光
6. 問他們想做什麼	6. 說再見、下次見

2. 和社交教練練習加入與退出一群人交談

● 陳述：這週另一個指定作業，是和社交教練以及另一個人練習加入與退出一群人交談。誰已完成這項指定作業的請舉手。

● 問下列問題：

○ 你與社交教練還有誰做練習？依循哪些步驟？

　　1. 聆聽對話

　　2. 維持一個距離觀察

　　3. 利用手邊的物品

　　4. 辨識主題

　　5. 找出共同興趣

　　6. 走近他們

　　7. 等候談話停頓

　　8. 提起主題

　　9. 評估他們和我說話的興趣

　　10. 介紹自己

○ 他們看起來想跟你說話嗎？你如何知道的？

○ 你有退出交談嗎？依循哪些步驟？

　　　　幫助自閉症類群與社交困難者建立友誼

表 10.2　退出交談的步驟

從未被接納	一開始被接納、之後被排除	完全被接納
1. 保持冷靜 2. 看向別處 3. 轉向別處 4. 走開	1. 保持冷靜 2. 看向別處 3. 等候「短暫的」談話停頓 4. 為離開給一個「簡短的」說法 5. 走開	1. 等候談話停頓 2. 為離開給一個「具體的」說法 3. 說下次見 4. 說再見 5. 走開

3. 和同儕（可以從朋友來源挑選）練習加入一群人交談

● 陳述：這週另一個主要作業，是和同儕練習加入一群人交談。誰完成這項指定作業的請舉手？

● 問下列問題：

○ 在哪裡、練習加入哪些人的交談？

○ 你依循哪些步驟？

○ 他們看起來像是想要跟你說話嗎？

○ 你怎麼知道？

■ 他們跟你說話？

■ 他們看著你？

■ 他們面對著你（將談話圈展開）？

○ 你有需要退出交談嗎？如果有，你依循哪些步驟？

4. 注意幽默回饋

● 陳述：這週另一個指定作業是，在說笑話的時候，要注意幽默回饋。指定作業「並非」說笑話。這週有說笑話的學員，誰有注意別人對你的幽默回饋，請舉手。

● 問下列問題：

○ 我不是想知道你們說的笑話，我只想知道你的幽默回饋是什麼。他們是「取笑」你、「跟著」你的笑話笑、只是禮貌性地笑笑，或是「完全不笑」？

○ 你如何知道的？

○你有注意幽默回饋嗎？

　■答案：沒有。

○什麼時候應該注意幽默回饋？

　■答案：每一次說笑話的時候。

○如何注意幽默回饋？

　■答案：「仔細看」與「注意聽」。

講授課程：約會禮儀——讓某人知道你喜歡他

●解釋：今天，我們要談約會禮儀。到目前為止，各位已經學會了交朋友與維持友誼的一些基本元素。約會也會使用到這些技巧。因為你需要先知道如何當朋友，才能經營超越友誼的關係。接下來幾個課程的目標在於，在既有的友誼技巧之上，提供一些約會的基本技巧。首先，我們將要談談如何找到並選擇適合約會的朋友，以及如何讓某人知道你喜歡他。

●〔說明讓某人知道你喜歡他的規則與步驟，將下列重點條列與**關鍵詞**（以**粗楷體字**標示的部分）寫在白板上，團體結束以前不要擦掉。每則標有▶符號的角色扮演，都在 PEERS® 角色扮演影片集錦（www.semel.ucla.edu/peers/resources）中有對應的角色扮演影片。〕

選擇適當的人約會

●**約會是一種選擇**

　○解釋：如同友誼是一種選擇，約會也是一種選擇。

　○問：我們需要跟每個人約會嗎？

　■答案：不是。

　○問：每個人都要跟我們約會嗎？

　■答案：不用。

　○解釋：因為約會是一種「**選擇**」，如何明智地「**選擇**」可能約會的人，就非常重要。選擇可能約會的人時，有好的選擇，也有不好的選擇。

●以「你應該選擇……的人嗎？」這個問句來逐一帶出下列每個「**好的**」約會選擇（同時點頭表示是），接著詢問：「為什麼選擇……的是重要的？」

　○……你真的喜歡……

○……看起來對你感興趣……

○……和你有共同興趣……

○……和你年齡相近……

○……有可能答應約會……

● 以「你應該選擇……的人嗎？」來逐一帶出下列每個「**不好的**」約會選擇（同時搖頭表示不要），接著詢問：「選擇……的人，可能會有什麼問題？」

○……看起來對你不感興趣……

○……看起來不認識你………

○……對你不好或捉弄你…

○……忽略你……

○……佔你便宜或利用你……

○……曾經拒絕你……

○……已經有男朋友或女朋友……

● 解釋：請記得，如同友誼，約會以及愛情關係是一種「**選擇**」。別人不需要因為你喜歡他就跟你約會，就像你也不需要只因為別人約你出去或是喜歡你，就和他約會。

約會對象來源

● 解釋：現在我們了解約會是一種「**選擇**」，有好的選擇，也有不好的選擇。接著，我們要來談在「哪裡」可以找到一些可能約會的好選擇。

● 問：人們通常在哪裡找到可能約會的對象？

○ 參見表 10.3，列出常見**約會對象來源**的總覽。

○ 適當的話，讓學員腦力激盪想出不同的約會網站。

■ 部分學員對於約會網站較不熟悉，請做好準備解釋較陌生的**約會對象來源**。

■ 解釋約會網站也有「**好的**」選擇（如：Match, eHarmony）、「**不好的**」選擇之分（如：Craigslist）。

譯註：此處所列為北美常用網站，在台灣，大部分青年不是透過網站找約會對象，目前大約有一兩成是透過網路互動找到約會對象。約會網站的使用仍須謹慎與社交教練討論，可參考 PTT 網站。

● 〔注意：**約會對象來源**會因文化而有差異，表 10.3 或有未盡之處。反之，讓學員列出可能的**約會對象來源**，因為來源可隨時代與文化而變化。〕

表 10.3　學員提出的約會對象來源

朋友的朋友	約會網站[1]
家人的朋友	學校、學院
派對、聚會、社交聚會	成人進修課程
社交活動	工作場合
體育活動	鄰居
溜狗公園、地方公園	體育俱樂部、私人健身房、娛樂中心
娛樂活動（如：體育聯盟與俱樂部）	教會、清真寺[2]、宗教聚會
見面會	公共場合（如：咖啡屋、酒吧[1]、俱樂部、書店）
社區聚會活動（如：音樂會、園遊會、農夫市集）	

譯註：
1. 建議需與社交教練討論。
2. 鄰居、寺廟、清真寺為台灣青年較少見的約會對象來源。

讓某人知道你喜歡他

● 解釋：現在我們知道「**哪些人**」可能是約會的好選擇，在「**哪裡**」可以找到他們。接著我們需要來談談「**如何**」讓某人知道你喜歡他。

● **對彼此共同的朋友說**

　○ 陳述：讓某人知道你喜歡他的方法之一，是告訴彼此共同的朋友。共同的朋友是指什麼人？

　　■ 答案：就是指和你們兩人都是朋友的人。

　○ 問：我們可以怎麼說或怎麼問，來讓朋友知道我們喜歡某個人？（指出下列策略）

　　■ 告訴朋友你喜歡那個人。

　　　□ 範例：你知道（某某某）嗎？我喜歡他／她。

　　　□ 範例：你知道（某某某）嗎？他／她真的很可愛。

　　■ 問朋友那個人是否有跟誰在約會。

□ 範例：你知道（某某某）有跟誰一起出去嗎？

　　□ 範例：你知道（某某某）有男朋友／女朋友嗎？

　■ **問朋友是否那個人會願意跟你出去。**

　　□ 範例：你覺得（某某某）會跟我出去嗎？

　　□ 範例：你覺得（某某某）會對我感興趣嗎？

○解釋：如果你的朋友主動提出要幫你問對方是否有興趣跟你出去，你可以表示同意，但是告訴他們，不要說是你問的。他們可能還是會告訴對方是你問的，不過至少他們不會說是你希望他們問的⋯⋯

正確的角色扮演：對彼此共同的朋友說 ▶

〔團體帶領者和一位行為教練做角色扮演，進行對彼此共同的朋友說的「正確」示範。〕

●先說：我們要開始角色扮演。請仔細看，然後告訴我，我對彼此共同的朋友說的做法，哪裡「做對」了。

「正確」示範的例子

○團體帶領者：嗨，（某某某）。你好嗎？

○行為教練：還不錯啊。你呢？

○團體帶領者：我還好。（停頓）嘿，你和（某某某）是朋友吧？

○行為教練：對啊，我們是好幾年的老朋友。

○團體帶領者：我那天遇到他。他很可愛。我蠻喜歡他的。

○行為教練：對啊，他蠻不錯的！

○團體帶領者：你知道他有在和任何人約會嗎？

○行為教練：沒有，他沒有和誰約會。

○團體帶領者：真的嗎？你覺得他會想和我出去嗎？

○行為教練：我不知道。你希望我幫你問問看嗎？

○團體帶領者：如果可以的話，但請不要告訴他是我要你問的。

○行為教練：好，沒問題。

●說這句話收尾：好，時間結束。這裡我對彼此共同的朋友說，我「做對」什

麼？

○答案：告訴朋友你喜歡對方；問朋友對方是否正在跟別人約會；問朋友是否對方會想跟你出去。

● 提出以下**觀點轉換提問**：

○你覺得（行為教練）感覺怎麼樣？

■答案：很好；正常。

○你覺得（行為教練）會怎麼看我？

■答案：你喜歡（某某某）。

○你覺得（行為教練）會告訴對方，我對他有好感嗎？

■答案：很可能會。

● 問行為教練同樣的**觀點轉換提問**：

○你感覺怎麼樣？

○你會怎麼看我？

○你會告訴對方我對他有好感嗎？

行為演練：對彼此共同的朋友說

●解釋：現在我要讓每位學員練習對彼此共同的朋友說，來讓某人知道你喜歡他。我會扮演你們的共同朋友。

●沿著會議室，讓每位學員和團體帶領者練習對彼此共同的朋友說，讓某人知道**他們喜歡對方。**

●讓每位學員練習用以下交談策略，其他人在旁觀看。

○**告訴朋友你喜歡對方。**

○**問朋友是否對方正在跟任何人約會。**

○**問朋友是否他們覺得對方會想跟你出去。**

●必要時提供社交指導，並解決可能發生的問題。

●每位學員練習結束時，請大家掌聲鼓勵。

●解釋：讓某人知道你喜歡他們的做法之一，是告訴彼此共同的朋友，如果你們有共同朋友的話。如果沒有，還有別的方式可以讓對方知道你喜歡他。

● **用眼神傳情**

○解釋：讓某人知道你喜歡他的方法之一，是用眼神傳情。如同我們所教導的其他所有技巧，這些技巧也有「好的」做法跟「不好的」做法。

錯誤的角色扮演：用眼神傳情 ▶

〔由兩位行為教練進行角色扮演，做用眼神傳情的「錯誤」示範。如果沒有兩位行為教練，就由團體帶領者取代其中一位行為教練。〕

●先說：我們要開始做另一個角色扮演。請仔細看，然後告訴我，行為教練 B 用眼神傳情，哪裡「做錯」了。

「錯誤」示範的例子

○行為教練 A 與行為教練 B：（看著手機，隔著一小段距離站著）

○行為教練 B：（看著行為教練 A，開始瞪著對方看）

○行為教練 A：（隨意看過去，發現行為教練 B 瞪著他看，感到訝異與不舒服）

○行為教練 B：（給一個「大大的」露齒笑容，持續瞪著）

○行為教練 A：（看向別處，身體轉向別處，看起來非常不舒服）

○行為教練 B：（繼續瞪著，給一個「大大的」露齒笑容）

○行為教練 A：（回頭看，顯得害怕與不舒服）

○行為教練 B：（繼續瞪著，上下打量著行為教練 A 全身，給一個「大大的」露齒笑容）

○行為教練 A：（看向別處，身體轉向別處，看起來非常不自在）

○行為教練 B：（繼續瞪著，點頭表示「是」，給一個「大大的」露齒笑容）

○行為教練 A：（繼續看向別處，身體轉向別處，顯得非常不自在）

●說這句話收尾：好，時間結束。行為教練 B 用眼神傳情，「做錯」了什麼？
　○答案：瞪著別人；給一個大大的露齒笑容；上下打量對方全身；完全沒有移開眼神。

●提出以下**觀點轉換**提問：
　○你覺得（行為教練 A）感覺怎麼樣？

■ 答案：不舒服；毛毛的；害怕。

○ 你覺得（行為教練 A）會怎麼看（行為教練 B）？

■ 答案：毛骨悚然；像在偷窺；像是要把別人吃掉；怪異。

○ 你覺得（行為教練 A）會想跟（行為教練 B）聊天嗎？

■ 答案：不會，絕對不會。

● 問行為教練 A 同樣的**觀點轉換提問**：

○ 你感覺怎麼樣？

○ 你會怎麼看（行為教練 B）？

○ 你會想跟（行為教練 B）聊天嗎？

用眼神傳情的步驟

1. 眼神接觸

● 陳述：讓某人知道你喜歡他的一個做法，是眼神接觸。這代表我們應該瞪著對方看嗎？

○ 答案：不是。

● 問：瞪著對方可能會有什麼問題？

○ 答案：他們可能會覺得我們像在恐怖地糾纏；瞪著別人看起來像是有侵略性。

● 陳述：反之，你希望輕鬆地跟對方眼神接觸。一旦眼神接觸了，接著你應該怎麼做？

○ 答案：對他微笑。

2. 淺淺的微笑

● 陳述：下一步是淺淺地對他微笑。我們應該要給一個超級的露齒大笑嗎？

○ 答案：不。

● 問：給一個超級的露齒大笑，可能會有什麼問題？

○ 答案：可能太過頭了；可能顯得過於熱情；可能看起來像恐怖糾纏。

● 問：給一個淺淺的微笑，不露出牙齒，可以嗎？

○ 答案：可以。

● 問：接下來我們應該怎麼做？我們應該繼續微笑並且瞪著對方看嗎？

○答案：不，你應該移開眼神。

3. 移開眼神
- 解釋：當你有了眼神接觸，也給了淺淺的微笑，用眼神傳情的下一步，是移開眼神。這麼做讓別人知道你是安全的人，不是恐怖的糾纏者。
- 問：只是眼神接觸、微笑移開眼神，未必代表我們在傳情。用眼神傳情的下一步是什麼？
○答案：你必須再次重覆這個過程。

4. 重覆數次
- 解釋：用眼神傳情的最後一步，是你必須重覆整個過程若干次。用眼神傳情的做法是，注視、微笑、移開眼神並重覆數次。只是眼神接觸一兩次加上微笑，並「不算」在傳情。

正確的角色扮演：用眼神傳情▶

〔由兩位行為教練做角色扮演，進行用眼神傳情的「正確」示範。如果沒有兩位行為教練，可由團體帶領者取代其中一位行為教練。〕

- 先說：我們要開始另一個角色扮演。請仔細看，然後告訴我，行為教練B用眼神傳情，哪裡「做對」了。

```
「正確」示範的例子
○行為教練A與行為教練B：（看著手機，隔著一小段距離站著）
○行為教練B：（輕鬆看著行為教練A）
○行為教練A：（隨意看過去，發現行為教練B在看他）
○行為教練B：（給一個淺淺的微笑，不露出牙齒）
○行為教練A：（淺淺地微笑，有點不好意思）
○行為教練B：（移開眼神，回頭看著手機）
○行為教練A：（移開眼神，回頭看著手機）
○行為教練B：（抬頭看行為教練A）
○行為教練A：（抬頭看行為教練B）
○行為教練B：（淺淺微笑）
```

○行為教練 A：（淺淺微笑）

○行為教練 B：（移開眼神，回頭看著手機）

○行為教練 A：（移開眼神，回頭看著手機）

○行為教練 B：（抬頭看行為教練 A）

○行為教練 A：（抬頭看行為教練 B）

○行為教練 B：（淺淺微笑）

○行為教練 A：（淺淺微笑）

●說這句話收尾：好，時間結束。行為教練 B 用眼神傳情，「做對」了什麼？

　　○答案：**眼神接觸；給一個淺淺的微笑；移開眼神；重覆若干次。**

●提出以下**觀點轉換提問：**

　　○你覺得（行為教練 A）感覺怎麼樣？

　　　■答案：很好；感到被取悅；興奮。

　　○你覺得（行為教練 A）會怎麼看（行為教練 B）？

　　　■答案：很好；可親近；可愛。

　　○你覺得（行為教練 A）會想跟（行為教練 B）聊天嗎？

　　　■答案：很可能會。

●問行為教練 A 同樣的**觀點轉換提問：**

　　○你感覺怎麼樣？

　　○你會怎麼看（行為教練 B）？

　　○你會想跟（行為教練 B）聊天嗎？

行為演練：用眼神傳情

譯註：相較於歐美，現代台灣青年男性可能較少用眼神傳情，但大部分通則仍可適用，例如：有輕鬆友善的眼神接觸、不瞪著人、微笑而非露齒大笑等。並且現代台灣青年常以下列方式表達好感與興趣，如：談對方感興趣的話題、找機會聊天或相處、關心對方、表現出為對方設想的貼心舉動等。

●陳述：現在，我們要讓每位學員和行為教練練習用眼神傳情。

●沿著會議室，讓每位學員和其中一位行為教練練習，藉由用眼神傳情，讓別人知道他喜歡對方。

○確保至少有一位男性與一位女性行為教練可陪同練習。

○如果只有一位行為教練，團體帶領者可以取代同性別的行為教練。

○問：你和誰練習會覺得比較自在，行為教練 A 或行為教練 B？

●讓每一位學員依循以下步驟，和一位行為教練練習**用眼神傳情**，其他人在旁觀看：

1. 眼神接觸

2. 淺淺的微笑

3. 移開眼神

4. 重覆數次

●必要時提供**社交指導**，並**解決**可能發生的問題。

●每位學員練習結束時，請大家掌聲鼓勵。

●解釋：讓某人知道你喜歡他們的做法之一，是用眼神傳情，但是請記得，有「**好的**」做法，也有「**不好的**」做法。還有其他的做法，可以讓某人知道你喜歡他們。

●**問他是否正在和任何人約會**

○解釋：讓某人知道你喜歡他的另一個做法，是問他們是否有和任何人約會，這同樣也有「**好的**」做法跟「**不好的**」做法。

錯誤的角色扮演：問他是否正在和任何人約會▶

〔由兩位行為教練進行角色扮演，進行問他是否正在和任何人約會的「**錯誤**」示範。如果沒有兩位行為教練，就由團體帶領者取代其中一位行為教練。〕

●先說：我們要開始做另一個角色扮演。請仔細看，然後告訴我，行為教練 B 問對方是否正在和任何人約會，哪裡「**做錯**」了。

錯誤示範的例子

○行為教練 A：（看著手機）。

○行為教練 B：（突然走過來）你有在和誰約會嗎？

○行為教練 A：（錯愕，困惑）抱歉，你說什麼？

○行為教練 B：（過於熱切）你有和在誰約會嗎？

> ○行為教練 A：（不自在、尷尬）呃……我不知道。
>
> ○行為教練 B：（堅持）我只是想知道，你有和在誰約會嗎？
>
> ○行為教練 A：（不自在、尷尬）有，我想我已經有男朋友／女朋友了。
>
> （移開眼神）

● 說這句話收尾：好，時間結束。行為教練 B 問對方是否在和別人約會，「做錯」了什麼？

○答案：隨便走過去劈頭就問；缺乏問問題的情境脈絡；別人已經感到不舒服，仍然繼續問。

● 以提出下觀點轉換提問：

○你覺得（行為教練 A）感覺怎麼樣？

■答案：不舒服、毛毛的、害怕。

○你覺得（行為教練 A）會怎麼看（行為教練 B）？

■答案：毛毛的；被糾纏；被冒犯；怪異。

○你覺得（行為教練 A）會想再跟（行為教練 B）講話嗎？

■答案：不會，絕對不會。

● 問行為教練 A 同樣的觀點轉換提問：

○你感覺怎麼樣？

○你會怎麼看（行為教練 B）？

○你會想再跟（行為教練 B）講話嗎？

問他是否正在和任何人約會的步驟

1. 交換資訊、找出共同興趣

● 陳述：問別人是否正在和某人約會的第一步，就是交換資訊。我們交換資訊的目的，是要找出什麼？

○答案：**共同興趣**。

2. 問和共同興趣有關的社交活動

● 陳述：下一步是，問和共同興趣有關的社交活動。為什麼問社交活動是一個好主意？

○答案：這會給你一些線索，了解他們花時間和哪些人在一起，也為下一步 驟提出約會邀請，提供背景資訊；約會在本質上也是社交的一種。

3. 輕鬆地把交談內容轉向約會
● 陳述：問他是否正在和誰約會的下一步，是輕鬆地將交談內容轉向約會。為 什麼把交談內容轉向約會，是個好主意？
○答案：讓對方有機會談到在和哪些人見面；讓你有機會問對方是否在和誰 來往。
● 問：從對方的反應要如何分辨，他是否對你有興趣？
○「有好感」的跡象：他說沒有跟任何人約會，同時以微笑傳情。
○「沒有好感」的跡象：他說已經和某個人約會，或是在你問問題時顯得不 自在。
● 問：如果對方已在和別人約會，或是在你問問題時顯得不自在，你應該繼續 對他傳情，讓他知道你喜歡他嗎？
○答案：追求一位對你不感興趣或已有約會對象的人，並不是一個好主意。

4. 給一個為何這麼問的說法
● 陳述：問某人是否和任何人約會的下一步，是給一個說法，解釋你為何這麼 問。為什麼給一個問約會問題的說法，是一個好主意？
○答案：這麼問讓彼此較不尷尬；為你問的問題給一個理由。

5. 將談話轉回共同興趣
● 解釋：問某人是否和任何人約會的最後一步，是把談話轉回共同興趣，解釋 你為何這麼問。為什麼把談話轉回共同興趣是個好主意？
○答案：如此可化解彼此的尷尬。如果他們想知道你的約會狀態，他們也能 夠提出。

正確的角色扮演：問他是否正在和任何人約會▶
〔由兩位行為教練做角色扮演，進行問他是否正在和任何人約會的「正確」示 範。如果沒有兩位行為教練，可由團體帶領者取代其中一位行為教練。〕

● 先說：我們要開始另一個角色扮演。請仔細看，然後告訴我，行為教練 B 問

別人是否正在和任何人約會，哪裡「做對」了。

「正確」示範的例子

○行為教練 B：嗨，（某某某）。你好嗎？

○行為教練 A：還不錯啊。你呢？

○行為教練 B：很好啊。你休假在做什麼？

○行為教練 A：我去爬山。

○行為教練 B：哇，不錯喔！我也喜歡爬山。

○行為教練 A：我也是。爬山真的很不錯！

○行為教練 B：（輕鬆、友善地）一點也沒錯！你常去爬山嗎？

○行為教練 A：（友善地）很常去啊！

○行為教練 B：（輕鬆地）所以你跟誰一起去？和男朋友（或女朋友）嗎？

○行為教練 A：（微笑、輕鬆地）不是，只有和我的朋友一起去。

○行為教練 B：（輕鬆地）喔，因為我的朋友好像都是和他們的男女朋友一起去。

○行為教練 A：（微笑傳情）沒有耶，我通常和朋友一起去。我們都是單身。

○行為教練 B：（友善傳情）聽起來很不錯耶。所以你很會爬山嗎？

●說這句話收尾：好，時間結束。行為教練 B 問對方是否正在和誰約會，「做對」了什麼？

○答案：交換資訊、找出共同興趣；問和共同興趣有關的社交活動；輕鬆地把交談內容轉向約會；給一個為何這麼問的說法；將談話轉回共同興趣。

●提出以下觀點轉換提問：

○你覺得（行為教練 A）感覺怎麼樣？

■答案：舒服；很好；感到被恭維。

○你覺得（行為教練 A）會怎麼看（行為教練 B）？

■答案：很好；友善的；可愛的。

○你覺得（行為教練 A）會想再跟（行為教練 B）聊天嗎？

■答案：會。

●問行為教練 A 同樣的觀點轉換提問：

○你感覺怎麼樣？

○你會怎麼看（行為教練 B）？

○你會想再跟（行為教練 B）聊天嗎？

行為演練：問他是否正在和任何人約會

● 解釋：現在我們要讓各位練習，問行為教練是否正在跟誰約會。

● 沿著會議室，讓每位學員和其中一位行為教練練習，藉由詢問對方是否正在跟誰約會，讓對方知道學員喜歡他。

○確保至少有一位男性與一位女性行為教練可陪同練習。

○如果只有一位行為教練，團體帶領者可以取代同性別的教練。

○問：你和誰練習會覺得比較自在，行為教練 A 或行為教練 B？

● 問學員喜歡做什麼，請他們想像教練也有**共同興趣**，用這個主題來練習問他是否正在跟和任何人約會。

● 讓每一位學員依循以下步驟，和一位行為教練練習問別人是否正在約會，其他人在旁觀看：

1. 交換資訊、找出共同興趣

2. 問和共同興趣有關的社交活動

3. 輕鬆地把交談內容轉向約會

4. 給一個為何這麼問的說法

5. 把談話轉回共同興趣

● 鼓勵學員在依循步驟時可以觀看白板上寫的內容。

○在練習時，你可能需要指出特定步驟。

○當他們練習時，避免中斷行為演練。

● 必要時提供**社交指導**，並解決可能發生的問題。

● 每位學員練習結束時，請大家掌聲鼓勵。

● 解釋：讓某人知道你喜歡他們的做法之一，是問他們是否正在跟任何人約會，但是請記得，有「好的」做法，也有「不好的」做法。另外，也還有其他的做法，可以讓某人知道你喜歡他們。

● 讚美

○解釋：讓某人知道你喜歡他的另一個做法，是讚美。這相當於是用話語傳情。正如我們所介紹的所有技巧，讚美有「好的」做法與「不好的」做法。

○如果你和對方「不熟」，給予「具體」的讚美。

■陳述：當我們讚美「不熟」的人，最好能「具體」表達，而不是「籠統」表達。「具體」的讚美有哪些例子？

□「具體」讚美的範例：

—你笑起來很好看。

—那個笑話真的好笑。

—那真的有趣。

○如果你和對方夠熟，可給予「具體」或「籠統」的讚美。

■陳述：如果我們要讚美夠熟的人，我們可以給予「具體」或「籠統」的讚美。「籠統」的讚美有哪些例子？

□「籠統」讚美的範例：

—你很漂亮／帥。

—你好有趣。

—你真聰明。

■問：對不熟的人給予「籠統」的讚美，可能會有什麼問題？

□答案：可能看起來不太誠懇；你看起來像在恭維他們；聽起來不真心；你跟他們還沒有熟到適合這麼說。

○避免太多有關外觀的讚美

■陳述：讚美的時候，有一件事情也很重要，我們應該避免過多有關外觀的讚美。什麼是有關外觀的讚美？

□答案：就是對某人的外表長相的恭維。

■問：對外觀過多的讚美，可能會有什麼問題？

□答案：可能會讓人覺得你只對他們的長相感興趣；好像你喜歡他們只因為他們的外貌。

○有關外觀的讚美應該侷限在脖子以上的部位

■陳述：如果我們打算要讚美外貌，只能侷限在脖子以上的部位。讚美脖子以下的部位，可能會有什麼問題？

□答案：讚美脖子以下的部位，很少是恰當的；你可能讓人覺得你只對他

們的身體感興趣；他們可能會覺得你只想跟他們有身體接觸；你可能讓
人覺得毛毛的，讓他們覺得不舒服。

錯誤的角色扮演：讚美 ▶

〔由兩位行為教練進行角色扮演，進行「籠統」讚美的「錯誤」示範。如果沒有
兩位行為教練，就由團體帶領者取代其中一位行為教練。〕

● 先說：我們要開始做另一個角色扮演。請仔細看，然後告訴我，行為教練 B
在給予讚美的時候，哪裡「做錯」了。

「錯誤」示範的例子

○ 行為教練 B：嗨，（某某某）。你好嗎？

○ 行為教練 A：蠻好的。你呢？

○ 行為教練 B：還不錯。你休閒時都在做什麼？

○ 行為教練 A：我和一些朋友去爬山。

○ 行為教練 B：哇！很酷喔！常常去嗎？

○ 行為教練 A：只要有機會就去。

○ 行為教練 B：（熱情過火的）你真是擅長運動。

○ 行為教練 A：（不自在、尷尬）這我就不知道囉。

● 說這句話收尾：好，時間結束。行為教練 B 讚美對方，「做錯」了什麼？

　○ 答案：讚美太過「籠統」；他們可能沒有熟到可以這麼說；看起來不太真
　　心；看起來太過刻意。

● 提出以下**觀點轉換提問**：

　○ 你覺得（行為教練 A）感覺怎麼樣？

　　■ 答案：不舒服；尷尬。

　○ 你覺得（行為教練 A）會怎麼看（行為教練 B）？

　　■ 答案：過於熱情；太過刻意；太急切。

　○ 你覺得（行為教練 A）會想再跟（行為教練 B）聊天嗎？

　　■ 答案：大概不會。

● 問行為教練 A 同樣的**觀點轉換提問**：

○你感覺怎麼樣？

○你會怎麼看（行為教練 B）？

○你會想再跟（行為教練 B）聊天嗎？

正確的角色扮演：讚美 ▶

〔由兩位行為教練做角色扮演，進行給予「具體」讚美的「正確」示範。如果沒有兩位行為教練，可由團體帶領者取代其中一位行為教練。〕

●先說：我們要開始另一個角色扮演。請仔細看，然後告訴我，行為教練 B 給予別人讚美，哪裡「做對」了。

「正確」示範的例子

○行為教練 B：嗨，（某某某）。你好嗎？

○行為教練 A：蠻好的。你呢？

○行為教練 B：還不錯。你休閒時都在做什麼？

○行為教練 A：我和一些朋友去爬山。

○行為教練 B：哇！很酷喔！你常常爬山嗎？

○行為教練 A：只要有機會就去。

○行為教練 B：（輕鬆地、傳情貌、微笑）那麼你應該對爬山很在行囉！

○行為教練 A（微笑、被恭維）：還好啦！

●說這句話收尾：好，時間結束。行為教練 B 讚美對方，「做對」了什麼？

○答案：給「具體」的讚美；沒有過火；不至於太刻意。

●提出以下觀點轉換提問：

○你覺得（行為教練 A）感覺怎麼樣？

■答案：很好；感到被恭維。

○你覺得（行為教練 A）會怎麼看（行為教練 B）？

■答案：很好；友善；可愛。

○你覺得（行為教練 A）會想再跟（行為教練 B）聊天嗎？

■答案：會。

●問行為教練 A 同樣的觀點轉換提問：

○你感覺怎麼樣？

○你會怎麼看（行為教練B）？

○你會想再跟（行為教練B）聊天嗎？

行為演練：給「具體」的讚美

●解釋：現在我們要讓各位和一位行為教練，練習給具體的讚美。

●沿著會議室，讓每位學員和其中一位行為教練練習，藉由給「具體」的讚美，**讓別人知道學員喜歡他**，其他學員在旁觀看。

○確保至少有一位男性與一位女性行為教練可陪同練習。

○如果只有一位行為教練，團體帶領者可以取代同性別的教練。

○問：你和誰練習會覺得比較自在，行為教練A或行為教練B？

●必要時提供社交指導，並**解決**可能發生的問題。

●每位學員練習結束時，請大家掌聲鼓勵。

●解釋：讓某人知道你喜歡他的做法之一，是給予讚美。不過請記得，讚美有「好的」做法，也有「不好的」做法。除此之外，也還有其他一些方式，可以讓某人知道你喜歡他。

●**表示出對他的興趣**

○解釋：讓某人知道你喜歡他的另一個做法，是表示出對他們的興趣。我們如何表示對某人的興趣？

○**交換資訊**

■解釋：表示對某人的興趣最好的做法之一，是和他們說話，並交換資訊。這可以將我們所學的技巧應用在約會上，例如開啟並維持交談以及加入一群人交談。

■問：交換資訊的目的是什麼？

□答案：**找出共同興趣。**

○**找出共同興趣**

■解釋：就像友誼一樣，愛情關係通常也建立在共同興趣與相互吸引的基礎上。

■問：為什麼找出共同興趣是重要的？

　　　　□ 答案：如此可讓你們有話題可聊、有事情可以一起做。
　　■ 問：你可以和沒什麼共同點的人約會嗎？
　　　　□ 答案：可以，不過可能會有些無聊。

● 跟著他的笑話而笑
　○ 陳述：表示對某人的興趣另一個做法，是跟著他的笑話笑。即使你並不覺得他說的笑話有趣，也應該笑嗎？
　　■ 答案：是。
　○ 問：為了表現禮貌而笑，我們怎麼稱它？
　　■ 答案：**禮貌性地笑笑**。
　○ 問：當我們試著表示對某人感興趣，讓他知道我們喜歡他，為什麼禮貌性地笑笑是重要的？
　　■ 答案：這麼做會讓他們覺得舒服；讓你看起來友善、可親；完全不笑會讓人覺得不舒服、尷尬。

【課程九】（續）

約會禮儀：
讓某人知道你喜歡他

學員行為演練

朋友聚會

所需教材

● 室內遊戲（例如：電動遊戲、紙牌遊戲、棋盤遊戲）

　○ 如果你要提供電動遊戲做為選擇之一，請確認是否有足夠的遊戲機，讓組員可以同時間一起玩。

　○ 不要使用小型可攜式的遊戲機，因為如此一來，學員必須等候輪流，容易覺得無聊。

　○ 如果沒有其他建議的教材，只用一些紙牌遊戲也可以。

● 可選擇：平板電腦或是筆記型電腦，可一起看 YouTube 影片、上網、玩電腦遊戲。

　○ 如果你要提供平板或筆記型電腦做為選項之一，請確認數量是否足夠，讓組員可以同時間一起玩。

● 〔注意：大部分的 PEERS® 團體「並沒有」提供遊戲機、平板或筆記型電腦。這些算是豪華設備。即使只提供一些紙牌，只要能維持**以活動為基礎**的聚會，也就可以進行了。〕

行為演練

● 告知學員他們將練習**開始並結束**朋友聚會。

● 把學員分成小群組（每組不要少於三人）。

● 讓「每一位」學員依循步驟，練習**開始聚會**。

　○ 指定主人與客人。

■ 一位學員扮演主人。

　　■ 一位學員扮演剛剛到達的客人。

　　■ 另一位學員扮演已經到達的客人。

○ 讓主人說出開始聚會的步驟（一開始可能需要看著白板上的內容）。

○ 你可能需要以蘇格拉底式問答，採用以下某些社交訓練問題，提示學員說出開始聚會的具體步驟：

　　■ 客人來敲門時，你該怎麼做？

　　■ 他們站在門口時，你該怎麼做？

　　■ 如果他們不曾見過你其他的朋友，你該怎麼做？

　　■ 如果他們不曾去過你家，你該怎麼做？

　　■ 你是否想招待他們什麼呢？

　　■ 你應如何決定要做什麼呢？

○ 剛到的客人應該站在門外敲門。

○ 已到的客人，應該坐在附近。

○ 讓主人依循開始聚會的步驟。

○ 如果學員無法依循步驟進行，你可能需要運用蘇格拉底式問答，以下列某些社交訓練問題，來給予提示：

　　■ 當你的朋友來敲門時，你該怎麼做？

　　■ 你覺得朋友會想要進門嗎？

　　■ 你的朋友們彼此都見過面嗎？

　　■ 你的朋友到過你家嗎？

　　■ 你是否想招待朋友一些什麼？

　　■ 你和朋友如何決定要做什麼？

○ 只要學員練習完，就喊「暫停」，讓其他學員鼓掌。

○ 「每一位」學員都應該練習在開始聚會中，扮演主人、剛到的客人和已到達的客人。

● 讓學員在大家交換資訊、找出共同興趣、一起玩治療團隊所提供的遊戲或物品（如：電動遊戲、紙牌遊戲、棋盤遊戲、平板電腦、筆記型電腦等）之時，依循聚會過程的規則練習。

● 讓「每一位」學員依循步驟練習結束聚會。

○指定主人與客人。

　■一位學員扮演主人。

　■其他學員扮演客人。

○讓主人說出結束聚會的步驟（一開始可能需要看著白板上的內容）。

○你可能需要以蘇格拉底式問答，採用以下某些社交訓練問題，提示學員說出
　結束聚會的具體步驟：

　■你應該中斷朋友的活動來結束聚會嗎？

　■你應該直接請朋友離開嗎？

　■他們怎麼知道如何出去？

　■你應該謝謝他們什麼嗎？

　■如果你度過愉快時光，你該怎麼說？

　■如果你想再見到他們，你該怎麼說？

　■當他們離開時，最後你應該說什麼？

○主人與客人在開始練習時應該坐著，以便主人可以站起來並開始送客人到門
　口。

○讓主人依循結束聚會的步驟。

○如果學員無法依循步驟進行，你可能需要以蘇格拉底式問答，採用以下的某
　些社交訓練問題，來給予提示：

　■你可以直接要朋友離開嗎？或者你需要一個說法？

　■你的朋友怎麼知道如何出去？

　■你應該謝謝他們什麼嗎？

　■如果你度過愉快時光，你可以怎麼說？

　■如果你想再見到他們，你可以怎麼說？

　■當他們離開時，最後你應該說什麼？

○客人應該真的離開，然後在角色扮演之後再回來。

○只要學員練習完，就喊「暫停」，讓其他學員鼓掌。

○「每一位」學員都應該練習在結束聚會中，扮演主人與客人。

約會禮儀：
讓某人知道你喜歡他

最後集合

● 向學員宣布，將與社交教練會合。

　○ 讓學員站／或坐在他的社交教練旁邊。

　○ 確保在開始最後集合之前，大家都安靜下來，且專注在聆聽。

　○ 讓學員敘述課程內容，社交教練在一旁聆聽。

● 陳述：今天，我們談到約會禮儀，如何讓某人知道你喜歡他。有哪些做法可以讓某人知道我們喜歡他們？

　○ 對彼此共同的朋友說

　　■ 告訴朋友你喜歡他

　　■ 問朋友對方是否有跟誰在約會

　　■ 問朋友是否對方會願意跟你出去

　○ 用眼神傳情

　　1. 眼神接觸

　　2. 淺淺的微笑

　　3. 移開眼神

　　4. 重覆數次

　○ 問他們是否正在和任何人約會

　　1. 交換資訊、找出共同興趣

　　2. 問和共同興趣有關的社交活動

　　3. 輕鬆地把交談內容轉向約會

　　4. 給一個為何這麼問的說法

　　5. 將談話轉回共同興趣

○讚美

■如果你和對方「不熟」，給予「具體」的讚美。

■如果你和對方夠熟，可給予「具體」或「籠統」的讚美。

■避免太多有關外觀的讚美。

■有關外觀的讚美應該侷限在脖子以上的部位。

○表示出對他們的興趣

■交換資訊

■找出共同興趣

○跟著他們的笑話而笑

●陳述：請記得，約會是一種選擇。我們不必和每個人約會，也不是每個人都得和我們約會。約會有「好的」選擇，也有「不好的」選擇。一旦我們確認某人是好的選擇，我們可以讓對方知道我們喜歡他。今天，學員練習表示好感，讓對方知道你喜歡他，做得非常好。讓我們給他們大大的掌聲。

指定家庭作業

發放社交訓練講義給學員，宣布以下指定家庭作業：

1. 和一個朋友聚會

●社交教練協助學員利用五個 W 來計畫朋友聚會：

○「哪些人」會在場？（WHO）

○想「做什麼」？（WHAT）

○「在哪裡」聚會？（WHERE）

○「何時」聚會？（WHEN）

○「如何」進行聚會？（HOW）

●社交教練應該在開始練習之前，先複習朋友聚會的規則與步驟。

●社交教練應該在朋友聚會之後，問學員下列社交訓練問題：

○你們決定要做什麼？由誰選擇活動？

○你們有交換資訊嗎？花多少比例的時間？

○你們的共同興趣是什麼？有了那些資訊，如果你們下次要一起消磨時間，可以做什麼？

○ 你和你的朋友度過了愉快的時光嗎？

○ 他是讓你還想再一起消磨時間的人嗎？

2. 練習讓某人知道你喜歡他

● 如果學員目前有感興趣的對象，可以練習讓某人知道你喜歡他。

○ 除非你目前有感興趣的對象，否則「不要」做這個練習。

● 學員應該和社交教練練習讓某人知道你喜歡他，如果不會覺得不自在的話。

● 社交教練應該在開始練習之前，複習讓某人知道你喜歡他的規則與步驟。

● 練習之後，社交教練應該問學員以下的社交訓練問題：

○ 和誰練習？

○ 你如何練習讓某人知道你喜歡他？

○ 他有何回應？

○ 這是一個好選擇嗎？他是你會想約會的人嗎？

3. 和社交教練練習加入與退出一群人交談

● 學員應該和社交教練以及另一個人，練習加入與退出一群人交談。

○ 練習在「從未被接納」時退出交談。

○ 練習在「一開始被接納、之後被排除」時退出交談。

○ 練習在「完全被接納」時退出交談。

● 社交教練應該在開始練習之前，先複習加入與退出一群人交談的規則與步驟。

● 社交教練應該在練習之後，問學員下列社交訓練問題：

○ 我們看起來想跟你說話嗎？

○ 你如何知道的？

4. 和同儕（可以從朋友來源挑選）練習加入一群人交談

● 社交教練必須在開始練習之前，先複習加入一群人交談的規則與步驟。

● 指定作業「不包括」退出交談，除非自然而然需如此。

● 社交教練必須在練習之後，問學員下列社交訓練問題：

○ 在哪裡、試著加入哪些人的交談？

○ 你依循哪些步驟？

○ 他們看起來像是想要跟你說話嗎？你怎麼知道？

○ 你有需要退出交談嗎？如果有，你依循哪些步驟？

個別確認

個別私下和每位學員與社交教練協調：

1. 下週要和「誰」練習朋友聚會。（**WHO**）

   ● 他們計畫建議朋友「做什麼」。（**WHAT**）

   ● 他們會建議朋友「何時、去哪裡」聚會。（**WHEN**、**WHERE**）

   ● 他們要「如何」進行（如：買票、交通等）。（**HOW**）

2. 要跟誰如何練習讓某人知道你喜歡他。

3. 何時要和社交教練練習加入與退出一群人交談。

   ● 應該找哪個人一起練習較為自在。

4. 在哪裡、何時、和哪些同儕進行加入一群人交談。

   ● 這些人是否為可接納的社交群體，如何辨別。

【課程九】
約會禮儀：
讓某人知道你喜歡他

社交訓練講義

選擇適當的人約會

● 約會是一種選擇

　　○ 我們不必跟每一個人約會，也不是每個人都得和我們約會。

　　○ 約會對象有「好的」選擇，也有「不好的」選擇。

約會對象來源

表 10.3　學員提出的約會對象來源

朋友的朋友	約會網站[1]
家人的朋友	學校、學院
派對、聚會、社交聚會	成人進修課程
社交活動	工作場合
體育活動	鄰居
溜狗公園、地方公園	體育俱樂部、私人健身房、娛樂中心
娛樂活動（如：體育聯盟與俱樂部）	教會、清真寺[2]、宗教聚會
見面會	公共場合（如：咖啡屋、酒吧[1]、俱樂部、書店）
社區聚會活動（如：音樂會、園遊會、農夫市集）	

譯註：

1. 建議需與社交教練討論約會網站與酒吧與否適當。

2. 鄰居、寺廟、清真寺為台灣青年較少見的約會對象來源。

讓某人知道你喜歡他

● 對彼此共同的朋友說

　○ 告訴朋友你喜歡那個人。

　　■ 範例：你知道（某某某）嗎？我喜歡他／她。

　　■ 範例：你知道（某某某）嗎？他／她真的很可愛。

　○ 問朋友那個人是否有跟誰在約會。

　　■ 範例：你知道（某某某）有跟誰一起出去嗎？

　　■ 範例：你知道（某某某）有男朋友／女朋友嗎？

　○ 問朋友是否那個人會願意跟你出去。

　　■ 範例：你覺得（某某某）會跟我出去嗎？

　　■ 範例：你覺得（某某某）會對我感興趣嗎？

● 用眼神傳情

　1. 眼神接觸

　2. 淺淺的微笑

　3. 移開眼神

　4. 重覆數次

● 問他是否有和誰約會

　1. 交換資訊、找出共同興趣

　　■ 範例：聽說你上週去爬山。我喜歡爬山。

　2. 問和共同興趣有關的社交活動

　　■ 範例：和……去爬山滑雪？

　3. 輕鬆地把交談內容轉向約會

　　■ 範例：……是和男朋友／女朋友去嗎？

　　■ 「有好感」的跡象：他笑著說沒有跟任何人約會，似乎在傳情。

　　■ 「沒有好感」的跡象：他說正在和某人約會，而且看起來對你的問題感到
　　　不舒服。

　4. 給一個為何這麼問的說法

　　■ 範例：我的朋友們好像都是和他們男朋友／女朋友一起去滑雪。

　5. 將談話轉回共同興趣

■範例：所以你體力不錯？

● 讚美

　○ 如果你和對方「不熟」，給予「具體」的讚美。

　　■「具體」讚美的範例：

　　　□ 你笑起來很好看。

　　　□ 那個笑話真的好笑。

　　　□ 那真的有趣。

　○ 如果你和對方夠熟，可給予「具體」或「籠統」的讚美。

　　■「籠統」讚美的範例：

　　　□ 你很漂亮／帥。

　　　□ 你很有趣。

　　　□ 你真聰明。

　○ 避免太多有關外觀的讚美。

　○ 有關外觀的讚美應該侷限在脖子以上的部位。

● 表示出對他的興趣

　○ 交換資訊

　○ 找出共同興趣

● 跟著他的笑話而笑

　○ 禮貌性的笑笑

指定家庭作業

1. 和一個朋友聚會

　● 社交教練協助學員利用**五個 W** 來計畫朋友聚會：

　　○「哪些人」會在場？（WHO）

　　○ 想「做什麼」？（WHAT）

　　○「在哪裡」聚會？（WHERE）

　　○「何時」聚會？（WHEN）

　　○「如何」進行聚會？（HOW）

　● 社交教練應該在開始練習之前，先複習朋友聚會的規則與步驟。

　● 社交教練應該在**朋友聚會**之後，問學員下列**社交訓練問題**：

○你們決定要做什麼？由誰選擇活動？

○你們有交換資訊嗎？花多少比例的時間？

○你們的共同興趣是什麼？有了那些資訊，如果你們下次要一起消磨時間，可以做什麼？

○你和你的朋友度過了愉快的時光嗎？

○他是讓你還想再一起消磨時間的人嗎？

2. 練習讓某人知道你喜歡他

●如果學員目前有感興趣的對象，可以練習讓某人知道你喜歡他。

○除非你目前有感興趣的對象，否則「不要」做這個練習。

●學員應該和社交教練練習讓某人知道你喜歡他，如果不會覺得不自在的話。

●社交教練應該在開始練習之前，複習讓某人知道你喜歡他的規則與步驟。

●練習之後，社交教練應該問學員以下的社交訓練問題：

○和誰練習？

○你怎麼做，來讓某人知道你喜歡他？

○對方有何回應？

○這是一個好選擇嗎？他是你會想約會的人嗎？

3. 和社交教練練習加入與退出一群人交談

●學員應該和社交教練以及另一個人，練習加入與退出一群人交談。

○練習在「從未被接納」時退出交談。

○練習在「一開始被接納、之後被排除」時退出交談。

○練習在「完全被接納」時退出交談。

●社交教練應該在開始練習之前，先複習加入與退出一群人交談的規則與步驟。

●社交教練應該在練習之後，問學員下列社交訓練問題：

○我們看起來想跟你說話嗎？

○你如何知道的？

4. 和同儕（可以從朋友來源挑選）練習加入一群人交談

●社交教練必須在開始練習之前，先複習加入一群人交談的規則與步驟。

● 指定作業「**不包括**」退出交談，除非自然而然需如此。

● 社交教練必須在練習之後，問學員下列社交訓練問題：

  ○ 在哪裡、試著加入哪些人的交談？

  ○ 你依循哪些步驟？

  ○ 他們看起來像想要跟你說話嗎？你怎麼知道？

  ○ 你需要退出交談嗎？

  ○ 你有需要退出交談嗎？如果有，你依循哪些步驟？

【課程十】

約會禮儀：提出約會邀請

社交訓練治療指引

為社交教練團體做準備

　　本課的焦點是，教導學員如何向可能的伴侶提出約會邀請。社交教練此時的角色比較像是幕後人員，因為當學員提出約會邀請時，社交教練若在場，在這個發展階段並不適合（除非是網路約會），所以社交訓練大部份會在約會準備階段進行。

　　我們鼓勵社交教練幫助學員，在開口提出邀約之前確定已做了該做的一些步驟，例如：**對彼此共同的朋友說、以眼神傳情、「具體」或「籠統」的讚美、問對方是否有和誰約會**，並且以**交換資訊、找出共同興趣或跟著對方的笑話而笑**，來表現對對方的興趣，這些都是社交教練可以鼓勵學員採取的做法，**讓某人知道他喜歡對方**。此外，社交教練可以提供必要的協助，來評估所釋出的訊息有何回應。社交教練所扮演的角色不容小覷，能夠幫助學員評估**表示好感**與**提出約會邀請**時的回饋為何。在考量這些因素時如果能多加留意某些警訊，便可以避免不當的約會選擇。因為學員通常難以解讀這些警訊，社交教練便扮演極其重要的守門員角色。

　　此外，本課將指導學員如何確認他們有好感的人是否已有約會對象，並且在提出約會邀請前，**考慮約會活動的選擇**。特別在最後一部分，社交教練將扮演另一個關鍵的角色，幫助學員準備約會。**考慮約會活動的選擇**，一般包含五個 W：「誰」會在場（**WHO**）、計畫「做什麼」（**WHAT**）、「何時」進行（**WHEN**）、「在哪裡」會面（**WHERE**）、「如何」進行（**HOW**）。有社交困難的學員，在做這類實際規劃時通常會需要協助。因此，社交教練可以在準備階段提供學員極為需要的幕後協助。

　　最後，學員在**提出約會邀請**的過程也可能遭到拒絕，如何淡化被拒絕的經驗，社交教練也將扮演不可或缺的角色。儘管我們並不鼓勵學員在此時**向某人提**

出約會邀請，因為他們到下個課程才會學到約會的適當行為，但我們仍會在本課開始指導社交教練，如何將學員被拒絕的經驗正常化。我們將提醒社交教練與學員，如同友誼一樣，**約會是一種選擇。我們不用跟每個人約會，也不是每個人都要和我們約會**。雖然被拒絕是所有人約會經驗的一部分，如果我們依循本課所列出的約會禮儀一般規則，鼓勵學員做「正確」的選擇，同時避免「錯誤」的選擇，以便幫助他們減少一再被拒絕的經驗。

驗收家庭作業

〔逐項檢視下列指定家庭作業並**解決**可能發生的問題。從有完成家庭作業的學員開始。如果時間足夠，可以詢問為什麼其他人無法完成作業，並試著**解決**問題，討論下一週可以如何完成作業。驗收家庭作業時，記得使用**關鍵詞**（以粗楷體字標示的部分）來重新整理他們的敘述。驗收家庭作業時，請將大部分時間用在討論**朋友聚會**的指定作業，因為這是最重要的部分。〕

1. 和一個朋友聚會

- ●陳述：這週學員最主要的指定作業之一，是和一位朋友聚會。誰已完成這項指定作業，或嘗試完成？
- ●問下列問題：
  - ○是否利用五個 W 來協助學員計畫朋友聚會？
  - ○在朋友聚會前做了哪些社交指導？
  - ○學員決定聚會要做什麼？和誰？
  - ○聚會如何開始？
  - ○由誰選擇活動？
  - ○他們有交換資訊嗎？用多少比例的時間？
  - ○聚會如何結束？
  - ○聚會之後，做哪些社交指導？
    - ■適當的社交訓練問題：
      - □你們決定要做什麼？由誰選擇活動？
      - □你們有交換資訊嗎？花多少比例的時間？
      - □你們的共同興趣是什麼？有了那些資訊，如果你們下次要一起消磨時

間，可以做什麼？

　　□ 你和你的朋友度過了愉快的時光嗎？

　　□ 他是讓你還想再一起消磨時間的人嗎？

　○ 他看起來是學員會想再一起出去的朋友的好選擇嗎？

表 11.1　在你家開始與結束朋友聚會的步驟

開始朋友聚會	結束朋友聚會
1. 打招呼問候	1. 等候活動中的停頓
2. 邀請他們進門	2. 對結束聚會給一個說法
3. 介紹他們給不認識的人	3. 送朋友到門口
4. 帶他們看看環境	4. 謝謝朋友來聚會
5. 招待點心飲料	5. 告訴朋友你度過愉快的時光
6. 問他們想做什麼	6. 說再見、下次見

2. 練習讓某人知道你喜歡他

　● 陳述：這週學員的指定作業之一，是練習讓某人知道你喜歡他。除非已有感興趣想交往的人，否則「不用」練習這項指定作業。學員也可以和社交教練練習，如果不會不自在的話。誰已經完成或嘗試完成這項指定作業？

　● 問下列問題：

　○ 練習前，你做了哪些社交指導？

　○ 學員和誰練習？

　○ 他怎麼做，來讓對方知道他喜歡對方？

　○ 對方如何回應？

　○ 練習之後，社交教練做了哪些指導？

　　■ 適當的社交訓練問題：

　　□ 你和誰練習？

　　□ 你怎麼做，來讓對方知道你喜歡他？

　　□ 對方有何回應？

　　□ 他是你想提出約會邀請的人嗎？

　○ 這像是一個好選擇嗎？對方是學員想提出約會邀請的對象嗎？

3. 和社交教練練習加入與退出一群人交談

 ●陳述：這週學員的指定作業之一，是練習和你以及另一個人練習加入與退出一群人交談。誰已經完成這項指定作業，或嘗試完成？

 ●問下列問題：

  ○你和學員還有誰練習？

  ○在開始練習之前，你做了哪些社交指導？

  ○學員依循哪些步驟？

   1. 聆聽對話

   2. 維持一個距離觀察

   3. 利用手邊的物品

   4. 確認主題

   5. 找出共同興趣

   6. 走近他們

   7. 等候談話停頓

   8. 提起主題

   9. 評估他們和我說話的興趣

   10. 介紹自己

  ○學員依循哪些步驟退出交談？

  ○在練習之後，你做了哪些社交指導？

   ■適當的社交訓練問題：

    □我們看起來想跟你說話嗎？

    □你如何知道的？

表 11.2　退出交談的步驟

從未被接納	一開始被接納、之後被排除	完全被接納
1. 保持冷靜	1. 保持冷靜	1. 等候談話停頓
2. 看向別處	2. 看向別處	2. 為離開給一個「具體的」說法
3. 轉向別處	3. 等候「短暫」的談話停頓	3. 說下次見
4. 走開	4. 為離開給一個「簡短的」說法	4. 說再見
	5. 走開	5. 走開

4. 和同儕（可以從朋友來源挑選同儕）練習加入一群人交談

- ●陳述：這週學員最主要的指定作業之一，是和同儕練習加入一群人交談。誰已完成或嘗試完成這項指定作業？
- ●問下列問題：
  - ○學員在哪裡、和誰練習？
  - ○在開始練習之前，你做了哪些社交指導？
  - ○學員依循哪些步驟？
  - ○在開始練習之後，你做了哪些社交指導？
    - ■適當的社交訓練問題：
      - □在哪裡、練習加入哪些人的交談？
      - □你依循哪些步驟？
      - □他們看起來像是想要跟你說話嗎？你怎麼知道？
      - □你有需要退出交談嗎？如果有，你依循哪些步驟呢？
- ●〔收回社交訓練指定家庭作業工作表。如果社交教練忘記帶，請他們重新填寫好一份新的表格，幫助他們為指定作業負責。〕

講授課程：約會禮儀——提出約會邀請

- ●發放社交訓練講義。
  - ○社交訓練治療指引中的**粗體字**部份，直接摘錄自社交訓練講義。
  - ○提醒社交教練粗楷體字是**關鍵詞**，代表 PEERS® 課程中的重要概念，在社交指導時應該盡可能使用這些用語。
- ●解釋：今天我們要持續談約會禮儀。上週，我們談到和誰約會、在哪裡找到適合約會的人，以及如何讓某人知道你喜歡他。這週，我們將談談如何向某人提出約會邀請。

提出約會邀請之前

- ●解釋：要向某人提出約會邀請之前，我們應該做一些事情，讓對方知道我們喜歡他。

- ●**對彼此共同的朋友說，如果有的話。**

● 用眼神傳情。

● 給予「具體」或「籠統」的讚美，依你們熟識的程度而定。

● 問他們是否正在和別人約會。

● 用交換資訊和找出共同興趣來表示對他們的興趣。

● 跟著他們的笑話而笑。

● 解釋：在我們向某人提出約會邀請之前，必須先做一些事。

● 評估對方是否對你有好感
　○ 陳述：我們必須評估他們是否對我們有好感。你如何分辨某人對你有交往的興趣？
　　■ 答案：彼此共同的朋友告訴你對方喜歡你；對方也向你傳情；他們看起來很享受你的讚美；他們和你交換資訊，表現出對你的興趣；他們問你是否有交往的對象。

● 確定對方是否有男女朋友
　○ 陳述：在提出約會邀請前，我們需要先確定他們是否有男女朋友。我們如何知道他們是否正在跟別人交往？
　　■ 答案：你可以問彼此共同的朋友；查看他們在社交網站（如：臉書）資料頁的關係狀態；你可以直接問他們。

● 用五個 W 考慮約會活動的選擇
　○ 陳述：在你向某人提出約會前，你也應該考慮約會活動的選擇。這包括五個 W。
　　■「誰」會在場。（WHO）
　　■ 你計畫「做什麼」。（WHAT）
　　■「何時」進行。（WHEN）
　　■「在哪裡」碰面。（WHERE）
　　■「怎麼」進行。（HOW）

提出約會邀請

● 解釋：當我們讓對方知道我們喜歡他們，評估他們的交往興趣，確定是否他們有男女朋友，並考慮我們的約會活動選擇，下一步是向對方提出約會邀請。向

某人提出約會邀請，有非常具體的步驟可以依循。

1. **等適當的時機提出**
   - ●陳述：向某人提出約會邀請的第一步，是等候適當的時機提出。哪些是適當的時機？
     - ○答案：沒有別人在場的時候；對方不是做事做到一半的時候；你們兩人都有空聊的時候；你們面對面的時候；對方心情不錯的時候。

2. **交換資訊**
   - ●陳述：提出約會邀請的下一步是交換資訊。為什麼在你約別人出去之前交換資訊是重要的？
     - ○答案：你不想要沒有理由隨便就約人出去。
   - ●問：你應該在提出前多次交換資訊嗎？
     - ○答案：對認識而且說過幾次話的人提出邀請，風險比較低。

3. **提起共同興趣**
   - ●陳述：下一步是提起共同興趣。你應該提起哪些共同興趣？
     - ○答案：你想建議在約會時做的**共同興趣**。

4. **問對方在某個時間點要做什麼**
   - ●解釋：當你交換了一些訊息，並提起約會時可做的共同興趣，下一步是問對方在某個時間點要做什麼。
   - ●問：如何問對方某個時間點要做什麼？
     - ○範例：你這週末要做什麼？
     - ○範例：你週五晚上要做什麼？
   - ●解釋：問他某個時間點要做什麼，你可以保護自己避免可能的拒絕，因為此時你還沒有提出約會邀請。

5. **評估對方對我的興趣**
   - ●解釋：在問過他在某個時間點要做什麼之後，你必須評估他的興趣。他有沒有興趣跟你出去，會有什麼好的跡象與不好的跡象嗎？
     - ○「好的」跡象：他說有空，且一邊微笑；他看起來友善而熱情；他說有

事,但看起來蠻失望的。

　　○「不好的」跡象:他說有事要忙,而且看起來不太自在;他提到自己的男女朋友;他說有空,但是看起來不太自在;他轉移話題。

6. 用共同興趣當作一起出去的理由

●解釋:如果他看起來感興趣,提出約會邀請的下一步,是用共同興趣當作一起出去的理由。

●問:如果你們的共同興趣是科幻電影,提出約會邀請有什麼說法?

　　○答案:一起去電影院看最近上映的科幻電影。

　　　　譯註:原文包括「去你家或他家看科幻電影」。但在台灣,通常交往到很熟悉的時候,才會到彼此的家裡。

7. 交換聯絡資訊

●陳述:如果他們說好,下一步是交換聯絡資訊,如果你還沒有聯絡資訊的話。我們如何交換聯絡資訊?

　　○範例:我應該跟你要電話號碼。

　　○範例:我們應該互留手機號碼。

　　○範例:我可以加你 LINE 嗎?

　　○範例:我可以加你為臉書好友嗎?

　　　　譯註:LINE 與臉書是台灣青年更常使用的聯絡方式。

8. 告訴對方你會再聯絡確認

●解釋:提出約會邀請的最後一步,是告訴他你何時會再連絡他。

●問:拿到電話號碼(譯註:或帳號)或是提出約會邀請後,什麼時候是打電話或傳訊息的適當時機?

　　○答案:拿到號碼(譯註:或帳號)或計畫約會後一、兩天的時間內。

●〔可選擇:播放 PEERS® 角色扮演影片集錦(www.semel.ucla.edu/peers/resources)中有關向某人提出約會邀請的「錯誤」與「正確」角色扮演示範影片。〕

●解釋:當你提出約會邀請,而且他們接受了,你還需要做一些事。

- 依循兩日規則再連絡
  - 解釋：如果你對某人感興趣，依循兩日規則再連絡。意思是說，你應該在取得號碼或是約了他們之後兩天內，就打電話或傳訊息。如果你當天就打，他們可能會被嚇到。如果你超過三天才聯絡，他們可能會失去興趣，或認為你不是認真的。
- 用五個 W 規劃約會
  - 解釋：當你提出約會邀請，你應該有一些基本想法，諸如要做什麼、何時去做，不過，當你聯絡時，記得用五個 W 確認計畫。
- 在約會前確認計畫
  - 陳述：你也需要在約會前確認計畫。通常在約定的日期前一兩天確認，是適當的，依你何時約他們出去而定。社交教練可以協助你決定適當的確認時機。

接受被拒絕

- 解釋：即使依循提出約會邀請的所有步驟，我們有時仍會被拒絕。這時候最重要的，是記得約會是一種選擇。我們不需跟每個人約會，也不是每個人都需要和我們約會。當我們提出約會邀請而被拒絕時，我們應該依循一些具體步驟來回應。

1. 保持冷靜
   - 陳述：接受提出約會被拒絕的第一步，是保持冷靜。為什麼保持冷靜是重要的？
     - 答案：如果你不保持冷靜，會讓別人覺得不舒服；如果你失去冷靜，會讓人覺得太急切或可笑；你會有不好的名聲；其他人可能會不想和你約會。

2. 以一個輕鬆的聲明表達接受
   - 陳述：下一步是以一個輕鬆的聲明表達接受。你可以做哪些輕鬆的表達來表示你接受被拒絕？
     - 範例：好的。沒關係。
     - 範例：只是想問問看。
     - 範例：我沒事。不用擔心。

3. 把話題轉回共同興趣
  ● 陳述：接受拒絕的下一步是把話題轉回共同興趣。為什麼把話題轉回之前在談的主題是個好主意？
    ○ 答案：因為聚焦在談拒絕感覺很糟；比較好的做法是，從談約會轉回去再談共同興趣。

4. 用一個說法來結束交談
  ● 陳述：在某個時間點，交談會面臨結束，最好為結束交談找一個說法。為什麼為結束交談找一個說法是重要的？
    ○ 答案：這樣就不會看起來像是因為尷尬或生氣而逃走。
● 解釋：當你依循接受被拒絕的步驟，你還需要做一些事。
● 保持友善
  ○ 陳述：當你被拒絕的時候，重要的是要保持友善。為什麼保持友善是重要的？
    ■ 答案：如果場面不友善，彼此都會感覺糟糕。
● 不要勉強別人跟你出去
  ○ 陳述：當某人拒絕你的約會邀請，很重要的是不要勉強別人跟你出去。意思是說，不要強迫對方，也不要重複一再邀約。勉強別人跟你出去，或是再次邀約，可能會有什麼問題？
    ■ 答案：這會讓別人覺得不舒服；你看起來太急切；別人可能會覺得你的糾纏令人毛毛的；你可能會有不好的名聲，其他人可能不想再跟你出去。
  ○ 問：如果他們給的理由到某個時間點可能改變呢？例如，如果他們說現在不想約會，你可以怎麼說？
    ■ 範例：如果你改變心意，請告訴我。
    ■ 範例：如果有變化，請讓我知道。
● 不要問原因
  ○ 陳述：雖然我們會好奇為什麼他們說「不」，但其實我們不應該問原因。當別人拒絕你時，請對方解釋原因，可能會有什麼問題？
    ■ 答案：會讓你看起來很急切；會讓對方感到不舒服；感覺很尷尬。

● 〔可選擇：播放 PEERS® 角色扮演影片集錦（www.semel.ucla.edu/peers/

resources）中有關接受被拒絕的「錯誤」與「正確」角色扮演示範影片。〕

拒絕別人

●解釋：有時候，我們不感興趣的人可能會約我們出去。在這種情況下，請記得約會是一種選擇。我們不用和每個人約會，也不是每個人都需要和我們約會。意思是說，我們不必只因為有人邀我們出去就答應。如果我們必須拒絕別人的約會邀請時，有一些相當具體的步驟可以依循。

1. 保持冷靜
●陳述：拒絕別人邀約的第一步是保持冷靜。為什麼保持冷靜是重要的？
○答案：因為如果你失去冷靜，可能會讓對方覺得難堪；你可能會讓他們感覺很不好；你可能會顯得惡意或粗魯；你可能會有不好的名聲。

2. 禮貌拒絕別人
●陳述：下一步是禮貌地拒絕。我們怎麼禮貌地拒絕別人？
○範例：我不是很想約會。
○範例：不用，謝謝。
○範例：我想不太適合。

3. 為拒絕別人給一個說法
●解釋：人們通常會想知道為什麼被拒絕，所以給一個拒絕的說法或理由是好的。如果說實話會傷了對方的話，試著不要太誠實。
●問：拒絕別人有哪些說法？
○範例：我只把你當朋友。
○範例：我有心儀的人。
○範例：我有交往的人。（如果這不是事實，請不要這麼說。）

4. 謝謝對方提出邀請
●解釋：即使你對對方沒有興趣，一般而言，別人約你出去是一種恭維。意思是說，謝謝他們提出邀請是好的。你可以如何謝謝他們的邀約？
○範例：還是謝謝你約我。
○範例：不管怎樣，還是要謝謝你。我覺得很榮幸。

○範例：你人真好，會想約我。

5. 把話題轉回共同興趣

● 陳述：拒絕別人的下一步是，把話題轉回共同興趣。為什麼把話題轉回之前在聊的主題是個好主意？

○答案：因為聚焦在談拒絕感覺很差；比較好的做法是，從談約會轉回去再談共同興趣。

6. 用一個說法來結束交談

● 陳述：在某個時間點，交談會面臨結束，最好為結束交談找一個說法。為什麼為結束交談找一個說法是重要的？

○答案：這樣就不會看起來像因為難堪或不自在而逃走。

● 解釋：當你依循拒絕別人的步驟，你還需要做一些事。

● 保持友善

○陳述：當你拒絕別人的時候，重要的是要保持場面友善。為什麼保持友善是重要的？

■答案：如果場面不友善，彼此都會感覺糟糕。

● 不要因為不知如何說不而說好

○陳述：有時候拒絕別人會感覺很糟，不過，如果因為你不知如何說「不」而說「好」，可能會有什麼問題？

■答案：如果你不喜歡他們卻跟他們出去，這樣並不公平；這只是延後了不可避免的結果；你不應該跟你沒興趣的人約會。

譯註：不想約會就說不要，不喜歡對方可以直接表示不喜歡。

● 不要因為覺得抱歉而說好

○陳述：有時候人們會因為拒絕別人而有罪惡感，不過，如果因為覺得抱歉而說「好」，可能會有什麼問題？

■答案：對他們不公平；只是延後了不可避免的結果；你不應該跟你沒興趣的人約會。

譯註：不想約會就說不要，不喜歡對方可以直接表示不喜歡。

● 不要取笑對方或捉弄對方

○陳述：有些人會取笑或捉弄約他們出去的人。取笑或捉弄約他們出去的人，可能會有什麼問題？

■答案：不厚道；粗魯；顯得你殘忍；你會有不好的名聲；其他人可能會不想約你出去。

● **不要告訴別人對方約你出去**

○陳述：雖然你可能會忍不住想告訴別人誰約你出去，但是告訴別人你拒絕了某人的邀約，可能會有什麼問題？

■答案：人們會說閒話；對方可能會感到難堪；讓你看起來不太善良；你可能會有不好的名聲；以後其他人可能不敢約你出去。

●〔可選擇：播放 PEERS® 角色扮演影片集錦（www.semel.ucla.edu/peers/resources）中有關拒絕別人的「錯誤」與「正確」角色扮演示範影片。〕

●解釋：這些便是學員向某人提出約會邀請、接受被拒絕與拒絕別人的做法。學員今天會在團體中做這些練習。

指定家庭作業

〔發放社交訓練指定家庭作業工作表（附錄 I），讓社交教練填完下次繳回。〕

1. 和一個朋友聚會

● 社交教練協助學員利用五個 W 來計畫朋友聚會：

○「哪些人」會在場？（WHO）

○想「做什麼」？（WHAT）

○「在哪裡」聚會？（WHERE）

○「何時」聚會？（WHEN）

○「如何」進行聚會？（HOW）

● 社交教練應該在開始練習之前，先複習朋友聚會的規則與步驟。

● 社交教練應該在朋友聚會之後，問學員下列社交訓練問題：

○你們決定要做什麼？由誰選擇活動？

○你們有交換資訊嗎？花多少比例的時間？

○你們的共同興趣是什麼？有了那些資訊，如果你們下次要一起消磨時間，可以做什麼？

○ 你和你的朋友度過了愉快的時光嗎？

○ 他是讓你還想再一起消磨時間的人嗎？

2. 練習讓某人知道你喜歡他

●如果學員目前有感興趣的對象，可以練習讓某人知道你喜歡他。

○除非你目前有感興趣的對象，否則「不要」做這個練習。

○「不要」向對方提出約會邀請，因為我們還沒談到成功進行約會的規則。

●學員應該和社交教練練習讓某人知道你喜歡他，如果不會覺得不自在的話。

●社交教練應該在開始練習之前，複習讓某人知道你喜歡他的規則與步驟。

●練習之後，社交教練應該問學員以下的社交訓練問題：

○和誰練習？

○你怎麼做，來讓某人知道你喜歡他？

○對方有何回應？

○這是一個好選擇嗎？他是你會想約會的人嗎？

3. 和同儕（可以從朋友來源挑選）練習加入一群人交談

●社交教練必須在開始練習之前，先複習加入一群人交談的規則與步驟。

●指定作業「不包括」退出交談，除非自然而然需如此。

●社交教練必須在練習之後，問學員下列社交訓練問題：

○在哪裡、試著加入哪些人的對話？

○你依循哪些步驟？

○他們看起來像是想要跟你說話嗎？你怎麼知道？

○你有需要退出交談嗎？如果有，你依循哪些步驟？

社交訓練小訣竅

對於有興趣約會、建立愛情關係的學員，建議採用以下社交訓練小訣竅。

●適當的話，鼓勵學員繼續練習讓某人知道你喜歡他。

●勸阻學員對別人提出約會邀請，因為我們尚未談到成功約會的技巧。

○如果他們堅持要現在計畫約會，請確定進行的時程是安排在下一次約會禮儀課程之後。

● 學員可以和社交教練練習對別人提出約會邀請，如果覺得自在的話。

　○ 在練習前複習步驟。

　○ 練習的時候，讓他們依循對別人提出約會邀請的步驟，如果需要就使用社交
　　訓練講義。

　○ 練習後，回顧依循了哪些步驟進行。

約會禮儀：提出約會邀請

學員治療指引

為學員團體做準備

自閉症類群或有其他社交障礙的青年在提出約會邀請時，常見的社交錯誤是，在沒有鋪陳或不適當的情境脈絡中衝口就說「你想約會嗎？」，或乾脆完全不問。雖然許多有社交困難的青年在發展或維持愛情關係時並不成功，他們通常都會表示很想有愛情伴侶，甚至可能表示自己十分寂寞。

本課的目的，如同 PEERS® 其他所有約會禮儀的課程一樣，並不是要教導學員如何隨性地和許多人約會，像一個「玩咖」似的，也不是讓許多人搶著跟他約會。約會課程的目的，是幫助有動機的學員，能和愛情伴侶發展並維持親密且有意義的關係。這個過程的第一步，是找出適當的伴侶，並且讓他知道你的好感。這也就是前一課程的焦點。本課程的目標，是將愛情上的興趣進一步化為行動，學習如何**提出約會邀請**。

本課有一些「正確」與「錯誤」的角色扮演示範與行為演練習題，焦點在於：(1)**提出約會邀請**；(2)**接受被拒絕**；與(3)**拒絕別人**。這六個「正確」與「錯誤」的角色扮演示範都包括兩個部份：提出與回應。關鍵在於，當進行**接受被拒絕與拒絕別人**的角色扮演示範時，提出與回應都必須是全對或全錯。換句話說，如果你要進行**接受被拒絕**的「錯誤」示範，行為教練會示範用「錯誤」的方式**提出約會邀請與接受被拒絕**。同樣地，如果你進行**接受被拒絕**的「正確」示範，行為教練應該示範如何「正確」地**提出約會邀請與接受被拒絕**。如果正確示範與錯誤示範彼此混雜，那麼學員可能會感到很困惑。

如同之前的課程，本課需要兩位行為教練：一位男性與一位女性。這麼做很重要，不只為了在行為演練時避免獨尊異性戀，也可以使學員選擇練習對象時更加自在。團體帶領者在本課中，不會參與任何角色扮演示範或行為演練習題（除非沒有兩種性別的行為教練），因為這些技巧的**觀點轉換提問**會在提出者與回應

者的兩種觀點間轉換。讓團體帶領者問自己**觀點轉換提問**，可能會不太妥當，除非實在沒有兩位行為教練。如同之前的課程，所有行為演練習題都在學員與行為教練間進行，而不是團體成員之間互相演練，而且也都在講授課程的時段內進行。

驗收家庭作業

〔逐項檢視下列指定家庭作業並**解決**可能發生的問題。從有完成家庭作業的學員開始。如果時間足夠，可以詢問為什麼其他人無法完成作業，並試著**解決**問題，討論下一週可以如何完成作業。驗收家庭作業時，記得使用**關鍵詞**（以**粗楷體字**標示的部分）來重新整理他們的敘述重點。驗收家庭作業時，請將大部分時間用在**討論朋友聚會**的指定作業，因為這是最重要的部分。〕

1. 和一個朋友聚會
   - 陳述：這週最主要的指定作業，是和一位朋友聚會。本週有和朋友聚會的請舉手。
   - 問下列問題：
     ○ 你和誰聚會？你們決定做什麼？
     ○ 你有利用五個 W 來規劃聚會嗎？
     ○ 聚會怎麼開始的？
     ○ 由誰選擇活動？
     ○ 你們有交換資訊嗎？花多少比例的時間？
     ○ 聚會如何結束？
     ○ 你和朋友度過了愉快的時光嗎？
     ○ 他是讓你還想再一起出去的人嗎？

表 11.1　在你家開始與結束朋友聚會的步驟

開始朋友聚會	結束朋友聚會
1. 打招呼問候	1. 等候活動中的停頓
2. 邀請他們進門	2. 對結束聚會給一個說法
3. 介紹他們給不認識的人	3. 送朋友到門口
4. 帶他們看看環境	4. 謝謝朋友來聚會

開始朋友聚會	結束朋友聚會
5. 招待點心飲料	5. 告訴朋友你度過愉快的時光
6. 問他們想做什麼	6. 說再見、下次見

2. 練習讓某人知道你喜歡他

●陳述：這週學員的指定作業之一，是練習讓某人知道你喜歡他。除非已經有感興趣想交往的人，否則「不用」練習這項指定作業。學員也可以和社交教練練習，如果覺得自在的話。有做這項指定作業的請舉手。

●問下列問題：

○你和誰練習？

○你怎麼做，來讓對方知道你喜歡他？

○對方如何回應？

○他是一個好選擇嗎？他是你可能會想提出約會邀請的對象嗎？

3. 和社交教練練習加入與退出一群人交談

●陳述：這週另一個的指定作業之一，是和社交教練以及另一個人練習加入與退出一群人交談。有誰已完成這項指定作業的請舉手。

●問下列問題：

○你與社交教練和誰做練習？依循哪些步驟？

1. 聆聽交談

2. 維持一個距離觀察

3. 利用手邊的物品

4. 辨識主題

5. 找出共同興趣

6. 走近他們

7. 等候談話停頓

8. 提起主題

9. 評估他們和我說話的興趣

10. 介紹自己

○他們看起來想跟你說話嗎？你如何知道的？

幫助自閉症類群與社交困難者建立友誼

○你有需要退出交談嗎？如果有，你依循哪些步驟？

表 11.2　退出交談的步驟

從未被接納	一開始被接納、之後被排除	完全被接納
1. 保持冷靜	1. 保持冷靜	1. 等候談話停頓
2. 看向別處	2. 看向別處	2. 為離開給一個「具體的」說法
3. 轉向別處	3. 等候「短暫的」談話停頓	3. 說下次見
4. 走開	4. 為離開給一個「簡短的」說法	4. 說再見
	5. 走開	5. 走開

4. 和同儕（可以從朋友來源挑選同儕）練習加入一群人交談

- 陳述：這週另一個最主要的指定作業之一，是和同儕練習加入一群人交談。誰完成這項指定作業的請舉手？

- 問下列問題：

○在哪裡、練習加入哪些人的交談？

○你依循哪些步驟？

○他們看起來像是想要跟你說話嗎？

○你怎麼知道？

■他們跟你說話？

■他們看著你？

■他們面對著你（將談話圈展開）？

○你有需要退出交談嗎？如果有，你依循哪些步驟？

講授課程：約會禮儀──提出約會邀請

- 解釋：今天，我們將持續談約會禮儀。上週，我們談到和誰約會、在哪裡找適合約會的人，以及如何讓別人知道你喜歡他。這週，我們將要談如何提出約會邀請。

- 〔說明**提出約會邀請**的規則與步驟，將下列重點條列與**關鍵詞**（以**粗楷體字**標示的部分）寫在白板上，團體結束以前不要擦掉。每則標有 ▶ 符號的角色扮

演，都在 PEERS® 角色扮演影片集錦（www.semel.ucla.edu/peers/resources）中有對應的角色扮演影片。〕

提出約會邀請之前

● 解釋：在我們提出約會邀請之前，我們應該先做一些事情，來讓對方知道我們喜歡他。

● 說明以下讓某人知道你喜歡他的策略，在每個例子後詢問：「為什麼……是重要的？」

　　○ 對彼此共同的朋友說，如果有的話。

　　○ 用眼神傳情。

　　○ 給予「具體」或「籠統」的讚美，依你們熟識的程度而定。

　　○ 問他是否正在和別人約會。

　　○ 用交換資訊和找出共同興趣來表示對他的興趣。

　　○ 跟著他的笑話而笑。

● 解釋：在我們向某人提出約會邀請之前，必須先做一些事。

● 評估對方是否對你有好感

　　○ 陳述：我們必須評估對方是否對我們有好感。你如何分辨某人對你有交往的興趣？

　　　■ 答案：彼此共同的朋友告訴你他喜歡你；他也向你傳情；他看起來很享受你的讚美；他和你交換資訊，表現出對你的興趣；他問你是否有交往的對象。

　　○ 問：如果對方看起來沒有和我們交往的興趣，我們應該要約他出去嗎？

　　　■ 答案：如果他看起來沒有和你交往的興趣，**提出約會邀請**是有風險的。

● 確定對方是否有男女朋友

　　○ 陳述：在提出約會邀請前，我們需要確定對方是否有男女朋友。為什麼知道對方是否正在跟別人交往是重要的？

　　　■ 答案：如果他們正在跟別人交往，約他們出去就不太尊重；如果他們正在跟別人交往，他們可能會拒絕你；可能會覺得尷尬或難堪。

　　○ 問：我們如何知道是否對方正在跟別人交往？

　　　■ 答案：你可以問彼此共同的朋友；查看他們在社交網站（如：臉書）資料

頁的關係狀態；你可以直接問他們。

● **用五個 W 考慮約會活動的選擇**

○陳述：在你向某人提出約會前，你應該考慮約會活動的選擇，這包括五個 W。什麼是五個 W？

○**「誰」會在場**（WHO）

■解釋：在邀約別人出去前，你應該決定這究竟是一對一的約會、兩對一起約會或是團體約會，不過請準備好能彈性變通。

■問：什麼是一對一的約會？

□答案：只有你們兩人。

■問：什麼是兩對一起約會？

□答案：你們兩人，外加另一對伴侶。

■問：什麼是團體約會？

□答案：三對以上的伴侶。

■問：什麼是聯誼，會包括誰？

□答案：**聯誼**是指雙方沒見過面；由朋友或家人安排見面（譯註：例如相親）；**聯誼**可以是**一對一**、**兩對一起約會**或是**團體約會**。

■問：什麼是網路約會，會包括誰？

□答案：**網路約會**也屬於某種聯誼，不過是和你在線上約會網站上認識的人約會；**網路約會**可以是**一對一**、**兩對一起約會**或是**團體約會**。

○你計畫**「做什麼」**（WHAT）

■陳述：在邀約別人出去之前，你需要先想想要做什麼。活動必須以什麼為基礎？

□答案：你們的**共同興趣**。

○**「何時」進行**（WHEN）

■陳述：在邀約別人出去之前，你需要先想想何時對彼此是個好時機。你需要預備好對約會的日期和時間保持彈性嗎？

□答案：是。

○**「在哪裡」碰面**（WHERE）

■陳述：在你約別人出去之前，你需要先想想你們碰面的地點。你們可能會在哪裡碰面？

□ 答案：就在要約會的地方碰面；約在他家或你家見面（只適用於你跟他很熟的情況）；約在一些公共場所見面（尤其在你還不太了解他的情況下）。

○「**怎麼**」進行（HOW）

■ 陳述：在邀約別人出去之前，你也需要想好約會要如何進行。哪些事情是你需要在約會前準備好的？

□ 答案：你們如何抵達地點（你們兩人的交通方式）；你們怎麼買票；是否你需要先預訂；你如何付帳。

提出約會邀請

● 解釋：當我們讓對方知道我們喜歡他、評估對方對交往的興趣、確定對方是否有男女朋友，並考慮約會的活動選擇，下一步是向對方提出約會邀請。提出約會邀請，有非常具體的步驟可以依循。

錯誤的角色扮演：提出約會邀請▶

〔由兩位行為教練做角色扮演，進行**提出約會邀請**的「**錯誤**」示範。如果沒有兩位行為教練，團體帶領者可以取代其中一位教練。〕

● 先說：我們要開始角色扮演。請仔細看，然後告訴我，行為教練 B 提出約會邀請，哪裡「**做錯**」了。

「**錯誤**」示範的例子

○ 行為教練 A：（看著手機）。

○ 行為教練 B：（很快走過來、很興奮）嗨，你想和我出去嗎？

○ 行為教練 A：（震驚、錯愕、困惑）呃……我沒想過。

○ 行為教練 B：（窮追不捨）別這樣嘛，和我去約會吧。

○ 行為教練 A：（不舒服、困惑）不，我想不太適合。（轉身看手機）

○ 行為教練 B：（窮追不捨）不要這樣嘛，我們應該一起出去。

○ 行為教練 A：（不舒服、厭煩）不用，我真的不想。（轉身看手機）

○ 行為教練 B：（窮追不捨）一定會很好玩的！

○ 行為教練 A：（不舒服、很尷尬）。

●說這句話收尾：好，時間結束。行為教練 B 向對方提出約會邀請，他「做錯」了什麼？

　　○答案：隨機碰運氣約人出去；沒有鋪陳就直接提出；不接受拒絕的答案。

●提出以下**觀點轉換提問**：

　　○你覺得（行為教練 A）感覺怎麼樣？

　　　■答案：不舒服；感覺糟糕；討厭。

　　○你覺得（行為教練 A）會怎麼看（行為教練 B）？

　　　■答案：怪異；糟糕；過於急切。

　　○你覺得（行為教練 A）會想跟（行為教練 B）約會或再次說話嗎？

　　　■答案：不會。

●問行為教練 A 同樣的**觀點轉換提問**：

　　○你感覺怎麼樣？

　　○你會怎麼看（行為教練 B）？

　　○你會想跟（行為教練 B）約會或再次說話嗎？

提出約會邀請的步驟

解釋：當你準備約別人出去時，與其隨機碰運氣約別人出去，不如依循具體步驟來進行。

1. 等適當的時機提出

●陳述：提出約會邀請的第一步，是等候適當的時機提出。哪些是適當的時機？

　　○答案：沒有別人在場的時候；對方不是做事做到一半的時候；你們兩人都有空聊的時候；你們面對面的時候；對方心情不錯的時候。

2. 交換資訊

●陳述：提出約會邀請的下一步，是交換資訊。為什麼在你邀約別人出去之前交換資訊是重要的？

　　○答案：你不會想要沒有理由就隨便約人出去。

●問：你應該在提出前多次交換資訊嗎？

　　○答案：對你已認識而且說過幾次話的人提出邀請，風險比較低。

3. 提起共同興趣

● 陳述：下一步是提起共同興趣。你應該提起哪些共同興趣？

○ 答案：你提議約會時做的共同興趣。

4. 問對方在某個時間點要做什麼

● 解釋：當你交換了一些訊息，並提起約會時可做的共同興趣，下一步是問對方在某個時間點要做什麼。

● 問：如何問他某個時間點在做什麼？

○ 範例：你這週末要做什麼？

○ 範例：你週五晚上要做什麼？

● 解釋：問他某個時間點要做什麼，你可以保護自己避免可能的拒絕，因為此時你還沒有提出約會邀請。

5. 評估對方對我的興趣

● 解釋：當你問過他在某個時間點要做什麼，你必須評估對方對你的興趣。對方有沒有興趣跟你出去，有什麼好的跡象與不好的跡象嗎？

○ 「好的」跡象：他說有空，且一邊微笑；他看起來友善而熱情；他說有事，但看起來蠻失望的。

○ 「不好的」跡象：他說有事要忙，而且看起來不太自在；他提到自己的男女朋友；他說有空，但是看起來不太自在；他轉移話題。

● 問：如果他看起來有興趣，我可以接著約他出去嗎？

○ 答案：可以。

● 問：如果他看起來「沒什麼」興趣，我可以接著約他出去嗎？

○ 答案：不；任務取消。

6. 用共同興趣當作一起出去的理由

● 解釋：如果他看起來感興趣，提出約會的下一步是，用共同興趣當作一起出去的理由。

● 問：如果你們的共同興趣是科幻電影，約對方出去有什麼說法？

○ 答案：去看最近上映的科幻電影；去你家或他家看科幻電影。

譯註：在台灣，通常交往到很熟悉的時候，才會到彼此的家裡。

●問：如果你們的共同興趣是運動，約他出去有什麼說法？

○答案：去看一場體育賽事；去你家或他家看電視轉播；一起去公開場所看一場比賽。

譯註：在台灣，通常交往到很熟悉的時候，才會到彼此的家裡。

●問：如果你們的共同興趣是拉麵，約他出去有什麼說法？

○答案：一起去一家拉麵店；在你家或他家做拉麵。

譯註：在台灣，通常交往到很熟悉的時候，才會到彼此的家裡。

7. 交換聯絡資訊

●陳述：如果他接受，而你還沒有對方的聯絡資訊的話，下一步就是交換聯絡資訊。我們如何交換聯絡資訊？

○範例：我應該跟你要電話號碼。

○範例：我們可以互留手機號碼嗎？

○範例：我可以加你 LINE 嗎？

○範例：我可以加你為臉書好友嗎？

譯註：LINE 與臉書是台灣青年更常使用的聯絡方

●問：如果他不想給電話號碼（譯註：或加你為好友），那是好的跡象嗎？

○答案：不，恐怕不是。

●問：如果他不想給電話號碼（譯註：或加你為好友），該怎麼做？

○答案：不要強迫他；把你的號碼（譯註：或帳號）給他，請他打給你或傳訊息給你；表現得輕鬆一些；不要期待他會找你。

8. 告訴對方你會再聯絡確認

●解釋：提出約會邀請的最後一步，是告訴他你何時會再連絡他。

●問：拿到電話號碼或是提出約會邀請後，什麼時候是打電話或傳訊息的適當時機？

○答案：拿到號碼或計畫約會後一兩天的時間內。

●問：當天就打電話或傳訊息，可能會有什麼問題？

○答案：你看起來過度熱切；他可能會覺得不舒服或失去興趣。

●問：超過三天以上才打電話或傳訊息，可能會有什麼問題？

○答案：你看起來對他沒興趣；他可能覺得你不是認真的；他可能會失去興

趣。

正確的角色扮演：提出約會邀請 ▶

〔由兩位行為教練做角色扮演，進行提出約會邀請的「正確」示範。如果沒有兩位行為教練，團體帶領者可以取代其中一位教練。〕

● 先說：我們要開始角色扮演。請仔細看，然後告訴我，行為教練 B 提出約會邀請，哪裡「做對」了。

「正確」示範的例子

○ 行為教練 A：（看著手機）。

○ 行為教練 B：嗨，你好嗎？

○ 行為教練 A：還不錯。你呢？

○ 行為教練 B：蠻好的。你週末在做什麼？

○ 行為教練 A：我和一些朋友在一起，然後一起去看電影。

○ 行為教練 B：不錯喔！你有看過我們之前在聊的那部科幻電影嗎？

○ 行為教練 A：（失望的樣子）沒有，不過我蠻想去看那部的。

○ 行為教練 B：（輕鬆，友善的）我也是。（停頓）你這週末要做什麼？

○ 行為教練 A：（微笑，傳情）我目前沒有計畫。

○ 行為教練 B：（輕鬆，友善的）這樣啊，那你會想一起去看嗎？

○ 行為教練 A：（微笑，傳情）好啊，應該會蠻好玩的。

○ 行為教練 B：（輕鬆，友善的，傳情）太好了。那可以留你的電話號碼嗎？（拿出手機）

○ 行為教練 A：（微笑，傳情）當然，我的號碼是 1234-5678。

○ 行為教練 B：（在手機中輸入號碼）好喔！那我明天 call 你，我們來規劃一下。

○ 行為教練 A：（輕鬆，友善的，傳情）聽起來不賴！

● 說這句話收尾：好，時間結束。這裡行為教練 B 向對方提出約會邀請，他「做對」了什麼？

○ 答案：等適當的時機提出；交換資訊；提起共同興趣；問對方某個時間點要

做什麼；評估對方對他的興趣；用共同興趣當作一起出去的理由；交換聯絡
　資訊；告訴對方你會再聯絡確認。

● 提出下列**觀點轉換提問**：
　○ 你覺得（行為教練 A）感覺怎麼樣？
　　■ 答案：蠻好的；被恭維；興奮。
　○ 你覺得（行為教練 A）會怎麼看（行為教練 B）？
　　■ 答案：蠻好的；友善；可愛。
　○ 你覺得（行為教練 A）會想跟（行為教練 B）約會或再次說話嗎？
　　■ 答案：會。

● 問行為教練 A 同樣的**觀點轉換提問**：
　○ 你感覺怎麼樣？
　○ 你會怎麼看（行為教練 B）？
　○ 你會想跟（行為教練 B）約會或再次說話嗎？

行為演練：提出約會邀請

● 解釋：現在我們將讓每位學員和行為教練練習提出約會邀請。
● 沿著會議室，讓每一位學員練習對某人提出約會邀請。
　○ 確保至少有一位男性與一位女性行為教練可陪同練習。
　○ 如果只有一位行為教練，團體帶領者可以取代同性別的教練。
　○ 問：你和誰練習會覺得比較自在，行為教練 A 或行為教練 B ？
● 問學員他們喜歡做什麼，請他們想像行為教練和他們有**共同的興趣**，用它來當
　作一起出去的理由。
● 鼓勵學員在依循步驟時觀看白板上的內容。
　○ 在練習時，你可能需要指出特定步驟。
　○ 當他們練習時，避免中斷行為演練。
● 視需要提供**社交指導**，**解決**可能產生的問題。
● 每一位學員練習後，以掌聲結束。

接受被拒絕

● 解釋：即使你依循提出約會邀請的所有步驟，我們有時仍會被拒絕。這時候，

最重要的是要記得，約會是一種選擇。我們不需跟每個人約會，也不是每個人都需要和我們約會。當我們提出約會邀請而被拒絕時，我們應該依循一些具體步驟來回應。

錯誤的角色扮演：接受被拒絕 ▶

〔由兩位行為教練做角色扮演，進行接受被拒絕的「錯誤」示範。如果沒有兩位行為教練，團體帶領者可以取代其中一位教練。〕

●先說：我們要開始角色扮演。請仔細看，然後告訴我，行為教練 B 接受被拒絕，哪裡「做錯」了。

「錯誤」示範的例子

○行為教練 A：（看著手機）。

○行為教練 B：（很快走過來，很興奮）嗨，你想和我出去嗎？

○行為教練 A：（震驚，錯愕，困惑）呃……我沒想過。

○行為教練 B：（窮追不捨）別這樣嘛，和我去約會吧。

○行為教練 A：（不舒服，困惑）不用，不適合。（轉身看手機）

○行為教練 B：（窮追不捨）為什麼不？

○行為教練 A：（不舒服，覺得厭煩）不用了，我沒想過。（轉頭看手機）

○行為教練 B：（窮追不捨）一定會很好玩的！一次就好？

○行為教練 A：（不舒服，尷尬）不用了，抱歉。

○行為教練 B：（生氣）你才不覺得抱歉。高傲自大的人！

○行為教練 A：（害怕，看向別處，想逃走）。

●說這句話收尾：好，時間結束。行為教練 B 接受被拒絕，他「做錯」了什麼？

　　○答案：不接受別人說不；追問拒絕的原因；給別人壓力；生氣起來。

●提出下列觀點轉換提問：

　　○你覺得（行為教練 A）感覺怎麼樣？

　　　■答案：不舒服；尷尬；厭煩；毛毛的；可怕。

　　○你覺得（行為教練 A）會怎麼看（行為教練 B）？

■ 答案：怪異；過於急切；糾纏得令人感覺毛毛的。

○ 你覺得（行為教練 A）會想跟（行為教練 B）約會或再次說話嗎？

■ 答案：不會。

● 問行為教練 A 同樣的**觀點轉換提問**：

○ 你感覺怎麼樣？

○ 你會怎麼看（行為教練 B）？

○ 你會想跟（行為教練 B）約會或再次說話嗎？

接受被拒絕的步驟

● 解釋：與其給別人壓力或詢問拒絕的原因，不如優雅地接受拒絕，依循以下的重要步驟。

1. 保持冷靜

● 陳述：接受約會被拒絕的第一步，是保持冷靜。為什麼保持冷靜是重要的？

○ 答案：如果你**不保持冷靜**，會讓別人覺得不舒服；如果你失去冷靜，會讓人覺得太急切或愚蠢；你會有不好的名聲；其他人可能會不想和你約會。

2. 以一個輕鬆的聲明表達接受

● 陳述：下一步是以一個輕鬆的聲明表達接受。你可以做哪些輕鬆的表達來表示你接受被拒絕？

○ 範例：好的。沒關係。

○ 範例：沒有啦，只是想問問看。

○ 範例：我沒事。不用擔心。

3. 把話題轉回共同興趣

● 陳述：接受拒絕的下一步，是把話題轉回共同興趣。為什麼把話題轉回之前在談的主題是個好主意？

○ 答案：因為聚焦在談拒絕感覺很差；比較好的做法是，從談約會轉回去再談共同興趣。

4. 用一個說法來結束交談

● 陳述：在某個時間點，交談會面臨結束，最好為結束交談找一個說法。為什

麼為結束交談找一個說法是重要的？

　　○答案：這樣就不會看起來像因為尷尬或生氣而逃走。

● 解釋：當你依循接受被拒絕的步驟，你還需要做一些事。

● **保持友善**

　　○陳述：當你被拒絕的時候，重要的是要保持友善。為什麼保持友善是重要的？

　　　　■答案：如果場面不友善，彼此都會感覺尷尬。

● **不要勉強別人跟你出去**

　　○陳述：當某人拒絕你的約會邀請，很重要的是不要勉強別人跟你出去。意思是說，不要強迫對方，也不要重複一再邀約。勉強別人跟你出去，或是再次邀約，可能會有什麼問題？

　　　　■答案：這會讓他們覺得不舒服；你看起來太急切；他們可能會對你的糾纏感到毛毛的；你可能會有不好的名聲，其他人可能不想跟你出去。

　　○問：如果他們給的理由到某個時間點可能改變呢？例如，如果他們說現在還不想約會，你可以怎麼說？

　　　　■範例：如果你改變心意，請告訴我。

　　　　■範例：如果有變化，請讓我知道。

　　○問：一定要說這些嗎？

　　　　■答案：不一定。

● **不要問原因**

　　○陳述：雖然我們會好奇為什麼他們說「**不**」，我們應該問原因嗎？

　　　　■答案：不該。

　　○問：當別人拒絕你時，請對方解釋原因，可能會有什麼問題？

　　　　■答案：會讓你看起來很急切；會讓對方感到不舒服；感覺會很尷尬。

正確的角色扮演：接受被拒絕 ▶

〔由兩位行為教練做角色扮演，進行**接受被拒絕**的「**正確**」示範。如果沒有兩位行為教練，團體帶領者可以取代其中一位教練。〕

● 先說：我們要開始角色扮演。請仔細看，然後告訴我，行為教練 B 示範接受

被拒絕，哪裡「做對」了。

「正確」示範的例子

○行為教練 A：（看著手機）。

○行為教練 B：嗨，你好嗎？

○行為教練 A：還不錯。你呢？

○行為教練 B：蠻好的。你週末在做什麼？

○行為教練 A：我和一些朋友在一起，然後一起去看電影。

○行為教練 B：不錯喔！你有看過我們最近在聊的科幻電影嗎？

○行為教練 A：（失望的樣子）沒有，不過我蠻想去看那部的。

○行為教練 B：（輕鬆，友善的）我也是。（停頓）你這週末要做什麼？

○行為教練 A：（猶豫，有些緊張）我不確定。

○行為教練 B：（輕鬆，友善的）這樣啊，那你會想一起去看嗎？

○行為教練 A：（有點尷尬）呃……老實說，我現在有喜歡的人了。

○行為教練 B：（輕鬆，友善的）好的。沒關係。

○行為教練 A：（友善的）謝謝你邀我。

○行為教練 B：（輕鬆，友善的）不會。（停頓）無論如何，你真的該去看那部電影。我聽說真的很好看。

○行為教練 A：（微笑，友善的）是啊，我也有聽說。我一定會去看的。

○行為教練 B：（停頓）我得去上課了。

○行為教練 A：（友善的）我也是。

○行為教練 B：（輕鬆，友善的）好啊，下次見。

○行為教練 A：（友善的）OK！保重。

○行為教練 B：（輕鬆，友善的，揮手）再見。

○行為教練 A：（友善地揮手）再見。

○行為教練 A 與 B：（分別離開）。

●說這句話收尾：好，時間結束。行為教練 B 接受被拒絕，他「做對」了什麼？

○答案：保持冷靜；以輕鬆聲明表達接受；把話題轉回共同興趣；用一個說法來結束交談；保持友善；沒有勉強別人跟你出去；沒有追問原因。

●提出以下**觀點轉換提問**：

○ 你覺得（行為教練 A）感覺怎麼樣？

■ 答案：蠻好的；覺得被恭維。

○ 你覺得（行為教練 A）會怎麼看（行為教練 B）？

■ 答案：蠻好的；友善。

○ 你覺得（行為教練 A）會想跟（行為教練 B）再次說話嗎？

■ 答案：很可能會。

●問行為教練 A 同樣的**觀點轉換提問**：

○ 你感覺怎麼樣？

○ 你會怎麼看（行為教練 B）？

○ 你會想跟（行為教練 B）再次說話嗎？

行為演練：接受被拒絕

●解釋：現在我們將讓每位學員和行為教練練習提出約會邀請，並接受被拒絕。

●沿著會議室，讓每位學員和其中一位行為教練練習**接受被拒絕**。

○ 確保至少有一位男性與一位女性行為教練可陪同練習。

○ 如果只有一位行為教練，團體帶領者可以取代同性別的教練。

○ 問：你和誰練習會覺得比較自在，行為教練 A 或行為教練 B？

●問學員他們喜歡做什麼，請他們想像行為教練和他們有**共同的興趣**，用它來當**作一起出去的理由**。

●鼓勵學員在依循步驟**提出約會邀請**與**接受被拒絕**時觀看白板上的內容。

○ 在練習時，你可能需要指出特定步驟。

○ 當他們練習時，避免中斷行為演練。

●視需要提供**社交指導**，解決可能產生的問題。

●每位學員練習後，以掌聲結束。

拒絕別人

解釋：有時候，可能有我們不感興趣的人想和我們約會。在這種情況下，重要的是要記得，約會是一種選擇。我們不必和每個人約會，也不是每個人都要和我們約會。也就是說，不必因為別人約了我們，我們就一定要接受。當我們必須拒絕

別人的約會邀請時，有一些非常具體的步驟可以依循。

錯誤的角色扮演：拒絕別人 ▶

〔由兩位行為教練做角色扮演，進行拒絕別人的「錯誤」示範。如果沒有兩位行為教練，團體帶領者可以取代其中一位教練。〕

● 先說：我們要開始角色扮演。請仔細看，然後告訴我，行為教練 A 拒絕別人，哪裡「做錯」了。

「錯誤」示範的例子

○ 行為教練 A：（看著手機）。

○ 行為教練 B：（很快走過來、很興奮）嗨，你想和我出去嗎？

○ 行為教練 A：（震驚，憤怒）你在開玩笑嗎？不可能！

○ 行為教練 B：（緊追不放）別這樣嘛。我們哪時候應該要一起出去的。

○ 行為教練 A：（取笑行為教練 B）你一定是瘋了！

○ 行為教練 B：（困惑）為什麼不？

○ 行為教練 A：（粗魯，作弄行為教練 B）為什麼你覺得我一定會跟你出去？

○ 行為教練 B：（感覺受傷）我只是覺得那應該會很有趣。

○ 行為教練 A：（厭煩，不留餘地的）永無可能！

● 說這句話收尾：好，時間結束。行為教練 A 拒絕別人，他「做錯」了什麼？

　○ 答案：行為無禮；作弄別人；取笑別人。

● 提出下列觀點轉換提問：

　○ 你覺得（行為教練 B）感覺怎麼樣？

　　■ 答案：難堪；受傷；沮喪。

　○ 你覺得（行為教練 B）會怎麼看（行為教練 A）？

　　■ 答案：刻薄；殘酷；高傲自大。

　○ 你覺得（行為教練 B）會想再跟（行為教練 A）說話嗎？

　　■ 答案：不會。

● 問行為教練 B 同樣的觀點轉換提問：

○你感覺怎麼樣？

　　○你會怎麼看（行為教練 A）？

　　○你會想再跟（行為教練 A）說話嗎？

拒絕別人的步驟

解釋：與其粗魯、取笑或作弄對方，我們應該依循以下重要步驟來拒絕。

1. 保持冷靜

●陳述：拒絕別人邀約的第一步，是保持冷靜。為什麼保持冷靜是重要的？

　　○答案：因為如果你失去冷靜，可能會讓對方覺得難堪；你可能會讓他們感覺很不好；你可能會顯得不厚道或粗魯；你可能會有不好的名聲。

2. 禮貌拒絕別人

●陳述：下一步是禮貌地拒絕。我們怎麼禮貌地拒絕別人？

　　○範例：我不想約會。

　　○範例：不用，謝謝。

　　○範例：我想不太適合。

3. 為拒絕別人給一個說法

●解釋：人們通常會想知道為什麼被拒絕，所以給一個拒絕的說法或理由是好的。如果說實話會傷了對方的話，試著不要太誠實。

●問：拒絕別人有哪些說法？

　　○範例：我只把你當朋友。

　　○範例：我已有喜歡的人。

　　○範例：我已有交往的人。（如果這不是事實，請不要這麼說。）

4. 謝謝對方提出邀請

●解釋：一般而言別人約你出去是一種恭維，即使你對對方沒有興趣。所以謝謝他們提出邀請是好的做法。你可以如何謝謝他們邀請你？

　　○範例：還是謝謝你約我。

　　○範例：不管怎樣，還是要謝謝你。我覺得很榮幸。

　　○範例：你人真好，會想約我。

5. 把話題轉回共同興趣

  ● 陳述：拒絕別人的下一步是，把話題轉回共同興趣。為什麼把話題轉回之前
     在聊的主題是個好主意？

    ○ 答案：因為聚焦在談拒絕感覺很差；比較好的做法是，從談約會轉回去再
       談共同興趣。

6. 用一個說法來結束交談

  ● 陳述：在某個時間點，交談面臨結束，最好為結束交談找一個說法。為什麼
     為結束交談找一個說法是重要的？

    ○ 答案：這樣你就不會看起來像因為難堪或不自在而逃走。

● 解釋：當你依循拒絕別人的步驟，你還需要做一些事。

● 保持友善

  ○ 陳述：當你拒絕別人的時候，重要的是要保持友善。為什麼保持友善是重要
     的？

    ■ 答案：如果不友善，彼此都會感到尷尬。

● 不要因為不知如何說不而說好

  ○ 陳述：有時候拒絕別人會有不好的感覺。你應該因為不知如何說「不」而說
     「好」嗎？

    ■ 答案：不應該。

  ○ 問：因為不知如何說「不」而說「好」，可能會有什麼問題？

    ■ 答案：如果你不喜歡他們卻跟他們出去，這樣並不公平；這只是延後了不
       可避免的結果；你不應該跟你沒興趣的人約會。

    譯註：不想約會就說不要，不喜歡對方可以直接表示不喜歡。

● 不要因為覺得抱歉而說好

  ○ 陳述：有時候人們會因為拒絕別人而有罪惡感。你應該因為覺得抱歉而說
     「好」嗎？

    ■ 答案：不應該。

  ○ 問：因為覺得抱歉而說「好」，可能會有什麼問題？

    ■ 答案：對他們不公平；只是延後了不可避免的結果；你不應該跟你沒興趣
       的人約會。

譯註：不想約會就說不要，不喜歡對方可以直接表示不喜歡。

- **不要取笑對方或捉弄對方**
  - ○陳述：有些人會嘲笑或捉弄約他們出去的人。取笑或捉弄約他們出去的人，可能會有什麼問題？
    - ■答案：不厚道；粗魯；給人殘忍的感覺；你會有不好的名聲；其他人可能會不想約你出去。

- **不要告訴別人對方約你出去**
  - ○陳述：雖然你可能會忍不住想告訴別人誰約你出去，但告訴別人你拒絕了某人的邀約，可能會有什麼問題？
    - ■答案：人們會說閒話；對方可能會感到難堪；讓你看起來不太善良；你可能會有不好的名聲；以後其他人可能不敢約你出去。
  - ○問：可以告訴你最好的朋友、社交教練或你的家人嗎？
    - ■答案：可以，但是厚道些，不要取笑對方。

正確的角色扮演：拒絕別人 ▶

〔由兩位行為教練做角色扮演，進行**拒絕別人**的「**正確**」示範。如果沒有兩位行為教練，團體帶領者可以取代其中一位教練。〕

- **先說**：我們要開始角色扮演。請仔細看，然後告訴我，行為教練 A 示範拒絕別人，哪裡「**做對**」了。

「正確」示範的例子

○行為教練 A：（看著手機）。

○行為教練 B：嗨，你好嗎？

○行為教練 A：還不錯。你呢？

○行為教練 B：蠻好的。你週末在做什麼？

○行為教練 A：我和一些朋友在一起，然後一起去看電影。

○行為教練 B：不錯喔！你有看過我們最近在聊的科幻電影嗎？

○行為教練 A：（失望的樣子）沒有，不過我蠻想去看那部的。

○行為教練 B：（輕鬆、友善的）我也是。（停頓）你這週末要做什麼？

○行為教練 A：（猶豫、有些緊張）我不確定。

○行為教練 B：（輕鬆、友善的）這樣啊，那你會想一起去看嗎？

○行為教練 A：（有點尷尬）嗯……可能不太適合。我現在有喜歡的人。

○行為教練 B：（輕鬆、友善的）好的。沒關係。

○行為教練 A：（友善的）謝謝你邀我。很榮幸。

○行為教練 B：（輕鬆、友善的）沒事。只是想問問看。

○行為教練 A：你真體貼。（停頓）無論如何，你真的該去看那部電影。我聽說真的很好看。

○行為教練 B：（輕鬆、友善的）是啊，我也有聽說。我一定會去看的。

○行為教練 A：（停頓）我想上課時間到了。

○行為教練 B：（輕鬆、友善的）好啊，下次見。

○行為教練 A：（輕鬆、友善的，揮手）再見。

○行為教練 B：（友善地揮手）再見。

○行為教練 A 與 B：（分別離開）。

● 說這句話收尾：好，時間結束。這裡行為教練 A 拒絕別人，他「做對」了什麼？

　　○答案：**保持冷靜；禮貌拒絕別人；為拒絕別人給一個說法；謝謝對方提出邀請；把話題轉回共同興趣；用一個說法來結束交談。**

● 提出下列**觀點轉換提問**：

　　○你覺得（行為教練 B）感覺怎麼樣？

　　　■答案：到後來蠻好的。

　　○你覺得（行為教練 B）會怎麼看（行為教練 A）？

　　　■答案：蠻好的；只是沒有興趣。

　　○你覺得（行為教練 B）會想再跟（行為教練 A）說話嗎？

　　　■答案：是的，很可能會。

● 問行為教練 B 同樣的**觀點轉換提問**：

　　○你感覺怎麼樣？

　　○你會怎麼看（行為教練 A）？

　　○你會想再跟（行為教練 A）說話嗎？

行為演練：拒絕別人

● 解釋：現在我們將讓每位學員和一位行為教練練習拒絕別人。

● 沿著會議室，讓每位學員和其中一位行為教練練習**拒絕別人**。

　○ 確保至少有一位男性與一位女性行為教練可陪同練習。

　○ 如果只有一位行為教練，團體帶領者可以取代同性別的教練。

　○ 問：你和誰練習會覺得比較自在，行為教練 A 或行為教練 B ？

● 問學員他們喜歡做什麼，請他們想像行為教練和他們有**共同興趣**，用它來當作**一起出去的理由**。

● 鼓勵學員在依循步驟拒絕別人時觀看白板上的內容。

　○ 在練習時，你可能需要指出特定步驟。

　○ 當他們練習時，避免中斷行為演練。

● 視需要提供**社交指導**，**解決**可能產生的問題。

● 每位學員練習後，以鼓掌結束。

【課程十】（續）

約會禮儀：提出約會邀請

學員行為演練

朋友聚會

所需教材

● 室內遊戲（例如：電動遊戲、紙牌遊戲、棋盤遊戲）

　○ 如果你要提供電動遊戲做為選項之一，請確認是否有足夠的遊戲機，讓組員可以同時間一起玩。

　○ 不要使用小型可攜式的遊戲機，因為如此一來，學員必須等候輪流，容易覺得無聊。

　○ 如果沒有其他建議的教材，只用一些紙牌遊戲也可以。

● 可選擇：平板電腦或筆記型電腦，可一起看 YouTube 影片、上網、玩電腦遊戲。

　○ 如果你要提供平板或筆記型電腦做為選項之一，請確定數量是否足夠，讓組員可以同時間一起玩。

● 〔注意：大部分的 PEERS® 團體「並沒有」提供遊戲機、平板或筆記型電腦。這些算是豪華設備。即使只提供一些紙牌，只要能維持**以活動為基礎**的聚會，也就可以進行了。〕

行為演練

● 告知學員他們將練習**開始並結束**朋友聚會。

● 把學員分成小群組（每組不要少於三人）。

● 讓每一位學員依循步驟，練習**開始聚會**。

　○ 指定主人與客人。

　○ 一位學員扮演主人。

　○ 一位學員扮演剛剛到達的客人。

○另一位學員扮演已經到達的客人。

○讓主人說出開始聚會的步驟。

○你可能需要以蘇格拉底式問答，採用以下某些社交訓練問題，提示學員說出
開始聚會的具體步驟：

■當客人來敲門時，你該怎麼做？

■他們站在門口時，你該怎麼做？

■如果他們不曾見過你其他的朋友，你該怎麼做？

■如果他們不曾去過你家，你該怎麼做？

■你是否想招待他們一些什麼？

■你應該如何決定要做什麼？

○剛到的客人應該站在門外敲門。

○已到的客人應該坐在附近。

○讓主人依循開始聚會的步驟。

○如果學員無法依循步驟進行，你可能需要運用蘇格拉底式問答，用以下列社
交訓練問題，來給予提示：

■當你的朋友敲門時，你該怎麼做？

■你覺得朋友會想要進門嗎？

■你的朋友們全都彼此見過面嗎？

■你的朋友到過你家嗎？

■你是否想招待朋友一些什麼？

■你和朋友如何決定要做什麼？

○只要學員練習完，就喊「暫停」，讓其他學員鼓掌。

○「每一位」學員都應該練習在開始聚會中，扮演主人、剛到的客人和已到達
的客人。

●讓學員，在大家交換資訊、找出共同興趣、一起玩治療團隊所提供的遊戲或物
品（如：電動遊戲、紙牌遊戲、棋盤遊戲、平板電腦、筆記型電腦等）之時，
依循聚會過程的規則進行練習。

●讓「每一位」學員依循步驟，練習結束聚會。

○指定主人與客人。

■一位學員扮演主人。

■ 其他學員扮演客人。

○ 讓主人說出結束聚會的步驟。

○ 你可能需要運用蘇格拉底式問答，採用以下某些社交訓練問題，提示學員說出結束聚會的具體步驟：

■ 你應該中斷朋友的活動來結束聚會嗎？

■ 你應該直接請朋友離開嗎？

■ 他們怎麼知道如何出去？

■ 你應該謝謝他們什麼嗎？

■ 如果你度過愉快時光，你該怎麼說？

■ 如果你想再見到他們，你該怎麼說？

■ 當他們離開時，最後你應該說什麼？

○ 主人與客人在開始練習時應該坐著，以便主人可以站起來開始送客人到門口。

○ 讓主人依循步驟來結束聚會。

○ 如果學員無法依循步驟進行，你可能需要運用蘇格拉底式問答，以下列某些社交訓練問題，來給予提示：

■ 你可以直接要朋友離開嗎？或者你需要一個理由？

■ 你的朋友怎麼知道如何出去？

■ 你應該謝謝他們什麼嗎？

■ 如果你度過愉快時光，你該怎麼說？

■ 如果你想再見到他們，你該怎麼說？

■ 當他們離開時，最後你應該說什麼？

○ 在角色扮演時，客人必須真的離開，扮演結束後再回來。

○ 只要學員練習完，就喊「暫停」，讓其他學員鼓掌。

○「每一位」學員都應該在結束聚會中，練習扮演主人與客人。

約會禮儀：提出約會邀請

最後集合

- 向學員宣布，將與社交教練會合。
  - 讓學員站／坐在他的社交教練旁邊。
  - 確定在開始最後集合之前，大家都安靜下來，且專注在聆聽。
  - 讓學員敘述課程內容，社交教練在一旁聆聽。
- 陳述：今天，我們談到約會禮儀，如何向某人提出約會邀請等等。向某人提出約會邀請有哪些步驟？
  1. 等適當的時機提出
  2. 交換資訊
  3. 提起共同興趣
  4. 問對方在某個時間點要做什麼
  5. 評估對方對我的興趣
  6. 用共同興趣當作一起出去的理由
  7. 交換聯絡資訊
  8. 告訴對方你會再聯絡確認
- 陳述：學員練習向某人提出約會邀請。他們也練習處理接受拒絕、禮貌地拒絕別人，學員做得非常好，讓我們給他們大大的掌聲。

指定家庭作業

發放社交訓練講義給學員，宣布以下指定家庭作業：

1. 和一個朋友聚會
  - 社交教練協助學員利用**五個 W** 來計畫朋友聚會：
    - 「**哪些人**」會在場？（WHO）

○想「做什麼」？（WHAT）

○「在哪裡」聚會？（WHERE）

○「何時」聚會？（WHEN）

○「如何」進行聚會？（HOW）

●社交教練應該在開始練習之前，先複習朋友聚會的規則與步驟。

●社交教練應該在朋友聚會之後，問學員下列社交訓練問題：

○你們決定要做什麼？由誰選擇活動？

○你們有交換資訊嗎？花多少比例的時間？

○你們的共同興趣是什麼？有了那些資訊，如果你們下次要一起出去，可以做什麼？

○你和你的朋友度過了愉快的時光嗎？

○他是讓你還想再一起出去的人嗎？

2. 練習讓某人知道你喜歡他

●如果學員目前有感興趣的對象，可以練習讓某人知道你喜歡他。

○除非你目前有感興趣的對象，否則「不要」做這個練習。

○「不要」向對方提出約會邀請，因為我們還沒談到成功進行約會的規則。

●學員應該和社交教練練習讓某人知道你喜歡他，如果不會覺得不自在的話。

●社交教練應該在開始練習之前，複習讓某人知道你喜歡他以及提出約會邀請的規則與步驟。

●練習之後，社交教練應該問學員下列的社交訓練問題：

○和誰練習？

○你怎麼做，來讓某人知道你喜歡他？

○他有何回應？

○他是一個好選擇嗎？他是你會想約會的人嗎？

3. 和同儕（可以從朋友來源挑選同儕）練習加入一群人交談

●社交教練必須在開始練習之前，先複習加入一群人對話的規則與步驟。

●指定作業「不包括」退出交談，除非自然而然需如此。

●社交教練必須在練習之後，問學員下列社交訓練問題：

○在哪裡、試著加入哪些人的交談？

○ 你依循哪些步驟？

○ 他們看起來像是想要跟你說話嗎？你怎麼知道？

○ 你有需要退出交談嗎？如果有，你依循哪些步驟？

個別確認

個別私下和每位學員與社交教練協調：

1. 下週要和「誰」練習朋友聚會。（**WHO**）
   ● 他們計畫建議朋友「做什麼」。（**WHAT**）
   ● 他們會建議朋友「何時、去哪裡」聚會。（**WHEN**、**WHERE**）
   ● 他們要「如何」進行（如：買票、交通等）。（**HOW**）

2. 他們如何練習、和誰練習讓某人知道你喜歡他。

3. 在哪裡、何時、和哪些同儕進行加入一群人對話。
   ● 對方是否為願意接納學員的社交群體，他們如何辨別。

約會禮儀：提出約會邀請

社交訓練講義

提出約會邀請之前

● 對彼此共同的朋友說，如果有共同朋友的話。

● 用眼神傳情。

● 給予「具體」或「籠統」的讚美，依你們熟識的程度而定。

● 問他們是否正在和別人約會。

● 用交換資訊和找出共同興趣來表示對他們的興趣。

● 跟著他們的笑話而笑。

● 評估他們是否對你有好感。

● 確定他們是否有男女朋友。

● 用五個 W 考慮約會活動的選擇。

　　○「誰」會在場（WHO）。

　　○ 你計畫「做什麼」（WHAT）。

　　○「何時」進行（WHEN）。

　　○「在哪裡」碰面（WHERE）。

　　○「怎麼」進行（HOW）。

提出約會邀請的步驟

1. 等適當的時機提出

2. 交換資訊

3. 提起共同興趣

4. 問對方在某個時間點要做什麼

5. 評估對方對我的興趣

6. 用共同興趣當作一起出去的理由

7. 交換聯絡資訊

8. 告訴對方你會再聯絡確認

接受被拒絕的步驟

1. 保持冷靜

2. 以一個輕鬆的聲明表達接受

3. 把話題轉回共同興趣

4. 用一個說法來結束交談

● 接受被拒絕的其他規則

　　○ 保持友善

　　○ 不要勉強別人跟你出去

　　○ 不要問原因

拒絕別人的步驟

1. 保持冷靜

2. 禮貌拒絕別人

3. 為拒絕別人給一個說法

4. 謝謝對方提出邀請

5. 把話題轉回共同興趣

6. 用一個說法來結束交談

● 拒絕別人的其他規則

　　○ 保持友善

　　○ 不要因為不知如何說不而說好

　　○ 不要因為覺得抱歉而說好

　　○ 不要取笑或捉弄他們

　　○ 不要告訴別人對方約你出去

指定家庭作業

1. 和一個朋友聚會

　　● 社交教練協助學員利用五個 W 來計畫朋友聚會：

○「哪些人」會在場？（WHO）

○想「做什麼」？（WHAT）

○「在哪裡」聚會？（WHERE）

○「何時」聚會？（WHEN）

○「如何」進行聚會？（HOW）

● 社交教練應該在開始練習之前，先複習朋友聚會的規則與步驟。

● 社交教練應該在朋友聚會之後，問學員下列社交訓練問題：

○你們決定要做什麼？由誰選擇活動？

○你們有交換資訊嗎？花多少比例的時間？

○你們的共同興趣是什麼？有了那些資訊，如果你們下次要一起出去，可以做什麼？

○你和你的朋友度過了愉快的時光嗎？

○他是讓你還想再一起出去的人嗎？

2. 練習讓某人知道你喜歡他

● 如果學員目前有感興趣的對象，可以練習讓某人知道你喜歡他。

○除非你目前有感興趣的對象，否則「不要」做這個練習。

○「不要」向對方提出約會邀請，因為我們尚未談到如何成功約會的規則。

● 學員應該和社交教練練習讓某人知道你喜歡他與提出約會邀請，如果不會覺得不自在的話。

● 社交教練應該在開始練習之前，複習讓某人知道你喜歡他與提出約會邀請的規則與步驟。

● 練習之後，社交教練應該問學員以下的社交訓練問題：

○和誰練習？

○你怎麼做，來讓某人知道你喜歡他？

○他有何回應？

○他是一個好選擇嗎？他是你會想約會的人嗎？

3. 和同儕（可以朋友來源挑選）練習加入一群人交談

● 社交教練必須在開始練習之前，先複習加入與退出一群人交談的規則與步驟。

●指定作業「**不包括**」退出交談，除非自然而然需如此。

●社交教練必須在練習之後，問學員下列社交訓練問題：

　○ 在哪裡、試著加入哪些人的交談？

　○ 你依循哪些步驟？

　○ 他們看起來像想跟你說話嗎？你怎麼知道？

　○ 你需要退出交談嗎？

　○ 如果有需要退出交談，你依循哪些步驟？

約會禮儀：前往約會

社交訓練治療指引

為社交教練課程做準備

　　本課程的焦點是如何成功地約會。約會規則與步驟和朋友聚會相似，因此部分教導內容將有重覆。雖然團體中的大部分學員可能表達出興趣，想學習更多和約會相關的事，但當中可能只有極少數實際上積極地在約會。因此，本課的驗收家庭作業中針對**讓某人知道你喜歡他**的部分，可能相對有限。除此之外，不是所有的照顧者都詳細知道學員對約會的興趣，因此社交教練團體中對這部分作業的報告可能就更少了。

　　社交教練有關約會禮儀一個常見的提問是，如何處理身體的親密互動。本課所教導的規則之一，是**任何身體接觸都需徵求許可**。舉例來說，我們建議學員在開始擁抱或親吻這類身體接觸之前，都應詢問對方。之所以會選擇納進這個規則，比較和自閉症類群患者與其他社交困難者常見的社交錯誤有關，而和是否經過研究驗證比較無關。實際上，一般人可能只有少數在身體接觸時會徵求對方同意。相反的，比較可能藉由判讀愛情伴侶所表現出來的社交線索，來引導他們嘗試進一步的身體親密互動。不過，判讀這些社交線索，即使是對最有悟性的成年人而言，仍然有相當的困難。對於社交認知發展較為不足的成年人，本身已疲於找到社交線索與判讀徵兆，要求他們推想伴侶何時想準備讓關係進展到更多身體接觸的階段，自然是更加困難。也因此我們決定教導學員，在身體接觸前徵求許可，這個簡單的動作將可導正可能發生的重大失誤。雖然說直接詢問「我可以吻你嗎？」對部分社交教練來說或許太「沒情調」，事實是，如果你的伴侶想要被吻，他們會很樂意說「好」，但如果他們不想被吻，你會慶幸你問了。**身體接觸前徵求許可**有助於避免誤判情勢而導致的尷尬結果。雖然學員很少會反對徵求許可的想法，偶爾你會遇到社交教練並不覺得這樣的做法是「好的玩法」。你便可利用這個機會解釋，PEERS® 教導約會禮儀的目標不是在教導學員談感情時如何

「玩這個遊戲」或成為「玩咖」，相反的，約會課程的目標，是要給學員一些開始發展有意義的愛情關係所需要的基本技巧。

最後，談到約會禮儀，有許多文化的差異必須留意，在你講解課程時應該牢記在心，必要時調整課程內容。尤其是，伴侶如何相遇、決定跟誰約會、在約會時做什麼、和哪些人，甚至由誰付錢，都是和文化特性息息相關的。雖然這本治療手冊最初是採用北美樣本進行研究而發展出來的，課程內容可能對西方文化更為適用，但關於人們如何建立愛情關係，即使同樣在西方社會，不同地區可能還是有極大的差異，因此教材內容宜依據需要來保有彈性。

驗收家庭作業

〔逐項檢視下列的指定家庭作業並**解決**可能發生的問題。從有完成家庭作業的學員開始。如果時間足夠，可以詢問為什麼其他人無法完成作業，並試著**解決**問題，討論下一週可以如何完成作業。驗收家庭作業時，記得使用**關鍵詞**（以**粗楷體字**標示的部分）來重新整理他們的敘述。驗收家庭作業時，請將大部分時間用在討論**朋友聚會**，因為這是最重要的部份。〕

1. 和一個朋友聚會
   ● 陳述：這週學員最主要的指定作業之一，是和一位朋友聚會。誰已完成這項指定作業或嘗試完成？
   ● 問下列問題：
   ○ 是否利用五個 W 來協助學員計畫朋友聚會？
   ○ 在朋友聚會前，你做了哪些社交訓練？
   ○ 學員決定聚會要做什麼？和誰？
   ○ 聚會如何開始？
   ○ 由誰選擇活動？
   ○ 他們有交換資訊嗎？用多少比例的時間？
   ○ 聚會如何結束？
   ○ 聚會之後，你做了哪些社交指導？
   　■ 適當的社交訓練問題：
   　　□ 你們決定要做什麼？由誰選擇活動？

□ 你們有交換資訊嗎？花多少比例的時間？

□ 你們的共同興趣是什麼？有了那些資訊，如果你們下次要一起消磨時間，可以做什麼？

□ 你和你的朋友度過了愉快的時光嗎？

□ 他是讓你還想再一起消磨時間的人嗎？

○ 他看起來是學員會想再一起出去的朋友的好選擇嗎？

表 12.1　在你家開始與結束朋友聚會的步驟

開始朋友聚會	結束朋友聚會
1. 打招呼問候	1. 等候活動中的停頓
2. 邀請他們進門	2. 對結束聚會給一個說法
3. 介紹他們給不認識的人	3. 送朋友到門口
4. 帶他們看看環境	4. 謝謝朋友來聚會
5. 招待點心飲料	5. 告訴朋友你度過愉快的時光
6. 問他們想做什麼	6. 說再見、下次見

2. 練習讓某人知道你喜歡他

●陳述：這週學員的指定作業之一，是練習讓某人知道他喜歡對方。除非學員已有感興趣想交往的人，否則這項指定作業「不用」練習。學員也可以和社交教練練習，如果覺得自在的話。誰已完成這項指定作業或嘗試完成？

●問下列問題：

○ 練習前，你做了哪些社交指導？

○ 學員和誰練習？

○ 他怎麼做，來讓對方知道他喜歡對方？

○ 對方如何回應？

○ 練習之後，社交教練做了哪些指導？

　■ 適當的社交訓練問題：

　　□ 你和誰練習？

　　□ 你怎麼做，來讓對方知道你喜歡他？

　　□ 對方怎麼回應？

　　□ 這是你想提出約會邀請的人嗎？

○ 這像是一個好選擇嗎？對方是他們想提出約會的對象嗎？

3. 和同儕（可以從朋友來源挑選同儕）練習加入一群人交談
   - ●陳述：這週學員的指定作業之一，是和同儕練習加入一群人交談。誰已完成或嘗試完成這項指定作業？
   - ●問下列問題：
   ○ 學員在哪裡、和誰練習？
   ○ 在開始練習之前，你做了哪些社交指導？
   ○ 學員依循哪些步驟？
      1. 聆聽對話
      2. 維持一個距離觀察
      3. 利用手邊的物品
      4. 辨識主題
      5. 找出共同興趣
      6. 走近他們
      7. 等候談話停頓
      8. 提起主題
      9. 評估他們和我說話的興趣
      10. 介紹自己
   ○ 在練習結束之後，你做了哪些社交指導？
      ■ 適當的社交訓練問題：
         □ 在哪裡、練習加入哪些人的交談？
         □ 你依循哪些步驟？
         □ 他們看起來像是想要跟你說話嗎？你怎麼知道？
         □ 你有需要退出交談？如果有，你依循哪些步驟？

表 12.2　退出交談的步驟

從未被接納	一開始被接納、之後被排除	完全被接納
1. 保持冷靜	1. 保持冷靜	1. 等候談話停頓
2. 看向別處	2. 看向別處	2. 為離開給一個「具體的」說法
3. 轉向別處	3. 等候「短暫的」談話停頓	3. 說下次見
4. 走開	4. 為離開給一個「簡短的」說法	4. 說再見
	5. 走開	5. 走開

● 〔收回社交訓練指定家庭作業工作表。如果社交教練忘記帶，請他們重新填寫好一份新的表格，幫助他們為指定作業負責。〕

講授課程：約會禮儀——前往約會

● 發放社交訓練講義。

　○ 社交訓練治療指引中的**粗體字**部份，直接摘錄自社交訓練講義。

　○ 提醒社交教練粗楷體字是**關鍵詞**，代表 PEERS® 課程中的重要概念，在社交指導時應該盡可能使用這些用語。

● 解釋：今天我們要繼續談約會禮儀。到目前為止，我們已談到如何讓某人知道你喜歡他，如何向某人提出約會邀請。在本課中，我們將要談談前往約會。前往約會有許多階段，包括：規劃約會、預備約會、約會時注意安全、開始約會、約會過程、結束約會與約會之後。我們將會談到在這每個階段中，學員需要做的事。

規劃約會

● 解釋：在你向某人提出約會邀請，而且他們接受之後，你需要規劃約會的其他細節。即使你已提過你想做什麼、約好什麼時候出去，依然還有其他細節需要做最後確認。

● **依照兩日規則再次聯絡**

　○ 解釋：規劃約會包括再次聯絡以確認最後的細節。如果你對對方感興趣，不想讓自己看起來只是玩玩，就應該依照「兩日規則」再次聯絡。意思是說，

你應該在拿到電話號碼或提出約會的一兩天後，打電話或傳簡訊聯絡。

○問：拿到電話號碼或提出約會的當天就打電話，可能會有什麼問題？

■答案：如果你太快打電話，人家可能會被嚇跑了；你可能看起來過於熱切；可能讓人倒胃口。

○問：拿到電話號碼或提出約會的三天或更久後打電話，可能會有什麼問題？

■答案：如果你太晚打，他們可能會失去興趣；他們可能會覺得你只是玩玩或是裝酷；他們可能會以為你是個玩咖，或是對他們沒興趣；可能讓人很**掃興**。

● **依照五個 W 確認約會**

○問：當你再次聯絡時，是一個依照五個 W 來確認約會的好時機嗎？

■答案：是（不過不用說出**五個 W**）。

○問：什麼是五個 W ？

■**「誰」**會在場（WHO）。

■你計劃**「做什麼」**（WHAT）。

■**「何時」**進行（WHEN）。

■**「在哪裡」**碰面（WHERE）。

■**「怎麼」**進行（HOW）。

● **在即將約會之前確認計畫**

○陳述：規劃約會時，你也需要在快約會前確認計畫。通常在約會一天或兩天前是適當的，看你何時約對方出去。為什麼確認計畫是重要的？

■答案：計畫有時會改變；人們有時會忘記計畫，或是太忙；如果你沒在**即將約會之前確認計畫**，可能不會順利成行。

○解釋：身為社交教練，你可以幫助學員決定適當的時機，來確認約會的計畫。

為約會做準備

● 解釋：前往約會的下一階段，是預備約會。這些是我們即將赴約前需要做的事。

● **確定你的地方是可以見人的**

○陳述：預備約會時，你需要確認你的地方是可以見人的。意思是說，如果約

會是去你住的地方，或是得搭你的車，你需要把這些地方清乾淨。如果約會時家裡或車子裡亂七八糟，可能會有什麼問題？

譯註：前幾次約會不適合在家裡。通常到彼此很熟悉了，才會約在家裡。

■ 答案：家裡或車子裡亂七八糟，顯示你不夠尊重約會對象；他們可能會覺得你很邋遢；可能很倒胃口。

● 把所有你不想在約會時分享、被觀看或觸摸的物品收好

○ 陳述：預備約會時，另一件重要的事情是，把所有你不想在約會時分享、被觀看或觸摸的物品收好。為什麼事先收好這些物品是重要的？

■ 答案：因為你不想告訴約會對象不能看或碰你的東西，這樣給人感覺不太禮貌；比較簡單的做法是，事先收好個人物品，讓他們甚至不知道有這些東西的存在。

● 保持良好衛生

○ 陳述：預備約會時，保持良好衛生也很重要。為什麼約會時保持良好衛生是重要的？

■ 答案：良好的衛生是對你自己與對方的尊重；衛生不佳則是對約會對象的不尊重；可能會倒胃口。

■ 陳述：身為社交教練，你可能需要在保持良好衛生方面提供協助。

● 穿著合宜

○ 解釋：為約會做好預備之後，你需要想想你要穿什麼。約會時穿著得體，非常重要。

○ 衣著需與活動相稱

■ 陳述：你的衣著需與約會的活動相稱。什麼是約會的適當穿著？

□ 範例：體育活動可著輕便服裝。

□ 範例：吃晚餐或看電影穿上漂亮的衣服。

□ 範例：看戲劇表演或去時髦的餐廳時，穿著宜講究。

■ 解釋：身為社交教練，你可能需要協助學員的約會穿著合宜。

○ 避免穿著過於撩人

■ 陳述：你認為學員應該穿著撩人去約會嗎？這樣可能會有什麼問題？

□ 答案：不；這會讓約會對象想歪了；約會對象可能不會認真看待他們；約會對象可能會認為他們只是在釣一個人「上鉤」。

○ 試著表現自己最好的一面

　　■ 陳述：你認為約會時表現自己最好的一面是重要的嗎？為什麼這是一個好的想法？

　　　□ 答案：是；當你試著表現自己最好的一面，就代表你對對方的尊重；這可能會增加你對對方的吸引力。

注意約會安全

● 解釋：預備約會時，想想如何注意安全也十分重要。舉例來說，很多人利用線上約會網站來找適合約會的伴侶。這些網站做為約會對象的來源可能有用，不過當我們和認識不夠多的人見面時，有一些安全事項要注意。

● 避免一開始就給對方你的個人聯絡資訊

　　○ 陳述：網路約會或是和你認識不多的人出去，保持安全的做法之一是，避免一開始就給對方你的個人聯絡資訊。什麼是個人聯絡資訊？

　　　■ 答案：地址；家裡電話；全名。

　　　　譯註：在北美地區，通常給全名代表對方可能有辦法查詢你的個人資訊。

　　○ 問：立刻給個人的聯絡資訊，可能會有什麼問題？

　　　■ 答案：你還不了解對方；你不知道是否能信任對方；你不知道自己會不會想再看到他們或是和他們說話。

　　○ 解釋：身為社交教練，你可以幫助學員決定何時是給對方個人聯絡資訊的正確時機。

● 在見面前 Google 約會對象

　　○ 解釋：網路約會或是和你認識不多的人出去時，另一個維持安全的做法，是事先 Google 他們。這不是說你應該在網路上追蹤他們，只是說你應該在見面前，查一下他們的網路活動，獲得一些背景資訊。你可以有哪些做法？

　　　■ 答案：仔細檢視他們在約會網站上的資料頁面；送出臉書交友邀請，查閱他們的貼文；如果你知道他們的全名，就可以 Google 他們。

● 讓朋友和家人知道你在哪裡、和誰在一起

　　○ 陳述：另一個保持約會安全的做法是，在約會時讓朋友與家人知道你在哪裡、和誰在一起。為什麼讓大家知道你在哪裡、和誰在一起，會是一個好主

意？

　　■答案：當大家知道你在哪裡、和誰在一起，會比較安全；如果發生任何事情，大家知道如何找你、去哪裡找你。

● **自己開車赴約與離開**

　　○陳述：約會過程注意安全的另一個做法，是自己開車赴約與離開，或是找替代的交通方式。為什麼自己開車赴約與離開是一個好主意？

　　　■答案：比較安全；你想離開的時候就可以離開。

　　○問：如果你不會開車，你要如何前往與離開，而非接受對方載你？

　　　■答案：使用大眾運輸；搭計程車；網路叫車 APP；請朋友、社交教練、或家人載你；如果安全且不會太遠的話，也可步行或是騎腳踏車。

● **在公共場所與約會對象見面**

　　○陳述：網路約會或是和你認識不多的人出去，另一個安全做法是，在公共場所與約會對象見面，那些地方會有很多人在旁邊。為什麼在公共場所見面是一個好主意？

　　　■答案：身邊有其他人會比較安全。

● **避免在一開始就和約會對象單獨去任何地方**

　　○陳述：網路約會或是和你認識不多的人出去時，另一個安全做法是，避免一開始就和約會對象單獨去任何地方。

　　■ 不要一開始就上他的車。

　　■ 不要一開始就帶他回你家。

　　■ 不要一開始就去他家。

　　○問：為什麼避免一開始就和約會對象單獨去任何地方，是一個好主意？

　　　■答案：你還不認識對方；你還不知道是否能信任他們；你們單獨相處時會比較不安全。

　　○解釋：身為社交教練，你可以協助學員決定，何時和約會對象單獨相處是安全的。

● **赴約之前與之後告知朋友與家人**

　　○問：網路約會或是和你認識不多的人出去時，另一個安全做法是，在赴約之前與赴約之後，告知朋友與家人。為什麼在赴約之前與之後告知朋友與家人是一個好主意？

■答案：讓大家知道你何時在做什麼，會比較安全；如果發生任何事，大家會知道你在做什麼、如何找到你；別人知道你是安全的，就不會為你擔心。

開始約會的步驟

●解釋：現在我們已談過計劃約會、預備約會、約會時注意安全，接著我們需要談談在開始約會時要怎麼做。如同和朋友聚會，開始約會有具體步驟可以依循。

1. 問候約會對象

●陳述：開始約會的第一步，是問候約會對象。你如何問候對方？

○答案：說嗨，問他們好嗎；在有些地區人們會擁抱或親吻一下。

　　譯註：在台灣通常不會以擁抱或親吻來問候對方。

●陳述：如果是網路約會或聯誼，你還需要介紹自己。人們通常如何介紹自己？

○答案：說：「嗨，我是某某某。」；有些人在第一次見面時會握手。

2. 邀請對方進門（如果在你家見面）

●陳述：假設對方是我們已經很熟的人，而且是在我們家碰面，下一步是邀請他們進門。可以說「請進」，讓出走道讓他們進門。如果我們忘記邀請他們進門，會發生什麼事？

○答案：他們會一直站在門外等候進門；可能會覺得尷尬。

●解釋：如果你計劃留在家裡一段時間，邀他們進門可能還包括幫他們放置外套、夾克或傘。

3. 幫對方介紹在場不認識的人

●陳述：如果這是兩對一起約會、團體約會，或你們在你家見面而他不認識其他人，下一步便是介紹他給沒見過面的人。為什麼介紹他給沒見過面的人是重要的？

○答案：如果他不認識每個人，他可能會感覺不太好；如果知道每個人是誰，他們會覺得比較舒服；如果沒有幫他介紹不認識的人，你可能會顯得

不太體貼。

4. 帶對方看看環境（如果在你家見面）

●陳述：如果在你家見面，而且是第一次在你家約會，你可能會想帶他看一下
環境。為什麼帶他看看環境是重要的？

○答案：如果他不曾到過你家，**帶他看看環境是一種禮貌**；如果沒帶他看看
環境，可能不太禮貌。

5. 招待點心飲料（如果是待在你家）

●陳述：如果約會在你家進行，或你計畫待在家不只幾分鐘，你應該招待對方
一些點心飲料。為什麼招待點心飲料是重要的？

○答案：如果是在你家，提供食物與飲料是一種禮貌；你的約會對象可能會
餓或渴；沒有提供點心可能會不太周到。

6. 徵詢對方有關你提的計畫

●陳述：最後一步，提出你的計畫，問對方的意見。這可以幫助你進到約會的
下一階段。你可以怎麼做呢？

○範例：我們還是去原來預約的餐廳嗎？

○範例：我們準備要去音樂會了嗎？

○範例：你還想看那個比賽嗎？

●〔可選擇：播放 PEERS® 角色扮演影片集錦（www.semel.ucla.edu/peers/
resources）中有關**開始約會**的「**錯誤**」與「**正確**」角色扮演示範影片。〕

約會過程

●解釋：所以我們知道了，開始約會有一些步驟。現在我們要談約會過程中要做
什麼。約會過程有一些重要的規則應該要依循，好讓事情可以順利進行。

● **表示出對約會對象的興趣**

○陳述：當你在約會時，表現出對約會對象的興趣，是很重要的。你如何表現
出對約會對象的興趣？

■答案：問他問題；聽他說想說的話；眼神接觸。

○ **微笑且維持好的眼神接觸**

■問：微笑與眼神接觸為何能表現出對約會對象的興趣？

　□答案：當你微笑時，你透露出很享受對方的陪伴；當你維持好的眼神接觸時，你透露出對約會對象的興趣。

■問：我們還需要以維持眼神接觸來傳情、露出微笑、看向別處、並且重覆這個過程嗎？

　□答案：不用。

■解釋：用眼神傳情，是在你與對方不夠熟時所採用的做法。一旦你正和某人約會，你可以微笑並維持眼神接觸，而不必很快地移開視線。

● 用至少一半的時間來交換資訊

　○陳述：表現出對約會對象的興趣的最佳做法之一，是交換資訊。為什麼和約會對象交換資訊是重要的？

　■答案：這樣你們可以彼此了解；這樣才能夠找出共同興趣。

　○陳述：就像朋友聚會，我們希望用至少一半的時間來交換資訊。為什麼用至少一半的時間來交換資訊是重要的？

　■答案：如果沒有用至少一半的時間來交換資訊，我們可能無法了解彼此。

● 跟著對方的笑話而笑

　○陳述：表現出對約會對象的興趣的另一個做法，是跟著對方的笑話而笑。如果你不覺得他們的笑話好笑，該怎麼辦？

　■答案：禮貌性地笑笑。

● 維持禮貌與尊重

　○陳述：在約會時，維持禮貌與尊重是很重要的。你如何維持對約會對象的禮貌與尊重？

　■答案：適時為對方開門並扶著門；適時為對方拉開椅子；在對方的食物或飲料送上來前，不要先開始吃或喝；良好的餐桌禮儀；不要講髒話或詛咒；**不要好爭辯；不要糾正別人；不要嘲笑或捉弄對方或別人。**

● 問你的約會對象想做什麼

　○陳述：為什麼問你的約會對象想做什麼是重要的？

　■**答案：問你的約會對象想做什麼，是表現出你對對方的禮貌與尊重的另一個做法；如此有助於他們有愉快的時光。**

　○ **不要自己做所有的決定**

■問：約會時自己做所有的決定，可能會有什麼問題？

　　□答案：你可能會讓人覺得控制欲強或是霸道；別人會覺得他們的興趣被忽略。

● 從善如流

　　○陳述：約會時，你也需要準備好從善如流。意思是說，你需要保持彈性，有你預期之外的事情發生時，就順其自然。為什麼從善如流是重要的？

　　■答案：計畫有可能會改變；你的約會對象有可能改變主意，想改變約會時想做的事。

　　○問：如果你的約會對象想做的事情聽起來不安全，或讓你覺得不安全，該怎麼辦？你一定要從善如流嗎？

　　■答案：不用，約會時你不一定要做那些聽起來不安全或是讓你不舒服的事。

● 讚美你的約會對象

　　○陳述：讚美你的約會對象也是好的。記得，這相當於是用話語來傳情。讚美的規則是什麼？

　　■當你與對方「不夠熟」時，給「具體」的讚美。

　　■當你熟識對方時，給「具體」或「籠統」的讚美。

　　■避免太多有關外觀的讚美。

　　■讚美外觀只能對頸部以上的部位。

● 不要對別人傳情

　　○陳述：當你正在和某人約會時，約會過程中和別人傳情，可能會有什麼問題？

　　■答案：很不禮貌；很不尊重；可能讓人覺得你是個玩咖；他們可能會不想再跟你出去。

● 不要邀請意料之外的人加入你們的約會

　　○問：邀請意料之外的人加入你們的約會，可能會有什麼問題？

　　■答案：你的約會對象可能會認為你沒有禮貌；他或她可能會覺得被忽略。

　　○問：如果你的約會對象想邀請出乎你意料的人一起來呢？該怎麼做？

　　■答案：**當下可以從善如流，但記得，約會是一種選擇；如果這讓你很不舒服，你可以不必再和他出去。**

● 不要冷落你的約會對象

　○ 不要只顧著和其他人說話，冷落你的約會對象

　　■ 陳述：約會時，很重要的是不要冷落你的約會對象。意思是說，你不應該冷落你的約會對象，而和別人說話。舉例來說，如果你在兩對一起約會或團體約會時，冷落了你的約會對象，只顧著和別人說話，可能會有什麼問題？

　　　□ 答案：對你的約會對象來說，一點也不有趣；他可能會覺得被忽略或是被冷落；他們可能會不想再跟你出去。

　○ 不要在約會時傳簡訊或打電話給別人

　　■ 問：約會的時候，你應該傳簡訊或打電話給別人嗎？這麼做可能會有什麼問題？

　　　□ 答案：約會時不應該傳簡訊或打電話給別人；這樣對你的約會對象很不禮貌；這麼做會冷落你的約會對象。

　○ 如果你預期會有重要的電話或簡訊，讓你的約會對象事先知道並道歉

　　■ 問：如果約會時你正在等一通重要電話或訊息，你應該怎麼做？

　　　□ 答案：事先讓你的約會對象知道，並且為影響約會而道歉。

● 如果你或你的約會對象覺得無聊，提議轉換活動

　○ 陳述：人們在約會時有時會覺得無聊嗎？你可以怎麼做？

　　■ 答案：是；人們有時會覺得無聊；**如果你或你的約會對象覺得無聊時，你可以提議轉換活動。**

　○ 問：要如何提議轉換活動？

　　■ 答案：你可以說：「我們如果做完這件事，要不要一起做點別的？」

　○ 問：如果你的約會對象不想做你提議的事呢？

　　■ 答案：**當下從善如流，但記得，約會是一種選擇；如果你確實感到不舒服，你下次未必要再和他一起出去。**

● 避免有風險的談話主題

　○ 陳述：約會的時候，你可能要避免談到一些有風險的主題。尤其當你們第一次認識彼此時。有哪些主題，在第一次見面時談是有風險的？

　　■ 答案：政治；性；宗教。

　○ 問：第一次見面就談政治、性或宗教，可能會有什麼問題？

■ 答案：這些主題可能會充滿情緒；有些人可能會覺得被冒犯、生氣或是感覺受傷。

○ 解釋：終究，你們還是會談到這些主題，但是在剛開始互相認識時就談這些是有風險的。

● 避免有風險的地方

　○ 解釋：約會時，你應該避免去有風險的地方。意思是說，避免去你或約會對象可能會感覺不舒服的地方。哪些地方是有危險的，就看你與約會對象的感覺而定。

　○ 以「如果你或你的約會對象……？」這個問句帶出下列的範例，接著詢問：「那麼哪些地方是有風險的？」

　　■ 不喝酒
　　　□ 有風險的地方：酒吧；夜總會；舞廳；電音派對；兄弟會派對；桶裝啤酒派對；某些音樂會。

　　■ 對海鮮過敏或不喜歡海鮮
　　　□ 有風險的地方：海鮮餐廳；壽司店。

　　■ 不喜歡熱鬧
　　　□ 有風險的地方：音樂會；體育賽事；吵雜的餐廳或酒吧；夜總會；舞廳；電音派對。

　　■ 不喜歡身體親密接觸
　　　□ 有風險的地方：旅館房間；你家的臥房；對方家裡的臥房；汽車後座。

● 準備好要付帳

　○ 提出約會邀請的人應該付帳

　　■ 解釋：約會的一般規則是，提出約會邀請的人應該要付帳。如果我們不是提出約會邀請的人，我們也應該要準備好付帳嗎？
　　　□ 答案：是，絕對是。

　　■ 問：每次都是同一個人付帳嗎？
　　　□ 答案：應該不是；可能的話應該輪流會比較好；你應該至少表示要付帳。

　○ 記得永遠都表示要付帳，且準備好付帳

　　■ 問：約會時，我們應該總是要提出要付帳，並準備好付帳。意思是說，當

我們前往約會時，應該總是預備好現金或信用卡嗎？

　　□答案：是，絕對是。

○也有可能會各付各的，或平均分攤

　　■問：如果我們的約會對象提議各付各的，或是平均分攤，這代表什麼意思？

　　　　□答案：代表你們各自付自己的帳，或是一人付一半。

○採用「提出兩次」的規則

　　■解釋：當約會到最後帳單來時，有時會有些尷尬。我們應該總是預備好付帳，並且總是提出要付帳。當我們提出要付帳，我們應該採用「提出兩次」的規則。

　　1. 先提出一次說要付帳

　　　　□範例：讓我來買單吧？

　　　　□範例：可以讓我來嗎？

　　　　□範例：可以各付一半嗎？

　　2. 如果對方說不，再提第二次：「你確定嗎？」

　　3. 如果對方再次說不，謝謝他。

　　■解釋：提議下次換你買單，也是一個好的做法，如果你們計畫要再一起出去。如果你這麼說，你下次就應該真的付帳。

　　■〔可選擇：播放 PEERS® 角色扮演影片集錦（www.semel.ucla.edu/peers/resources）中有關**兩次規則**的角色扮演示範影片。〕

譯註：有別於傳統都由男性買單，表現紳士風度，現代台灣 20 至 30 歲青年傾向於各自付帳，或輪流買單，如：這次你付的話、下次我付，如此較不會感覺彼此虧欠。如果第一次約會不確定對方想法，提出約會邀請的男性可以先試探性地表示要付帳，如「我可以請你嗎？」，如果對方不同意，再改為各自付帳。

結束約會的步驟

●解釋：如同開始約會有具體的步驟必須依循，結束約會也有非常具體的步驟。

1. 等候約會中的空檔

　　●陳述：結束約會的第一步，是等候約會中的空檔。意思是說，不要中斷你們

正在做的事情，除非必須如此。中斷活動來結束約會，可能會有什麼問題？

　　○答案：可能讓人感覺不禮貌或突兀；約會對象可能會覺得你不想花時間和

　　　　他在一起；給人感覺你不太享受約會時光。

2. **為結束約會給一個好的說法**

　　●解釋：除非約會在活動結束時自然結束，不然你需要一個好的說法來結束約

　　　會。有哪些說法或理由適合用於結束約會？

　　○範例：有點晚了。

　　○範例：我想我最好送你回家。

　　○範例：我明天一早要上課。

　　○範例：我想有點晚了，我們明天還要工作。

3. **謝謝對方跟你出來或約你出來**

　　●陳述：結束約會的下一步是，謝謝他跟你出來或約你出來。為什麼謝謝約會

　　　對象是重要的？

　　○答案：這樣會讓對方感覺很好；代表你感激他們。

4. **告訴對方你度過愉快的時光，如果你這麼覺得**

　　●陳述：下一步是告訴對方你度過愉快的時光，如果你真心這麼覺得的話。為

　　　什麼告訴約會對象你度過愉快的時光是重要的？

　　○答案：讓對方知道你享受和他在一起的時光；這樣會讓他覺得很好；讓他

　　　　知道你可能有興趣再跟他出去。

5. **陪對方走出去**

　　●陳述：不管約會地點在哪裡，你需要陪他一起走出去。有可能是陪他從餐廳

　　　走出去，或是從電影院走到各自的車上，也可能是送他回家，下車後陪他走

　　　到家門口，或者是走到你家門口（如果是在你家約會的話）。為什麼陪約會

　　　對象走出去是重要的？

　　○答案：因為讓他們自己找路出去是不禮貌的；沒有在門口或離開一個地方

　　　　時說再見是不禮貌的。

6. 如果你喜歡對方，提議再一起出去
 ● 陳述：結束約會的下一步是提議再一起出去，如果你喜歡他的話。你可以怎麼說？
 ○ 範例：也許我們這週末可以一起出去。
 ○ 範例：我們找個時間再約一次吧。
 ○ 範例：我們應該再一起出去。
 ● 問：如果你不喜歡對方呢？你應該計畫再一起出去嗎？
 ○ 答案：不，你應該要放下；記得約會是一種選擇；你不必和每個人約會，也不是每個人都需要和你約會。

7. 告訴對方你何時會再聯絡
 ● 陳述：如果你喜歡對方，也想再見到他，告訴他你下次何時會再打電話或傳簡訊。你可以怎麼說？
 ○ 範例：我週末再打給你。
 ○ 範例：我過幾天再傳簡訊給你。
 ○ 範例：我明天再打電話給你。
 ● 解釋：如果你這麼說，你就要確實做到。

8. 說再見
 ● 陳述：結束約會的最後一步，是說再見。這可能是輕鬆地說「掰掰」或「下次見」，或揮揮手，有時道別也包括擁抱或親吻。不過，如果你走近要擁抱或親吻對方時，對方卻後退，不是很尷尬嗎？
 譯註：在台灣，道別通常不會擁抱或親吻，除非已彼此確認是在交往。
 ○ 答案：對。

9. 任何身體接觸都要徵求許可
 ● 陳述：要為了減少想擁抱或親吻對方時的風險，任何身體接觸我們都必須徵求許可。你可以怎麼說？
 譯註：在台灣，道別通常不會擁抱或親吻，除非彼此確認是在交往。
 ○ 範例：我可以擁抱你嗎？
 ○ 範例：我可以跟你吻別嗎？

幫助自閉症類群與社交困難者建立友誼

● 〔可選擇：播放 PEERS® 角色扮演影片集錦（www.semel.ucla.edu/peers/resources）中有關結束約會的，「錯誤」與「正確」角色扮演示範影片。〕

約會之後

● 解釋：當我們和人約會之後，如果我們度過了愉快的時光，而且想要再次見到他們的話，有一些事情我們應該要做。

● 隔天打電話或傳簡訊聯絡
  ○ 問：如果你喜歡對方，想要再次和他出去，你應該隔天再次打電話聯絡，或傳簡訊嗎？為什麼那會是一個好主意？
    ■ 答案：當你隔天就聯絡，代表你喜歡他們，且度過愉快時光。

● 謝謝對方跟你出去或約你出去
  ○ 問：當你再次聯絡時，你會想謝謝他跟你出去或約你出去嗎？為什麼這麼說是個好主意？
    ■ 答案：當你謝謝他們跟你出去，代表你對他們有好感；代表你欣賞他們。

● 告訴對方你度過愉快的時光，如果你這麼覺得
  ○ 問：如果你度過愉快時光，你會想告訴他嗎？為什麼這麼說是個好主意？
    ■ 答案：代表你很享受和他在一起；讓對方知道你喜歡他。

● 如果你喜歡對方，再次約他一起出去
  ○ 問：如果你喜歡對方，這時再次約他一起出去，或是提議再見面，會是一個好主意嗎？
    ■ 答案：是，肯定是。
  ○ 問：如果沒有提議再一起出去，可能會有什麼問題？
    ■ 答案：對方可能會以為你對他沒興趣；如果你對他沒興趣，他可能會放下。

● 解釋：這些就是前往約會時，應當依循的規則與步驟。如果學員有約會對象，這週就要練習這些做法。

指定家庭作業

〔發放社交訓練指定家庭作業工作表（附錄I），讓社交教練填完下次繳回。〕

1. 和一個朋友聚會
   - 社交教練協助學員利用五個 W 來計畫朋友聚會：
     - ○「哪些人」會在場？（WHO）
     - ○想「做什麼」？（WHAT）
     - ○「在哪裡」聚會？（WHERE）
     - ○「何時」聚會？（WHEN）
     - ○「如何」進行聚會？（HOW）
   - 社交教練應該在開始練習之前，先複習朋友聚會的規則與步驟。
   - 社交教練應該在朋友聚會之後，問學員下列社交訓練問題：
     - ○你們決定要做什麼？由誰選擇活動？
     - ○你們有交換資訊嗎？花多少比例的時間？
     - ○你們的共同興趣是什麼？有了那些資訊，如果你們下次要一起消磨時間，可以做什麼？
     - ○你和你的朋友度過了愉快的時光嗎？
     - ○他是讓你還想再一起消磨時間的人嗎？

2. 練習讓某人知道你喜歡他、向他提出約會邀請以及／或前往約會
   - 如果學員目前有感興趣的對象：
     - ○讓他知道你喜歡他。
     - ○向他提出約會邀請。
     - ○前往約會。
     - ○除非你目前有感興趣的對象，否則「不要」做這個練習。
   - 學員應該和社交教練練習讓某人知道你喜歡他、對某人提出約會邀請、開始與結束約會，如果不會覺得不自在的話。
   - 社交教練應該在開始練習之前，複習讓某人知道你喜歡他、對某人提出約會邀請、開始與結束約會的規則與步驟。
   - 練習之後，社交教練應該問學員以下的社交訓練問題：
     - ○讓某人知道你喜歡他
       - ■和誰練習？你怎麼做，來讓對方知道你喜歡他？
       - ■對方有何回應？

　　　　■ 這是一個好選擇嗎？他是你會想約會的人嗎？

　　○ 向某人提出約會邀請

　　　　■ 你向誰提出約會邀請？依循哪些步驟？

　　　　■ 對方如何回應？

　　○ 前往約會

　　　　■ 你們決定做什麼？

　　　　■ 你們有交換資訊嗎？用多少比例的時間？

　　　　■ 你們的共同興趣是什麼？有了這個資訊，當你們要再次約會時，可以做什麼？

　　　　■ 你和約會對象有共度愉快時光嗎？

　　　　■ 這是一個好選擇嗎？他是你會想再次約會的人嗎？

3. 和同儕（可以從朋友來源挑選同儕）練習加入一群人交談

　● 社交教練必須在開始練習之前，先複習加入一群人交談的規則與步驟。

　● 指定作業「不包括」退出交談，除非自然而然需如此。

　● 社交教練必須在練習之後，問學員下列社交訓練問題：

　　○ 在哪裡、試著加入哪些人的交談？

　　○ 你依循哪些步驟？

　　○ 他們看起來像是想要跟你說話嗎？你怎麼知道？

　　○ 你有需要退出交談嗎？如果有，你依循哪些步驟？

社交訓練小訣竅

對目前有（或正在考慮）網路約會的學員，建議以下社交訓練小訣竅：

● 討論線上約會網站的「好的」選擇與「不好的」選擇。

　○「好的」選擇的範例：Match、eHarmony 等。

　○「不好的」選擇的範例：Craigslist、escort services 等。

　譯註：此處所列為北美常用網站，在台灣，目前大部分青年不是透過網站找約會對象，僅大約有一兩成是透過網路互動找到約會對象。約會網站的使用仍須謹慎與社交教練討論，可參考部分 PTT 網站，避免約砲性質的網站。

● 幫助學員申請帳號，建立個人檔案頁面。

○協助輸入適當的內容、選擇照片。

　　■你可能需要協助學員照相。

●徵求學員的同意與配合後，監督其網路約會活動。

　○仔細檢視「配對」對象的資料，討論溝通時的回應策略。

●針對可能的網路約會對象，與學員開始討論「**好的**」選擇與「**不好的**」選擇。

　○「**好的**」選擇的範例：有**共同興趣**，居住地點不會過於遙遠，年齡相近，認真想找尋一段有意義的關係。

　○「**不好的**」選擇的範例：沒有共同興趣，居住在距離遙遠的地方，年齡差距太大，只想做砲友。

●利用本課之中社交訓練講義所列的注意約會安全，協助學員維護自身安全。

　　幫助自閉症類群與社交困難者建立友誼

約會禮儀：前往約會

學員治療指引

為學員課程做準備

　　本課程是約會禮儀四課中的第三課。儘管課程涵蓋許多約會有關的規則與步驟，這些內容實際上僅觸及表面。PEERS® 方法未來將會更進一步研究，挖掘更深的主題，包括：建立彼此承諾的愛情關係、維繫愛情關係、性關係與安全議題、如何處理衝突與分手。目前，本課將先談約會行為有關的基本規則與步驟。

　　除了規劃、準備、開始與結束約會，本課將會提供一些策略，包括約會過程如何舉措合宜，如何維持約會安全。後者對於正在（或考慮要）網路約會的人，會最有幫助。在前來加州大學洛杉磯分校的 PEERS® 門診尋求治療的青年中，積極在約會的人大部分都曾使用線上約會網站，這些網站是他們找尋約會對象的主要來源，因此，如何在網路約會時維持自身安全，就是本課程非常重要的內容。我們強烈建議：一開始在公共場所見面、約會前後告知家人與朋友、不要單獨和約會對象去任何地方。值得注意的是，這些策略不只適用於網路約會，也適用於和你不夠熟的人約會。

　　儘管先前有關約會禮儀的課程聚焦於如何提出約會邀請，上週的家庭作業並不包括實際提出約會邀請。這是因為學員還需要本課程的技巧，來維護自身安全，並且能順利約會。根據加州大學洛杉磯分校的 PEERS® 門診案例，有少數青年在進入我們的學程之前，已有約會經驗，當中許多人都有很多的第一次約會（通常透過交友網站媒合），卻很少有第二次或第三次約會。本課將聚焦在幫助學員有成功的第一次約會，且進而能有後續的約會機會。且不說社交嫻熟的一般青年也可能發生失誤，我們相信，只要能避免社交困難者容易犯的社交錯誤，就更有可能讓渴望找到真愛的青年，發展出更有意義的愛情關係。

驗收家庭作業

〔逐項檢視下列的指定家庭作業並**解決**可能發生的問題。從有完成家庭作業的學員開始。如果時間足夠，可以詢問為什麼其他人無法完成作業，並試著**解決**問題，討論下一週可以如何完成作業。驗收家庭作業時，記得使用關鍵詞（以**粗楷體字**標示的部分）來重新整理他們的敘述。驗收家庭作業時，請將大部分時間用在討論和**朋友聚會**的指定作業，因為這是最重要的部分。〕

1. 和一個朋友聚會
   - ●陳述：這週最主要的指定作業，是和一位朋友聚會。本週有和朋友聚會的請舉手。
   - ●問下列問題：
     - ○ 你和誰聚會？你們決定做什麼？
     - ○ 你有利用五個 W 來規劃聚會嗎？
     - ○ 聚會怎麼開始的？
     - ○ 由誰選擇活動？
     - ○ 你們有交換資訊嗎？花多少比例的時間？
     - ○ 聚會如何結束？
     - ○ 你和朋友度過了愉快的時光嗎？
     - ○ 他是讓你還想再一起消磨時間的人嗎？

表 12.1　在你家開始與結束朋友聚會的步驟

開始朋友聚會	結束朋友聚會
1. 打招呼問候	1. 等候活動中的停頓
2. 邀請他們進門	2. 對結束聚會給一個說法
3. 介紹他們給不認識的人	3. 送朋友到門口
4. 帶他們看看環境	4. 謝謝朋友來聚會
5. 招待點心飲料	5. 告訴朋友你度過愉快的時光
6. 問他們想做什麼	6. 說再見、下次見

2. 練習讓某人知道你喜歡他
　　● 陳述：這週學員的指定作業之一，是練習讓某人知道你喜歡他。除非已有感興趣想交往的人，否則這項指定作業「不用」練習。學員也可以和社交教練練習，如果覺得自在的話。有做這項指定作業的請舉手。

　　● 問下列問題：
　　　○ 你和誰練習？
　　　○ 你怎麼做，來讓對方知道你喜歡他？
　　　○ 對方如何回應？
　　　○ 這是一個好選擇嗎？他是你可能會想提出約會的對象嗎？

3. 和同儕（可以從朋友來源挑選同儕）練習加入一群人交談
　　● 陳述：這週另一項指定作業，是和同儕練習加入一群人交談。誰完成這項指定作業的請舉手。

　　● 問下列問題：
　　　○ 在哪裡練習？加入哪些人的交談？
　　　○ 你依循哪些步驟？
　　　　1. 聆聽對話
　　　　2. 維持一個距離觀察
　　　　3. 利用手邊的物品
　　　　4. 辨識主題
　　　　5. 找出共同興趣
　　　　6. 走近他們
　　　　7. 等候談話停頓
　　　　8. 提起主題
　　　　9. 評估他們和我說話的興趣
　　　　10. 介紹自己
　　　○ 他們看起來像是想要跟你說話嗎？
　　　○ 你怎麼知道？
　　　　■ 他們跟你說話？
　　　　■ 他們看著你說？

■ 他們面對著你（將談話圈子展開）？

　○ 你有需要退出交談嗎？如果有，你依循哪些步驟？

表 12.2　退出交談的步驟

從未被接納	一開始被接納、之後被排除	完全被接納
1. 保持冷靜 2. 看向別處 3. 轉向別處 4. 走開	1. 保持冷靜 2. 看向別處 3. 等候「短暫的」談話停頓 4. 為離開給一個「簡短的」說法 5. 走開	等候談話停頓 為離開給一個「具體的」說法 說下次見 說再見 走開

講授課程：約會禮儀——前往約會

● 解釋：今天，我們要繼續談約會禮儀。到目前為止，我們已談到如何讓某人知道你喜歡他、如何提出約會邀請。在本課中，我們將要談前往約會。前往約會有許多階段，包括：規劃約會、準備約會、約會時注意安全、開始約會、約會過程、結束約會，以及約會之後。我們將會談到每個階段需要做的事。

● 〔說明**前往約會**的規則與步驟，將下列重點條列與**關鍵詞**（以**粗楷體字**標示的部分）寫在白板上，下課前不要擦掉。每則標有 ▶ 符號的角色扮演，都在 PEERS® 角色扮演影片集錦（www.semel.ucla.edu/peers/resources）中有對應的角色扮演影片。〕

規劃約會

● 解釋：當你向某人提出約會邀請，而且他們接受之後，你需要規劃約會的其他細節。即使你已提過你想做什麼、約好什麼時候出去，依然還有其他細節你需要做最後確定。

● **依照兩日規則再次聯絡**

　○ 解釋：規劃約會包括再次聯絡以確認細節。如果你對對方感興趣，不想讓自己看起來只是玩玩，就依照兩日規則再次聯絡。意思是說，你應該在拿到電話號碼或提出約會的一兩天後，打電話或傳簡訊聯絡。

○問：拿到電話號碼或約出去的當天就打電話，可能會有什麼問題？

　■答案：如果你太快打電話，可能會嚇到人家；你可能看起來過於熱切；可能讓人**倒胃口**。

○問：拿到電話號碼或提出約會的三天或更久後打電話，可能會有什麼問題？

　■答案：如果你太晚打，他們可能會失去興趣；他們可能會覺得你只是玩玩或是裝酷；他們可能會以為你是個玩咖，或是對他們沒興趣；可能會讓人覺得**掃興**。

● **依照五個 W 確認約會**

○問：當你再次聯絡時，是依照五個 W 確認約會的好時機嗎？

　■答案：是（不過請不要在聯絡時唸出五個 W）。

○問：什麼是五個 W？

　■「**誰**」會在場（WHO）。

　■你計畫「**做什麼**」（WHAT）。

　■「**何時**」進行（WHEN）。

　■「**在哪裡**」碰面（WHERE）。

　■「**怎麼**」進行（HOW）。

○解釋：當你提出約會邀請時，你應該要有個初步的腹案，要做什麼以及什麼時候做，請記得採用五個 W 來做再聯絡時的最後確認。

● **在即將約會之前確認計畫**

○陳述：規劃約會時，你也需要在即將約會前確認計畫。通常在約會一、兩天前確認是適當的，看你何時約對方出去。為什麼確認計畫是重要的？

　■答案：計畫有時會改變；人們有時會忘記計畫，或是太忙；如果你沒在**即將約會之前確認計畫**，可能不會順利成行。

○問：確認約會計畫時該怎麼說，有哪些範例？

　■範例：只是想確認一下我們這週末的事。

　■範例：只是想確定一下我們明天要一起晚餐。

　■範例：只是想打來提醒明天要見面。

○解釋：你的社交教練可以幫助你決定，何時是確認約會計畫的好時機。

為約會做準備

● 解釋：前往約會的下一階段是為約會做準備。以下是我們在即將約會前需要做的事。

● **確定你的地方是可以見人的**

　○ 陳述：當你在為約會做準備時，你需要確定你的地方是可以見人的。意思是說，如果約會是去你住的地方，你需要確定你住的地方是可以見人的。如果約會時家裡亂七八糟，可能會有什麼問題？

　　譯註：前幾次約會不適合在家裡。通常到彼此很熟悉了，才會約在家裡。

　　■ 答案：家裡亂七八糟顯示你不夠尊重約會對象；他們可能會覺得你很邋遢；可能很倒胃口。

　○ 陳述：如果約會時會用到你的車，你需要把裡外清乾淨。如果約會時車子裡亂七八糟，可能會有什麼問題？

　　■ 答案：車子裡亂七八糟顯示你不夠尊重約會對象；他們可能會覺得你很邋遢；可能很倒胃口。

● **把所有你不想在約會時分享、被觀看或觸摸的物品收好**

　○ 陳述：為約會做準備時，另一件重要的事情是，把所有你不想在約會時分享、被觀看或觸摸的物品收好。為什麼事先收好這些物品是重要的？

　　■ 答案：因為你不想告訴約會對象不能看或碰你的東西，這樣給人感覺不太禮貌；比較簡單的做法是事先收好個人物品，他們甚至不知道有這些東西的存在。

● **保持良好衛生**

　○ 陳述：為約會做準備時，保持良好衛生也很重要。良好的衛生包括哪些？

　　■ 答案：用肥皂和水沖澡；頭髮洗乾淨；刷牙；梳頭髮；噴一些除臭劑。

　○ 問：為什麼約會時保持良好衛生是重要的？

　　■ 答案：良好衛生是對你自己與對對方的尊重。

　○ 問：約會時個人衛生不佳，可能會有什麼問題？

　　■ 答案：衛生不佳是對約會對象的不尊重；可能很倒胃口。

● **穿著合宜**

　○ 解釋：為約會做準備時，你也需要想一想該怎麼穿。約會時穿著合宜是重要

的。

○ 衣著需與活動相稱

　　■問：你認為你的衣著需與約會的活動相稱嗎？

　　　□答案：是。

　　■問：什麼是約會的適當穿著？

　　　□範例：體育活動可著輕便服裝。

　　　□範例：吃晚餐或看電影穿上漂亮的衣服。

　　　□範例：看戲劇表演或去時髦的餐廳時，穿著宜講究。

　　■解釋：你的社交教練，可以協助你衡量約會時的穿著是否合宜。

○ 避免穿著過於撩人

　　■陳述：你認為應該穿著撩人去約會嗎？這麼穿可能會有什麼問題？

　　　□答案：不，這會讓約會對象想歪了；約會對象可能不會認真看待你；約會對象可能會認為你只是在釣一個人「上鉤」。

○ 試著表現自己最好的一面

　　■陳述：你認為約會時表現自己最好的一面是重要的嗎？為什麼這是一個好的想法？

　　　□答案：是；當你試著表現自己最好的一面，就代表你對對方的尊重；這可能會增加你對對方的吸引力。

注意約會安全

● 解釋：為約會做準備時，想想如何注意安全也十分重要。舉例來說，很多人利用線上約會網站來找適合約會的伴侶。這些網站做為約會對象的來源可能有用，不過當我們和認識不夠深或是和我們沒有共同朋友的人見面，有一些安全事項要注意。

● 避免一開始就給對方你的個人聯絡資訊

○ 陳述：網路約會或是和你認識不多的人出去時，安全做法之一是，避免一開始就給對方你的個人聯絡資訊。什麼是個人聯絡資訊？

　　■答案：住址；家裡電話；全名。

　　譯註：在北美地區，通常給全名代表對方可能有辦法查詢你的個人資訊。

○ 問：立刻給對方你個人的聯絡資訊，可能會有什麼問題？

■答案：你還不了解對方；你不知道是否能信任對方；你不知道自己會不會想再看到他們或是和他們說話。

○解釋：當你更認識對方了，就可以開始分享更多個人聯絡資訊，假如對方也願意以自己的個人聯絡資料回應你的話。你的社交教練可以協助你決定，何時才適合給對方你的個人聯絡資訊。

● **在見面前 Google 約會對象**

○問：網路約會或是和你認識不多的人出去時，另一個安全做法是，事先Google 他們。這不是說你應該在網路上追蹤他們的行動，只是說你應該在見面前，查一下他們的網路活動，獲得一些背景資訊。你可以有哪些做法？

■答案：仔細檢視他們在約會網站上的資料頁面；送出臉書交友邀請，查閱他們的貼文；如果你知道他們的全名，就可以 Google 他們。

● **讓朋友和家人知道你在哪裡、和誰在一起**

○陳述：另一個約會的安全做法是，在約會時讓朋友跟家人知道你在哪裡、和誰在一起。為什麼讓大家知道你在哪裡、和誰在一起，會是一個好主意？

■答案：當大家知道你在哪裡、和誰在一起，會比較安全；如果發生任何事情，別人知道如何找你、去哪裡找你。

● **自己開車赴約與離開**

○陳述：約會過程注意安全的另一個做法，是自己開車赴約與離開，或是找替代的交通方式。為什麼自己開車赴約與離開是一個好主意？

■答案：比較安全；你想離開的時候就可以離開。

○問：如果你不會開車，你要如何前往與離開，而非接受對方載你？

■答案：使用大眾運輸；搭計程車；網路叫車 APP；請朋友、社交教練或家人來載你；步行或是騎腳踏車，如果安全而且不會太遠的話。

● **在公共場所與約會對象見面**

○陳述：網路約會或是和你認識不多的人出去時，另一個安全做法是，在公共場所與約會對象見面，那些地方有很多人在旁邊。為什麼在公共場所見面是一個好主意？

■答案：身邊有其他人會比較安全。

○問：遠離公共場所見面，可能會有什麼問題？

■答案：當你們單獨相處時，會比較不安全。

● 避免在一開始就和約會對象單獨去任何地方

　○陳述：網路約會或是和你認識不多的人出去時，另一個安全做法是，避免一開始和約會對象兩個人單獨去任何地方。為什麼避免在一開始就單獨和約會對象去任何地方是一個好主意？

　　■答案：你還不認識對方；你還不知道是否能信任對方；你們單獨的時候，你會比較不安全。

　○不要一開始就上約會對象的車

　　■問：你應該在一開始就上約會對象的車嗎？

　　　□答案：不應該。

　○不要一開始就帶約會對象回你家

　　■問：你應該一開始就帶約會對象回家嗎？

　　　□答案：不應該。

　○不要一開始就去約會對象的家

　　■問：你應該在一開始就去約會對象的家嗎？

　　　□答案：不應該。

　○解釋：當我們還不夠認識約會對象，避免一開始就和約會對象單獨去任何地方，會比較安全。一旦你逐漸認識他們，你們就可以開始有一些獨處的時間。你的社交教練可以協助你決定，何時是適當的時機。

● 赴約之前與之後告知朋友與家人

　○陳述：網路約會或是和你認識不多的人出去時，另一個安全做法是，在赴約之前與赴約之後，告知朋友與家人。為什麼在赴約之前與之後告知朋友與家人是一個好主意？

　　■答案：讓大家知道你何時在做什麼，會比較安全；如果發生任何事，大家可以知道你在做什麼、如何找到你；大家知道你是安全的，就不會為你擔心。

開始約會

● 解釋：現在我們已談過計劃約會、為約會做準備與注意約會安全，接著我們還需要談談開始約會時要怎麼做。如同和朋友聚會，開始約會有具體步驟可以依循。

錯誤的角色扮演：開始約會 ▶

〔由兩位行為教練做角色扮演，進行開始約會的「錯誤」示範。如果沒有兩位行為教練，團體帶領者可以取代其中一位教練。〕

● 先說：我們要開始角色扮演。請仔細看，然後告訴我，行為教練 B 示範開始約會，哪裡「做錯」了。

「錯誤」示範的例子

○（一開始，行為教練 A 站在門外）

○ 行為教練 A：（敲門）。

○ 行為教練 B：（開門，站在那裡，沒說任何話）。

○ 行為教練 A 與 B：（長時間沒對話）。

○ 行為教練 A：（困惑）呃……嗨！

○ 行為教練 B：（看起來臉色很尷尬，困惑，吃驚的樣子）嗨。

○ 行為教練 A 與 B：（長時間沒對話）。

○ 行為教練 A：（困惑，不確定該做什麼）你好嗎？

○ 行為教練 B：（看起來很尷尬，困惑）還不錯。

○ 行為教練 A 與 B：（長時間沒對話）。

○ 行為教練 A：（困惑，尷尬）我到的時間對嗎？我們說好七點見面的，對嗎？

○ 行為教練 B：（驚訝）喔，對。（沒有讓出走道）

○ 行為教練 A：（困惑，看起來很尷尬）我應該進來嗎？還是我們應該出發了？

○ 行為教練 B：（驚訝）喔……我們可以現在就走。（開始走出門）

○ 行為教練 A：（不舒服，尷尬，困惑）。

● 說這句話收尾：好，時間結束。這裡行為教練 B 示範開始約會，他「做錯」什麼？

　　○ 答案：很狼狽地杵在門口；沒有邀請約會對象進門。

● 提出下列**觀點轉換提問**：

　　○ 你覺得（行為教練 A）感覺怎麼樣？

■答案：不舒服；尷尬；困惑。

○你覺得（行為教練A）會怎麼看（行為教練B）？

■答案：唐突；奇特；怪異；不好的約會對象。

○你覺得（行為教練A）會想再次和（行為教練B）約會嗎？

■答案：不確定；不是一個好的開始。

●問行為教練A同樣的**觀點轉換提問**：

○你感覺怎麼樣？

○你會怎麼看（行為教練B）？

○你會想再次和（行為教練B）約會嗎？

開始約會的步驟

●解釋：與其有一個糟糕的開始，不如依循開始約會的步驟；開始約會和開始朋友聚會的步驟很像。

1. 問候約會對象

●陳述：開始約會的第一步，是問候約會對象。你如何問候對方？

○答案：說「嗨」，問他們好嗎；在有些地區人們會擁抱或親吻。

譯註：在台灣通常不會以擁抱或親吻來問候對方。

●問：如果我們想要用擁抱或親吻來打招呼，我們應該先問對方嗎？

○答案：比較沒有風險的做法是，在你擁抱或親吻之前先行詢問，而非假設對方可以接受。

譯註：在台灣通常不會以擁抱或親吻來問候對方。

●陳述：如果是網路約會或聯誼，你還需要介紹自己。人們通常如何介紹自己？

○答案：說：「嗨，我是某某某。」；有些人在第一次見面時會握手。

2. 邀請對方進門（如果在你家見面）

●陳述：假設是我們已經很熟的人，而且是在我們家碰面，下一步便是邀請對方進門。可以說「請進」，並讓出走道來方便對方進門。如果我們忘記邀請他們進門，會發生什麼事？

○答案：他們會一直站在門外等候進門；這可能會讓約會氣氛感覺不太好。

●解釋：如果你計劃留在家裡一陣子，邀他們進門時，可能還包括幫他們放置外套、夾克或傘。

3. 幫對方介紹在場不認識的人

●陳述：如果這是兩對一起約會、團體約會，或你們在你家見面而他不認識其他人，下一步便是介紹對方給沒見過面的人，為什麼為他介紹沒見過面的人是重要的？

○答案：如果他不認識每個人，可能會感覺尷尬；如果他知道在場的每個人，會覺得比較自在；如果沒有幫他介紹給不認識的人，你可能會顯得考慮不周。

4. 帶對方看看環境（如果在你家見面）

●陳述：如果在你家見面，而且是第一次在你家約會，你可能會想帶他們看一下環境。為什麼帶他們看看環境是重要的？

○答案：如果他們不曾到過你家，**帶他們看看環境**是一種禮貌；如果沒帶他們看環境，可能顯得不太禮貌。

5. 招待點心飲料（如果是待在你家）

●陳述：如果約會在你家，或你計劃在家停留不只幾分鐘，你應該招待對方一些點心飲料。為什麼招待點心飲料是重要的？

○答案：如果是在你家，提供食物與／或飲料是一種禮貌；你的約會對象可能餓或渴；沒有招待任何東西可能顯得不夠周到。

6. 徵詢對方有關你提的計畫

●陳述：即使你已規劃好約會要做什麼，你還是應該要問一下約會對象是否照你提的計畫進行嗎？

○答案：是。

●問：你如何徵詢對方有關你提的計畫？

○範例：我們還是去原來預約的餐廳嗎？

○範例：我們準備要去音樂會了嗎？

○範例：你還想看那個比賽嗎？

●解釋：徵詢對方你提的計畫，不只幫助你進入約會的下個階段，也讓約會對

象有機會提議或談到任何變化。如果計畫有改變，預備好從善如流。

正確的角色扮演：開始約會 ▶

〔由團體帶領者和兩位行為教練做角色扮演，進行**開始約會**的「**正確**」示範。如果沒有兩位行為教練，團體帶領者可以取代其中一位教練，然後由一位學員取代團體帶領者扮演室友的角色。〕

● 先說：我們要開始角色扮演。請仔細看，然後告訴我，行為教練 B 示範開始約會，哪裡「**做對**」了。

「正確」示範的例子

○（一開始，行為教練 A 站在門外）。

○ 行為教練 A：（敲門）。

○ 行為教練 B：（開門）嗨，某某某！你好嗎？

○ 行為教練 A：我很好。你呢？

○ 行為教練 B：很好，謝謝！請進吧！（讓開走道讓行為教練 A 進入）

○ 行為教練 A：（進門）謝謝。

○ 行為教練 B：我想你可能沒見過我的室友。他是（某某某）。這位是（某某某）。

○ 行為教練 A：很高興見到你。

○ 團體帶領者：我也是。

○ 行為教練 B：我想我提過他在我們要去的餐廳工作，所以我們待會兒會見到他。

○ 行為教練 A：很酷喔！

○ 行為教練 B：（停頓一下）我想你從沒來過這裡，讓我簡單帶你看一下環境。

○ 行為教練 A：謝謝。

○ 行為教練 B：（給一個簡單的想像導覽）。

○ 行為教練 B：在我們離開前，想吃點什麼或喝點什麼嗎？

○ 行為教練 A：我還好。謝謝！

○ 行為教練 B：我不確定在我們的預約時間之前還有多少時間。你會想再坐一會兒，或是現在就走？

○行為教練 A：或許我們現在就走？

○行為教練 B：好啊。好主意。

●說這句話收尾：好，時間結束。行為教練 B 示範開始約會，他「做對」了什麼？

　○答案：**問候約會對象；邀請對方進門；幫對方介紹在場不認識的人；帶對方看看環境；招待點心；徵詢對方你提的計畫。**

●提出下列觀點轉換提問：

　○你覺得（行為教練 A）感覺怎麼樣？

　　■答案：**蠻好的；正常。**

　○你覺得（行為教練 A）會怎麼看（行為教練 B）？

　　■答案：**友善；正常；是好的約會對象。**

　○你覺得（行為教練 A）會想再次和（行為教練 B）約會嗎？

　　■答案：**很可能會；目前都很好。**

●問行為教練 A 同樣的**觀點轉換提問**：

　○你感覺怎麼樣？

　○你會怎麼看（行為教練 B）？

　○你會想再次和（行為教練 B）約會嗎？

約會過程

●解釋：所以，上面這些就是開始約會的步驟。現在我們要談約會過程中要做什麼。約會過程有一些重要的規則應該要依循，好讓事情可以順利進行。

●**表示出對約會對象的興趣**

　○陳述：當你在約會，對約會對象表現出興趣，是很重要的。你如何表現對約會對象的興趣？

　　■答案：**問他問題；聽他說想說的話；眼神接觸。**

●**微笑且維持好的眼神接觸**

　○問：微笑與眼神接觸為何能表現出對約會對象的興趣？

　　■答案：**當你微笑時，你透露出很享受對方的陪伴；當你維持好的眼神接觸時，你透露出對約會對象的興趣。**

○問：我們還需要以維持眼神接觸來傳情、露出微笑、移開視線，並且重覆這個過程嗎？

■答案：不用。

○解釋：用眼神傳情是在你與對方不夠熟時所採用的做法。一旦你正和某人約會，你可以微笑並維持眼神接觸，而不必很快地看向別處。

● 用至少一半的時間來交換資訊

○陳述：對約會對象表現出興趣的最佳做法之一，是交換資訊。為什麼和約會對象交換資訊是重要的？

■答案：這樣你們才能了解彼此；這樣你們才能找出共同興趣。

○陳述：就像朋友聚會，我們希望用至少一半的時間來交換資訊。為什麼用至少一半的時間來交換資訊是重要的？

■答案：如果沒有用至少一半的時間來交換資訊，我們就無法更了解彼此。

○問：如果你們決定去看電影，你們應該電影只看一半，用另一半的時間來交換資訊嗎？

■答案：不是；你應該要安排好時間，在看電影之前或之後聊天和相處，這樣你們才能彼此了解。

● 跟著對方的笑話而笑

○陳述：對約會對象表現出興趣的另一個做法，是跟著對方的笑話而笑。如果你不覺得對方的笑話好笑，該怎麼辦？

■答案：禮貌性地笑笑。

○問：如果我們要對約會對象表現出興趣，為什麼禮貌性地笑笑是重要的？

■答案：這樣會讓他們感覺很好；你看起來友善；都不笑會讓人覺得不舒服且尷尬。

● 維持禮貌與尊重

○陳述：在約會時，維持禮貌與尊重是很重要的。你如何對約會對象維持禮貌與尊重？

■答案：適時為對方開門並扶著門；適時為對方拉開椅子；在對方的食物或飲料送上來前，不要先開始吃或喝；良好的餐桌禮儀；不要講髒話或詛咒；不要好爭辯；不要糾正別人；不要嘲笑或捉弄對方或別人。

○問：為什麼在約會過程中維持禮貌與尊重是重要的？

■ 答案：會讓你的約會對象感覺特別；顯示你有禮貌；顯示你是個好人。

● 問你的約會對象想做什麼

　○ 陳述：為什麼問你的約會對象想做什麼是重要的？

　　■ 答案：**問你的約會對象想做什麼，是你對對方表現出禮貌與尊重的另一個做法**；如此可確保他們有愉快的時光。

　○ **不要自己做所有的決定**

　　■ 陳述：約會時，你應該做所有的決定嗎？

　　　□ 答案：不應該。

　　■ 問：約會時自己做所有的決定，可能會有什麼問題？

　　　□ 答案：你可能會讓人覺得控制欲強或是霸道；別人會覺得他的興趣被忽視。

● **從善如流**

　○ 陳述：約會時，你也需要準備好從善如流。意思是說，你需要保持彈性，當發生你預期之外的事情時，就順其自然。為什麼從善如流是重要的？

　　■ 答案：計畫有可能會改變；你的約會對象有可能改變主意，想改變原本約好要做的事。

　○ 問：如果你的約會對象做了一些讓你厭煩的事，或是踩到你的底線，你應該怎麼辦？

　　■ 答案：**當下可以從善如流，然後記得，約會是一種選擇；你不必和他再出去一次，如果那些事真的讓你很不舒服。**

　○ 問：如果你的約會對象想做的事情好像不安全，或讓你覺得不舒服，該怎麼辦？你一定要從善如流嗎？

　　■ 答案：不用，約會時你不一定要做那些好像不安全或是讓你不舒服的事。

● **讚美你的約會對象**

　○ 陳述：讚美你的約會對象也是好的做法。記得，這相當於是用話語來傳情。讚美的規則是什麼？

　　■ **當你與對方「不夠熟」時，給「具體」的讚美。**

　　■ **當你和對方熟識時，給「具體」或「籠統」的讚美。**

　　■ **避免太多有關外觀的讚美。**

　　■ **讚美外觀只能對頸部以上的部位。**

● **不要對別人傳情**

○ 陳述：當你正在和某人約會時，你覺得約會過程中和別人傳情，是一個好主意嗎？

■ 答案：不，絕對不是。

○ 問：約會過程中和別人傳情，可能會有什麼問題？

■ 答案：很不禮貌；很不尊重；可能讓人覺得你是個玩咖；他們可能會不想再跟你出去。

● **不要邀請意料之外的人加入你們的約會**

○ 問：如果你在約會過程中，撞見其他認識的人，該怎麼做？你應該邀請他們加入你們的約會嗎？

■ 答案：不；不要邀請他們加入你們的約會。

○ 問：邀請意料之外的人加入你們的約會，可能會有什麼問題？

■ 答案：你的約會對象可能會認為你沒有禮貌且粗魯；他可能會覺得被忽略。

○ 問：如果你的約會對象想邀請出乎你意料的人一起加入呢？你該怎麼做？

■ **答案：當下可以從善如流，並記得約會是一種選擇；如果這讓你很不舒服，你可以不必再和他出去。**

● **不要冷落你的約會對象**

○ **不要只顧著和其他人說話，冷落你的約會對象**

■ 陳述：約會時，很重要的是不要冷落你的約會對象。意思是說，你不應該只顧著和別人說話，而冷落你的約會對象。舉例來說，如果你在兩對一起約會或團體約會時，冷落你的約會對象而和別人說話，可能會有什麼問題？

□ 答案：對你的約會對象來說，一點也不有趣；他可能會覺得被忽略或是被冷落；他們可能會不想再跟你出去。

○ **不要在約會時傳簡訊或打電話給別人**

■ 問：約會的時候，你應該傳簡訊或打電話給別人嗎？這樣可能會有什麼問題？

□ 答案：約會時不應該傳簡訊或打電話給別人；這樣對你的約會對象很無禮；這麼做會冷落你的約會對象。

■問：如果是約會對象在約會的時候傳簡訊或打電話給別人，你應該怎麼做？

■答案：當下可以從善如流，並記得約會是一種選擇；如果這讓你很不舒服，你可以不必再和他出去。

○如果你預期會有重要的電話或簡訊，讓你的約會對象事先知道並道歉

■問：如果約會時你正在等一通重要電話或訊息，你應該怎麼做？

□答案：事先讓你的約會對象知道，並且為影響約會而道歉。

● 如果你或你的約會對象覺得無聊，提議轉換活動

○問：人們在約會時有時會覺得無聊嗎？你可以怎麼做？

■答案：是；人們有時會覺得無聊；如果你或你的約會對象覺得無聊時，你可以提議轉換活動。

○問：在約會時說「我覺得很無聊」，可能會有什麼問題？

■答案：你可能會顯得無禮；聽起來像在說你的約會對象很無聊；他們可能會不想再和你出去。

○問：如果你或你的約會對象開始無聊，你不能說你覺得無聊，而是應該提議轉換一下活動。如何提議轉換活動？

■答案：你可以說：「我們如果做完這件事，要不要一起做點別的？」

○問：如果你的約會對象不想做你提議的事呢？

■答案：當下可以從善如流，並記得約會是一種選擇；如果你確實感到不舒服，你下次未必要再和他一起出去。

● 避免有風險的談話主題

○陳述：約會的時候，你可能要避免談到一些有風險的主題，尤其當你們第一次認識彼此時。哪些主題在第一次見面時談是有風險的？

■答案：政治；性；宗教。

○問：第一次見面就談政治、性或宗教，可能會有什麼問題？

■答案：這些主題可能會充滿情緒；有些人可能會覺得被冒犯、生氣或是感覺受傷。

○解釋：交往更深時，你們終究會碰觸這些主題，但是在剛開始互相認識時就談這些，是有風險的。

● 避免有風險的地方

○解釋：約會時，你應該避免去有風險的地方。意思是說，避免去可能會讓你或約會對象感覺不舒服的地方。哪些地方是有危險的，就看你與約會對象的感覺而定。

○以「如果你或你的約會對象……？」這個問句帶出下列範例，並接著詢問：「哪些地方是有風險的？」

■ 不喝酒
□有風險的地方：酒吧；夜總會；舞廳；電音派對；兄弟會派對；桶裝啤酒派對；某些音樂會。

■ 對海鮮過敏或不喜歡海鮮
□有風險的地方：海鮮餐廳；壽司店。

■ 怕吵鬧
□有風險的地方：音樂會；體育賽事；吵雜的餐廳或酒吧；夜總會；舞廳；電音派對。

■ 對身體親密接觸沒有興趣
□有風險的地方：旅館房間；你家的臥房；他家的臥房；汽車後座。

○解釋：約會過程中與規劃約會時，重要的是要避免去有風險的地方，因為那可能會讓你和約會對象覺得不舒服。

● 準備好要付帳

○ 提出約會邀請的人應該付帳

■解釋：約會的一般規則是，提出約會邀請的人應該要付帳。如果我們不是提出約會邀請的人，我們也應該要準備好付帳嗎？
□答案：是。

■問：每次都是同一個人付帳嗎？
□答案：應該不是；可能的話應該輪流會比較好；你應該至少要提出想付帳。

○ 記得永遠都表示要付帳，且準備好付帳

■問：約會時，我們應該總是提出要付帳，即使不是我們提出約會邀請？
□答案：是。

■問：意思是說，當我們前往約會時，應該總是預備好現金或信用卡嗎？
□答案：是，絕對是。

○也有可能會各付各的，或平均分攤
　■問：如果我們的約會對象提議各付各的，或是平均分攤，代表什麼意思？
　　□答案：代表你們各自付自己的帳，或是一人付一半。
○採用「提出兩次」的規則
　■解釋：當約會到最後，帳單來的時候，有時會有些尷尬。我們應該總是預備好付帳，並且總是提出要付帳。當我們提出要付帳，我們應該採用「提出兩次」的規則。
　1. 先提出一次說要付帳。
　　□範例：讓我買單吧？
　　□範例：可以讓我來嗎？
　　□範例：可以各付一半嗎？
　2. 如果對方說不，再提第二次：「你確定嗎？」
　3. 如果對方再次說不，謝謝他。
　　□解釋：如果你們計畫要再一起出去，提出下次換你買單也是一個好的做法。如果你這麼說了，下次就應該真的付帳。

譯註：有別於傳統都由男性買單，表現紳士風度，現代台灣 20 至 30 歲青年傾向於各自付帳，或輪流買單，如：這次你付的話，下次我付，如此較不會感覺彼此虧欠。如果第一次約會時不確定對方想法，提出約會邀請的男性可以先試探性地表示要付帳，如：「我可以請你嗎？」，如果對方不同意，再改為各自付帳。

正確的角色扮演：提出兩次規則 ▶

〔由團體帶領者和兩位行為教練做角色扮演，進行**提出兩次規則**的「**正確**」示範。如果沒有兩位行為教練，團體帶領者可以取代其中一位教練，然後由一位學員取代團體帶領者扮演室友／餐廳服務生的角色。〕

●先說：我們要開始角色扮演。請仔細看，然後告訴我，行為教練 B 示範提出兩次規則，哪裡「**做對**」了。

┌─────────────────────────────────────┐
│「正確」示範的例子
│○行為教練 A 與 B：（坐著）。
│○行為教練 A：這一餐真不錯。
└─────────────────────────────────────┘

○行為教練 B：沒錯，真的非常好。

○團體帶領者：這是你們的帳單。你們簽好時，我會來拿。（作勢留下帳單）

○行為教練 A：（伸手拿帳單）。

○行為教練 B：（伸手拿錢包或皮夾）讓我買單吧？

○行為教練 A：不用，還是我來吧。不過，謝謝你！

○行為教練 B：（仍然拿著錢包或皮夾）你確定嗎？

○行為教練 A：當然。我請你。

○行為教練 B：好吧，謝謝。下次換我請你。

○行為教練 A：沒關係的。這是我的榮幸。（停頓一下）很高興還會有「下一次」！

○行為教練 A 與 B：（對彼此微笑）。

● 說這句話收尾：好，時間結束。行為教練 B 在這裡採用提出兩次規則，他「**做對**」了什麼？

　○答案：**先提出一次說要付帳；如果約會對象說不，再提第二次：「你確定嗎？」**如果對方再次說不，便謝謝他們，並提出下次換你買單。

● 提出下列**觀點轉換提問**：

　○你覺得（行為教練 A）感覺怎麼樣？

　　■答案：蠻好的；愉快；正常。

　○你覺得（行為教練 A）會怎麼看（行為教練 B）？

　　■答案：友善；體貼；是好的約會對象。

　○你覺得（行為教練 A）會想再次和（行為教練 B）約會嗎？

　　■答案：會。

● 問行為教練 A 同樣的**觀點轉換提問**：

　○你感覺怎麼樣？

　○你會怎麼看（行為教練 B）？

　○你會想再次和（行為教練 B）約會嗎？

行為演練：提出兩次規則

- 解釋：現在我們要讓各位練習和行為教練採用提出兩次規則，就用你們剛才看到的例子來進行。
- 沿著會議室，讓每位學員和其中一位行為教練練習**提出兩次規則**，其他成員在旁觀看。
  - 確定至少有一位男性與一位女性行為教練可陪同練習。
  - 如果只有一位行為教練，團體帶領者可以取代同性別的教練。
  - 問：你和誰練習會覺得比較自在，行為教練 A 或行為教練 B？
- 行為演練一開始，便由團體帶領者率先說：「這是你們的帳單。你們好了我會來拿。」（假裝留下帳單）
- 行為教練應該伸手拿帳單。
- 鼓勵學員在依循步驟採用**提出兩次規則**時，可以觀看白板上寫的內容。
  - 在練習時，你可能需要指出特定步驟。
  - 當他們練習時，避免中斷行為演練。
- 視需要提供**社交指導**，**解決**可能產生的問題。
- 每位學員練習後，以掌聲鼓勵。

結束約會的步驟

- 解釋：如同開始約會有清楚的步驟可以依循，結束約會也有非常具體的步驟。
- 〔由團體帶領者與兩位行為教練做角色扮演，進行**結束約會**的「**錯誤**」示範。如果沒有兩位行為教練，團體帶領者可以取代其中一位教練，然後由學員取代團體帶領者扮演室友／餐廳服務生的角色。〕

錯誤的角色扮演：結束約會 ▶

- 先說：我們要開始角色扮演。請仔細看，然後告訴我，行為教練 B 示範結束約會，哪裡「**做錯**」了。

「**錯誤**」示範的例子
- 行為教練 A 與 B：（坐著）。
- 行為教練 A：很棒的一餐。

○行為教練 B：（分心，看著四周）。

○團體帶領者：這是找回的錢。（作勢留下帳單和找回的零錢）

○行為教練 A：謝謝！

○行為教練 B：（分心，看著四周，無聊的樣子）。

○行為教練 A：（短暫停頓）還蠻有趣的。（困惑，不確定要怎麼做）

○行為教練 B：（沒在注意，看著四周，無聊狀）。

○行為教練 A：（短暫停頓）我很高興我們可以一起吃飯。（困惑，不確定要怎麼做）

○行為教練 A 與 B：（長時間沒對話）。

○行為教練 B：（站起來，走出去，離開）。

○行為教練 A：（吃驚，困惑）。

●說這句話收尾：好，時間結束。行為教練 B 在這裡示範結束約會，他「**做錯**」了什麼？

○答案：沒跟約會對象說什麼就直接走開；沒說謝謝；沒說度過愉快時光；沒說再見。

●提出下列**觀點轉換提問**：

○你覺得（行為教練 A）感覺怎麼樣？

■答案：困惑；受傷；震驚。

○你覺得（行為教練 A）會怎麼看（行為教練 B）？

■答案：無禮；怪異；不體貼；不是好的約會對象。

○你覺得（行為教練 A）會想再次和（行為教練 B）約會嗎？

■答案：不會；可能不會。

●問行為教練 A 同樣的**觀點轉換提問**：

○你感覺怎麼樣？

○你會怎麼看（行為教練 B）？

○你會想再次和（行為教練 B）約會嗎？

結束約會的步驟

●解釋：與其有個尷尬的結束，我們應該依循正確步驟結束約會。

1. 等候約會中的空檔
   - 陳述：結束約會的第一步，是等候約會中的空檔。意思是說，不要中斷你們正在做的事情，除非必須如此。中斷活動來結束約會，可能會有什麼問題？
   - ○答案：可能讓人感覺不禮貌或突兀；你的約會對象可能會覺得你不想花時間跟他在一起；給人感覺你不太享受約會時光。

2. 為結束約會給一個好的說法
   - 解釋：除非約會在活動結束時自然結束，不然你需要一個好的說法來結束約會。有哪些說法或理由適合用在結束約會？
   - ○範例：嗯，有點晚了。
   - ○範例：我想我最好送你回家。
   - ○範例：我明天一早要上課。
   - ○範例：我想有點晚了，我們明天還要工作。
   - 問：沒有給一個說法就離開或結束約會，可能會有什麼問題？
   - ○答案：你的約會對象可能會覺得你不想再跟他一起。

3. 謝謝對方跟你出來或約你出來
   - 陳述：結束約會的下一步是，謝謝對方跟你出來或約你出來。為什麼謝謝約會對象是重要的？
   - ○答案：這樣會讓他們感覺很好；代表你感謝他們。

4. 告訴對方你度過愉快的時光，如果你這麼覺得
   - 陳述：下一步是告訴對方你度過愉快的時光，如果你這麼覺得。為什麼告訴約會對象你度過愉快的時光是重要的？
   - ○答案：讓他們知道你享受和他們在一起的時光；這樣會讓他們覺得很好；讓他們知道你可能有興趣再跟他們出去。
   - 問：如果你並沒有度過愉快時光，應該要怎麼說？
   - ○答案：不要提到任何有關愉快時光的話；只要謝謝他們。

5. 陪對方走出去
   - 陳述：不管約會地點在哪裡，你需要陪對方一起走出去。有可能是陪他從餐廳走出去，或是從電影院走到各自的車上，也可能是送他回家，下車後陪他

走到門口，或者如果是在你家約會的話，走到你家門口。為什麼陪約會對象走出去是重要的？

　　○答案：因為讓對方自己找路出去是不禮貌的；沒有在門口或離開時說再見是沒有禮貌的。

6. **如果你喜歡對方，提議再一起出去**

　　●陳述：結束約會的下一步，是提議再一起出去，如果你喜歡對方的話。你可以怎麼說？

　　○範例：也許我們這週末可以再一起出去。

　　○範例：我們找個時間再約一次吧。

　　○範例：我們可以再一起出去。

　　●陳述：此時你需要評估對方對你的好感。如果對方看起來對你有好感，你應該當場馬上約好下次約會確實的日期與時間嗎？

　　○答案：不，除非你提議要做的事情有具體的日期與時間；大部分時候，你可以之後再追蹤，打電話或傳簡訊來擬定計畫。

　　●陳述：如果對方看起來對你沒興趣，你應該馬上約下一次約會嗎？

　　○答案：應該不用；你隨時都可以之後用電話或簡訊追蹤，看他們是否有興趣再一起出去。

　　●問：如果你不喜歡對方呢？你應該計劃再一起出去嗎？

　　○答案：不，你應該要放下；記得約會是一種選擇；你不必和每個人約會，也不是每個人都需要和你約會。

7. **告訴對方你何時會再聯絡**

　　●陳述：如果你喜歡對方，也想再見到他，可以告訴他你下次何時會再打電話或傳簡訊。你可以怎麼說？

　　○範例：我週末再打給你。

　　○範例：我過幾天再傳簡訊給你。

　　○範例：我明天再打電話給你。

　　●解釋：如果你這麼說了，就要確實做到。

8. 說再見

- ●陳述：結束約會的最後一步，是說再見。這可能是輕鬆地說「掰掰」或「下次見」，或揮揮手。有時道別也包括擁抱或親吻。雖然約會結束後道別時擁抱或親吻很普遍，但要知道別人能否接受擁抱或親吻，是否很困難？

  譯註：在台灣，道別通常不會擁抱或親吻。

  ○答案：是。

- ●問：當你上前要擁抱或親吻時，對方卻後退，這樣是否會很尷尬？

  ○答案：是。

  譯註：在台灣，道別通常不會擁抱或親吻。

- ●問：我們可以怎麼做來降低擁抱與親吻的風險？

  ○答案：任何身體接觸都徵求許可。

  譯註：在台灣，道別通常不會擁抱或親吻。

- ●陳述：因為不是每個人都可以接受身體接觸，你應該在做任何身體接觸前都要詢問。你可以怎麼說？

  ○範例：我可以擁抱你嗎？

  ○範例：我可以親吻你說晚安嗎？

  譯註：在台灣，道別通常不會擁抱或親吻。

- ●解釋：如果他們喜歡你，他們會很開心地說好。如果他們不喜歡你，你應該慶幸還好你有問！

正確的角色扮演：結束約會 ▶

〔由團體帶領者與兩位行為教練做角色扮演，進行結束約會的「正確」示範。如果沒有兩位行為教練，團體帶領者可以取代其中一位教練，然後由一位學員取代團體帶領者扮演室友／餐廳服務生的角色。〕

- ●先說：我們要開始角色扮演。請仔細看，然後告訴我，行為教練 B 示範結束約會，哪裡「做對」了。

「正確」示範的例子

○行為教練 A 與 B：（坐著）。

○行為教練 A：很棒的一餐。

○行為教練 B：對啊，真的很棒。

○團體帶領者：這是找回的錢。（作勢留下帳單和找回的零錢）

○行為教練 A 與 B：謝謝！

○行為教練 B：謝謝你請我吃晚餐！

○行為教練 A：謝謝你跟我出來。

○行為教練 B：（停頓一下）我想有點晚了。

○行為教練 A：對啊，時間過得很快。

○行為教練 B：真是非常愉快的時光。

○行為教練 A：我也覺得。非常愉快。

○行為教練 A 與 B：（雙雙站起來，開始走向門口）。

○行為教練 A：你確定不需要我載你回家？

○行為教練 B：還是謝謝你，不過我的室友剛值完班，我會搭他的便車。

○行為教練 A：只要你沒有問題就好。

○行為教練 B：沒問題。（停頓一下）我們應該再一起出來。

○行為教練 A：沒錯，我也這麼想。如果你週末有空，打個電話給我。也許我們週六晚上可以聚一聚，看那部你提過的電影。

○行為教練 B：如果可以就太棒了。我明天會傳簡訊給你，我們可以看看怎麼計畫。

○行為教練 A：聽起來不錯。我會很期待。

○行為教練 A 與 B：（暫停談話）。

○行為教練 B：我可以跟你擁抱再見嗎？

○行為教練 A：那當然。

○行為教練 A 與 B：（友善地擁抱一下）。

○行為教練 B：好，謝謝！我會很快再跟你聯絡！

○行為教練 A：很快要再見面了！掰掰！

●說這句話收尾：好，時間結束。行為教練 B 在這裡示範結束約會，他「做對」了什麼？

○答案：等候約會中的空檔；為結束約會給一個好的說法；謝謝約會對象；說你度過愉快的時光；陪對方走出去；提議再一起出去；告訴對方你會再聯

絡；問是否可擁抱（譯註：在台灣，道別通常不會彼此擁抱）；說再見。

● 提出下列**觀點轉換提問**：

　○ 你覺得（行為教練 A）感覺怎麼樣？

　　■ 答案：很好；愉快；有趣；興奮。

　○ 你覺得（行為教練 A）會怎麼看（行為教練 B）？

　　■ 答案：有趣；友善；可愛；是好的約會對象。

　○ 你覺得（行為教練 A）會想再次和（行為教練 B）約會嗎？

　　■ 答案：會。

● 問行為教練 A 同樣的**觀點轉換提問**：

　○ 你感覺怎麼樣？

　○ 你會怎麼看（行為教練 B）？

　○ 你會想再次和（行為教練 B）約會嗎？

約會之後

● 解釋：當我們和人約會之後，如果我們度過了愉快的時光，而且想要再次見到對方時，有一些我們應該要做的事情。

● **隔天打電話或傳簡訊聯絡**

　○ 問：如果你喜歡對方，想要再次和他出去，你應該隔天再次打電話聯絡或傳簡訊嗎？為什麼那會是一個好主意？

　　■ 答案：當你隔天就聯絡時，代表你喜歡他，且度過愉快時光。

● **謝謝對方跟你出去或約你出去**

　○ 問：當你再次聯絡時，你會想謝謝對方跟你出去或約你出去嗎？為什麼這麼問是個好主意？

　　■ 答案：當你謝謝對方跟你出去，代表你對他有好感；你欣賞他。

● **告訴對方你度過愉快的時光（如果你這麼覺得）**

　○ 問：如果你度過愉快時光，你會想告訴對方嗎？為什麼這麼說是個好主意？

　　■ 答案：代表你很享受和對方在一起；讓對方知道你喜歡他。

● **如果你喜歡對方，再次約他一起出去**

　○ 問：如果你喜歡對方，再次約他一起出去或是提議再見面，會是一個好主意嗎？

■答案：是，肯定是。

○問：如果沒有提議再一起出去，可能會有什麼問題？

　　■答案：對方可能會以為你對他沒興趣；如果你對他沒興趣，他可能會放下。

●解釋：這些就是前往約會時，應當依循的規則與步驟。如果你有約會對象，可以在本週練習。

約會禮儀：前往約會

學員行為演練

朋友聚會

所需教材

● 室內遊戲（例如：電動遊戲、紙牌遊戲、棋盤遊戲）

○ 如果你要提供電動遊戲做為選項之一，請確認是否有足夠的遊戲機，讓組員可以同時間一起玩。

○ 不要使用小型可攜式的遊戲機，因為如此一來，學員必須等候輪流，容易覺得無聊。

○ 如果沒有其他建議的教材，只用一些紙牌遊戲也可以。

● 可選擇：平板電腦或是筆記型電腦，可一起看 YouTube 影片、上網、玩電腦遊戲。

○ 如果你要提供平板或筆記型電腦做為選項之一，請確認數量是否足夠讓組員同時間一起玩。

●〔注意：大部分的 PEERS® 團體「並沒有」提供遊戲機、平板或筆記型電腦。這些算是豪華設備。即使只提供一些紙牌，只要能維持**以活動為基礎的聚會**，也就可以進行了。〕

行為演練

● 告知學員他們將練習**開始並結束朋友聚會**。

● 把學員分成小群組（每組不要少於三人）。

● 讓每位學員依循步驟，練習**開始聚會**。

○ 指定**主人**與**客人**。

■ 一位學員扮演**主人**。

■ 一位學員扮演剛到達的**客人**。

■另一位學員扮演已經到達的客人。

○讓主人說出**開始聚會**的步驟。

○你可能需要以蘇格拉底式問答，採用下列某些**社交訓練問題**，提示學員說出**開始聚會**的具體步驟：

　■當客人來敲門時，你該怎麼做？

　■當他們站在門口時，你該怎麼做？

　■如果他們不曾見過你其他的朋友，你該怎麼做？

　■如果他們不曾去過你家，你該怎麼做？

　■你是否想招待他們什麼？

　■你應該如何決定要做什麼？

○剛到的客人應該站在門外敲門

○已到的客人應該坐在附近。

○讓主人依循**開始聚會**的步驟。

○如果學員無法依循步驟進行，你可能需要運用蘇格拉底式問答，以下列的某些**社交訓練問題**，來給予提示：

　■當你的朋友敲門時，你該怎麼做？

　■你覺得朋友會想要進門嗎？

　■你的朋友們彼此都見過面嗎？

　■你的朋友到過你家嗎？

　■你是否想招待朋友什麼？

　■你和朋友如何決定要做什麼？

○只要學員練習完，就喊「暫停」，讓其他學員鼓掌。

○「**每一位**」學員都應該練習在**開始聚會**中，扮演主人、剛到的客人和已到達的客人。

●讓學員在大家交換資訊、找出共同興趣、一起玩治療團隊所提供的遊戲或物品（如：電動遊戲、紙牌遊戲、棋盤遊戲、平板電腦、筆記型電腦等）之時，依循**聚會過程**的規則練習。

●讓「**每一位**」學員依循步驟，練習**結束聚會**。

○指定主人與客人。

　■一位學員扮演主人。

■ 其他學員扮演客人。

○ 讓主人說出結束聚會的步驟。

○ 你可能需要運用蘇格拉底式問答，採用下列社交訓練問題，提示學員說出結束聚會的具體步驟：

■ 你應該中斷朋友的活動來結束聚會嗎？

■ 你應該直接請朋友離開嗎？

■ 他們怎麼知道如何出去？

■ 你應該謝謝他們什麼嗎？

■ 如果你度過愉快時光，你該怎麼說？

■ 如果你想再見到他們，你該怎麼說？

■ 當他們離開時，最後你應該說什麼？

○ 主人與客人在開始練習時應該坐著，以便主人可以站起來開始送客人到門口。

○ 讓主人依循結束聚會的步驟。

○ 如果學員無法依循步驟進行，你可能需要運用蘇格拉底式問答，以下列的某些社交訓練問題，來給予提示：

■ 你可以直接要朋友離開嗎？或者你需要一個說法？

■ 你的朋友怎麼知道如何出去？

■ 你應該謝謝他們什麼嗎？

■ 如果你度過愉快時光，你該怎麼說？

■ 如果你想再見到他們，你該怎麼說？

■ 當他們離開時，最後你應該說什麼？

○ 客人必須真的離開，然後在角色扮演之後再回來。

○ 只要學員練習完，就喊「暫停」，讓其他學員鼓掌。

○ 「每一位」學員都應該練習在結束聚會中，扮演主人與客人。

約會禮儀：前往約會

最後集合

- 向學員宣布，將與社交教練會合。
  - 讓學員站／或坐在他的社交教練旁邊。
  - 確保在開始最後集合之前，大家都安靜下來，且專注在聆聽。
  - 讓學員敘述課程內容，社交教練在一旁聆聽。
- 陳述：今天，我們談到前往約會。前往約會有許多階段，包括規劃、預備、開始、結束以及維持自身安全。約會「過程」有哪些規則？
  - 表示出對約會對象的興趣
  - 用至少一半的時間來交換資訊
  - 跟著對方的笑話而笑
  - 維持禮貌與尊重
  - 問你的約會對象想做什麼
  - 從善如流
  - 讚美你的約會對象
  - 不要對別人傳情
  - 不要邀請意料之外的人加入你們的約會
  - 不要冷落你的約會對象
  - 如果你或你的約會對象覺得無聊，提議轉換活動
  - 避免有風險的談話主題
  - 避免有風險的地方
  - 準備好要付帳
- 解釋：除了談到前往約會以外，我們也讓學員練習朋友聚會，團體做得非常好。讓我們給他們大大的掌聲。

指定家庭作業

發放社交訓練講義給學員，宣布以下指定家庭作業：

1. 和一個朋友聚會
   - 社交教練協助學員利用五個 W 來計畫朋友聚會：
     - ○「哪些人」會在場？（WHO）
     - ○ 想「做什麼」？（WHAT）
     - ○「在哪裡」聚會？（WHERE）
     - ○「何時」聚會？（WHEN）
     - ○「如何」進行聚會？（HOW）
   - 社交教練應該在開始練習之前，先複習朋友聚會的規則與步驟。
   - 社交教練應該在朋友聚會之後，問學員下列社交訓練問題：
     - ○ 你們決定要做什麼？由誰選擇活動？
     - ○ 你們有交換資訊嗎？花多少比例的時間？
     - ○ 你們的共同興趣是什麼？有了那些資訊，如果你們下次要一起消磨時間，可以做什麼？
     - ○ 你和你的朋友度過了愉快的時光嗎？
     - ○ 他是讓你還想再一起消磨時間的人嗎？

2. 練習讓某人知道你喜歡他、向他提出約會邀請與／或前往約會
   - 如果學員目前有感興趣的對象：
     - ○ 讓他知道你喜歡他
     - ○ 向他提出約會邀請
     - ○ 前往約會
     - ○ 除非你目前有感興趣的對象，否則「不要」做這個練習。
   - 學員應該和社交教練練習讓某人知道你喜歡他、向他提出約會邀請、開始與結束約會，如果不會覺得不自在的話。
   - 社交教練應該在開始練習之前，複習讓某人知道你喜歡他、向他提出約會邀請、開始與結束約會的規則與步驟。
   - 每一項練習之後，社交教練應該問學員下列社交訓練問題：

○ 讓某人知道你喜歡他

　　■ 和誰練習？你怎麼做，來讓對方知道你喜歡他？

　　■ 他有何回應？

　　■ 這是一個好選擇嗎？他是你會想約會的人嗎？

○ 提出約會邀請

　　■ 你向誰提出約會邀請？依循哪些步驟？

　　■ 他有何回應？

○ 前往約會

　　■ 你們決定做什麼？

　　■ 你們有交換資訊嗎？用多少比例的時間？

　　■ 你們的共同興趣是什麼？有了這個資訊，當你們要再次約會時，可以做什麼？

　　■ 你和約會對象有共度愉快時光嗎？

　　■ 這是一個好選擇嗎？他是你會想再次約會的人嗎？

3. 和同儕（可以從朋友來源挑選同儕）練習加入一群人交談

　● 社交教練必須在開始練習之前，先複習加入一群人交談的規則與步驟。

　● 指定作業「不包括」退出交談，除非自然而然需如此。

　● 社交教練必須在練習之後，問學員下列的社交訓練問題：

　　○ 在哪裡、試著加入哪些人的交談？

　　○ 你依循哪些步驟？

　　○ 他們看起來像是想要跟你說話嗎？你怎麼知道？

　　○ 你有需要退出交談嗎？如果有，你依循哪些步驟？

個別確認

個別私下和每位學員與社交教練協調：

1. 下週要和「誰」練習朋友聚會（**WHO**）。

　● 他們計畫建議朋友「做什麼」（**WHAT**）

　● 他們會建議朋友「何時、去哪裡」聚會（**WHEN**、**WHERE**）

　● 他們要「如何」進行（如：買票、交通等）（**HOW**）

2. 他們將如何練習、和誰練習讓某人知道你喜歡他，以及是否計畫提出約會邀請。

   ● 下週他們希望和「誰」練習約會（**WHO**）

   ● 他們想建議「**做什麼**」（**WHAT**）

   ● 他們想建議「**何時、在哪裡**」見面（**WHEN**、**WHERE**）

   ● 他們要「**如何**」進行（如：買票、交通等）（**HOW**）

3. 在哪裡、何時、和哪些同儕進行**加入一群人交談**。

   ● 那些人是否為願意接納的**社交群體**，他們如何辨別的。

約會禮儀：前往約會

社交訓練講義

規劃約會

● 依照兩日規則再次聯絡

● 依照五個 W 確認約會

● 在即將約會之前確認計畫

為約會做準備

● 確定你的地方是可以見人的

● 把所有你不想在約會時分享、被觀看或被觸摸的物品收好

● 保持良好衛生

● 穿著合宜

　○ 衣著需與活動相稱

　○ 避免穿著過於撩人

　○ 試著表現自己最好的一面

注意約會安全

● 避免一開始就給對方你的個人聯絡資訊

● 在見面前 Google 約會對象

● 讓朋友和家人知道你在哪裡、和誰在一起

● 自己開車赴約與離開

● 在公共場所與約會對象見面

● 避免在一開始就和約會對象單獨去任何地方

　○ 不要一開始就上約會對象的車

　○ 不要一開始就帶約會對象回你家

○ 不要一開始就去約會對象的家

● 赴約之前與之後告知朋友與家人

開始約會與結束約會的步驟

表 12.3　開始約會與結束約會的步驟

開始約會	結束約會
1. 問候約會對象 2. 邀請對方進門（如果在你家見面） 3. 幫對方介紹在場不認識的人 4. 帶對方看看環境（如果在你家見面） 5. 招待點心（如果是待在你家） 6. 徵詢對方有關你提的計畫	1. 等候約會中的空檔 2. 為結束約會給一個好的說法 3. 謝謝對方跟你出來或約你出來 4. 告訴對方你度過愉快的時光（如果你這麼覺得） 5. 陪對方走出去 6. 如果你喜歡對方，提議再一起出去 7. 告訴對方你何時會再聯絡 8. 說再見 9. 任何身體接觸都要徵求許可

約會過程

● 表示出對約會對象的興趣

　○ 微笑且維持好的眼神接觸

● 用至少一半的時間來交換資訊

● 跟著對方的笑話而笑

● 維持禮貌與尊重

● 問你的約會對象想做什麼

　○ 不要自己做所有的決定

● 從善如流

● 讚美你的約會對象

　○ 當你與對方「不夠熟」時，給「具體」的讚美。

　○ 當你熟識對方時，給「具體」或「籠統」的讚美。

　○ 避免太多有關外觀的讚美。

○讚美外觀只能對頸部以上的部位。

●不要對別人傳情

●不要邀請意料之外的人加入你們的約會

●不要冷落你的約會對象

　○不要只顧著和其他人說話，冷落你的約會對象。

　○不要在約會時傳簡訊或打電話給別人。

　○如果你預期會有重要的電話或簡訊，讓你的約會對象事先知道並道歉。

●如果你或你的約會對象覺得無聊，提議轉換活動

●避免有風險的談話主題

●避免有風險的地方

●準備好要付帳

　○提出約會邀請的人應該付帳

　○記得永遠都表示要付帳，且準備好付帳

　○也有可能會各付各的，或平均分攤

　○採用「提出兩次」的規則

　　1. 先提出一次說要付帳。

　　　■範例：讓我買單吧？

　　　■範例：可以讓我來嗎？

　　　■範例：可以各付一半嗎？

　　2. 如果對方說不，再提第二次：「你確定嗎？」

　　3. 如果對方再次說不，謝謝他。

約會之後

●隔天打電話或傳簡訊聯絡

●謝謝對方跟你出去或約你出去

●告訴對方你度過愉快的時光（如果你這麼覺得）

●如果你喜歡對方，再約他一起出去

指定家庭作業

1. 和一個朋友聚會
   - 社交教練協助學員利用五個 W 來計畫朋友聚會：
     - ○「哪些人」會在場？（WHO）
     - ○想「做什麼」？（WHAT）
     - ○「在哪裡」聚會？（WHERE）
     - ○「何時」聚會？（WHEN）
     - ○「如何」進行聚會？（HOW）
   - 社交教練應該在開始練習之前，先複習朋友聚會的規則與步驟。
   - 社交教練應該在朋友聚會之後，問學員下列社交訓練問題：
     - ○你們決定要做什麼？由誰選擇活動？
     - ○你們有交換資訊嗎？花多少比例的時間？
     - ○你們的共同興趣是什麼？有了那些資訊，如果你們下次要一起消磨時間，可以做什麼？
     - ○你和你的朋友度過了愉快的時光嗎？
     - ○他是讓你還想再一起消磨時間的人嗎？

2. 練習讓某人知道你喜歡他、提出約會邀請與／或前往約會
   - 如果學員目前有感興趣的對象：
     - ○讓他知道你喜歡他。
     - ○提出約會邀請。
     - ○前往約會。
     - ○除非你目前有感興趣的對象，否則「不要」做這個練習。
   - 學員應該和社交教練練習讓某人知道你喜歡他、向對方提出約會邀請、開始與結束約會，如果不會覺得不自在的話。
   - 社交教練應該在開始練習之前，複習讓某人知道你喜歡他、向對方提出約會邀請、開始與結束約會的規則與步驟。
   - 每一項練習之後，社交教練應該問學員下列社交訓練問題：
     - ○讓某人知道你喜歡他

■ 和誰練習？你怎麼做，來讓對方知道你喜歡他？

■ 他有何回應？

■ 這是一個好選擇嗎？他是你會想約會的人嗎？

○ 提出約會邀請

■ 你向誰提出約會邀請？依循哪些步驟？

■ 他有何回應？

○ 前往約會

■ 你們決定做什麼？

■ 你們有交換資訊嗎？用多少比例的時間？

■ 你們的共同興趣是什麼？有了這個資訊，當你們要再次約會時，可以做什麼？

■ 你和約會對象有共度愉快時光嗎？

■ 這是一個好選擇嗎？他是你會想再次約會的人嗎？

3. 和同儕（可以從朋友來源挑選同儕）練習加入一群人交談

● 社交教練必須在開始練習之前，先複習加入一群人交談的規則與步驟。

● 指定作業「不包括」退出交談，除非自然而然需如此。

● 社交教練必須在練習之後，問學員下列的社交訓練問題：

○ 在哪裡、試著加入哪些人的交談？

○ 你依循哪些步驟？

○ 他們看起來像是想要跟你說話嗎？你怎麼知道？

○ 你需要退出交談嗎？

○ 如果你有需要退出交談，你依循哪些步驟？

【課程十二】

約會禮儀：
約會該做與不該做的事

社交訓練治療指引

為社交教練課程做準備

本課程的目標，是為**一般性的約會守則**提供概要，以及**面對愛情伴侶的性壓力**時的處理策略。本課關於約會「**該做**」的事，是**經過研究驗證**，且為一般社交上如魚得水的青年在約會時使用的社交技巧。至於**約會「不該做」**的事，則是指自閉症類群與其他有社交困難的成年人在嘗試約會時常犯的社交錯誤。

在本課程中，社交教練團體最常提出的問題是，如何處理被陌生人在性方面占便宜。雖然這是一個重要的議題，但本課程並未涵蓋這個主題。PEERS® 課程的目標，是幫助青年交朋友與維持友誼，並且在合適的時機發展愛情關係。避免在性方面被陌生人占便宜或剝削雖是極為重要的生存技能，但並非完全含括在關係發展的範疇內。即便如此，這一課會提供一些有用的策略，來幫助學員處理來自愛情伴侶（或認識的人）所施加而學員不想要的性壓力。社交教練與學員對於如何因應陌生人主動提出性要求的狀況，如果需要額外的指導，應該在團體外以**另行會談**的形式給予協助。雖然在團體中可能沒有時間涵蓋這個重要議題，但如果有安全顧慮，就應該在團體外另做討論。

在約會禮儀的**驗收家庭作業**時，大部份社交教練都沒有太多可以報告的進度，這很可能是因為只有少數的學員實際上積極投入約會。若社交教練回報學員對約會有興趣，可以利用這個機會針對他們協助學員創造約會機會的方式，進行問題的**解決**。雖然沒有正式的指定作業，但在正當的約會網站上建立個人檔案，藉此來成功啟動約會生活，是加州大學洛杉磯分校 PEERS® 門診學員流行的做法之一。社交教練在這個歷程中對學員的引導，將會非常有助益。至於如何幫助學員建立網路約會上的個人檔案，其策略總覽請參考課程十一社交訓練治療指引中

的社交訓練小訣竅。

驗收家庭作業

〔逐項檢視下列的指定家庭作業並**解決**可能發生的問題。從有完成家庭作業的學員開始。如果時間足夠，可以詢問為什麼其他人無法完成作業，並試著解決問題，討論下一週可以如何完成作業。驗收家庭作業時，記得使用**關鍵詞**（以**粗楷體字**標示的部分）來重新整理他們的敘述。驗收家庭作業時，請將大部分時間用在討論和朋友**聚會**的指定作業，因為這是最重要的部分。〕

1. 和一個朋友聚會
   ● 陳述：這週學員最主要的指定作業之一，是和一位朋友聚會。誰已完成這項指定作業或嘗試完成？
   ● 問下列問題：
     ○ 是否利用五個 W 來協助學員計畫朋友聚會？
     ○ 在朋友聚會前，你做了哪些社交訓練？
     ○ 學員決定聚會要做什麼？和誰？
     ○ 聚會如何開始？
     ○ 由誰選擇活動？
     ○ 他們有交換資訊嗎？用多少比例的時間？
     ○ 聚會如何結束？
     ○ 聚會之後，你做了哪些社交指導？
       ■ 適當的社交訓練問題：
         □ 你們決定要做什麼？由誰選擇活動？
         □ 你們有交換資訊嗎？花多少比例的時間？
         □ 你們的共同興趣是什麼？有了那些資訊，如果你們下次要一起消磨時間，可以做什麼？
         □ 你和你的朋友度過了愉快的時光嗎？
         □ 他是讓你還想再一起消磨時間的人嗎？
     ○ 他看起來是學員會想再一起出去的朋友的好選擇嗎？

表 13.1　在你家開始與結束朋友聚會的步驟

開始朋友聚會	結束朋友聚會
1. 打招呼問候	1. 等候活動中的停頓
2. 邀請他們進門	2. 對結束聚會給一個說法
3. 幫他們介紹在場不認識的人	3. 送朋友到門口
4. 帶他們看看環境	4. 謝謝朋友來聚會
5. 招待點心飲料	5. 告訴朋友你度過愉快的時光
6. 問他們想做什麼	6. 說再見、下次見

2. 練習讓某人知道你喜歡他、向對方提出約會邀請與／或前往約會

- 陳述：這週學員的指定作業之一，是練習讓某人知道他喜歡對方、向對方提出約會邀請與／或前往約會。除非學員已有感興趣想交往的人，否則這項指定作業「不用」練習。學員也可以和社交教練練習，如果覺得自在的話。誰已完成這項指定作業或嘗試完成？

- 問下列問題：

　○ 練習前，你做了哪些社交指導？

　○ 學員和誰練習？

　○ 他怎麼做，來讓對方知道他喜歡對方？對方如何回應？

　○ 他怎麼做，來提出約會邀請？對方如何回應？

　○ 如果他們有前往約會，問以下問題：

　　■ 他們決定做什麼？

　　■ 他們有交換資訊嗎？用多少比例的時間？

　　■ 他和約會對象有共度愉快時光嗎？

　○ 練習之後，你做了哪些指導？

　○ 這是一個好選擇嗎？對方是他們想要（再次）約會的人嗎？

3. 和同儕（可以從朋友來源挑選同儕）練習加入一群人交談

- 陳述：這週學員最主要的指定作業之一，是和同儕練習加入一群人交談。誰已完成或嘗試完成這項指定作業？

- 問下列問題：

　○ 學員在哪裡、和誰練習？

○在開始練習之前，你做了哪些社交指導？

○學員依循哪些步驟？

    1. 聆聽對話

    2. 維持一個距離觀察

    3. 利用手邊的物品

    4. 辨識主題

    5. 找出共同興趣

    6. 走近他們

    7. 等候談話停頓

    8. 提起主題

    9. 評估他們和我說話的興趣

    10. 介紹自己

○在開始練習之後，你做了哪些社交指導？

    ■適當的社交訓練問題：

      □在哪裡、練習加入哪些人的交談？

      □你依循哪些步驟？

      □他們看起來像是想要跟你說話嗎？你怎麼知道？

      □你有需要退出交談嗎？如果有，你依循哪些步驟？

表 13.2　退出交談的步驟

從未被接納	一開始被接納、之後被排除	完全被接納
1. 保持冷靜	1. 保持冷靜	1. 等候談話停頓
2. 看向別處	2. 看向別處	2. 為離開給一個「具體的」說法
3. 轉向別處	3. 等候「短暫的」停頓	3. 說下次見
4. 走開	4. 為離開給一個「簡短的」說法	4. 說再見
	5. 走開	5. 走開

●〔收回社交訓練指定家庭作業工作表。如果社交教練忘記帶，請他們重新填寫好一份新的表格，幫助他們為指定作業負責。〕

講授課程：約會禮儀──約會「該做」與「不該做」的事

● 發放社交訓練講義。

　○ 社交訓練治療指引中的**粗體字**部份，直接摘錄自社交訓練講義。

　○ 提醒社交教練粗楷體字是關鍵詞，代表 PEERS® 課程中的重要概念，在社交指導時應該盡可能使用這些用語。

● 解釋：今天我們要繼續談約會禮儀。到目前為止，我們已經談到如何讓某人知道你喜歡他、如何向某人提出約會邀請，以及如何成功地約會。今天，我們將要談一般約會「該做」與「不該做」的事，以及如何處理伴侶提出性要求的壓力。

約會「該做」的事

● 解釋：談到約會，有很多「該做」與「不該做」的事。我們先來談「該做」的事。

● **「要」記得約會是一種選擇**

　○ 解釋：約會的第一個核心規則是，約會是一種選擇。我們不必跟每一個人約會，也不是每個人都需要和我們約會。

　○ 問：只因為我們喜歡某個人，就代表我們可以跟他約會嗎？

　　■ 答案：不是。

　○ 問：只因為某個人喜歡我們，就代表他可以跟我們約會嗎？

　　■ 答案：不是。

　○ 解釋：約會的一大重點，就是記得約會是一種選擇，而且不是每一段關係都會有結果。真有那麼簡單，那肯定每個人都處在交往之中了。

● **如果「你」不感興趣，「要」放下**

　○ 陳述：約會的另一個規則是，如果「**你**」對對方不感興趣，就要放下。繼續和你不感興趣的人約會，可能會有什麼問題？

　　■ 答案：對他們不公平；會讓對方誤解；他們的感情會受傷。

● **如果「對方」不感興趣，「要」放下**

　○ 陳述：約會的另一個規則是，如果「**對方**」對你不感興趣，就要放下。嘗試和對你不感興趣的人約會，可能會有什麼問題？

■ 答案：讓你看起來過於急切；不會有結果的；你可能會嚇到對方；你可能給人感覺像在糾纏；你很可能會受傷。

● 「要」維持禮貌與尊重
○ 解釋：約會的另一個規則是，保持禮貌與尊重，為什麼約會時對對方保持禮貌和尊重是重要的？
■ 答案：如果你不禮貌或不尊重人，他們可能會不喜歡你，或不想跟你約會；如果你不禮貌或不尊重人，你可能看起來不像好人。
○ 問：和別人約會時，如何維持禮貌與尊重？
■ 答案：對待他們和善；體貼；跟他們好好說話；不要罵他們；**不要冷落他們**；**不要糾正他們**；**不要好辯**。

● 「要」誠實且真誠
○ 解釋：約會的另一個重要規則是，要誠實且真誠。和某人約會時不誠實或不真誠，可能會有什麼問題？
■ 答案：他們可能不會信任你；他們可能會覺得你是個騙子；他們可能會不想跟你約會。
○ 問：那如果他問你他看起來怎麼樣，而你覺得他看起來不怎樣，那麼你應該要誠實且真誠地告訴他嗎？
■ 答案：不用，這不一樣；這麼說會很傷人；這麼說會不禮貌。
○ 問：那如果他問你對他的感覺，或是問你是否有跟別人約會，那你應該要誠實且真誠地告訴他嗎？
■ 答案：是的，你應該要對自己的感覺、對自己的約會狀態誠實；如果你還有跟別人約會，你不應該說謊。
○ 解釋：當你對自己的關係誠實且真誠，你可以避免誤解或傷害別人感情。身為社交教練，你可以幫助學員決定，在誠實且真誠的前提下，哪些是適合分享的資訊。

● 「要」保持聯絡
○ 陳述：約會的另一個重要規則是，如果你喜歡對方，就要保持聯絡。為什麼如果你喜歡對方，保持聯絡是重要的？
■ 答案：這樣代表你喜歡他；可以維持他對你的興趣；這麼做是禮貌的，且表示尊重。

○問：如果你喜歡對方，卻沒有保持聯絡，可能會有什麼問題？

　■答案：會給人感覺你對對方不感興趣；他們可能會感覺受傷；你看起來像只想玩玩；他們可能會對你失去興趣；他們可能會不想再跟你約會。

○問：如果你喜歡某個人，花多少時間保持聯絡是適當的？

　■答案：要看你們關係進展的階段而定；當你們只是輕鬆地在約會，大部份人一週至少會聊個幾次；如果你們已彼此確定要交往，大部份人會每天聊。

○解釋：身為社交教練，你可以幫助學員決定，保持聯絡的適當時間間隔為何。

● 任何身體接觸都「要」徵求許可

　○陳述：約會的另一個重要規則是，任何身體接觸都要徵求許可。別人是否能接受身體接觸，很難知道是吧？想要有身體接觸，卻發現對方沒有興趣或還沒準備好，會十分尷尬嗎？

　　■答案：會。

　○問：我們可以怎麼做，來盡量降低約會時想要身體接觸卻被拒絕的風險？

　　■答案：任何身體接觸都先徵求許可。

　○解釋：因為每個人對於身體接觸感到自在的步調並非都一樣，你應該在做任何身體接觸前徵求許可。好消息是，如果他們喜歡你，他們會很高興地說好。如果他們不喜歡你，你會很慶幸你有事先詢問，以避免尷尬。

約會「不該做」的事

● 解釋：談到約會，不只有許多「該做」的事，也有許多「不該做」的事。

● 「不要」一開始就談太私人的事

　○解釋：當你剛開始和某人約會，很重要的是，不要一開始就談太私人的事。意思是說，不要一開始就問太多私人的問題，或分享太多個人資訊。

　○ 不要一開始就問太多私人的問題

　　■問：一開始就問太多私人的問題，可能會有什麼問題？

　　　□答案：可能會讓人不舒服；可能顯得過份好奇或唐突。

　○ 不要一開始就分享太多個人資訊

　　■問：一開始就分享太多個人資訊，可能會有什麼問題？

□ 答案：可能會讓人不舒服；可能會嚇跑人家；顯得太想給人好印象。

　○ **不要一開始就透露診斷**

　　■ 問：我們應該一開始就分享有關診斷與疾病史的個人資訊嗎？

　　　□ 答案：不；你的約會對象可能會覺得不舒服；可能太快給太多資訊；可能會嚇跑人家；他們可能不會想再跟你出去。

● **「不要」一開始就談你的約會史**

　○ 解釋：約會的另一個重要規則是，不要一開始就談你的約會史。意思是說，當你剛開始和某人約會，你不應該分享你缺乏約會經驗，或是談你過去約會過的對象。

　○ **不要一開始就分享你缺乏約會經驗**

　　■ 問：一開始就分享你缺乏約會經驗，可能會有什麼問題？

　　　□ 答案：會讓人不舒服；會嚇跑人家；可能會讓人感覺有很大的壓力。

　○ **不要一開始就分享不好的約會經驗**

　　■ 問：一開始就分享不好的約會經驗，可能會有什麼問題？

　　　□ 答案：可能會讓人覺得沒有禮貌；人家會覺得你還沒放下那個人；會讓約會對象覺得不舒服。

　○ **不要一開始就談你的前男女朋友**

　　■ 問：一開始就談你的前男女朋友或是約會史，可能會有什麼問題？

　　　□ 答案：可能會讓約會對象覺得不舒服；可能會讓對方覺得緊張；他們可能會因此嫉妒；可能會讓人卻步；他們可能會不想再跟你出去。

　　■ 問：如果約會對象問起你的約會史呢？

　　　□ 答案：**簡短為上**；誠實且真誠地回答他們的問題，但是要盡量簡短且正面，然後**轉變話題**。

　　■ 問：當你們已經約會一段時間，你可以告訴他們你的約會史嗎？

　　　□ 答案：可以，只要你們已正在交往關係中。

● **「不要」一開始就談你的感覺**

　○ 問：約會的另一個規則是，不要一開始就談你的感覺。馬上談到你的感覺，可能會有什麼問題？

　　■ 答案：你可能會嚇跑他們；你可能太快太積極想表現；他們可能會不想再跟你約會。

○解釋：大部份人不會一開始就談自己的感覺，至少要經過三、四次約會後。有些人很少或從不談自己的感覺。身為社交教練，你可以協助學員決定，何時開始談自己的感覺最適當。

● 「不要」讓關係進展太快

○陳述：當你剛開始和某人約會，不要讓關係進展太快也很重要。不要讓關係進展太快，是什麼意思？

■答案：進度太快；太積極表現；太快討論到感覺；在還沒有討論到你們的關係狀態前，你就假定彼此已經互相認定。

○問：關係進展得太快，可能會有什麼問題？

■答案：如果你進展太快，對方可能會被嚇跑；如果你太快，可能會讓對方卻步。

● 「不要」假設你們就是一對

○問：只因為你們一起約會過幾次，就代表你們是一對嗎？自己先假設你跟對方是一對，可能會有什麼問題？

■答案：不；你可能會嚇跑對方；你可能顯得太過積極；可能會產生誤解。

○問：你怎麼知道你們已經是一對？

■答案：通常在你與伴侶之間會有一段對話，彼此決定你們是排他的關係（不會再跟別人約會）。

○問：何時是正確的時機，來談有關彼此是對方的唯一？

■答案：看你們的關係而定；大部份人在決定彼此是一對以前，會約會許多次。

○解釋：身為社交教練，你可以幫助學員決定何時是適當的時機，可以來談彼此是對方的唯一，不再與其他人約會。

● 「不要」大肆宣揚你們關係中的私密細節

○陳述：約會的另一個規則是，不要大肆宣揚你們關係中的私密細節。大肆宣揚關係中的私密細節是什麼意思？哪些行為算是呢？

■答案：和其他人分享你們關係的私密細節，通常指身體接觸而言；如果你大肆宣揚，會讓對方覺得不受尊重且覺得你不夠慎重。

● 「不要」當個玩咖

○陳述：約會的另一個規則是不要當個玩咖。當玩咖是什麼意思？當個玩咖可

能會有什麼問題？

　　■答案：代表你在約會時像在玩弄別人；同時和很多人約會，他們彼此不知
　　　　道有對方存在；如果他們不知道你還有跟別人約會，是很不尊重約會對象
　　　　而且不誠實的。

　○問：意思是說你不能同時跟很多人約會嗎？

　　■答案：不是，不過你對此事應該要誠實。

　　　譯註：在台灣，大部分人通常不會同時跟不同人進行談感情交往的約會，大部分
　　　人也較不能接受對方同時跟很多人約會。此外，如果有固定交往的人，就不應和
　　　其他人約會，否則會有不好的名聲。

　○解釋：如果你還未有固定交往的人，想對關係保持輕鬆，同時間跟不只一個
　　　　人約會，你必須對此事誠實。如果你不誠實，就會像個不負責任的人。

　　　譯註：在台灣，大部分人通常不會同時跟不同人進行談感情交往的約會，大部分人
　　　也較不能接受對方同時跟很多人約會。此外，如果有固定交往的人，就不應和其他
　　　人約會，否則會有不好的名聲。

● 「不要」給對方壓力

　○陳述：約會的另一個規則是，不要給約會對象壓力。要求對方對關係忠誠，
　　　　或是，在對方還沒準備好前就發展肉體關係，可能會有什麼問題？

　　■答案：這樣會讓對方覺得不舒服；這樣對對方不公平；你會看起來很有控
　　　　制欲或很黏人；他們可能會不想再跟你出去。

　○解釋：記得約會是一種選擇。你想從關係中獲得什麼，不代表對方也想要同
　　　　樣的東西。它是一種選擇。

處理伴侶所提出有關性要求的壓力

●解釋：儘管約會的規則之一是不要給對方壓力，但這並不代表這樣的事情不會
　　　發生。有時候人們會提出性的要求，或甚至給別人壓力，要他們做他們不想做
　　　或是還沒準備好要做的事。如果真的發生這種狀況，可以依循一些非常具體的
　　　步驟，去處理來自愛情伴侶性要求的壓力。

1. 保持冷靜

　●陳述：處理來自伴侶性要求的壓力，第一步是要保持冷靜。保持冷靜是什麼

意思？為什麼它很重要？

○答案：意思是說要保持平靜，避免生氣；生氣可能只會讓事情更糟糕，或使情緒升高。

2. 告訴對方你「不想要」

● 陳述：處理來自伴侶性要求的壓力，下一步是要告訴對方你「不想要」。這並不牽扯到你是否想要維持這段關係。為什麼清楚告知你「不想要」，是重要的？

○答案：要或不要性關係，是你的選擇；如果你沒有告訴對方什麼事你「不想要」，他們不會知道；他們不會讀心術。

● 問：有哪些方式可以告訴對方你「不想要」？

○範例：我不想要（說出行為）。

○範例：你（說出行為）讓我感到不舒服。

○範例：我不要（說出行為）。

● 問：如果你只是還沒有準備好他們現在提出的事，但你之後可能可以接受呢？你可以怎麼說？

○範例：我還沒準備好進展到肉體關係。

○範例：現在就（說出行為）讓我感到不舒服。

○範例：現在進到下一階段，讓我感到不舒服。

3. 給一個說法

● 陳述：如果你喜歡對方，而且想要維持這段關係，那麼處理來自伴侶性要求的壓力，下一步是給一個說法。當你約會時，有哪些說法或理由，可以讓對方知道，你還沒準備好更進一步的肉體關係？

○範例：我還不夠認識你。

○範例：現在做這件事，讓我覺得不舒服。

○範例：我喜歡事情可以慢慢來。

● 問：如果你確定自己以後也絕不會接受他們所提的要求，你應該要告訴他們嗎？

○答案：是。

● 問：如果我們不喜歡我們約會的對象，或者我們不在乎關係是否能維持，我

們需要給一個說法嗎？

　　○答案：不用。

4. 用「我」開頭的陳述，來告訴對方你的感覺

　●解釋：處理來自伴侶性要求的壓力的下一步，是用「我」開頭的陳述，來告訴他們你的感覺。這可能包括告訴他們你需要什麼，或是你想怎麼做。

　●問：什麼是「我」開頭的陳述？

　　○答案：以「我認為……」或「我感覺……」開頭的陳述。

　●問：什麼是「你」開頭的陳述？

　　○答案：以「你做的……」或「你讓我覺得……」開頭的陳述。

　●問：當你要分享你的感覺或想法，採用「你」開頭的陳述，而非「我」開頭的陳述，可能會有什麼問題？

　　○答案：**「你」開頭的陳述會讓人防衛起來，「我」開頭的陳述**比較不會冒犯人，因為它聚焦在你自己的感覺，而不是在指責別人。

　●問：當你感覺到約會對象提出性要求的壓力，可以用哪些「我」開頭的陳述來回應？

　　○範例：我喜歡你，不過我需要一些空間。

　　○範例：我覺得事情應該進展慢一點。

　　○範例：我覺得我需要更多時間來了解你。

　●問：用「我」開頭的陳述來告訴對方你的感覺時，你會想要聽起來很肯定且有自信嗎？為什麼這樣是重要的？

　　○答案：是；他們必須知道你是認真的。

5. 改變話題

　●說：如果你喜歡對方，不想讓約會結束，只是想讓步調慢下來，下一步是試著改變話題。改變話題是什麼意思？

　　○答案：談談別的事情；做不一樣的事；轉移對話的焦點。

6. 給一個說法並且離開（如果對方仍持續施壓）

　●說：如果你仍然感受到性要求的壓力，或你只是感到不舒服，你必須留在現場嗎？

○答案：不必，絕對不必。

●問：如果你感到不舒服，你應該怎麼做？

○答案：**給一個說法**，並且<u>離開</u>。

7. 記得約會是一種選擇

●解釋：最後，記得，約會是一種選擇。如果和你約會的人想要做一些你不想做的事，而且持續對你施壓，這可能代表他們並不是你的好選擇。

●〔可選擇：播放 PEERS® 角色扮演影片集錦（www.semel.ucla.edu/peers/resources）中有關處理伴侶性要求的壓力的「錯誤」與「正確」角色扮演示範影片。〕

指定家庭作業

〔發放社交訓練指定家庭作業工作表（附錄 I），讓社交教練填完下次繳回。〕

1. 和一個朋友聚會

●社交教練應該協助學員利用五個 W 來計畫朋友聚會：

○「哪些人」會在場？（**WHO**）

○想「做什麼」？（**WHAT**）

○「在哪裡」聚會？（**WHERE**）

○「何時」聚會？（**WHEN**）

○「如何」進行聚會？（**HOW**）

●社交教練應該在開始練習之前，與學員先複習朋友聚會的規則與步驟。

●社交教練應該在朋友聚會之後，問學員下列社交訓練問題：

○你們決定要做什麼？由誰選擇活動？

○你們有交換資訊嗎？花多少比例的時間？

○你們的共同興趣是什麼？有了那些資訊，如果你們下次要一起消磨時間，可以做什麼？

○你和你的朋友度過了愉快的時光嗎？

○他是讓你還想再一起消磨時間的人嗎？

2. 練習讓某人知道你喜歡他、提出約會邀請與／或前往約會

●如果學員目前有感興趣的對象：

○讓對方知道你喜歡他。

○提出約會邀請。

○前往約會。

○除非你目前有感興趣的對象，否則「不要」做這個練習。

●學員應該和社交教練練習讓某人知道你喜歡他、提出約會邀請、開始與結束約會，如果不會覺得不自在的話。

●社交教練應該在開始練習之前，複習讓某人知道你喜歡他、提出約會邀請、開始與結束約會的規則與步驟。

●每一項練習之後，社交教練應該問學員以下的社交訓練問題：

○讓某人知道你喜歡他

■和誰練習？你怎麼做，來讓對方知道你喜歡他？

■他有何回應？

■這是一個好選擇嗎？他是你會想約會的人嗎？

○向某人提出約會邀請

■你向誰提出約會邀請？依循哪些步驟？

■他有何回應？

○前往約會

■你們決定做什麼？

■你們有交換資訊嗎？用多少比例的時間？

■你們的共同興趣是什麼？有了這個資訊，當你們要再次約會時，可以做什麼？

■你和約會對象有共度愉快時光嗎？

■這是一個好選擇嗎？他是你會想再次約會的人嗎？

3. 和同儕（可以從朋友來源挑選同儕）練習加入一群人交談

●社交教練必須在開始練習之前，先複習加入一群人交談的規則與步驟。

●指定作業「不包括」退出對話，除非自然而然需如此。

●社交教練必須在練習之後，問學員下列的社交訓練問題：

○ 在哪裡、試著加入哪些人的交談？

○ 你依循哪些步驟？

○ 他們看起來像是想要跟你說話嗎？你怎麼知道？

○ 你有需要退出交談嗎？如果有，你依循哪些步驟？

社交訓練小訣竅

對有興趣約會卻難以找到約會對象來源的學員，社交教練可以考慮交友配對選擇。

● 交友配對包括彼此共同的朋友或家人介紹有可能交往的戀愛對象。

● 在某些文化中，不同家族之間透過配對是唯一被接受的約會方式。

　○ 這種型式的配對就像是做媒，兩人被雙方家族為了結婚的目的湊成一對。

● 在大部份文化中，相親安排（和從未見過面的人約會）是大眾相當熟悉且能接受的方式。

● 部份社交教練可以透過配對的方式，協助學員約會。包括：

　○ 幫學員安排，和社交教練認識的可能交往對象相親。

　○ 幫學員安排，和社交教練的朋友或家人所認識的可能交往對象相親。

　○ 建議學員請朋友或家人幫忙介紹，安排與可能交往的戀愛對象約會相親。

● 如同先前所提的，談到約會禮儀，就有極大的文化差異，因此，找戀愛對象的方法應該要保持彈性。

約會禮儀：
約會該做與不該做的事

學員治療指引

為學員課程做準備

　　在本課中，學員將對於一般約會「該做」與「不該做」的事有一個總覽，包括因應愛情伴侶提出性要求的壓力時之處理策略。本課將提供兩段角色扮演示範，來說明面對不想要的性壓力時的處理步驟。建議在做這些角色扮演時，如同先前約會禮儀的角色扮演示範，盡可能由兩位行為教練來進行，而不要由團體帶領者做示範。排除團體帶領者在約會禮儀課程中進行角色扮演的主要理由之一，是專業界線的問題。在很多情況下，團體帶領者扮演行為教練的督導或導師的角色，因此示範傳情或提出約會邀請的策略，可能會不自在或不恰當（即使只是練習）。團體帶領者需要以臨床與專業判斷來決定，怎麼進行角色扮演示範是最適合且最具可行性。

　　本課的角色扮演示範，會聚焦在處理愛情伴侶性要求的壓力。考慮到這個主題的細膩與複雜度，我們強烈建議，在角色扮演與後續的行為演練習題時，均採用本手冊的範例。手冊所提供的這個範例，發生在約會最後的尾聲，其中一位行為教練邀請另一位行為教練一起過夜。這個範例中性要求的壓力相當溫和，這也是我們建議採用的原因。性壓力範例如果有太多想像畫面，可能會讓團體成員與教練感到不舒服，也可能會破壞了關係之間的份際。因此，我們強烈建議在角色扮演時，採用手冊所提供的範例（或是其他也同樣溫和的範例）。同樣的，和學員做行為演練時，關鍵在於採用角色扮演中所示範的「相同範例」。行為演練時，如果更換性要求壓力的範例，可能因為過於涉及個人，而造成不舒服與誤解。相反地，和學員進行行為演練習題時，宜採用與角色扮演示範中行為教練提出性要求壓力的「相同範例」。舉例來說，在邀請一起過夜的角色扮演後，在接

下來學員的行為演練習題時，應該採用同一類型的邀請。由行為教練說：「我在想……時間有點晚了。你想要留下來過夜嗎？」來開始行為演練，然後讓每位學員依循**處理愛情伴侶性要求的壓力**的步驟來練習。採用這種示範與演練的方法時，應該盡量減少課程主題所造成的任何不適感。

驗收家庭作業

〔逐項檢視下列的指定家庭作業並**解決**可能發生的問題。從有完成家庭作業的學員開始。如果時間足夠，可以詢問為什麼其他人無法完成作業，並試著**解決**問題，討論下一週可以如何完成作業。驗收家庭作業時，記得使用**關鍵詞**（以粗楷體字標示的部分）來重新整理他們的敘述。驗收家庭作業時，請將大部分時間用在討論**和朋友聚會**的指定作業，因為這是最重要的部分。〕

1. 和一個朋友聚會

● 陳述：這週最主要的指定作業，是和一位朋友聚會。本週有和朋友聚會的請舉手。

● 問下列問題：

　○ 你和誰聚會？你們決定做什麼？

　○ 你有利用五個 W 來規劃聚會嗎？

　○ 聚會怎麼開始的？

　○ 由誰選擇活動？

　○ 你們有交換資訊嗎？花多少比例的時間？

　○ 聚會如何結束？

　○ 你和朋友度過了愉快的時光嗎？

　○ 他是讓你還想再一起出去的人嗎？

表 13.1　在你家開始與結束朋友聚會的步驟

開始朋友聚會	結束朋友聚會
1. 打招呼問候	1. 等候活動中的停頓
2. 邀請他們進門	2. 對結束聚會給一個說法
3. 幫他們介紹在場不認識的人	3. 送朋友到門口
4. 帶他們看看環境	4. 謝謝朋友來聚會
5. 招待點心飲料	5. 告訴朋友你度過愉快的時光
6. 問他們想做什麼	6. 說再見、下次見

2. 練習讓某人知道你喜歡他、提出約會邀請與／或前往約會

● 陳述：這週的指定作業之一，是練習讓某人知道你喜歡對方、向對方提出約會邀請與／或前往約會。除非已有感興趣想交往的人，否則這項指定作業「不用」練習。有做這項指定作業的請舉手。

● 問下列問題：

○ 你和誰練習？

○ 你怎麼做，來讓對方知道你喜歡對方？對方如何回應？

○ 你有提出約會邀請嗎？對方如何回應？

○ 如果他們有前往約會，問以下問題：

■ 你們決定做什麼？

■ 你們有交換資訊嗎？用多少比例的時間？

■ 你們的共同興趣是什麼？有了這些資訊，如果你們要再次約會，可以做什麼？

■ 你和約會對象有共度愉快時光嗎？

○ 這是一個好選擇嗎？對方是你想要（再次）約會的人嗎？

3. 和同儕（可以從朋友來源挑選同儕）練習加入一群人交談

● 陳述：這週另一項指定作業，是和同儕練習加入一群人交談。誰完成這項指定作業的請舉手？

● 問下列問題：

○ 在哪裡、練習加入哪些人的交談？

○ 你依循哪些步驟？

1. 聆聽對話

2. 維持一個距離觀察

3. 利用手邊的物品

4. 辨識主題

5. 找出共同興趣

6. 走近他們

7. 等候談話停頓

8. 提起主題

9. 評估他們和我說話的興趣

10. 介紹自己

○ 他們看起來像是想要跟你說話嗎？

○ 你怎麼知道？

■ 他們跟你說話嗎？

■ 他們看著你說嗎？

■ 他們面對著你（將談話圈子打開）嗎？

○ 你有需要退出交談嗎？如果有，你依循哪些步驟？

表 13.2　退出交談的步驟

從未被接納	一開始被接納、之後被排除	完全被接納
1. 保持冷靜 2. 看向別處 3. 轉向別處 4. 走開	1. 保持冷靜 2. 看向別處 3. 等候「短暫的」談話停頓 4. 為離開給一個「簡短的」說法 5. 走開	1. 等候談話停頓 2. 為離開給一個「具體的」說法 3. 說下次見 4. 說再見 5. 走開

講授課程：約會禮儀──約會「該做」與「不該做」的事

● 解釋：今天我們要繼續談約會禮儀。到目前為止，我們已談到如何讓某人知道你喜歡他、如何向某人提出約會邀請，以及如何成功地約會。今天，我們將要談一般約會「該做」與「不該做」的事，以及如何處理伴侶提出性要求的壓

力。

● 〔說明約會「該做」與「不該做」的事的規則與步驟，將下列重點條列與關鍵詞（以粗楷體字標示的部分）寫在白板上，團體結束以前不要擦掉。每則標有 ▶ 符號的角色扮演，都在 PEERS® 角色扮演影片集錦（www.semel.ucla.edu/peers/resources）中有對應的角色扮演影片。〕

約會「該做」的事

● 解釋：談到約會，有很多「該做」與「不該做」的事。我們先來談「該做」的事。

● 「要」記得約會是一種選擇
　○ 解釋：約會的第一個核心規則是，約會是一種選擇。我們不必跟每一個人約會，也不是每個人都需要和我們約會。
　○ 問：只因為我們喜歡某個人，就代表我們可以跟他約會嗎？
　　■ 答案：不是。
　○ 問：只因為某個人喜歡我們，就代表他可以跟我們約會嗎？
　　■ 答案：不是。
　○ 解釋：約會的一大重點是，記得約會是一種選擇，不是每一段關係都會有結果。真有那麼簡單，那肯定每個人都在交往之中了。

● 如果「你」不感興趣，「要」放下
　○ 陳述：約會的另一個規則是，如果「你」對對方不感興趣，就要放下。繼續和你不感興趣的人約會，可能會有什麼問題？
　　■ 答案：對他們不公平；會讓對方誤解；他們的感情會受傷。
　○ 問：意思是說，你不能和他們做朋友嗎？
　　■ 答案：未必如此；你們仍然可以做朋友，即使你們並未決定要約會；記得友誼也是一種選擇，你想跟對方做朋友，並不代表他們也想跟你做朋友。

● 如果「對方」不感興趣，「要」放下
　○ 陳述：約會的另一個規則是，如果「對方」對你不感興趣，就要放下。嘗試和對你不感興趣的人約會，可能會有什麼問題？
　　■ 答案：讓你看起來過於急切；不會有結果的；你可能會嚇到對方；你可能給人感覺像在糾纏；你很可能會受傷。

○問：那麼你不能和他們做朋友嗎？

　■答案：未必如此；你們仍然可以做朋友，即使你們並未決定要約會；記得**友誼也是一種選擇**，你想跟對方做朋友，並不代表他們也想跟你做朋友。

● 「要」維持禮貌與尊重

○解釋：約會的另一個規則是，保持禮貌與尊重。為什麼約會時對對方保持禮貌和尊重是重要的？

　■答案：如果你不禮貌或不尊重人，他們可能會不喜歡你，或不想跟你約會；如果你粗魯無禮或不尊重人，你可能看起來像不好的人。

○問：和別人約會時，如何維持禮貌與尊重？

　■答案：對待他們和善；體貼；跟他們好好說話；不要罵人；**不要冷落他們**；**不要糾正他們**；**不要好辯**。

● 「要」誠實且真誠

○解釋：約會的另一個重要規則是，要誠實且真誠。和某人約會時不誠實或不真誠，可能會有什麼問題？

　■答案：他們可能不會信任你；他們可能會覺得你是個騙子；他們可能會不想跟你約會。

○問：那如果他問你他看起來怎麼樣，而你覺得他不怎麼樣，你應該要誠實且真誠地告訴他嗎？

　■答案：不用，這不一樣；這麼說會很傷人；這麼說會不禮貌。

○問：那如果他問你對他的感覺，或是問你是否有跟別人約會，那你應該要誠實且真誠地告訴他嗎？

　■答案：是的，你應該要對自己的感覺、對自己的約會狀態誠實；如果你還有跟別人約會，你不應該說謊。

○解釋：當你對自己的關係誠實且真誠，你可以避免誤解或傷害別人感情。你的社交教練可以幫助你決定，在誠實且真誠的前提下，哪些資訊是適合分享的。

● 「要」保持聯絡

○陳述：約會的另一個重要規則是，如果你喜歡對方，就要保持聯絡。為什麼如果你喜歡對方，保持聯絡是重要的？

　■答案：這樣代表你喜歡他；可以維持他對你的興趣；這麼做是禮貌的，且

表示尊重。

○問：如果你喜歡對方，卻沒有保持聯絡，可能會有什麼問題？

■答案：會給人感覺你對對方不感興趣；他們可能會感覺受傷；你看起來會像只想玩玩；他們可能會對你失去興趣；他們可能會不想再跟你約會。

○問：這是表示，你應該每十分鐘打一次電話或傳簡訊給他們嗎？

■答案：不是，這麼做可能真的會把對方嚇跑。

○問：如果你喜歡某個人，花多少時間保持聯絡是適當的？

■答案：要看你們關係進展的階段；當你們只是輕鬆地在約會，大部份人一週至少會聊個幾次或傳訊息問候幾次；如果你們已彼此確定要交往，大部份人會每天聊或互傳訊息。

○解釋：你的社交教練可以幫助你決定，保持聯絡的適當頻率。

● **任何身體接觸都「要」徵求許可**

○陳述：約會的另一個重要規則是，任何身體接觸都要徵求許可。我們是否很難知道別人是否能接受身體接觸？

■答案：是。

○問：想要身體接觸，卻發現對方沒有興趣或還沒準備好，會十分尷尬嗎？

■答案：會。

○問：我們可以怎麼做，來盡量降低約會時想要身體接觸卻被拒絕的風險？

■答案：**任何身體接觸都徵求許可。**

○解釋：因為每個人對於身體接觸感到自在的步調並非都是一樣的，你應該在做任何身體接觸前徵求許可。好消息是，如果他們喜歡你，他們會很高興地說好；如果他們不喜歡你，你會很慶幸你有事先詢問，以避免尷尬。

約會「不該做」的事

● 解釋：談到約會，不只有許多「該做」的事，也有許多「不該做」的事。

● **「不要」一開始就談太私人的事**

○解釋：當你剛開始和某人約會，很重要的是，不要一開始就談太私人的事。意思是說，不要一開始就問太多私人的問題，或分享太多個人資訊。

○不要一開始就問太多私人的問題

■問：一開始就問太多私人的問題，可能會有什麼問題？

　　　　□ 答案：可能會讓人不舒服；他們可能不會再想跟你約會。

○ 不要一開始就分享太多個人資訊
　　■ 問：一開始就分享太多個人資訊，可能會有什麼問題？
　　　　□ 答案：可能會讓人不舒服；可能一下子太快知道太多；他們可能不會再
　　　　　想跟你約會。

○ 不要一開始就透露診斷
　　■ 問：我們應該一開始就分享有關診斷與疾病史的個人資訊嗎？
　　　　□ 答案：不；你的約會對象可能會因此覺得不舒服；這樣或許一下子太快
　　　　　知道太多資訊；可能會嚇跑人家；他們可能不會想再跟你約會。

● 「不要」一開始就談你的約會史
　○ 解釋：約會的另一個重要規則是，不要一開始就談你的約會史。意思是說，
　　　當你剛開始和某人約會，你不應該分享你缺乏約會經驗或是談你過去約會過
　　　的對象。

○ 不要一開始就分享你缺乏約會經驗
　　■ 問：一開始就分享你缺乏約會經驗，可能會有什麼問題？
　　　　□ 答案：會讓人不舒服；會嚇跑人家；可能會讓人覺得有很大的壓力。
　　■ 問：如果這是你的第一次約會，你會想要立刻告訴對方嗎？一開始就分享
　　　你缺乏約會經驗，可能會有什麼問題？
　　　　□ 答案：會讓人不舒服；會嚇跑人家；可能會讓人覺得有很大的壓力；他
　　　　　們可能會不舒服。
　　■ 問：在你約會一段時間之後，你可以告訴對方這是你第一次約會嗎？
　　　　□ 答案：可以，當你們已確定交往關係時。

○ 不要一開始就分享不好的約會經驗
　　■ 問：一開始就分享不好的約會經驗，可能會有什麼問題？
　　　　□ 答案：可能讓人不舒服；一下太快知道太多；可能會把人家嚇跑；他們
　　　　　可能會不想再跟你出去。

○ 不要一開始就談你的前男女朋友
　　■ 問：一開始就談你的前男女朋友或是約會史，可能會有什麼問題？
　　　　□ 答案：對方會覺得你還沒有放下那個人；他們可能會因此嫉妒；可能會
　　　　　對你失去興趣；他們可能會不想再跟你約會。

■ 問：如果約會對象問起你的約會史呢？

　　□ 答案：**簡短為上**；誠實且真誠地回答他們的問題，但是要盡量簡短且正面，然後轉變話題。

■ 問：當你們已經約會一段時間，你可以告訴他們你的約會史嗎？

　　□ 答案：可以，只要你們已在交往中。

● 「不要」一開始就談你的感覺

　○ 問：約會的另一個規則是，不要一開始就談你的感覺。馬上談到你對對方的感覺，可能會有什麼問題？

　　■ 答案：你可能會嚇跑他們；你可能太快太積極想給人好印象；他們可能會不想再跟你約會。

　○ 問：那如果你真的很喜歡對方，無時無刻地想著對方呢？你應該告訴對方嗎？這麼做可能會有什麼問題？

　　■ 答案：不；你可能會嚇到他們；他們可能會以為你會糾纏人家；他們可能會不想再跟你出去。

　○ 問：當你們已經約會一段時間，你可以告訴他們你的感覺嗎？

　　■ 答案：可以。

　○ 解釋：大部份人不會一開始就談自己的感覺，會至少在三、四次約會後才談。有些人甚至很少或從不談自己對對方的感覺。你的社交教練可以協助你決定，何時是開始談自己感覺的適當時機。

● 「不要」讓關係進展太快

　○ 陳述：當你剛開始和某人約會，不要讓關係進展太快也很重要。不要讓關係進展太快，是什麼意思？

　　■ 答案：進度太快；太積極表現；太快討論到感覺；在還沒有討論到你們的關係狀態前，就假設已彼此認定。

　○ 問：關係進展得太快，可能會有什麼問題？

　　■ 答案：如果你進展太快，他們可能會被嚇跑；如果你太快，可能會讓他們卻步。

　○ 解釋：每段關係都有不同的進行步調，所以你可能要有耐心，小心避免衝太快，或讓關係進展太快。

● 「不要」假設你們就是一對

○問：只因為你們一起約會過幾次，就代表你們是一對嗎？

■答案：不。

○問：自己先假設你跟對方是一對，可能會有什麼問題？

■答案：你可能會嚇跑對方；你可能顯得太過積極；可能會因而產生誤解。

○問：你怎麼知道你們已是一對？

■答案：通常在你與伴侶之間會有一段對話，決定你們的關係是排他的（不會再跟別人約會）。

○問：何時是正確的時機，可以來談談彼此是對方的唯一？

■答案：看你們的關係而定；大部份人在決定彼此是一對以前，會約會許多次。

○解釋：你的社交教練可以幫助你決定適當的時機，決定何時該談談彼此是對方的唯一，不再與其他人約會。

● 「不要」大肆宣揚你們關係中的私密細節

○陳述：約會的另一個規則是，不要大肆宣揚你們交往的私密細節。大肆宣揚交往私密細節是什麼意思？

■答案：和其他人分享你們關係的私密相處細節；通常這是指你們身體接觸的親密細節。

○問：大肆宣揚你們關係的私密細節可能會有什麼問題？

■答案：不夠慎重；會讓約會對象覺得不受尊重；那是個人隱私的資訊；他們可能會不想再跟你約會。

● 「不要」當個玩咖

○陳述：約會的另一個規則是不要當個玩咖。當玩咖是什麼意思？

■答案：代表你在約會時像在玩弄別人；同時和很多人約會，他們彼此不知道有對方存在。

○問：當個玩咖可能會有什麼問題？

■答案：對約會對象不尊重；如果他們不知道你還有跟別人約會，是不誠實的；可能會很傷人；你可能會有不好的名聲。

○問：意思是說你不能同時跟很多人約會嗎？

■答案：不是，不過你對此事應該要誠實。

譯註：在台灣，大部分人通常不會同時跟不同人進行談感情交往的約會，大部分

人也較不能接受對方同時跟其他人約會。此外，如果有固定交往的人，就不應和其他人約會，否則會有不好的名聲。

○解釋：如果你未有固定交往的人，想對關係保持輕鬆，同時間跟不只一個人約會，你必須對此事誠實。如果你不誠實，就會像個不負責任的人。

譯註：在台灣，大部分人通常不會同時跟不同人進行談感情交往的約會，大部分人也較不能接受對方同時跟很多人約會。此外，如果有固定交往的人，就不應和其他人約會，否則會有不好的名聲。

● **不要給對方壓力**

○陳述：約會的另一個規則是，不要給約會對象壓力。給對方壓力是什麼意思？

■ 答案：嘗試給對方壓力，讓他做一些他並不想做的事；在他們還沒準備好時就要求他承諾；或是在對方可以接受前，就強迫對方發展肉體關係。

○問：要求對方對關係忠誠，或是在對方準備好前就發展肉體關係，可能會有什麼問題？

■ 答案：這樣會讓對方覺得不舒服；這樣對對方不公平；你會看起來很有控制欲或很黏人；他們可能會不想再跟你出去。

○解釋：記得約會是一種選擇。你想從關係中獲得什麼，不代表對方也這麼想。它是一種選擇。

處理伴侶所提出有關性要求的壓力

● 解釋：儘管約會的規則之一是不要給對方壓力，這並不代表這樣的事情不會發生。有時候人們會提出性的要求，或甚至給別人壓力，要他們做他們不想做或是還沒準備好要做的事。如果真的發生這種狀況，可以依循一些非常具體的步驟，去處理來自愛情伴侶性要求的壓力。

錯誤的角色扮演：處理伴侶性要求的壓力 ▶

〔由兩位行為教練做角色扮演，進行處理伴侶性要求的壓力的「錯誤」示範。如果沒有兩位行為教練，團體帶領者可以取代其中一位教練。〕

● 先說：我們要開始角色扮演。請仔細看，然後告訴我，行為教練 B 示範處理

伴侶性要求的壓力，哪裡「做錯」了。

「錯誤」示範的例子

○行為教練A：今晚跟你共度非常愉快的時光。謝謝你來，願意讓我為你準備晚餐。

○行為教練B：是啊！今天真愉快。

○行為教練A：（停頓一下）我在想……現在時間有點晚了。（停頓一下）你想留下來過夜嗎？

○行為教練B：（驚嚇，過度戲劇化）你是說和你一起過夜嗎？你怎麼可以問我這樣的事？我們才約會兩個月！

○行為教練A：（羞愧，感到抱歉）對不起。我沒有冒犯你的意思。只是覺得有點晚了。我想你可能會累。

○行為教練B：（反應過度，戲劇化地）我不敢相信你竟然會問我那種事！我要走了！（氣沖沖地離開）

○行為教練A：（震驚，困惑，受傷）。

●說這句話收尾：好，時間結束。行為教練B在這裡示範處理伴侶性要求的壓力，他「做錯」了什麼？

○答案：變得生氣且抓狂；對著約會對象大吼；氣沖沖地離開。

●提出下列觀點轉換提問：

○你覺得（行為教練A）感覺怎麼樣？

■答案：困惑；受傷；震驚；十分不快。

○你覺得（行為教練A）會怎麼看（行為教練B）？

■答案：太戲劇化；過度反應。

○你覺得（行為教練A）會想再次和（行為教練B）約會嗎？

■答案：不會，很可能不會。

●問行為教練A同樣的觀點轉換提問：

○你感覺怎麼樣？

○你會怎麼看（行為教練B）？

○你會想再次和（行為教練B）約會嗎？

處理伴侶性要求的壓力之步驟

● 解釋：如果約會對象提出性的要求，或甚至給我們壓力，要求我們做不想做的事，這時候與其惱怒且失去冷靜，不如依循具體步驟來處理。

1. **保持冷靜**
   ● 陳述：處理來自伴侶性要求的壓力，第一步是要保持冷靜。保持冷靜是什麼意思？為什麼保持冷靜很重要？
   ○ 答案：意思是說要保持平靜、避免生氣；生氣可能只會讓事情更糟糕，或升高情緒。
   ● 解釋：如果你喜歡對方，但是他們在你還未準備好前，就想把關係推到肉體層面，這時候解決問題所需的做法，就是進行簡單的對話。他們可能沒有要給你壓力的意思，所以先保持冷靜。

2. **告訴對方你「不想要」**
   ● 陳述：處理來自伴侶性要求的壓力，下一步是要告訴對方你「不想要」。這並沒有牽涉到你是否想要維持這段關係。為什麼清楚告知你「不想要」，是重要的？
   ○ 答案：要或不要性關係，是你的選擇；如果你沒有**告訴對方什麼事你「不想要」**，他們不會知道；他們不會讀心術。
   ● 問：有哪些方式可以告訴對方你「**不想要**」？
   ○ 範例：我不想要（說出行為）。
   ○ 範例：你（說出行為）讓我感到不舒服。
   ○ 範例：我不要（說出行為）。
   ● 問：如果你只是還沒有準備好他們現在提出的事，但你之後可能可以接受呢？你可以怎麼說？
   ○ 範例：我還沒準備好進展到肉體關係。
   ○ 範例：現在就（說出行為）讓我感到不舒服。
   ○ 範例：現在進到下一階段，讓我感到不舒服。

3. 給一個說法
    ● 陳述：如果你喜歡對方，而且想要維持這段關係，那麼處理來自伴侶性要求的壓力時，下一步便是給一個說法。說法是什麼意思？
    ○ 答案：**說法是我們去做或不做一些事情的理由。**
    ● 問：約會時，有哪些說法或理由，可以讓對方知道你還沒準備好更進一步的肉體關係？
    ○ 範例：我還不夠認識你。
    ○ 範例：現在做這件事，讓我覺得不舒服。
    ○ 範例：我希望事情可以慢慢來。
● 問：如果你確定自己以後也絕不會接受他們所提的要求，你應該要告訴他們嗎？
    ○ 答案：是。
    ● 問：如果我們不喜歡約會的對象，或者我們不在乎關係是否能維持，我們需要給一個說法嗎？
    ○ 答案：不用。

4. 用「**我**」開頭的陳述，來告訴對方你的感覺
    ● 解釋：處理來自伴侶性要求的壓力的下一步，是用「**我**」開頭的陳述，來告訴對方你的感覺。這可能包括告訴他們你需要什麼，或是你想怎麼做。
    ● 問：什麼是「我」開頭的陳述？
    ○ 答案：以「我認為……」或「我感覺……」開頭的陳述。
    ● 問：什麼是「你」開頭的陳述？
    ○ 答案：以「你做的……」或「你讓我覺得……」開頭的陳述。
    ● 問：當你要分享你的感覺或想法，採用「你」開頭的陳述，而非「我」開頭的陳述，可能會有什麼問題？
    ○ 答案：**「你」開頭的陳述**會讓人豎起防衛，**「我」開頭的陳述**比較不會冒犯人，因為它聚焦在你自己的感覺，而不是在指責別人。
    ● 問：當你感覺到約會對象提出性要求的壓力，有哪些「我」開頭的陳述的範例？
    ○ 範例：我喜歡你，不過我需要一些空間。

○範例：我覺得事情應該進展慢一點。

○範例：我覺得我需要更多時間來了解你。

●問：用「我」開頭的陳述來告訴對方你的感覺時，你會希望聽起來很肯定且有自信嗎？為什麼這麼做是重要的？

○答案：是；他們必須知道你是講真的。

5. 改變話題

●陳述：如果你喜歡對方，不想讓約會結束，只是想讓步調慢下來，下一步就是試著改變話題。改變話題是什麼意思？

○答案：談談別的事情；做不一樣的事；轉移對話的焦點。

●問：如果你喜歡對方，為什麼改變話題是一個好主意？

○答案：因為這麼做，可以在這尷尬的時刻轉移焦點。

6. 給一個說法並且離開（如果對方仍持續施壓）

●陳述：如果你仍然感受到性要求的壓力，或你只是感到不舒服，你必須留在現場嗎？

○答案：不必，絕對不必。

●問：如果你感到不舒服，你應該怎麼做？

○答案：**給一個說法，並且離開。**

●解釋：如果你所處的情境讓你很不舒服，或者你覺得受到壓力去做你不想做的事，你永遠都可以給一個離開的說法，然後讓自己從這個處境中抽身。

●問：你可以如何抽身？

○答案：開車回家；打電話請朋友、家人或社交教練來載你；叫計程車；搭乘大眾運輸工具；如果不會太遠的話，就走路回家。

7. 記得約會是一種選擇

●解釋：最後，記得約會是一種選擇。如果你約會的人想要做一些你不想做的事，而且持續對你施壓，這可能代表他們並不是你的好選擇。

正確的角色扮演：處理伴侶性要求的壓力 ▶

〔由兩位行為教練做角色扮演，做處理伴侶性要求的壓力的「正確」示範。如果

沒有兩位行為教練，團體帶領者可以取代其中一位教練。〕

● 先說：我們要開始角色扮演。請仔細看，然後告訴我，行為教練 B 示範處理伴侶性要求的壓力，哪裡「做對」了。

「正確」示範的例子

○ 行為教練 A：今晚跟你共度非常愉快的時光。謝謝你來，願意讓我為你準備晚餐。

○ 行為教練 B：是啊！今天真愉快。

○ 行為教練 A：（停頓一下）我在想……現在時間有點晚了。（停頓一下）你想留下來過夜嗎？

○ 行為教練 B：（平靜，肯定，自信地）謝謝，不過我還沒有心理準備過夜。

○ 行為教練 A：（輕鬆地）沒關係。

○ 行為教練 B：（平靜、友善地）我習慣事情慢慢來……我想我還需要一點時間更了解你。

○ 行為教練 A：（再次保證）我了解。很好！

○ 行為教練 B：（友善地）謝謝。（停頓一下）真的是很棒的一頓晚餐。你真是令人驚豔的大廚！

○ 行為教練 A：（微笑）謝謝！我很高興你喜歡。

○ 行為教練 B（友善地）：我喜歡！你的廚藝在哪裡學的？

● 說這句話收尾：好，時間結束。行為教練 B 在這裡處理伴侶性要求的壓力，他「做對」了什麼？

  ○ 答案：保持冷靜；告訴對方他不想要；給一個說法；用「我」開頭的陳述；改變話題。

● 提出下列觀點轉換提問：

  ○ 你覺得（行為教練 A）感覺怎麼樣？

    ■ 答案：蠻好的。

  ○ 你覺得（行為教練 A）會怎麼看（行為教練 B）？

    ■ 答案：肯定；自信；誠實。

○你覺得（行為教練 A）會想再次和（行為教練 B）約會嗎？

　　■答案：會。

●問行為教練 A 同樣的**觀點轉換提問**：

○你感覺怎麼樣？

○你會怎麼看（行為教練 B）？

○你會想再次和（行為教練 B）約會嗎？

行為演練：處理伴侶性要求的壓力

●解釋：現在我們要讓每位學員和一位行為教練，用剛才看到的例子，來練習處理伴侶提出有關性要求的壓力。

●沿著會議室，讓每位學員和其中一位行為教練練習處理伴侶性要求的壓力，用角色扮演的「**相同範例**」進行，其他成員在旁觀看。

○確保至少有一位男性與一位女性行為教練可陪同練習。

○如果只有一位行為教練，團體帶領者可以取代同性別的教練。

○問：你和誰練習會覺得比較自在，行為教練 A 或行為教練 B？

●指示學員，行為教練將會如同在角色扮演中的情節一樣，提議他們一起過夜，他們要假裝對這個提議沒有興趣，並且應該依循**處理伴侶性要求的壓力**的步驟練習。

●讓行為教練開始角色扮演，一開始便說：「我在想……現在時間有點晚了。你想留下來過夜嗎？」

●鼓勵學員看著白板上寫的內容，依循**處理伴侶性要求的壓力**的步驟。

○在練習時，你可能需要指出特定步驟。

○當他們練習時，避免中斷行為演練。

●視需要提供**社交指導**，解決可能產生的問題。

●每位學員練習後，以掌聲鼓勵。

約會禮儀：
約會該做與不該做的事

學員行為演練

朋友聚會

所需教材

● 室內遊戲（例如：電動遊戲、紙牌遊戲、棋盤遊戲）

　○ 如果你要提供電動遊戲做為選項之一，請確認是否有足夠的遊戲機，讓組員可以同時間一起玩。

　○ 不要使用小型可攜式的遊戲機，因為如此一來，學員必須等候輪流，容易覺得無聊。

　○ 如果沒有其他建議的教材，只用一些紙牌遊戲也可以。

● 可選擇：平板電腦或是筆記型電腦，可一起看 YouTube 影片、上網、玩電腦遊戲。

　○ 如果你要提供平板或筆記型電腦做為選項之一，請確認數量是否足夠，讓組員可以同時間一起玩。

● 〔注意：大部分的 PEERS® 團體「並沒有」提供遊戲機、平板或筆記型電腦。這些算是豪華設備。即使只提供一些紙牌，只要能維持**以活動為基礎**的聚會，也就可以進行了。〕

行為演練

● 告知學員他們將練習**朋友聚會**。

　○ 注意：他們將不再練習**開始與結束聚會**。

● 把學員分成小群組或兩人一組。

● 讓每位學員依循規則，練習**聚會過程該怎麼做**：

○交換資訊。

○找出共同興趣。

○一起玩治療團隊所提供的遊戲或物品（如：電動遊戲、紙牌遊戲、棋盤遊戲、平板電腦、筆記型電腦等）。

●有關交朋友與維持友誼的規則，視需要提供社交指導。

約會禮儀：
約會該做與不該做的事

最後集合

- 向學員宣布，將與社交教練會合。
  - 讓學員站／或坐在他的社交教練旁邊。
  - 確定在開始最後集合之前，大家都安靜下來，且專注在聆聽。
  - 讓學員敘述課程內容，社交教練在一旁聆聽。
- 陳述：今天，我們談到約會的一般原則——該做與不該做的事，也談到如何處理愛情伴侶提出性要求的壓力。處理愛情伴侶提出有關性要求的壓力，有哪些規則？
  1. 保持冷靜
  2. 告訴對方你「不想要」
  3. 給一個說法
  4. 用「我」開頭的陳述，來告訴對方你的感覺
  5. 改變話題
  6. 給一個說法並且離開（如果對方仍持續施壓）
  7. 記得約會是一種選擇
- 解釋：除了談到約會，我們也讓學員練習朋友聚會，團體做得非常好。讓我們給他們大大的掌聲。

指定家庭作業

發放社交訓練講義給學員，宣布以下指定家庭作業：

1. 和一個朋友聚會
    - 社交教練協助學員利用**五個 W** 來計畫朋友聚會：
        - 「哪些人」會在場？（WHO）
        - 想「做什麼」？（WHAT）
        - 「在哪裡」聚會？（WHERE）
        - 「何時」聚會？（WHEN）
        - 「如何」進行聚會？（HOW）
    - 社交教練應該在開始練習之前，先複習朋友聚會的規則與步驟。
    - 社交教練應該在朋友聚會之後，問學員下列社交訓練問題：
        - 你們決定要做什麼？由誰選擇活動？
        - 你們有交換資訊嗎？花多少比例的時間？
        - 你們的共同興趣是什麼？有了那些資訊，如果你們下次要一起消磨時間，可以做什麼？
        - 你和你的朋友度過了愉快的時光嗎？
        - 他是讓你還想再一起消磨時間的人嗎？

2. 練習讓某人知道你喜歡他、向他提出約會邀請與／或前往約會
    - 如果學員目前有感興趣的對象：
        - 讓對方知道你喜歡他。
        - 提出約會邀請。
        - 前往約會。
        - 除非你目前有感興趣的對象，否則「不要」做這個練習。
    - 學員應該和社交教練練習讓某人知道你喜歡他、提出約會邀請、開始與結束約會，如果不會覺得不自在的話。
    - 社交教練應該在開始練習之前，複習讓某人知道你喜歡他、提出約會邀請、開始與結束約會的規則與步驟。
    - 練習之後，社交教練應該問學員以下的社交訓練問題：
        - 讓某人知道你喜歡他
            - 和誰練習？你怎麼做，來讓對方知道你喜歡他？
            - 他有何回應？

　　　　■ 這是一個好選擇嗎？他是你會想約會的人嗎？

　　○ 向某人提出約會邀請

　　　　■ 你向誰提出約會邀請？依循哪些步驟？

　　　　■ 他有何回應？

　　○ 前往約會

　　　　■ 你們決定做什麼？

　　　　■ 你們有交換資訊嗎？用多少比例的時間？

　　　　■ 你們的共同興趣是什麼？有了這個資訊，當你們要再次約會時，可以做什麼？

　　　　■ 你和約會對象有共度愉快時光嗎？

　　　　■ 這是一個好選擇嗎？他是你會想再次約會的人嗎？

3. 和同儕（可以從朋友來源挑選同儕）練習加入一群人交談

　● 社交教練必須在開始練習之前，先複習加入一群人交談的規則與步驟。

　● 指定作業「不包括」退出交談，除非自然而然需如此。

　● 社交教練必須在練習之後，問學員下列社交訓練問題：

　　○ 在哪裡、試著加入哪些人的交談？

　　○ 你依循哪些步驟？

　　○ 他們看起來像是想要跟你說話嗎？你怎麼知道？

　　○ 你有需要退出交談嗎？如果有，你依循哪些步驟？

個別確認

個別私下和每位學員與社交教練協調：

1. 下週要和「誰」練習朋友聚會（**WHO**）。

　● 他們計畫建議朋友「做什麼」（**WHAT**）。

　● 他們會建議朋友「何時、去哪裡」聚會（**WHEN**、**WHERE**）。

　● 他們要「如何」進行（如：買票、交通等）（**HOW**）。

2. 他們將如何練習、和誰練習讓某人知道你喜歡他，以及是否計畫提出約會邀請。

　　● 下週他們希望和「誰」練習約會（**WHO**）。

　　● 他們想建議「做什麼」（**WHAT**）。

　　● 他們想建議「何時、在哪裡」見面（**WHEN**、**WHERE**）。

　　● 他們要「如何」進行（如：買票、交通等）（**HOW**）。

3. 在哪裡、何時、和哪些同儕進行加入一群人交談。

　　● 那些人是否為願意接納的社交群體，他們如何辨別。

約會禮儀：
約會該做與不該做的事

社交訓練講義

約會「該做」的事

● 「要」記得約會是一種選擇

● 如果你不感興趣，「要」放下

● 如果對方不感興趣，「要」放下

● 「要」維持禮貌與尊重

● 「要」誠實且真誠

● 「要」保持聯絡

● 任何身體接觸都「要」徵求許可

約會「不該做」的事

● 「不要」一開始就談太私人的事

　　○ 不要一開始就問太多私人的問題

　　○ 不要一開始就分享太多個人資訊

　　○ 不要一開始就透露診斷

● 「不要」一開始就談你的約會史

　　○ 不要一開始就分享你沒有約會經驗

　　○ 不要一開始就分享不好的約會經驗

　　○ 不要一開始就談你的前男女朋友

● 「不要」一開始就談你的感覺

● 「不要」讓關係進展太快

● 「不要」假設你們就是一對

● 「不要」大肆宣揚你們關係中的私密細節

● 「不要」當個玩咖

● 「不要」給對方壓力

處理伴侶性要求的壓力

1. 保持冷靜

2. 告訴對方你「不想要」

   ● 範例：我不想要（說出行為）。

   ● 範例：你（說出行為）讓我感到不舒服。

   ● 範例：我還沒準備好進展到肉體關係。

   ● 範例：現在就（說出行為）讓我感到不舒服。

3. 給一個說法

   ● 範例：我還不夠認識你。

   ● 範例：現在做這件事，讓我覺得不舒服。

   ● 範例：我喜歡事情可以慢慢來。

4. 用「我」開頭的陳述，來告訴對方你的感覺

   ● 範例：我喜歡你，不過我需要一些空間。

   ● 範例：我覺得事情應該進展慢一點。

   ● 範例：我覺得我需要更多時間來了解你。

5. 改變話題

6. 給一個說法並且離開（如果對方仍持續施壓）

7. 記得約會是一種選擇

指定家庭作業

1. 和一個朋友聚會

   ● 社交教練協助學員利用五個 W 來計畫朋友聚會：

      ○ 「哪些人」會在場？（WHO）

      ○ 想「做什麼」？（WHAT）

○「在哪裡」聚會？（WHERE）

○「何時」聚會？（WHEN）

○「如何」進行聚會？（HOW）

● 社交教練應該在開始練習之前，先複習朋友聚會的規則與步驟。

● 社交教練應該在朋友聚會之後，問學員下列社交訓練問題：

○ 你們決定要做什麼？由誰選擇活動？

○ 你們有交換資訊嗎？花多少比例的時間？

○ 你們的共同興趣是什麼？有了那些資訊，如果你們下次要一起消磨時間，
可以做什麼？

○ 你和你的朋友度過了愉快的時光嗎？

○ 他是讓你還想再一起消磨時間的人嗎？

2. 練習讓某人知道你喜歡他、提出約會邀請與／或前往約會

● 如果學員目前有感興趣的對象：

○ 讓對方知道你喜歡他。

○ 提出約會邀請。

○ 前往約會。

○ 除非你目前有感興趣的對象，否則「不要」做這個練習。

● 學員應該和社交教練練習讓某人知道你喜歡他、提出約會邀請、開始與結束
約會，如果不會覺得不自在的話。

● 社交教練應該在開始練習之前，複習讓某人知道你喜歡他、提出約會邀請、
開始與結束約會的規則與步驟。

● 每一項練習之後，社交教練應該問學員以下的社交訓練問題：

○ 讓某人知道你喜歡他

■ 和誰練習？你怎麼做，來讓對方知道你喜歡他？

■ 他有何回應？

■ 這是一個好選擇嗎？他是你會想約會的人嗎？

○ 提出約會邀請

■ 你向誰提出約會邀請？依循哪些步驟？

■ 他有何回應？

○ 前往約會

■ 你們決定做什麼？

■ 你們有交換資訊嗎？用多少比例的時間？

■ 你們的共同興趣是什麼？有了這個資訊，當你們要再次約會時，可以做什麼？

■ 你和約會對象有共度愉快時光嗎？

■ 這是一個好選擇嗎？他是你會想再次約會的人嗎？

3. 和同儕（可以從朋友來源挑選同儕）練習加入一群人交談

● 社交教練必須在開始練習之前，先複習加入一群人交談的規則與步驟。

● 指定作業「**不包括**」退出交談，除非自然而然需如此。

● 社交教練必須在練習之後，問學員下列社交訓練問題：

○ 在哪裡、試著加入哪些人的交談？

○ 你依循哪些步驟？

○ 他們看起來像是想要跟你說話嗎？你怎麼知道？

○ 你需要退出交談嗎？

○ 如果你需要退出交談，你依循哪些步驟？

處理意見相左

社交訓練治療指引

為社交教練課程做準備

　　本課的焦點是幫助學員發展解決衝突的技巧，來處理和朋友或愛情伴侶間的爭執與意見相左。這通常是蠻受社交教練歡迎的課程，他們可能會驚呼「我應該要跟我先生說」或「我可以和我太太練習看看」。如同 PEERS® 所教導的許多技巧，每一個人都可能從相關教導中獲益，因為即使在健康的友誼與人際關係當中，意見相左也相當常見。

　　雖然課程內容整體而言相當直截了當，有可能出現的一個問題，是關於「回應」意見相左的步驟的順序。這些步驟的一般順序是：(1)保持冷靜；(2)聆聽對方的意見；(3)重複對方所說的，以達表同理；(4)解釋你的意見；(5)說你很抱歉；(6)嘗試解決問題。雖然很少社交教練會反對這些步驟，但偶爾他們會對於步驟的順序提出反對意見。例如，有些社交教練會認為說你很抱歉這個步驟應該往前提。一般而言，這些步驟的順序應該維持不變，不過對於反對這個順序的人來說，提前說抱歉應該也無妨。但是解釋你的意見則一定要在保持冷靜、聆聽對方的意見與重複對方所說的以表達同理之後，以確保對方願意聽你的解釋。最重要的是，大部份意見相左最後都會有一些嘗試解決問題的企圖，所以這個步驟應該要接近整體順序的最後。比維持順序更重要的是，依循「所有的」步驟來進行。因為只要遺漏任何一步，就可能攸關衝突是否能夠解決。

　　如同其他社交技巧，衝突解決的策略也有所謂文化差異。即使在 PEERS® 介入計畫最初發展的北美洲，美國與加拿大之間也有些微的文化差異。在我們訓練數千位加拿大的精神健康專業人員與教育人員進行 PEERS® 的過程中，常可觀察到在「回應」意見相左的順序上，說抱歉的步驟不只是提早出現，也更常出現。在加拿大的 PEERS® 認證治療師中流行一個笑話，說實際執行的步驟順序應該是：保持冷靜、聆聽別人的意見、說你很抱歉、重複他們所說的、說你很抱歉、

解釋你的意見、說你很抱歉、嘗試解決問題，並且說你很抱歉。雖然這只是一個幽默趣聞，但這個普遍存在的現象確實反映出，即使在北美洲親密的鄰近國家，也存在著文化差異。因此，課程內容應該要順應文化做出適度的調整。

　　本課程另一個可能出現的常見問題，是有關重複對方所說的以表達同理的步驟。基本上，這個步驟的用意在於主動且同理地聆聽。這個步驟的困難在於，許多診斷為自閉症類群或其他社交困難的青年，難以理解情緒與表達同理。他們可能因為難以理解並且辨識自己與別人的情緒，致使他們在意見相左時，主動聆聽並且表達同理的能力受到妨礙。著眼於此，本課程提出一個比較簡單的替代做法，也就是藉由**重複別人所說的**，來達到主動且同理地聆聽。在這個情況下，課程將提供給學員一個句型，來幫助他們進行這個歷程。透過用「**聽起來……**」的表達方式，學員可以做出聆聽的動作，並展現其同理心；範例包括：「**聽起來你很生氣**」，或「**聽起來我讓你很不高興**」，或「**聽起來我讓你覺得受傷**」。雖然這個句型可以幫助學員展現主動且同理地聆聽，部份社交教練可能會認為這些陳述聽起來有些造作。如果學員有能力將這些陳述歸類為造作，他們的社交能力也許好到能夠提出更具同理心的回應。在這些案例中，不妨讓社交教練在適當的情況下鼓勵學員採用更具同理心的回應。對於難以表現同理心的學員，只要依循以「**聽起來……**」開頭的簡單句子，應足以傳達他們主動聆聽的態度。

驗收家庭作業

〔逐項檢視下列的指定家庭作業並**解決**可能發生的問題。從有完成家庭作業的學員開始。如果時間足夠，可以詢問為什麼其他人無法完成作業，並試著解決問題，討論下一週可以如何完成作業。驗收家庭作業時，記得使用**關鍵詞**（以**粗楷體標示的部分**）來重新整理他們的敘述。驗收家庭作業時，請將大部分時間用在討論**和朋友聚會**的指定作業，因為這是最重要的部分。〕

1. 和一個朋友聚會
   - 陳述：這週學員最主要的指定作業之一，是和一位朋友聚會。誰已完成這項指定作業或嘗試完成？
   - 問下列問題：
   ○ 是否利用五個 W 來協助學員計畫朋友聚會？

○ 在朋友聚會前做了哪些社交訓練？

○ 學員決定聚會要做什麼？和誰？

○ 聚會如何開始？

○ 由誰選擇活動？

○ 他們有交換資訊嗎？用多少比例的時間？

○ 聚會如何結束？

○ 聚會之後，你做了哪些社交指導？

■ 適當的社交訓練問題：

□ 你們決定要做什麼？由誰選擇活動？

□ 你們有交換資訊嗎？花多少比例的時間？

□ 你們的共同興趣是什麼？有了那些資訊，如果你們下次要一起消磨時間，可以做什麼？

□ 你和你的朋友度過了愉快的時光嗎？

□ 他是讓你還想再一起消磨時間的人嗎？

○ 他看起來是學員會想再一起出去的朋友的好選擇嗎？

表 14.1　在你家開始與結束朋友聚會的步驟

開始朋友聚會	結束朋友聚會
1. 打招呼問候	1. 等候活動中的停頓
2. 邀請他們進門	2. 對結束聚會給一個說法
3. 幫他們介紹在場不認識的人	3. 送朋友到門口
4. 帶他們看看環境	4. 謝謝朋友來聚會
5. 招待點心飲料	5. 告訴朋友你度過愉快的時光
6. 問他們想做什麼	6. 說再見、下次見

2. 練習讓某人知道你喜歡他、提出約會邀請並且／或前往約會

● 陳述：這週學員另一項指定作業，是練習讓某人知道他喜歡他、提出約會邀請並且／或前往約會。除非學員遇到感興趣想交往的人，否則這項作業「不必」練習。有完成或嘗試做這項指定作業的請舉手。

● 問下列問題：

○練習前你做了哪些社交指導？

○學員和誰練習？

○他怎麼做，來讓對方知道他喜歡對方？對方如何回應？

○他有提出約會邀請嗎？對方如何回應？

○如果學員有前往約會，問下列問題：

　■他們決定怎麼進行？

　■他們有交換資訊嗎？用了多少比例的時間？

　■學員和約會對象度過愉快的時光嗎？

○練習之後，你做了哪些社交指導？

○這個人是一個約會好選擇嗎？是學員可能會想（再次）約會的人嗎？

3. 和同儕（可以從**朋友來源**挑選同儕）練習**加入一群人交談**

　●陳述：這週學員最主要的指定作業之一，是和同儕練習加入一群人交談。誰已完成或嘗試完成這項指定作業？

　●問下列問題：

　　○學員在哪裡、和誰練習？

　　○在開始練習之前，你做了哪些社交指導？

　　○學員依循哪些步驟？

　　　1. 聆聽對話

　　　2. 維持一個距離觀察

　　　3. 利用手邊的物品

　　　4. 辨識主題

　　　5. 找出共同興趣

　　　6. 走近他們

　　　7. 等候談話停頓

　　　8. 提起主題

　　　9. 評估他們和我說話的興趣

　　　10. 介紹自己

　　○在練習結束之後，你做了哪些社交指導？

　　　■適當的社交訓練問題：

□ 在哪裡、練習加入哪些人的交談？

□ 你依循哪些步驟？

□ 他們看起來像是想要跟你說話嗎？你怎麼知道？

□ 你有需要退出交談嗎？如果有，你依循哪些步驟？

表 14.2 退出交談的步驟

從未被接納	一開始被接納，之後被排除	完全被接納
1. 保持冷靜 2. 看向別處 3. 轉向別處 4. 走開	1. 保持冷靜 2. 看向別處 3. 等候「短暫的」談話停頓 4. 為離開給一個「簡短的」說法 5. 走開	1. 等候談話停頓 2. 為離開給一個「具體的」說法 3. 說下次見 4. 說再見 5. 走開

● 〔收回社交訓練指定家庭作業工作表。如果社交教練忘記帶，請他們重新填寫好一份新的表格，幫助他們為指定作業負責。〕

講授課程：處理意見相左

● 發放社交訓練講義。

○ 社交訓練治療指引中的**粗體字**部份，直接摘錄自社交訓練講義。

○ 提醒社交教練，**粗楷體字**是關鍵詞，代表 PEERS® 課程中的重要概念，在社交指導時應該盡可能使用這些用語。

● 解釋：今天我們要談如何處理意見相左。爭執與意見相左在友誼或愛情伴侶間都是很常見的，「**偶爾**」發生爭執，只要不是太爆炸性，通常不至於會終結友誼或關係。因為我們知道「**偶爾**」爭執是很常見的，學習如何處理爭執就是很重要的事情。談到意見相左，學員基本上可能有兩種狀況。其一，別人對他們不贊同，使得他們必須對意見相左有所「**回應**」。其二，他們也可能不贊同某人，而必須「**提出**」不同意見。讓我們先談談，當別人對我們不贊同時，我們應當如何回應。

意見相左時的「回應」步驟

1. 保持冷靜

● 陳述：回應和朋友或伴侶起爭執或意見相左的第一步，是保持冷靜。意思是說，你需要保持平靜，避免動怒。人們用哪些方法保持冷靜？

○ 答案：深呼吸；默數到十；在開口說話前先讓自己冷靜下來。

● 問：在意見相左時失去冷靜，可能會有什麼問題？

○ 答案：如果你失去冷靜，你可能會衝口說出一些事後懊悔或破壞友誼與關係的話；你可能會使事情更糟。

2. 聆聽對方的意見

● 解釋：回應和朋友或伴侶起爭執或意見相左的下一步，是聆聽。意思是說，如果別人不贊同，你應當在開口解釋前先聆聽對方。

● 問：為什麼聆聽對方的意見是重要的？

○ 答案：聆聽是溝通的重要部分，幫助我們了解別人的觀點。

3. 重複對方所說的，以表達同理

● 解釋：下一步是重複對方所說的，讓對方知道你有在聽他們說。

● 問：為什麼重複對方所說的是重要的？

○ 答案：這麼做表現出你在聆聽；讓他們覺得你在乎；讓他們覺得有被聽到；表現出你有同理心。

● 解釋：如果學員難以完成此步驟，重複時的陳述可以用「聽起來……」來開頭。

○ 範例：聽起來你不贊同。

○ 範例：聽起來你很生氣。

○ 範例：聽起來你覺得受傷。

● 解釋：重複對方所說的，說出對方的感受，是一種主動同理式的聆聽。如果你不重複他們所說的話，他們不知道你已聽到，爭執將不會結束。說「聽起來……」是重複對方所表達的感受的方式之一，不過如果你的學員可以做得更好，可以鼓勵他們嘗試。

4. 用「我」開頭的陳述來解釋你的想法

● 解釋：回應意見相左的下一步，是解釋你的想法。許多人會直接先跳到這一步，但是你需要「等到」你已經維持冷靜、聆聽，也重複對方所說的話之後才做。當你解釋你的看法時，你應該避免告訴對方他們是錯的。相反地，平靜地解釋你這方的看法。

● 問：告訴對方他們是錯的，可能會有什麼問題？

○ 答案：這麼做只會讓他們更不贊同，使爭執或意見相左更加升溫；他們更不可能同意；他們很可能對你更生氣。

● 解釋：當你解釋你的看法時，最好也用「我」開頭的陳述。什麼是「我」開頭的陳述？

○ 答案：以「我認為……」或「我覺得……」開頭的陳述。

● 問：什麼是「你」開頭的陳述？

○ 答案：以「你做的……」或「你讓我覺得……」開頭的陳述。

● 問：當你嘗試解釋你這方的看法，用「你」開頭的陳述而不用「我」開頭的陳述，可能會有什麼問題？

○ 答案：採用「**你**」**開頭的陳述**會讓別人更加豎起防衛，使用「**我**」**開頭的陳述**則比較不會冒犯人，因為這樣的陳述聚焦在你的感受，而不是責怪別人。

● 問：當你回應爭執或意見相左時，有哪些「我」開頭的陳述的例子？

○ 範例：我不是要跟你唱反調。

○ 範例：我想可能有一些誤會。

○ 範例：我覺得有一些溝通上的誤解。

5. 說你很抱歉

● 解釋：回應和朋友或伴侶意見相左的下一步，是說你很抱歉。即使你不覺得你有任何做錯的地方，說你很抱歉還是很重要的。

● 問：為什麼當別人不贊同時，說你很抱歉是重要的？

○ 答案：因為對方感覺不太好，會希望你說出你「很抱歉給他們這種感覺」；除非你用某種方式表達抱歉，否則爭執與意見相左通常很少會結束。

●問：只要說「抱歉」就夠了，還是你需要說明你為何而感到抱歉？

　○答案：你需要說你為何而感到抱歉；如果你沒有說你為何抱歉，他們有可能會問：「你為什麼覺得抱歉？」

●解釋：說你很抱歉，不代表你必須承認你錯了，或是承認做錯事情。你可以只說，你很抱歉讓他們有那種感覺，或是很遺憾發生這種事。

　○範例：我很抱歉讓你不贊同。

　○範例：我很抱歉發生這種事。

　○範例：我很抱歉傷了你的感情。

6. 嘗試解決問題

●解釋：回應和朋友或伴侶爭執或意見相左的最後一步，是嘗試解決問題。解決問題可以有許多方式。

　○告訴對方你會採取不同的做法

　　■解釋：嘗試解決問題的做法之一，是告訴對方，你會採取不同的做法來處理這個問題。

　　　□範例：我會試著不要再讓你生氣。

　　　□範例：我會試著不要再那麼做。

　　　□範例：下次我會試著更小心。

　○問對方希望你怎麼做

　　■解釋：嘗試解決問題的另一個做法，是問對方希望你怎麼做，來處理這個問題。

　　　□範例：我可以怎麼補償你？

　　　□範例：你希望我怎麼做？

　　　□範例：我怎麼做可以解決這個問題？

　○建議對方你希望他們做的事

　　■解釋：嘗試解決問題的另一個做法，是建議對方你希望他們做的事情，來處理這個問題。

　　　□範例：如果我讓你覺得受傷，希望你能告訴我。

　　　□範例：希望下次你可以再信任我一點。

　　　□範例：如果下次再發生，請讓我知道，我會很感謝。

○如果你無法解決問題，維持冷靜

■問：發生爭執或意見相左時，你總是可以解決問題嗎？

□答案：不總是如此。

○接受別人不同意

■問：人們有時需要接受彼此有不同想法嗎？這代表什麼意思？

□答案：在爭執與意見相左時，有時我們需要接受彼此持有不同意見。

● 記得依循所有步驟

○解釋：如果你在意你的朋友或伴侶，並且希望關係不受傷害，你需要接受彼此對某些事情有不同想法，事情才能繼續下去。

○解釋：理解到這些步驟不能拆開來單獨運作，才是重點所在。這些步驟只有在「一起執行」時才會有效果。舉例來說，有時人們會持續不停地爭執，這通常便是因為其中一個或多個步驟沒有被確實執行。

○問：如果你爭執的對象一再重複同樣的抱怨，說一些類似「你就是沒聽懂！」或「我不覺得你了解我說的」，這代表你忘了哪個步驟？

■答案：你沒有重複對方所表達的感受，所以他們不覺得有被聽到。

○問：如果你爭執的對象一再問你問題，說一些類似我「不了解為什麼你要那麼做」或「你怎麼可以那麼做？」的話，代表你忘了哪個步驟？

■答案：你沒有解釋你的想法，所以他們不了解。

○問：如果你爭執的對象一再告訴你他們的感覺，說一些類似「你看起來就是不在乎！」或「我一點都不覺得你感到抱歉」的話，代表你忘了哪個步驟？

■答案：你沒有說抱歉，所以他們不認為你在乎。

○問：如果你爭執的對象一再問你往後你會怎麼做，說一些類似「我只是不確定是否能再信任你！」或「我怎麼知道你會不會再來一次？」的話，代表你忘了哪個步驟？

■答案：你沒有嘗試解決問題，所以他們不信任你。

○解釋：請記得，如果你遺漏步驟，即使只是一個，爭執與意見相左將不會結束，所以請確定依循順序，執行所有步驟。

● 〔可選擇：播放 PEERS® 角色扮演影片集錦（www.semel.ucla.edu/peers/resources）中有關意見相左時的回應的角色扮演示範影片，或是運用

FriendMaker 手機 APP，角色扮演後，提出**觀點轉換提問**。〕

「提出」不同意見的步驟

●解釋：處理意見相左的另一個部分，是該如何「**提出**」問題、為你自己的立場發言。總有些時候，朋友或伴侶可能做了或說了一些讓你不贊同的事，與其生氣或是不發一語，不如學習為自己發聲，主動「**提出**」這些問題。如同前述，當別人不贊同時我們可以依循具體步驟去「**回應**」，當我們不贊同、需要「**提出**」不同意見時，也有非常具體的步驟可以依循。

1. 等候適當的時機與場合

●解釋：提出不同意見的第一步，是等候適當的時機與場合來談這個問題。什麼時候、怎樣的場合，是適當的呢？

○答案：你們單獨相處時；你們可以私下談話時；當你們都處於平靜狀態時；你們有時間談的時候；當你們不會被打斷時。

2. 保持冷靜

●陳述：提出不同意見的下一步，是保持冷靜。保持冷靜是指什麼？

○答案：保持平靜；不要被惹惱；不要失去冷靜。

●問：如果沒有保持冷靜，可能會有什麼問題？

○答案：如果你沒有維持冷靜，爭執可能會升溫；如果沒有適當處理這個情境，最後可能會弄巧成拙；你們的友誼或關係可能會因此陷入危機。

3. 提議私下談

●陳述：下一步是提議私下和對方談。當你必須提出一些令你不贊同的事情，為什麼私下談是一個好主意？

○答案：你不希望別人知道你個人的事情；如果別人聽到你們的對話，可能會讓你們雙方都難堪；人們可能會拿你們的事情來閒聊；衝突通常都是在私下獲得解決。

●問：如何提議私下談？

○範例：我可以私下跟你談一些事情嗎？

○範例：我需要跟你談一些事情。我們可以找個有隱私的地方嗎？

○範例：我認為我們需要談談。我可以私下跟你說嗎？

4. 用「我」開頭的陳述來解釋你的想法
- ●解釋：提出不同意見的下一步，是以「我」開頭的陳述來解釋你的想法。什麼是以「我」開頭的陳述？
- ○答案：以「我認為……」或「我覺得……」開頭的句子。
- ●問：有哪些以「我」開頭的例子，可以用來提出不同意見？
- ○範例：我覺得你取消我們的計畫讓我很失望。
- ○範例：我不喜歡你用那種方式對我說話。
- ○範例：我覺得你沒有回我的簡訊讓我很受傷。

5. 聆聽對方的意見
- ●陳述：提出不同意見的下一步，是聆聽對方的意見。為什麼當你不贊同別人時，聆聽對方的意見是一個好做法？
- ○答案：如果你沒有聆聽，你不會知道他們為什麼那麼做，或是為何他們那麼說；他們需要機會解釋他們的看法；如果你不聆聽別人的意見，爭執將不會結束。

6. 重複對方所說的話
- ●陳述：提出不同意見的下一步，是重複對方所說的話。為什麼重複對方所說的話是重要的？
- ○答案：他們需要知道他們的看法有被聽到；如果你沒有重複他們所說的話，他們可能會繼續解釋；如果你沒有重複他們所說的話，爭執將不會結束。
- ●問：你如何重複對方所說的話？
- ○答案：用別的字眼來說，或是幫他們所說的做一個摘要；你也可以用這個句型「聽起來你……」，來重複他們所說的話。

7. 告訴對方你需要他們怎麼做
- ●解釋：提出不同意見的下一步，是告訴對方你需要他們做的事。大部分人並不知道回應意見相左的所有步驟，不過如果沒有依循「所有」步驟，爭執將不會結束。

●問：如果讓你不贊同的人，沒有依循回應意見相左的所有步驟，你可以怎麼做？

○答案：**告訴他們你需要他們怎麼做。**

●問：如果他們並未聆聽你的看法，你如何告訴他們你需要他們怎麼做？

○範例：我需要你給我解釋的機會。

○範例：我需要你聽見我所說的。

○範例：你可以給我機會解釋我的感受嗎？

●問：如果他們並未重複你所說的，你如何告訴他們你需要他們怎麼做？

○範例：你可以從我的觀點來理解嗎？

○範例：你了解我所說的嗎？

○範例：你知道我為何不贊同嗎？

●問：如果他們並未解釋他們的看法，你如何告訴他們你需要他們怎麼做？

○範例：你可以解釋為什麼會發生這樣的事情嗎？

○範例：你可以幫助我了解為什麼你要這麼做嗎？

○範例：如果你可以解釋整個來龍去脈，會比較好。

●問：如果他們沒有表示抱歉，你如何告訴他們你需要他們怎麼做？

○範例：如果我知道你覺得抱歉，會有所幫助。

○範例：如果我知道你覺得抱歉，會感覺好多了。

○範例：我想我需要知道你覺得抱歉，才能繼續下去。

8. 嘗試解決問題

●解釋：對朋友或伴侶提出不同意見的最後一步，是嘗試解決問題。就像別人不贊同我們時，我們有回應爭執與意見相左的一些做法，這裡也有一些做法可以達成這個目的。

●**告訴對方你會有不一樣的做法**

○解釋：嘗試解決問題的做法之一，是告訴他們你會有不一樣的做法。

　■範例：我會試著不要太過敏感。

　■範例：我會試著不要再用同樣的做法。

　■範例：下次我會試著更能體諒。

●**問對方希望你怎麼做**

○解釋：嘗試解決問題的另一個做法，是問他們希望你怎麼做。

　　■範例：我怎麼做可以避免相同情況再次發生？

　　■範例：下次你希望我怎麼做？

　　■範例：我們可以做什麼來處理這個問題？

● **建議對方你希望他們做的事**

○解釋：嘗試解決問題的另一個做法，是建議你希望他們如何改變。

　　■範例：如果你下次不是用那種方式對我說，我會很高興。

　　■範例：我希望你下次可以考慮我的感受。

　　■範例：如果下次又發生同樣的事情，我會很感謝你告訴我。

● **如果你無法解決問題，請維持冷靜**

○問：爭執與意見相左總是可以解決嗎？

　　■答案：並非如此。

○解釋：如果你無法解決問題，至少你可以維持冷靜。不要期待對方會承認他是錯的。如果你在意友誼或關係，你的目標不應該是要他們道歉或承認錯誤。你的目標應該是嘗試解決衝突。

● **接受彼此有不同意見**

○問：當我們嘗試和我們所不贊同的人處理衝突議題，我們有時需要接受彼此有不同意見嗎？

　　■答案：在爭執與意見相左時，我們有時必須**接受彼此有不同意見**。

○解釋：如果你在乎朋友或伴侶，你可能需要接受別人對某些事的不贊同，以維護彼此的關係。

9. 記得友誼與約會是一種選擇

● 陳述：最後，請記得，友誼與約會都是一種選擇。如果你和朋友或伴侶陷入爭執與意見相左，而且事情的發生確實使你十分困擾，你並非一定要和他們做朋友，或繼續與他們約會。記得與朋友或愛情伴侶的爭執是很常發生的，一般來說，如果「**偶爾**」起爭執且不太具破壞性的話，友誼或關係通常不會因此中止。不過到頭來，友誼與約會都是一種選擇。

● 解釋：請記得，就像「回應」意見相左的步驟，「**提出**」不同意見的每一個步驟也無法單獨發揮效果。這些步驟只有一起執行時才能發揮作用。如果你

漏掉其中一個步驟，爭執可能不會停止，所以請確保依照順序執行「所有」步驟。

● 〔可選擇：播放 PEERS® 角色扮演影片集錦（www.semel.ucla.edu/peers/resources）中有關提出不同意見的角色扮演示範影片。〕

指定家庭作業

〔發放社交訓練指定家庭作業工作表（附錄 I），讓社交教練填完下次繳回。〕

1. 和一個朋友聚會
  ● 社交教練協助學員利用五個 W 來計畫朋友聚會：
    ○「哪些人」會在場（**WHO**）。
    ○ 想「做什麼」（**WHAT**）。
    ○「在哪裡」聚會（**WHERE**）。
    ○「何時」聚會（**WHEN**）。
    ○「如何」進行聚會（**HOW**）。
  ● 社交教練應該在開始練習之前，與學員先複習朋友聚會的規則與步驟。
  ● 社交教練應該在朋友聚會之後，問學員下列社交訓練問題：
    ○ 你們決定要做什麼？由誰選擇活動？
    ○ 你們有交換資訊嗎？花多少比例的時間？
    ○ 你們的共同興趣是什麼？有了那些資訊，如果你們下次要一起消磨時間，可以做什麼？
    ○ 你和你的朋友度過了愉快的時光嗎？
    ○ 他是讓你還想再一起消磨時間的人嗎？

2. 學員與社交教練應練習處理意見相左
  ● 在開始練習之前，複習「回應」意見相左或「提出」不同意見的規則與步驟。
  ● 社交教練應在學員練習之後，問下列社交訓練問題與觀點轉換提問：
    ○ 你依循哪些步驟？
    ○ 你覺得到後來我感覺怎麼樣？

○ 你覺得到後來我怎麼看你？

○ 你覺得我會想再跟你來往嗎？

3. 學員應和朋友或愛情伴侶練習，在適當情境下處理意見相左

　● 可能的話，社交教練應在開始練習之前，複習「回應」意見相左或「提出」不同意見的規則與步驟。

　● 社交教練應在學員練習之後，問學員以下觀點轉換提問：

　　○ 你依循哪些步驟？

　　○ 你和對方到後來感覺怎麼樣？

　　○ 你們後來對彼此有什麼想法？

　　○ 你覺得你們會想再跟彼此來往嗎？

4. 練習讓某人知道你喜歡他、提出約會邀請並且／或前往約會

　● 如果學員目前有感興趣的對象：

　　○ 讓某人知道你喜歡他

　　○ 提出約會邀請

　　○ 前往約會

　　○ 除非你目前有感興趣的對象，否則「不要」做這個練習。

　● 學員應該和社交教練練習讓某人知道你喜歡他、提出約會邀請、開始或結束約會，如果不會覺得不自在的話。

　● 社交教練應該在開始練習之前，複習約會禮儀的規則與步驟。

　● 練習之後，社交教練應該問學員以下的社交訓練問題：

　　○ 讓某人知道你喜歡他

　　　■ 和誰練習？你怎麼做，來讓別人知道你喜歡他？

　　　■ 他有何回應？

　　　■ 這是一個好選擇嗎？他是你會想約會的人嗎？

　　○ 向某人提出約會邀請

　　　■ 你向誰提出約會邀請？依循哪些步驟？

　　　■ 他有何回應？

　　○ 前往約會

　　　■ 你決定怎麼安排？

- 你有交換資訊嗎？用多少比例的時間？
- 你們的共同興趣是什麼？有了那些資訊，如果你們要再次約會，可以做什麼？
- 你和約會對象共同度過愉快時光嗎？
- 這是一個好選擇嗎？他是你會想再次約會的人嗎？

社交訓練小訣竅

和學員練習**處理意見相左**時，建議採用以下社交訓練小訣竅：

- 不要無事卻「刻意挑起爭端」來練習，以免學員受驚嚇。
- 事先規劃練習，並在練習前複習「回應」意見相左與「提出」不同意見的規則與步驟。
- 在可能發生意見相左的情況中選擇實際的範例（除非容易引起太強烈的情緒）。
- 運用《交友的科學：幫助有社交困難的青少年或青年》（Laugeson, 2013）或 **FriendMaker** 手機 App 來：
  - 複習回應意見相左的步驟。
  - 觀看角色扮演示範影片中的「處理爭執」。
  - 在影片示範後討論**觀點轉換提問**。
- 採用真實生活中的**可訓練時機**，依循處理意見相左的步驟來練習。

處理意見相左

學員治療指引

為學員課程做準備

　　本課程的目標，是教導學員如何解決和朋友或愛情伴侶間發生爭執與意見相左的基本技巧。誤解和意見相左在青年之中是相當常見的，如果發生的頻率尚可、程度不會太具傷害性，通常不必然會因此中止友誼或關係。不過，有些學員缺乏解決衝突的技巧，可能便會覺得意見相左無法消弭，而選擇結束關係。難以解決問題，也算是自閉症類群疾患的部分特徵，因為他們傾向於具象思考，彈性有限。對許多自閉症類群的青年來說，友誼狀態的詮釋可能極端的黑白分明，舉例來說，當他們跟別人相處時，這些人就是他的朋友，當他們沒有再跟這些人碰面聚會，彼此就不再是朋友。本課程的一個重要目標是幫助學員了解，和朋友或伴侶偶爾發生的爭執，不見得會造成友誼或關係的結束。相反地，透過適度的衝突化解，友誼與關係應該能夠繼續維持，即使仍時而發生意見相左亦然。不過，對部分學員來說，他們和特定朋友或伴侶經常處在爆炸性的衝突中，此時則建議再次檢視這個朋友或關係的選擇是否適當。

　　本課程最大的挑戰，是幫助學員了解，他們必須逐步做到「**回應**」**意見相左**與「**提出**」**不同意見的「每一個步驟」**，才能成功化解與別人的衝突。許多學員可能會選擇性地只做其中幾個步驟，而沒有整體執行每一個步驟。有些學員也可能不贊同部分課程內容，表示「**只說你很抱歉根本沒用**」，或「**只解釋你的想法根本沒有效**」。實際上，這些意見通常也是事實。「只有」說你很抱歉，或「只有」解釋你的想法，通常不會奏效。只有當合併「**所有的**」步驟，才能有效化解衝突。角色扮演示範將有助於充分說明，所有步驟都必須完全依循。在這些角色扮演中，兩位行為教練會示範如何**處理意見相左**，每個步驟個別地按照順序接續演出，並且在角色扮演的每一階段加進新的步驟，同時在步驟與步驟之間暫停，讓學員指出是否意見相左的情況已經解決。這麼做的理由是，如果將所有步驟一

次執行完畢，並無法說服學員必須遵守「所有的」步驟。

　　雖然本課程對某些學員可能無法立即應用，正如同其他所有技巧，課程的最大效益將來自於課程間的練習。如果沒有同儕互動間的衝突，學員將沒有機會在自然情境中嘗試所教導的技巧。因此，建議你如指定家庭作業所述，鼓勵學員在團體外，與社交教練依循步驟練習**處理意見相左**，並把握機會在真實的家庭衝突中練習；此外，當學員的友誼或關係出現衝突時，讓學員與社交教練切實依循社交訓練講義來執行。

驗收家庭作業

〔逐項檢視下列的指定家庭作業並**解決**可能發生的問題。從有完成家庭作業的學員開始。如果時間足夠，可以詢問為什麼其他人無法完成作業，並試著**解決**問題，討論下一週可以如何完成作業。驗收家庭作業時，記得使用**關鍵詞**（以粗楷體字標示的部分）來重新整理他們的敘述。驗收家庭作業時，請將大部分時間用在討論**朋友聚會**的指定作業，因為這是最重要的部份。〕

1. 和一個朋友聚會
   - 陳述：這週學員最主要的指定作業之一，是和一位朋友聚會。誰已經完成這項指定作業或嘗試完成？
   - 問下列問題：
     ○ 你決定和誰聚會？你決定怎麼進行？
     ○ 是否利用五個 W 來計畫朋友聚會？
     ○ 聚會如何開始？
     ○ 由誰選擇活動？
     ○ 你們有交換資訊嗎？用多少比例的時間？
     ○ 聚會如何結束？
     ○ 你和你的朋友度過了愉快的時光嗎？
     ○ 他是讓你還想再一起消磨時間的人嗎？

表 14.1　在你家開始與結束朋友聚會的步驟

開始朋友聚會	結束朋友聚會
1. 打招呼問候	1. 等候活動中的停頓
2. 邀請他們進門	2. 對結束聚會給一個說法
3. 幫他們介紹在場不認識的人	3. 送朋友到門口
4. 帶他們看看環境	4. 謝謝朋友來聚會
5. 招待點心飲料	5. 告訴朋友你度過愉快的時光
6. 問他們想做什麼	6. 說再見、下次見

2. 練習讓某人知道你喜歡他、提出約會邀請並且／或前往約會

● 陳述：這週另一項指定作業，是練習讓某人知道你喜歡他、提出約會邀請並且／或前往約會。這項作業只能和你有興趣交往的人練習。有做這項指定作業的請舉手。

● 問下列問題：

○ 你和誰練習？

○ 你怎麼讓他知道你喜歡他？他怎麼回應？

○ 你有提出約會邀請嗎？他怎麼回應？

○ 如果學員有前往約會，問下列問題：

■ 你決定怎麼進行？

■ 你有交換資訊嗎？用了多少比例的時間？

■ 你們的共同興趣是什麼？有了那些資訊，如果下次你們要再約會，可以怎麼安排？

■ 你和你的約會對象度過愉快的時光嗎？

○ 這個人像是一個約會好選擇嗎？他是你可能會想（再次）約會的人嗎？

3. 和同儕（可以從朋友來源挑選同儕）練習加入一群人交談

● 陳述：這週的另一項指定作業，是和同儕練習加入一群人交談。誰已完成或嘗試完成這項指定作業？

● 問下列問題：

○ 你在哪裡、和誰練習？

○ 你依循哪些步驟？

1. 聆聽對話

2. 維持一個距離觀察

3. 利用手邊的物品

4. 辨識主題

5. 找出共同興趣

6. 走近他們

7. 等候談話停頓

8. 提起主題

9. 評估他們和我說話的興趣

10. 介紹自己

○ 他們看起來像想跟你說話嗎？

○ 你如何知道的？

■ 他們跟你說話嗎？

■ 他們看著你說嗎？

■ 他們面對著你（將談話圈打開）嗎？

○ 你有需要退出交談嗎？如果有，你依循哪些步驟？

表 14.2　退出交談的步驟

從未被接納	一開始被接納、之後被排除	完全被接納
1. 保持冷靜 2. 看向別處 3. 轉向別處 4. 走開	1. 保持冷靜 2. 看向別處 3. 等候「短暫的」談話停頓 4. 為離開給一個「簡短的」說法 5. 走開	1. 等候談話停頓 2. 為離開給一個「具體的」說法 3. 說下次見 4. 說再見 5. 走開

講授課程：處理意見相左

● 解釋：今天我們要談如何處理意見相左。爭執與意見相左在友誼或愛情伴侶間
都是很常見的，「偶爾」發生爭執，只要不是太爆炸性，通常不至於會終結友
誼或關係。因為我們知道「偶爾」發生爭執是很常見的，學習如何處理它就是

很重要的事情，可以使我們的友誼或關係不受傷害。談到意見相左，我們基本上可能有兩種處境。其一，別人對我們不贊同，使得我們必須對意見相左有所「回應」。其二，我們也可能不贊同別人，而必須「提出」不同意見。讓我們先談談，當別人對我們表示不贊同時，我們應當如何「回應」。

● 〔說明**處理意見相左的規則與步驟**，將下列重點條列與**關鍵詞**（以粗楷體字標示的部分）寫在白板上，團體結束以前不要擦掉。每則標有 ▶ 符號的角色扮演，都在 PEERS® 角色扮演影片集錦（www.semel.ucla.edu/peers/resources）中有對應的角色扮演影片。〕

意見相左時的「回應」步驟

1. 保持冷靜
● 陳述：回應和朋友或伴侶起爭執或意見相左的第一步，是保持冷靜。意思是說，你需要保持平靜，避免動怒。人們用哪些方法保持冷靜？
　○ 答案：深呼吸；默數到十；在開口說話前先讓自己冷靜下來。
● 問：在意見相左時失去冷靜，可能會有什麼問題？
　○ 答案：如果你失去冷靜，你可能會衝口說出一些事後懊悔或破壞友誼與關係的話；你可能會使事情更糟。

2. 聆聽對方的意見
● 解釋：回應和朋友或伴侶起爭執或意見相左的下一步，是聆聽。意思是說，如果別人不贊同，你應當在開口解釋前先聆聽對方。
● 問：為什麼聆聽對方的意見是重要的？
　○ 答案：聆聽是溝通的重要部分，可以幫助我們了解別人的觀點。

3. 重複對方所說的，以表達同理
● 解釋：下一步是重複對方所說的，讓對方知道你有在聽他們說。
● 問：為什麼重複對方說的以表達同理是重要的？
　○ 答案：這麼做表現出你在聆聽；讓他們覺得你在乎；讓他們覺得有被聽到；表現出你有同理心。
● 解釋：重複你的陳述時，可以用「聽起來……」的句型來開頭。
　○ 範例：聽起來你不贊同。

○範例：聽起來你很生氣。

○範例：聽起來你覺得受傷。

● 讓每位學員舉出一個如何重覆對方所說的以達表同理的範例：唸出以下抱怨，讓學員產生相應的重覆陳述。

○唸出：當你開我玩笑，我感覺很不好。

　■範例：聽起來我說的話讓你感覺很不好。

○唸出：當你對我惡作劇時，我很不喜歡。

　■範例：聽起來我讓你很生氣。

○唸出：當你在所有人面前笑我時，我覺得很難堪。

　■範例：聽起來我讓你很難受。

○唸出：當你不回我簡訊時，讓我覺得很受傷。

　■範例：聽起來我讓你覺得傷心。

○唸出：你說那些事情的時候，讓我覺得很難受。

　■範例：聽起來我讓你很委屈。

○唸出：我不喜歡你跟別人說我的祕密。

　■範例：聽起來我讓你覺得傷心。

○唸出：我不喜歡你用那種方式跟我說話。

　■範例：聽起來你對我不太認同。

○唸出：我很厭煩你這麼晚到。

　■範例：聽起來你對我感到失望。

○唸出：當你取消我們的計畫，我覺得很受傷。

　■範例：聽起來我讓你覺得傷心。

○唸出：你用那種方式對待我，讓我覺得非常生氣。

　■範例：聽起來你對我非常生氣。

● 解釋：重複對方所說的話，是一種讓別人知道他們的話被聽到了的好方式。如果你不重複他們所說的話，他們不知道你已聽到，爭執將不會結束。說「聽起來……」是重複對方的話的方式之一，不過如果你可以有更好的方式，不妨試試。

4. 用「我」開頭的陳述來解釋你的想法
- ●解釋：回應意見相左的下一步，是解釋你的想法。許多人會直接先跳到這一步，但是你需要「等到」你已做到保持冷靜、聆聽且重複對方所說的話之後才做。當你在解釋你的看法時，你應該避免告訴對方他們是錯的。相反地，平靜地解釋你的看法。
- ●問：告訴對方他們是錯的，可能會有什麼問題？
  - ○答案：這麼做只會讓他們更不贊同，使爭執或意見相左更加升溫；他們更不可能同意；他們很可能對你更生氣。
- ●解釋：當你在解釋你的看法時，最好也用「我」開頭的陳述。什麼是「我」開頭的陳述？
  - ○答案：以「我認為……」或「我覺得……」開頭的陳述。
- ●問：什麼是「你」開頭的陳述？
  - ○答案：以「你做的……」或「你讓我覺得……」開頭的陳述。
- ●問：當你嘗試解釋你這方的看法，用「你」開頭的陳述而不用「我」開頭的陳述，可能會有什麼問題？
  - ○答案：採用「你」開頭的陳述會讓別人更加豎起防衛，使用「我」開頭的陳述則比較不會冒犯人，因為這麼說會聚焦在你的感受，而不是責怪別人。
- ●問：當你回應爭執或意見相左時，有哪些「我」開頭的陳述的例子？
  - ○範例：我不是要冒犯你。
  - ○範例：我想可能有一些誤會。
  - ○範例：我覺得有一些溝通上的誤解。

5. 說你很抱歉
- ●解釋：回應和朋友或伴侶意見相左的下一步，是說你很抱歉。即使你不覺得你有任何錯誤，說你很抱歉還是很重要的。
- ●問：為什麼當別人不贊同時，說你很抱歉是重要的？
  - ○答案：因為對方感覺不太好，會希望你說你很抱歉給他們這種感覺；除非你用某種方式表達歉意，否則爭執與意見相左通常很少會結束。
- ●問：如果你做錯一些事，即使是不小心的，也需要說抱歉嗎？

○答案：是。

●問：如果你不說抱歉，爭執會結束嗎？

　　○答案：很可能不會。

●問：只要說「抱歉」就夠了，還是你需要說明你為何而感到抱歉？

　　○答案：你需要說你為何而感到抱歉；如果你沒有說你為何抱歉，他們有可能會問：「你為什麼覺得抱歉？」

●問：如果你不認為你有做錯事，說你很抱歉就代表你承認你錯了，或是承認你做錯一些事嗎？

　　○答案：說抱歉不是承認錯了；如果你不認為自己有做錯任何事，你不需要承擔責任。

●解釋：說你很抱歉，不代表你必須承認你錯了，或是承認做錯事情。你可以只說，你很抱歉讓他們有那種感覺，或是很遺憾發生這種事。

　　○範例：我很抱歉讓你不贊同。

　　○範例：我很抱歉發生這種事。

　　○範例：我很抱歉傷了你的心。

6. 嘗試解決問題

●解釋：回應和朋友或伴侶爭執或意見相左的最後一步，是嘗試解決問題。解決問題可以有許多方式。

●告訴對方你會採取不同的做法

　　○解釋：嘗試解決問題的做法之一，是告訴對方，你會採取不同的做法來處理這個問題。

　　　■範例：我會試著不要再讓你生氣。

　　　■範例：我會試著不要再那麼做。

　　　■範例：下次我會試著更小心。

●問對方希望你怎麼做

　　○解釋：嘗試解決問題的另一個做法，是問對方希望你怎麼做，來處理這個問題。

　　　■範例：我可以怎麼補償你？

　　　■範例：你希望我怎麼做？

■範例：我怎麼做可以解決這個問題？

●建議對方你希望他們做的事

　　○解釋：嘗試解決問題的另一個做法，是建議對方你希望他們做的事情，來處理這個問題。

　　■範例：如果我讓你覺得受傷，希望你能告訴我。

　　■範例：希望下次你可以容許我提出疑問。

　　■範例：如果下次再發生，請讓我知道，我會很感謝。

●如果你無法解決問題，維持冷靜

　　○問：發生爭執或意見相左時，總是可以解決問題嗎？

　　■答案：不總是如此。

　　○問：如果不能解決問題，你應該生氣或失去冷靜嗎？

　　■答案：不應該；你必須維持冷靜，如果無法解決問題的話。

　　○解釋：如果你不能解決問題，你必須維持冷靜。不要期待對方承認他們錯了。如果你在意友誼或你們的關係，你的目的不應該是要他們道歉或承認他們做錯。你的目的應該是嘗試解決衝突。

●接受別人不同意

　　○問：人們有時需要接受彼此有不同想法嗎？這代表什麼意思？

　　■答案：在爭執與意見相左時，有時我們需要接受彼此持有不同意見。

　　○解釋：如果你在意你的朋友或伴侶，想要維持與他們的關係，你必須接受在某些事情上彼此可能有不同想法，關係才能繼續下去。

●記得依循所有步驟

　　○解釋：重要的是要理解到，這每一個步驟不能拆開來單獨運作。這些步驟只有在「一起執行」時才會有效果。舉例來說，有時人們會持續不停地爭執，這通常是因為其中一個或多個步驟沒有確實執行。

　　○問：如果你爭執的對象一再重複同樣的抱怨，說一些類似「你就是沒聽懂！」或「我不覺得你了解我說的」，這代表你忘了哪個步驟？

　　■答案：你沒有重複他們所說的，所以他們不覺得有被聽到。

　　○問：如果你爭執的對象一再問你問題，說一些類似「我不了解為什麼你要那麼做」或「你怎麼可以那麼做？」的話，代表你忘了哪個步驟？

■答案：你沒有解釋你的想法，所以他們不了解。

○問：如果你爭執的對象一再告訴你他們的感覺，說一些類似「你看來就是不在乎！」或「我不覺得你感覺不好」的話，代表你忘了哪個步驟？

■答案：你沒有**說抱歉**，所以他們不認為你在乎。

○問：如果你爭執的對象一再問你往後你會怎麼做，說一些類似「我只是不確定是否能再信任你！」或「我怎麼知道你會不會再來一次？」的話，代表你忘了哪個步驟？

■答案：你沒有**嘗試解決問題**，所以他們不信任你。

●解釋：請記得，如果你遺漏步驟，即使只是一個，爭執與意見相左將不會結束，所以請確認依循順序執行「**所有的**」步驟。

角色扮演：回應意見相左 ▶

〔由兩位行為教練做角色扮演，依循步驟進行「**回應**」意見相左的「**正確**」示範。每一個步驟都應該個別地並按照順序呈現，分別在角色扮演的每一階段加上新的步驟。向學員解釋，行為教練將演出意見相左數次，每次加上一個新步驟，藉此說明依循「**每一個步驟**」的重要性。〕

●陳述：「**回應**」意見相左的前兩步驟，是保持冷靜與聆聽對方的意見。請仔細看，然後告訴我們，行為教練 B 依循的是哪些步驟。

○〔行為教練 B 應該示範**保持冷靜及聆聽對方的意見**。〕▶

「正確」示範的例子（「不完整」）

○行為教練 A：（某某某），我對你非常生氣！我聽到你在我背後說我的閒話，你告訴每個人我迷戀（某人）。

○行為教練 B：（保持冷靜，不因此生氣，仔細聆聽）。

○行為教練 A：我不敢相信你竟然對每個人說！那應該是祕密。現在卻搞得每個人都知道了。這樣很不夠朋友。

○行為教練 B：（保持冷靜，不因此生氣，仔細聆聽）。

●陳述：好，暫停。行為教練 B 依循哪些步驟？

○答案：**保持冷靜；聆聽對方的意見。**

●問：看起來爭執會結束嗎？

○答案：不會。

●解釋：下一步是重覆對方所說的，以表達同理。請仔細看，然後告訴我們，行為教練 B 依循哪些步驟。

●〔行為教練 B 應該示範保持冷靜、聆聽對方的意見，並用「聽起來……」的句子來重覆對方所說的〕▶

「正確」示範的例子（「不完整」）

○行為教練 A：（某某某），我對你非常生氣！我聽到你在我背後說我的閒話，你告訴每個人我迷戀（某人）。

○行為教練 B：（保持冷靜，不因此生氣，仔細聆聽）。

○行為教練 A：我不敢相信你竟然對每個人說！那應該是祕密。現在卻搞得每個人都知道了。這樣很不夠朋友。

○行為教練 B：聽起來你對我真的很生氣。

○行為教練 A：對。我很生氣！我在私底下告訴你，你就不應該對任何人說。現在大家都知道我的事情，都在取笑我。

○行為教練 B：（看起來很抱歉）。

●陳述：好，暫停。行為教練 B 依循哪些步驟？

○答案：保持冷靜；聆聽對方的意見；重覆對方所說的，以表達同理。

●問：看起來爭執會結束嗎？

○答案：不會。

●解釋：下一步是用「我」開頭的陳述來解釋你的意見。請仔細看，然後告訴我們，行為教練 B 依循哪些步驟。

●〔行為教練 B 應該示範保持冷靜、聆聽對方的意見、用「聽起來……」的句子重覆對方所說的，以及用「我」開頭的陳述來解釋你的意見。〕▶

「正確」示範的例子（「不完整」）

○行為教練 A：（某某某），我對你非常生氣！我聽到你在我背後說我的閒話，你告訴每個人我迷戀（某人）。

○行為教練 B：（保持冷靜，不因此生氣，仔細聆聽）。

○行為教練 A：我不敢相信你竟然對每個人說！那應該是祕密，現在卻搞得每個人都知道了。這樣很不夠朋友。

幫助自閉症類群與社交困難者建立友誼

○行為教練 B：聽起來你對我真的很生氣。

○行為教練 A：對。我很生氣！我在私底下告訴你，你就不應該對任何人說。現在大家都知道我的事情，都在取笑我。

○行為教練 B：（看起來很抱歉）我不知道那是祕密。我不覺得是在背後說你閒話，因為我以為大家都知道這件事。我不知道別人會笑你。

○行為教練 A：事情會變成這樣，都是你的錯！如果你不說任何事，就不會發生這些事。

○行為教練 B：（看起來很抱歉）。

●陳述：好，暫停。行為教練 B 依循哪些步驟？

　○答案：**保持冷靜；聆聽對方的意見；重覆對方所說的，以表達同理；用「我」開頭的陳述來解釋你的想法。**

●問：看起來爭執會結束嗎？

　○答案：不會。

●解釋：下一步是說你很抱歉。請仔細看，然後告訴我們，行為教練 B 依循哪些步驟。

●〔行為教練 B 應該示範保持冷靜、聆聽對方的意見、用「聽起來……」的句子來重覆對方所說的、用「我」開頭的陳述來解釋你的想法，以及說你很抱歉。〕▶

「正確」示範的例子（「不完整」）

○行為教練 A：（某某某），我對你非常生氣！我聽到你在我背後說我的閒話，你告訴每個人我迷戀（某人）。

○行為教練 B：（保持冷靜，不因此生氣，仔細聆聽）。

○行為教練 A：我不敢相信你竟然對每個人說！那應該是祕密。現在卻搞得每個人都知道了。這樣很不夠朋友。

○行為教練 B：聽起來你對我真的很生氣。

○行為教練 A：對。我很生氣！我在私底下告訴你，你就不應該對任何人說。現在大家都知道我的事情，都在取笑我。

○行為教練 B：（看起來很抱歉）我不知道那是祕密。我不覺得是在背後說你閒話，因為我以為大家都知道這件事。我不知道別人會取笑你。

○行為教練 A：事情會變成這樣，都是你的錯！如果你不說任何事，就不會發生這些事。

○行為教練 B：（看起來很抱歉）我很抱歉讓你生氣。我不是故意要說你的祕密。

○行為教練 A：不過你已經說了，現在做什麼都來不及了。

● 陳述：好，暫停。行為教練 B 依循哪些個步驟？

○ 答案：**保持冷靜；聆聽對方的意見；重覆對方所說的，以表達同理；用「我」開頭的陳述來解釋你的想法；說你很抱歉。**

● 問：看起來爭執會結束嗎？

○ 答案：不會。

● 解釋：下一步是嘗試解決問題。請仔細看，然後告訴我們，行為教練 B 依循哪些步驟。

● 〔行為教練 B 應該示範保持冷靜、聆聽對方的意見、用「聽起來……」的句子來重覆對方所說的、用「我」開頭的陳述來解釋你的想法、說你很抱歉，以及嘗試解決問題。〕▶

「正確」示範的例子（「完整」）

○行為教練 A：（某某某），我對你非常生氣！我聽到你在我背後說我的閒話，你告訴每個人我迷戀（某人）。

○行為教練 B：（保持冷靜，不因此生氣，仔細聆聽）。

○行為教練 A：我不敢相信你竟然對每個人說！那應該是祕密，現在卻搞得每個人都知道了。這樣很不夠朋友。

○行為教練 B：聽起來你對我真的很生氣。

○行為教練 A：對。我很生氣！我在私底下告訴你，你就不應該對任何人說。現在大家都知道我的事情，都在取笑我。

○行為教練 B：（看起來很抱歉）我不知道那是祕密。我不覺得是在背後說你閒話，因為我以為大家都知道這件事。我不知道別人會取笑你。

○行為教練 A：事情會變成這樣，都是你的錯！如果你不說任何事，就不會發生這些事。

○行為教練 B：（看起來很抱歉）我很抱歉讓你生氣。我不是故意要說你的

祕密。

○行為教練 A：不過你已經說了，現在做什麼都來不及了。

○行為教練 B：你說得沒錯。不過我真的很不希望發生這種事。從現在開始，我保證跟別人談到你的事情時會更小心，我答應你不在背後說你的事。

○行為教練 A：（長時間暫停）好啦。（說得很不情願，還是有些不高興）

●陳述：好，時間結束。行為教練 B 依循哪些個步驟？

○答案：保持冷靜；聆聽對方的意見；重覆對方所說的，以表達同理、用「我」開頭的陳述來解釋你的想法；說你很抱歉；嘗試解決問題。

●問：看起來爭執會結束嗎？

○答案：會；現在看起來應該大部分都解決了。

●提出以下觀點轉換提問：

○你覺得（行為教練 A）到後來感覺怎麼樣？

　■答案：自我控制；有教養、有禮貌。

○你覺得（行為教練 A）到後來會怎麼看（行為教練 B）？

　■答案：好的聆聽者；有同理心；願意道歉。

○你覺得（行為教練 A）會想再和（行為教練 B）來往嗎？

　■答案：會；他們的友誼可能會比之前更穩固。

●問行為教練 A 同樣的觀點轉換提問：

○你到後來感覺怎麼樣？

○你到後來會怎麼看（行為教練 B）？

○你會想再跟（行為教練 B）來往嗎？

行為演練：回應意見相左

●解釋：現在，我們要讓每一位學員依循步驟，練習回應意見相左。我會假裝因為不同的事情對你們生氣不滿，請每一位學員依循步驟練習。我們不會像在角色扮演裡分段進行，你可以自由觀看白板上的提示，以確保有依循正確順序。

●沿著會議室，讓每位學員在行為演練中和團體帶領者依循每一個步驟練習，其他人在旁觀看。

○團體帶領者用不同事件責怪每一位學員。

○學員可以自由觀看白板上提示，以依循「回應」意見相左的步驟。

○如果學員卡在其中一步，團體帶領者可能需要指出白板上的特定步驟來提醒學員。

  ■盡量不以口頭提示來中斷行為演練。

○如果學員做出不適當的反應，喊出暫停，委婉指出錯誤，然後讓學員從頭開始，直到他成功依循所有步驟。

○使用不同的意見相左範例，讓每位學員做行為演練。

  ■範例：

    □學員作弄你，讓你感到受傷。

    □學員說了你的祕密，讓你感到生氣。

    □學員取消了週末跟你出去的計畫，讓你感到受傷。

    □學員說要跟你保持聯絡，卻沒有做到，讓你感到懊惱。

    □學員的團隊計畫沒有選你做為成員，讓你感覺被背叛。

    □學員和你不喜歡的人來往，讓你非常生氣。

    □學員沒有邀請你去他們舉辦的朋友聚會，讓你感到受傷。

    □別人嘲笑你時，學員跟著笑你，讓你感到生氣。

    □學員午餐時放你鴿子，讓你感到不滿。

    □當別人指控某件事時，學員並沒有為你辯護，讓你感到被背叛。

●每位學員練習後，以掌聲鼓勵。

「提出」不同意見的步驟

●解釋：處理意見相左的另一個部分，是該如何「提出」不同意見，為你自己的立場發言。總有些時候，朋友或伴侶可能做或說一些讓你不贊同的事。與其抓狂或是不發一語，不如學習為自己發聲，主動提出這些不同意見。如同前述，當別人不贊同時我們可以依循具體步驟來「回應」，當我們不贊同、需要「提出」不同意見時，也有非常具體的步驟可以依循。

1. 等候適當的時機與場合

　●解釋：提出不同意見的第一步，是等候適當的時機與場合來談這個問題。什

麼時機、怎樣的場合，是適當的呢？

　○答案：當你們單獨相處時；當你們可以私下談話時；當你們都處於平靜狀態時；你們有時間談的時候；你們不會被打斷時。

2. 保持冷靜

　●陳述：提出不同意見的下一步，是保持冷靜。保持冷靜是指什麼？

　○答案：保持平靜；不要被惹惱；不要失去冷靜。

　●問：如果沒有保持冷靜，可能會有什麼問題？

　○答案：如果你沒有保持冷靜，爭執可能會升溫；如果沒有適當處理這個情境，最後可能會搞砸事情；你的友誼或關係可能會因此陷入危機。

　●問：人們用哪些方法保持冷靜？

　○答案：深呼吸；默數到十；在開口說話前，先花點時間讓自己冷靜。

3. 提議私下談

　●陳述：下一步是提議和對方私下談。當你必須提出一些令你不贊同的事情，為什麼私下談是一個好主意？

　○答案：你不希望別人知道你個人的事情；如果別人聽到你們的對話，可能會讓你們雙方都難堪；人們可能會拿你們的事情來閒聊；衝突通常都是在私下獲得解決。

　●問：如何提議私下談？

　○範例：我可以私下跟你談一些事情嗎？

　○範例：我需要跟你談一些事情。我們可以找個避開別人的地方嗎？

　○範例：我認為我們需要談談。我可以私下跟你說嗎？

4. 以「我」開頭的陳述來解釋你的想法

　●解釋：提出不同意見的下一步，是以「我」開頭的陳述來解釋你的想法。什麼是以「我」開頭的陳述？

　○答案：以「我認為……」或「我覺得……」開頭的句子。

　●問：什麼是「你」開頭的陳述？

　○答案：以「你做了……」或「你讓我覺得……」開頭的句子。

　●問：當你想解釋你的想法時，使用「你」開頭的陳述，而不是用「我」開頭

的陳述，可能會有什麼問題？

　　○答案：「你」開頭的陳述會讓人們變得防衛；而「我」開頭的陳述比較不會冒犯人，因為它聚焦在你的感受，而不是要責怪誰。

　●問：有哪些以「我」開頭的例子，可以用來提出不同意見？

　　○範例：我覺得你取消我們的計畫讓我很失望。

　　○範例：我不喜歡你用那種方式對我說話。

　　○範例：我覺得你沒有回我的簡訊讓我很受傷。

5. 聆聽對方的意見

　●陳述：提出不同意見的下一步，是聆聽對方的意見。為什麼當你不贊同別人時，聆聽對方的意見是一個好做法？

　　○答案：如果你沒有聆聽，你不會知道他們為什麼那麼做或那麼說；他們需要機會解釋他們的看法；如果你不聆聽對方的意見，爭執將不會結束。

6. 重複對方所說的話

　●陳述：提出不同意見的下一步，是重複他們所說的話。為什麼重複對方所說的話是重要的？

　　○答案：他們需要知道他們的看法有被聽到；如果你沒有重複對方所說的話，他們可能會繼續解釋；如果你沒有重複對方所說的話，爭執將不會結束。

　●問：你要如何重複對方所說的話？

　　○答案：用別的字眼來說，或是幫他們所說的話做一個摘要；你也可以用「聽起來你……」這個句型，來重複對方所說的話。

7. 告訴對方你需要他們怎麼做

　●解釋：提出不同意見的下一步，是告訴他們你希望他們怎麼做。大部分人並不知道回應意見相左的所有步驟，不過如果沒有依循「所有」步驟進行，爭執將不會結束。

　●問：如果讓你不贊同的人，沒有依循回應意見相左的所有步驟，你可以怎麼做？

　　○答案：告訴對方你需要他們怎麼做。

● 問：如果他們並未聆聽你的看法，你如何告訴他們你需要他們怎麼做？

　○ 範例：我需要你給我解釋的機會。

　○ 範例：我需要你聽見我所說的。

　○ 範例：你可以給我機會解釋我的感受嗎？

● 問：如果他們並未重複你所說的，你如何告訴他們你需要他們怎麼做？

　○ 範例：你可以從我的觀點來理解嗎？

　○ 範例：你了解我所說的嗎？

　○ 範例：你知道我為何不贊同嗎？

● 問：如果他們並未解釋他們的看法，你如何告訴他們你需要他們怎麼做？

　○ 範例：你可以解釋為什麼會發生這樣的事情嗎？

　○ 範例：你可以幫助我了解為什麼你要這麼做嗎？

　○ 範例：如果你可以解釋整個來龍去脈，會比較好。

● 問：如果他們沒有表示抱歉，你如何告訴他們你需要他們怎麼做？

　○ 範例：如果我知道你覺得抱歉，會有所幫助。

　○ 範例：如果我知道你覺得抱歉，會感覺好多了。

　○ 範例：我想我需要知道你覺得抱歉，才能繼續下去。

8. 嘗試解決問題

● 解釋：對朋友或伴侶提出不同意見的最後一步，是嘗試解決問題。就像別人不贊同我們時，我們有回應爭執與意見相左的一些做法，這裡也有一些做法可以達成這個目的。

● **告訴對方你會有不一樣的做法**

　○ 解釋：嘗試解決問題的做法之一，是告訴他們你會有不一樣的做法。

　　■ 範例：我會試著不要太過敏感。

　　■ 範例：我會試著不要再用同樣的做法。

　　■ 範例：下次我會試著更能體諒。

● **問對方希望你怎麼做**

　○ 解釋：嘗試解決問題的另一個做法，是問他們希望你怎麼做。

　　■ 範例：我怎麼做可以避免再次發生？

　　■ 範例：下次你希望我怎麼做？

■範例：我們可以做什麼來處理這個問題？

● **建議對方你希望他們做的事**

○解釋：嘗試解決問題的另一個做法，是建議你希望他們如何改變。

■範例：如果你下次不是用那種方式對我說話，我會很高興。

■範例：我希望你下次可以考慮我的感受。

■範例：如果下次又發生同樣的事情，我會很感謝你告訴我。

● **如果你無法解決問題，請保持冷靜**

○問：爭執與意見相左總是可以解決嗎？

■答案：並非如此。

○問：如果你無法解決問題，你應該生氣或失去冷靜嗎？

■答案：不應該。

○解釋：如果你無法解決問題，至少你可以保持冷靜。不要期待對方會承認他是錯的。如果你在意友誼或關係，你的目標不應該是要他們道歉，或承認他們是錯的。你的目標應該是嘗試解決衝突。

● **接受彼此有不同意見**

○問：當我們嘗試和我們所不贊同的人處理衝突議題，我們有時必須接受彼此有不同意見嗎？

■答案：在爭執與意見相左時，我們有時必須**接受彼此有不同意見**。

○解釋：如果你在乎朋友或伴侶，你可能需要接受別人對某些事的不贊同，以維護彼此的關係。

9. 記得友誼與約會是一種選擇

●陳述：最後，請記得，友誼與約會都是一種選擇。你必須和每個人做朋友或約會嗎？每個人都必須跟你做朋友或約會嗎？

○答案：不用。

●解釋：如果你和朋友或伴侶陷入爭執與意見相左，而且事情的發生確實使你十分困擾，你並非一定要和他們做朋友，或繼續與他們約會。記得與朋友或愛情伴侶間，「**偶爾**」發生爭執是很正常的，一般來說，如果爭執不是太具破壞性，友誼或關係通常不會因此中止。不過到頭來，友誼與約會都是一種選擇。

角色扮演：提出不同意見▶

〔由兩位行為教練做角色扮演，依循步驟進行「**提出**」不同意見的「**正確**」示範。每一個步驟都應該個別說明，接著在下一段角色扮演時，再加上新的步驟。向學員解釋，行為教練將數次演出意見相左，每次加上一個新步驟，藉此說明依循「**每一個步驟**」的重要性。〕

● 陳述：「**提出**」不同意見的前三步驟，是等候適當的時機和場合、保持冷靜、提議私下談。請仔細看角色扮演，然後告訴我們，（行為教練 A）依循哪些步驟。

● 〔行為教練 A 應示範等候適當的時機和場合、保持冷靜與提議私下談。〕

「**正確**」示範的例子（「**不完整**」）

○ 行為教練 A（保持冷靜，不因此生氣）：嗨，（某某某）。我想我們都剛好有個空檔，所以我在想，能不能私下跟你談一些事。

○ 行為教練 B：（保持冷靜，不因此生氣，仔細聆聽）當然好。

● 陳述：好，暫停。行為教練 A 依循哪些個步驟？

○ 答案：等候適當的時機和場合；保持冷靜；提議私下談。

● 問：看起來爭執會結束嗎？

○ 答案：不會。

● 解釋：下一步是用「**我**」開頭陳述來解釋你的想法。請仔細看，然後告訴我們，行為教練 A 依循哪些步驟。

● 〔行為教練 A 應示範等候適當的時機與場合、保持冷靜、提議私下談以及用「**我**」開頭的陳述來解釋你的想法。〕▶

「**正確**」示範的例子（「**不完整**」）

○ 行為教練：（保持冷靜，不因此生氣）：嗨，（某某某）。我想我們都剛好有個空檔，所以我在想，能不能私下跟你談一些事。

○ 行為教練 B：（保持冷靜，不因此生氣，仔細聆聽）當然好。

○ 行為教練 A：（保持冷靜，不因此生氣）我不太高興，我聽到你在背後說我閒話，跟每個人說我迷戀上（某人）。

○ 行為教練 B：（保持冷靜，不因此生氣，仔細聆聽）。

> ○行為教練 A：（保持冷靜，不因此生氣）我不敢相信你竟然對每個人說！那應該是祕密。現在卻每個人都知道了。
>
> ○行為教練 B（保持冷靜，不因此生氣，仔細聆聽）。

● 陳述：好，暫停。行為教練 A 依循哪些個步驟？

　○答案：等候適當的時機和場合；保持冷靜；提議私下談；用「我」開頭的陳述來解釋你的想法。

● 問：看起來爭執會結束嗎？

　○答案：不會。

● 解釋：下一步是聆聽對方的意見。請仔細看，然後告訴我們，行為教練 A 依循哪些步驟。

● 〔行為教練 A 應示範等候適當的時機與場合、保持冷靜、提議私下談、用「我」開頭的陳述來解釋你的想法，以及聆聽對方的意見。〕▶

「正確」示範的例子（「不完整」）

○行為教練 A：（保持冷靜，不因此生氣）嗨，（某某某）。我想我們都剛好有個空檔，所以我在想，能不能私下跟你談一些事。

○行為教練 B：（保持冷靜、不因此生氣、仔細聆聽）當然好。

○行為教練 A：（保持冷靜，不因此生氣）我不太高興，我聽到你在背後說我閒話，跟每個人說我迷戀上（某人）。

○行為教練 B：（保持冷靜，不因此生氣、仔細聆聽）。

○行為教練 A：（保持冷靜，不因此生氣）我不敢相信你竟然對每個人說！那應該是祕密。現在卻每個人都知道了。

○行為教練 B：聽起來你對我很生氣。

○行為教練 A：（保持冷靜，不因此生氣）對。我很懊惱！我私底下告訴你，就是預期你不會對任何人說。現在大家都知道我的事情，都在取笑我。

○行為教練 B：（看起來很抱歉）我不知道那是祕密。我不覺得是在背後說你閒話，因為我以為大家都知道這件事。我不知道別人會取笑你。

● 陳述：好，暫停。行為教練 A 依循哪些個步驟？

○答案：等候適當的時機和場合；保持冷靜；提議私下談；用「我」開頭的陳述來解釋你的想法；聆聽對方的意見。

●問：看起來爭執會結束嗎？

　　○答案：不會。

●解釋：下一步是重覆對方所說的話。請仔細看，然後告訴我們，行為教練 A 依循哪些步驟。

●〔行為教練 A 應示範等候適當的時機與場合、保持冷靜、提議私下談、用「我」開頭的陳述來解釋你的想法、聆聽對方的意見，以及重覆對方所說的話。〕▶

「正確」示範的例子（「不完整」）

○行為教練 A：（保持冷靜，不因此生氣）：嗨，（某某某）。我想我們都剛好有個空檔，所以我在想，能不能私下跟你談一些事。

○行為教練 B：（保持冷靜，不因此生氣、仔細聆聽）當然好。

○行為教練 A：（保持冷靜，不因此生氣）我不太高興，我聽到你在背後說我閒話，跟每個人說我迷戀上（某人）。

○行為教練 B：（保持冷靜，不因此生氣、仔細聆聽）。

○行為教練 A：（保持冷靜，不因此生氣）：我不敢相信你竟然對每個人說！那應該是祕密。現在卻每個人都知道了。

○行為教練 B：聽起來你對我很生氣。

○行為教練 A：（保持冷靜，不因此生氣）對。我很懊惱！我私底下告訴你，就是預期你不會對任何人說。現在大家都知道我的事情，都在取笑我。

○行為教練 B：（看起來很抱歉）我不知道那是祕密。我不覺得是在背後說你閒話，因為我以為大家都知道這件事。我不知道別人會取笑你。

○行為教練 A：（保持冷靜，不因此生氣）聽起來你不知道那是祕密，不過還是讓我相當難堪。

○行為教練 B：（看起來很抱歉）我知道。那是我的錯。

●陳述：好，暫停。行為教練 A 依循哪些個步驟？

　　○答案：等候適當的時機和場合；保持冷靜；提議私下談；用「我」開頭的陳

述來解釋你的想法；聆聽對方的意見；重覆對方所說的話。

●問：看起來爭執會結束嗎？

　○答案：不會。

●解釋：下一步是建議對方你希望他們做的事。請仔細看，然後告訴我們，行為教練 A 依循哪些步驟。

●〔行為教練 A 應示範等候適當的時機與場合、保持冷靜、提議私下談、用「我」開頭的陳述來解釋你的想法、聆聽對方的意見、重覆對方所說的話，以及告訴對方你希望他們怎麼做。〕▶

「正確」示範的例子（「不完整」）

○行為教練 A：（保持冷靜，不因此生氣）：嗨，（某某某）。我想我們都剛好有個空檔，所以我在想，能不能私下跟你談一些事。

○行為教練 B：（保持冷靜，不因此生氣、仔細聆聽）當然好。

○行為教練 A：（保持冷靜，不因此生氣）我不太高興，我聽到你在背後說我閒話，跟每個人說我迷戀上（某人）。

○行為教練 B：（保持冷靜，不因此生氣，仔細聆聽）。

○行為教練 A：（保持冷靜，不因此生氣）我不敢相信你竟然對每個人說！那應該是祕密，現在卻每個人都知道了。

○行為教練 B：聽起來你對我很生氣。

○行為教練 A（保持冷靜，不因此生氣）：對。我很懊惱！我私底下告訴你，就是預期你不會對任何人說。現在大家都知道我的事情，都在取笑我。

○行為教練 B：（看起來很抱歉）我不知道那是祕密。我不覺得是在背後說你閒話，因為我以為大家都知道這件事。我不知道別人會取笑你。

○行為教練 A：（保持冷靜，不因此生氣）聽起來你不知道那是祕密，不過還是讓我相當難堪。

○行為教練 B：（看起來很抱歉）我知道。那是我的錯。

○行為教練 A：（保持冷靜，不因此生氣）現在做什麼都來不及了，我希望知道你對做錯了感到抱歉。

○行為教練 B：（看起來很抱歉）當然我對這件事感覺很抱歉。我並不是刻意要造成這樣的結果。

● 陳述：好，暫停。行為教練 A 依循哪些個步驟？

　○答案：等候適當的時機和場合；保持冷靜；提議私下談；用「我」開頭的陳述來解釋你的想法；聆聽對方的意見；重覆對方所說的話；告訴對方你希望他們怎麼做。

● 問：看起來爭執會結束嗎？

　○答案：不會。

● 解釋：提出不同意見的最後一步，是嘗試解決問題。請仔細看，然後告訴我們，行為教練 A 依循哪些步驟。

● 〔行為教練 A 應示範等候適當的時機與場合、保持冷靜、提議私下談、用「我」開頭的陳述來解釋你的想法、聆聽對方的意見、重覆對方所說的話、告訴對方你希望他們怎麼做，以及嘗試解決問題。〕▶

「正確」示範的例子（「完整」）

○行為教練 A：（保持冷靜，不因此生氣）嗨，（某某某）。我想我們都剛好有個空檔，所以我在想，能不能私下跟你談一些事。

○行為教練 B：（保持冷靜，不因此生氣，仔細聆聽）當然好。

○行為教練 A：（保持冷靜，不因此生氣）我不太高興，我聽到你在背後說我閒話，跟每個人說我迷戀上（某人）。

○行為教練 B：（保持冷靜，不因此生氣，仔細聆聽）。

○行為教練 A：（保持冷靜，不因此生氣）我不敢相信你竟然對每個人說！那應該是祕密。現在卻每個人都知道了。

○行為教練 B：聽起來你對我很生氣。

○行為教練 A：（保持冷靜，不因此生氣）對。我很懊惱！我私底下告訴你，就是預期你不會對任何人說。現在大家都知道我的事情，都在取笑我。

○行為教練 B：（看起來很抱歉）我不知道那是祕密。我不覺得是在背後說你閒話，因為我以為大家都知道這件事。我不知道別人會取笑你。

○行為教練 A：（保持冷靜，不因此生氣）聽起來你不知道那是祕密，不過還是讓我相當難堪。

○行為教練 B：（看起來很抱歉）我知道。那是我的錯。

○行為教練 A：（保持冷靜，不因此生氣）現在做什麼都來不及了，我希望知道你對做錯了感到抱歉。

○行為教練 B：（看起來很抱歉）當然我感覺很抱歉。我並不是刻意要造成這樣的結果。

○行為教練 A：（保持冷靜，不因此生氣）好啦，但我寧願你不要跟任何人提到我的私事。

○行為教練 B（看起來很抱歉）：當然不會。今後我絕對不會再跟任何人談到你個人的事。

● 陳述：好，時間結束。行為教練 A 依循哪些個步驟？

　○答案：**等候適當的時機和場合；保持冷靜；提議私下談；用「我」開頭的陳述來解釋你的想法；聆聽對方的意見；重覆對方所說的話；告訴對方你希望他們怎麼做；嘗試解決問題。**

● 問：看起來爭執會結束嗎？

　○答案：會；現在看起來應該大部分都解決了。

● 提出下列**觀點轉換提問**：

　○你覺得（行為教練 B）到後來感覺怎麼樣？

　　■答案：自我控制；有教養；有禮貌。

　○你覺得（行為教練 B）到後來會怎麼看（行為教練 A）？

　　■答案：好的溝通者；平靜的；能體諒人；講理。

　○你覺得（行為教練 B）會想再和（行為教練 A）來往嗎？

　　■答案：會；他們的友誼可能會比之前更穩固。

● 問行為教練 B 同樣的**觀點轉換提問**：

　○你到後來感覺怎麼樣？

　○你到後來會怎麼看（行為教練 A）？

　○你會想再跟（行為教練 A）來往嗎？

● 解釋：所以請記得，如同「**回應**」意見相左，「**提出**」不同意見的每一個步驟，並無法單獨發揮效果。這些步驟只有當全部一起執行時，才能發揮作用。如果你漏掉其中一個步驟，爭執可能不會停止，所以請務必依照順序執行「**所有**」步驟。

行為演練：提出不同意見

● 解釋：現在，我們要讓每一位學員依循步驟練習「**提出**」不同意見。你們要假裝因為不同的事情對我生氣，請每一位學員依循步驟練習。我們不會像在角色扮演裡那樣分段進行，你們可以自由觀看白板上的提示，務必依循正確順序。

● 沿著會議室，讓每位學員在行為演練中，和團體帶領者依循每一個步驟練習，其他人在旁觀看。

○ 團體帶領者給予每位學員不同的爭端範例來扮演。

○ 學員可以自由觀看白板上的提示，以依循「**提出**」不同意見的步驟。

■ 如果學員卡在其中一步，團體帶領者可能需要指出白板上的特定步驟來提醒學員。

□ 盡量不以口頭提示中斷行為演練。

■ 如果學員做出不適當的反應，提出暫停，委婉指出錯誤，然後讓學員從頭開始，直到他成功依循所有步驟。

○ 使用意見相左不同的範例，讓每位學員做行為演練。

■ 範例：

□ 你作弄學員，學員感到受傷。

□ 你說了學員的祕密，讓他們生氣。

□ 你取消了週末跟學員出去的計畫，讓學員感到受傷。

□ 你說要和學員保持聯絡，卻沒有做到，讓學員感到懊惱。

□ 你沒有選學員做為團隊計畫成員，學員感覺被背叛。

□ 你和學員不喜歡的人來往，讓學員非常生氣。

□ 你沒有邀請學員去你舉辦的朋友聚會，讓學員感到受傷。

□ 別人嘲笑學員時，你跟著笑，讓學員感到憤怒。

□ 你午餐時放學員鴿子，讓學員感到生氣。

□ 當別人指控學員某件事時，你並沒有為學員辯護，讓他們感到被背叛。

● 每位學員練習後，以掌聲鼓勵。

● 解釋：以上就是處理意見相左的規則與步驟。我們知道和朋友或愛情伴侶發生意見相左是相當常見的；「**偶爾**」發生爭執，只要不是太爆炸性，並不會讓友誼或關係中止，不過如果常常有爆炸性的爭執，你可能需要考慮這位朋友或伴侶是否是個好選擇。

【課程十三】（續）

處理意見相左

學員行為演練

朋友聚會

所需教材

● 室內遊戲（例如：電動遊戲、紙牌遊戲、棋盤遊戲）

　○ 如果你要提供電動遊戲做為選項之一，請確認是否有足夠的遊戲機，讓組員可以同時間一起玩。

　○ 不要使用小型可攜式的遊戲機，因為如此一來，學員必須等候輪流，容易覺得無聊。

　○ 如果沒有其他建議的教材，只用一些紙牌遊戲也可以。

● 可選擇：平板電腦或是筆記型電腦，可一起看 YouTube 影片、上網、玩電腦遊戲。

　○ 如果你要提供平板或筆記型電腦做為選項之一，請確定數量足夠，讓組員可以同時間一起玩。

● 〔注意：大部分的 PEERS® 團體「**並沒有**」提供遊戲機、平板或筆記型電腦。這些算是豪華設備。即使只提供一些紙牌，只要能維持**以活動為基礎**的聚會，也就可以進行了。〕

行為演練

● 告知學員他們將練習**朋友聚會**。

　○ 注意：他們將不再練習**開始與結束聚會**。

● 把學員分成小群組，或兩人一組。

● 讓學員依循**聚會過程**的規則，練習在以下的情境中該如何表現行為：

　○ **交換資訊**。

　○ **找出共同興趣**。

○一起玩治療團隊所提供的遊戲或物品（例如：電動遊戲、紙牌遊戲、棋盤遊戲、平板或筆記型電腦等）。

●針對交朋友或維持友誼的規則，視需要提供社交指導。

處理意見相左

最後集合

● 向學員宣布，將與社交教練會合。

　　○ 讓學員站／或坐在他的社交教練旁邊。

　　○ 確保在開始最後集合之前，大家都安靜下來，且專注在聆聽。

　　○ 讓學員敘述課程內容，社交教練在一旁聆聽。

● 陳述：今天，我們談如何處理意見相左，包括如何回應意見相左與提出不同意見。「回應」意見相左有哪些步驟？（參見表 14.3）

表 14.3　處理意見相左的步驟

回應意見相左	提出不同意見
1. 保持冷靜	1. 等候適當的時機與場合
2. 聆聽對方的意見	2. 保持冷靜
3. 重複對方所說的，以表達同理	3. 提議私下談
4. 用「我」開頭的陳述來解釋你的想法	4. 以「我」開頭的陳述來解釋你的想法
5. 說你很抱歉	5. 聆聽對方的意見
6. 嘗試解決問題	6. 重複對方所說的話
	7. 告訴對方你需要他們怎麼做
	8. 嘗試解決問題

● 解釋：學員練習處理意見相左，團體做得很棒，讓我們給他們大大的掌聲。

指定家庭作業

發放社交訓練講義給學員，宣布以下指定家庭作業：

1. 和一個朋友聚會
   ● 社交教練協助學員利用五個 W 來計畫朋友聚會：
     ○「哪些人」會在場？（WHO）
     ○ 想「做什麼」？（WHAT）
     ○「在哪裡」聚會？（WHERE）
     ○「何時」聚會？（WHEN）
     ○「如何」進行聚會？（HOW）
   ● 社交教練應該在開始練習之前，先複習朋友聚會的規則與步驟。
   ● 社交教練應該在朋友聚會之後，問學員下列社交訓練問題：
     ○ 你們決定要做什麼？由誰選擇活動？
     ○ 你們有交換資訊嗎？花多少比例的時間？
     ○ 你們的共同興趣是什麼？有了那些資訊，如果你們下次要一起消磨時間，
       可以做什麼？
     ○ 你和你的朋友度過了愉快的時光嗎？
     ○ 他是讓你還想再一起消磨時間的人嗎？

2. 學員與社交教練應練習處理意見相左
   ● 在開始練習之前，複習「回應」意見相左或「提出」不同意見的規則與步
     驟。
   ● 社交教練應在學員練習之後，問學員下列社交訓練問題與觀點轉換提問：
     ○ 你依循哪些步驟？
     ○ 你覺得到後來我感覺怎麼樣？
     ○ 你覺得到後來我怎麼看你？
     ○ 你覺得我會想再跟你來往嗎？

3. 學員應和朋友或愛情伴侶練習，在適當情境下處理意見相左
   ● 可能的話，社交教練應在開始練習之前，複習「回應」意見相左或「提出」
     不同意見的規則與步驟。
   ● 社交教練應在學員練習之後，問學員下列社交訓練問題與觀點轉換提問：
     ○ 你依循哪些步驟？
     ○ 你和對方到後來感覺怎麼樣？

○ 你們後來對彼此有什麼想法？

○ 你覺得你們會想再跟彼此來往嗎？

4. 練習讓某人知道你喜歡他、提出約會邀請並且／或前往約會

● 如果學員目前有感興趣的對象：

○ 讓對方知道你喜歡他。

○ 提出約會邀請。

○ 前往約會。

○ 除非學員目前有感興趣的對象，否則「不要」做這個練習。

● 學員應該和社交教練練習讓某人知道你喜歡他、提出約會邀請、開始或結束約會，如果不會覺得不自在的話。

● 社交教練應該在開始練習之前，複習約會禮儀的規則與步驟。

● 練習之後，社交教練應該問學員下列社交訓練問題：

○ 讓某人知道你喜歡他

■ 和誰練習？你怎麼做，來讓別人知道你喜歡他們？

■ 他有何回應？

■ 這是一個好選擇嗎？他是你會想約會的人嗎？

○ 向某人提出約會邀請

■ 你向誰提出約會邀請？依循哪些步驟？

■ 他有何回應？

○ 前往約會

■ 你決定怎麼安排？

■ 你有交換資訊嗎？用多少比例的時間？

■ 你們的共同興趣是什麼？有了那些資訊，如果你們要再次約會，可以做什麼？

■ 你和約會對象共同度過愉快時光嗎？

■ 這是一個好選擇嗎？他是你會想再次約會的人嗎？

個別確認

個別私下和每位學員與社交教練協調：

1. 下週要和「誰」練習朋友聚會（**WHO**）。

   ● 他們計畫建議朋友「做什麼」（**WHAT**）。

   ● 他們會建議朋友「何時、去哪裡」聚會（**WHEN**、**WHERE**）。

   ● 他們要「如何」進行（如：買票、交通等）（**HOW**）。

2. 計畫何時和社交教練練習處理意見相左。

3. 他們如何練習讓別人知道他喜歡對方，和誰練習，是否計畫提出約會邀請。

   ● 下週他們計畫和「誰」約會（**WHO**）。

   ● 他們計畫要提議「做什麼」（**WHAT**）。

   ● 他們將提議「何時、何地」碰面（**WHEN**、**WHERE**）。

   ● 他們將「如何」進行（如：買票、交通等）（**HOW**）。

處理意見相左

社交訓練講義

「回應」意見相左的步驟*

1. 保持冷靜

2. 聆聽對方的意見

3. 重複對方所說的，以表達同理
   - 範例：聽起來你不贊同。
   - 範例：聽起來你很生氣。
   - 範例：聽起來你覺得受傷。

4. 用「我」開頭的陳述來解釋你的想法
   - 範例：我不是要冒犯你。
   - 範例：我想可能有一些誤會。
   - 範例：我覺得有一些溝通上的誤解。

5. 說你很抱歉
   - 範例：我很抱歉讓你不贊同。
   - 範例：我很抱歉發生這種事。
   - 範例：我很抱歉傷你的心。

6. 嘗試解決問題
   - 告訴對方你會採取不同的做法
     - 範例：我會試著不要再讓你生氣。
     - 範例：我會試著不要再那麼做。
     - 範例：下次我會試著更小心。
   - 問對方希望你怎麼做

○範例：我怎麼做可以補償你？

○範例：你希望我怎麼做？

○範例：我怎麼做可以解決這個問題？

●**建議對方你希望他們做的事**

○範例：如果我讓你感覺受傷，希望你能告訴我。

○範例：希望下次你可以容許我提出疑問。

○範例：如果下次再發生，請讓我知道，我會很感謝。

●**如果你無法解決問題，請保持冷靜**

●**接受別人不同意**

●**記得依循所有步驟**

「提出」不同意見的步驟

1. 等候適當的時機與場合

2. 保持冷靜

3. 提議私下談

●範例：我可以私下跟你談一些事情嗎？

●範例：我需要跟你談一些事情。我們可以找個有隱私的地方嗎？

●範例：我認為我們需要談談。我可以私下跟你說嗎？

4. 以「我」開頭的陳述來解釋你的想法

●範例：我覺得你取消我們的計畫時讓我感到失望。

●範例：我不喜歡你用那種方式對我說話。

●範例：我覺得你沒有回我的簡訊讓我感到很受傷。

5. 聆聽對方的意見

6. 重複對方所說的話

7. 告訴對方你需要他們怎麼做

●範例：我需要你給我解釋的機會。

●範例：我需要你聽見我所說的。

●範例：你可以給我機會解釋我的感受嗎？

8. 嘗試解決問題

●問對方希望你怎麼做

○範例：我怎麼做可以避免再次發生？

○範例：下次你希望我怎麼做？

○範例：我們可以做什麼來處理這個問題？

● **建議對方你希望他們做的事**

○範例：如果你下次不是用那種方式對我說，我會很高興。

○範例：我希望你下次可以考慮我的感受。

○範例：如果下次又發生同樣的事情，我會很感謝你告訴我。

● **如果你無法解決問題，請保持冷靜**

● **接受彼此有不同意見**

● **記得友誼與約會是一種選擇**

指定家庭作業

1. 和一個朋友聚會

● 社交教練協助學員利用**五個 W** 來計畫朋友聚會：

○「哪些人」會在場？（WHO）

○想「做什麼」？（WHAT）

○「在哪裡」聚會？（WHERE）

○「何時」聚會？（WHEN）

○「如何」進行聚會？（HOW）

● 社交教練應該在開始練習之前，先複習朋友聚會的規則與步驟。

● 社交教練應該在朋友聚會之後，問學員下列社交訓練問題：

○你們決定要做什麼？由誰選擇活動？

○你們有交換資訊嗎？花多少比例的時間？

○你們的共同興趣是什麼？有了那些資訊，如果你們下次要一起消磨時間，可以做什麼？

○你和你的朋友度過了愉快的時光嗎？

○他是讓你還想再一起消磨時間的人嗎？

2. 學員與社交教練應該練習**處理意見相左**

● 在開始練習之前，複習「回應」意見相左或「提出」不同意見的規則與步

驟。

● 社交教練應在學員練習之後，詢問以下社交訓練問題以及觀點轉換提問：
○ 你依循哪些步驟？
○ 你覺得到後來我感覺怎麼樣？
○ 你覺得到後來我怎麼看你？
○ 你覺得我會想再跟你來往嗎？

3. 學員應該和朋友或愛情伴侶練習，在適當情境下處理意見相左。
● 可能的話，社交教練應在開始練習之前，複習「回應」意見相左或「提出」
不同意見的規則與步驟。
● 社交教練應在學員練習之後，問以下社交訓練問題以及觀點轉換提問：
○ 你依循哪些步驟？
○ 你和對方到後來感覺怎麼樣？
○ 你們後來對彼此有什麼想法？
○ 你覺得你們會想再跟彼此來往嗎？

4. 練習讓某人知道你喜歡他、提出約會邀請並且／或前往約會
● 如果學員目前有感興趣的對象：
○ 讓對方知道你喜歡他。
○ 提出約會邀請。
○ 前往約會。
○ 除非你目前有感興趣的對象，否則「不要」做這個練習。
● 學員應該和社交教練練習讓某人知道你喜歡他、提出約會邀請、開始或結束
約會，如果不會覺得不自在的話。
● 社交教練應該在開始練習之前，複習約會禮儀的規則與步驟。
● 每一項練習之後，社交教練應該問學員以下的社交訓練問題：
○ 讓某人知道你喜歡他
■ 和誰練習？你怎麼做，來讓別人知道你喜歡他？
■ 他有何回應？
■ 這是一個好選擇嗎？他是你會想約會的人嗎？
○ 向某人提出約會邀請

■ 你向誰提出約會邀請？依循哪些步驟？

■ 他有何回應？

○ 前往約會

■ 你決定怎麼安排？

■ 你有交換資訊嗎？用多少比例的時間？

■ 你們的共同興趣是什麼？有了那些資訊，如果你們要再次約會，可以做什麼？

■ 你和約會對象共同度過愉快時光嗎？

■ 這是一個好選擇嗎？他是你會想再次約會的人嗎？

* 參見《交友的科學：幫助有社交困難的青少年與青年》（Laugeson 2013）或 **FriendMaker** 手機 APP 當中相對應規則的角色扮演示範影片。

【課程十四】

處理直接霸凌

社交訓練治療指引

為社交教練課程做準備

　　本課的焦點，是處理「**直接**」霸凌與同儕排擠的策略，包括嘲笑與身體霸凌。研究指出，同儕排斥是最能夠預測兒童、青少年心理健康問題的因素之一。舉例來說，在青少年或甚至成年早期受到同儕排擠，往往最能夠預測焦慮與憂鬱症狀的發生。雖然 PEERS® 的焦點是幫助青年結交朋友且維持友誼，並建立愛情關係，但是如果沒有討論到如何處理霸凌或其他形式的排擠，治療介入就不算完整，因為受到霸凌或其他排擠可能會妨礙這些關係的發展。PEERS® 最後兩個課程將聚焦於此。

　　雖然霸凌代表的是一些特定行為的複雜組合，研究已辨識出四種類型的霸凌行為，包括「**直接**」霸凌與「**間接**」霸凌。**直接霸凌包括口頭霸凌**（或稱嘲笑）**與身體霸凌**（包括挑釁或身體動作）；**間接霸凌包括電子通訊霸凌**（或稱網路霸凌）**與關係霸凌**（例如：散播謠言、閒言閒語，以及社交排擠）。本課程將提供**處理「直接」霸凌的策略**，課程十五將聚焦於**處理「間接」霸凌的策略**。

　　在講授課程中，各位將承認，過去曾提供給學員的一些策略，用來處理嘲笑可能都是沒有效果的。許多學員在面對嘲笑時，曾被建議要忽略對方、走開、告訴別人或嘲笑回去，不過，大部分學員都會告訴你，這些策略通常無效。承認這些是不好的建議，可能會讓學員更信任你，使他們因而更願意信服你針對回應嘲笑所給予的教導，而部分社交教練可能會表達出罪疚感，自責過去以來一直給學員錯誤的建議。你可以緩解教練團體對此的集體罪疚意識，指出事實上這是常態，大多數善意的成年人之所以會給這樣的建議，是因為他們年輕時別人也給他們同樣的建議。這裡的關鍵就是破除迷思，讓他們了解忽略、走開、告訴別人或嘲笑回去並無法有效**處理嘲笑**，反之，我們要提供給社交教練的，是一般社交上被接納的青年所採用的、*經過研究驗證有效的社交技巧*。

當你說明使用**嘲笑反駁**的規則後，一個常見的問題是，社交教練會急於創造自己的**口頭反駁**。在我們的經驗中，大部分社交教練與學員不善於使用回應嘲笑的技巧，因此，最好能完全依循本章所列的**口頭反駁**與**非口語反駁**的做法。這些反駁，代表的是在社交上被接納的青年所採納、**經過研究驗證過**的技巧，所以完全依照本章所列的去執行，是比較安全的做法。

本課最常見的問題是，社交教練想分享學員曾經經歷的霸凌故事，你必須限制社交教練具體訴說學員被霸凌事蹟所耗費的時間，建議用以下說法委婉地轉移私事的揭露：「我們知道霸凌是非常常見的，可能讓人很難受，不過我們不準備花太多時間討論學員被霸凌的具體方式。相反地，我們將聚焦於在這些情境下可以怎麼做，讓學員不再遭受霸凌。」學員團體中也需採取類似做法，但是理由不同。對學員來說，霸凌主題可能充滿情緒，如果沒有適當處理，將導致痛苦或崩潰。允許學員訴說被霸凌的經歷，可能會讓學員無法專注在課程及學習在未來避免這些情境的必備技巧。對社交教練來說，雖然這些故事同樣痛苦，不鼓勵說故事的主要原因是，避免因脫離主題而沒有足夠時間上完課程。因此，各位在遇到訴說過往時，必須以溫柔且尊重的態度，將他們導回課程。如果社交教練與學員明顯受到主題的影響，你可能會需要在團體結束後，和他們**另行會談**。

驗收家庭作業

〔逐項檢視下列的指定家庭作業並**解決**可能發生的問題。從有完成家庭作業的學員開始。如果時間足夠，可以詢問為什麼其他人無法完成作業，並試著**解決**問題，討論下一週可以如何完成作業。驗收家庭作業時，記得使用**關鍵詞**（以**粗楷體字**標示的部分）來重新整理他們的敘述。驗收家庭作業時，請將大部分時間用在討論和朋友**聚會**的指定作業，因為這是最重要的部分。〕

1. 和一個朋友聚會
   ● 陳述：這週學員最主要的指定作業之一，是和一位朋友聚會。誰已完成這項指定作業或嘗試完成？
   ● 問下列問題：
     ○ 是否利用五個 W 來協助學員計畫朋友聚會？
     ○ 在朋友聚會前，你做了哪些社交指導？

○學員決定聚會要做什麼？和誰？

○聚會如何開始？

○由誰選擇活動？

○他們有交換資訊嗎？用多少比例的時間？

○聚會如何結束？

○聚會之後，你做了哪些社交指導？

　■適當的社交訓練問題：

　　□你們決定要做什麼？由誰選擇活動？

　　□你們有交換資訊嗎？花多少比例的時間？

　　□你們的共同興趣是什麼？有了那些資訊，如果你們下次要一起消磨時間，可以做什麼？

　　□你和你的朋友度過了愉快的時光嗎？

　　□他是讓你還想再一起消磨時間的人嗎？

○他看起來是學員會想再一起出去的朋友的好選擇嗎？

表 15.1　在你家開始與結束朋友聚會的步驟

開始朋友聚會	結束朋友聚會
1. 打招呼問候	1. 等候活動中的停頓
2. 邀請他們進門	2. 對結束聚會給一個說法
3. 幫他們介紹在場不認識的人	3. 送朋友到門口
4. 帶他們看看環境	4. 謝謝朋友來聚會
5. 招待點心飲料	5. 告訴朋友你度過愉快的時光
6. 問他們想做什麼	6. 說再見、下次見

2. 學員與社交教練應該練習**處理意見相左**

●陳述：本週學員與社交教練的另一個指定作業，是處理意見相左。有誰完成或嘗試完成這項指定作業？

●問下列問題：

○在練習之前，你做了哪些社交指導？

○學員依循哪些步驟來「回應」意見相左？

○ 學員依循哪些步驟來「**提出**」不同意見？

○ 練習之後，你做了哪些社交指導？

■ 適當的社交訓練問題與觀點轉換提問：

□ 你依循哪些步驟？

□ 到後來我感覺怎麼樣？

□ 你覺得到後來我怎麼看你？

□ 你認為我會想再跟你來往嗎？

表 15.2　處理意見相左的步驟

回應意見相左	提出不同意見
1. 保持冷靜	1. 等候適當的時機與場合
2. 聆聽對方的意見	2. 保持冷靜
3. 重複對方所說的，以表達同理	3. 提議私下談
4. 用「我」開頭的陳述來解釋你的想法	4. 以「我」開頭的陳述來解釋你的想法
5. 說你很抱歉	5. 聆聽對方的意見
6. 嘗試解決問題	6. 重複對方所說的話
	7. 告訴對方你需要他們怎麼做
	8. 嘗試解決問題

3. 學員應該和朋友或愛情伴侶練習，在適當情境下**處理意見相左**

● 陳述：本週的另一個指定作業是，學員和朋友或愛情伴侶在情境適當的前提下，練習處理意見相左。有誰完成或嘗試完成這項指定作業？

● 問下列問題：

○ 學員和誰練習？意見相左的主題是什麼？

○ 學員依循哪些步驟來「**回應**」意見相左或「**提出**」不同意見？

○ 練習之後，你做了哪些社交指導？

■ 適當的社交訓練問題與觀點轉換提問：

□ 你依循哪些步驟？

□ 你和對方到後來感覺怎麼樣？

□ 你們後來對彼此有什麼想法？

□ 你覺得你們會想再跟彼此來往嗎？

4. 練習讓某人知道你喜歡他、提出約會邀請，並且／或前往約會
- ●陳述：本週的另一個指定作業是，學員練習讓某人知道他喜歡對方、提出約會邀請並且／或前往約會。除非目前有感興趣的人，否則「不要」做這項指定作業。學員也可以和社交教練練習，如果他們覺得自在的話。有誰完成或嘗試完成這項指定作業？
- ●問下列問題：
  - ○在練習之前，你做了哪些社交指導？
  - ○學員和誰練習？
  - ○他怎麼做，來讓別人知道他喜歡對方？對方如何回應？
  - ○他有提出約會邀請嗎？對方如何回應？
    - ■如果學員有前往約會，問下列問題：
      - □他決定做什麼？
      - □他有交換資訊嗎？用多少比例的時間？
      - □他和約會對象一起度過愉快的時光嗎？
  - ○練習之後，你給了哪些社交指導？
  - ○這看起來像是約會的好選擇嗎？這是他會想（再次）約會的人嗎？

- ●〔收回社交訓練指定家庭作業工作表。如果社交教練忘記帶，請他們重新填寫好一份新的表格，幫助他們為指定作業負責。〕

講授課程：處理直接霸凌

- 發放社交訓練講義。
  - 社交訓練治療指引中的**粗體字**部份，直接摘錄自社交訓練講義。
  - 提醒社交教練粗楷體字是關鍵詞，代表 PEERS® 課程中的重要概念，在社交指導時應該盡可能使用這些用語。
- 解釋：今天我們要談如何處理霸凌。我們知道霸凌在青少年是非常常見的，但是很不幸的，在成年人身上也會發生。我們將開始討論處理「**直接**」霸凌的策略，例如嘲笑和身體霸凌。這些是「**直接**」霸凌的形式，因為直接發生在被鎖定的人身上，而非透過網路或在背後散播。在下一課裡面，我們會討論「**間接**」霸凌，例如網路霸凌、謠言或閒言閒語。

處理嘲笑

- 解釋：我們將開始討論嘲笑，也就是用語言來霸凌。讓我們比較不會被嘲笑的重要做法之一，和我們被嘲笑時的反應有關。想想人們為何要嘲笑，可以幫助我們學習該如何反應。
- 問：人們為什麼要嘲笑別人呢？
  - 答案：他們想要看你的反應；他們想看到你生氣、出糗或嘲笑回去，因為這讓他們覺得有趣。
- 以「如果你生氣的話……」起頭，問下列問題：
  - 是不是嘲笑者想看到的？
    - 答案：是。
  - 是不是讓嘲笑者覺得更有趣？
    - 答案：是。
  - 你會「**更加**」可能還是「**更不可能**」再次被嘲笑？
    - 答案：一定是「**更加**」可能。
- 陳述：很多學員都聽過人家建議，教他被嘲笑時應該如何反應。最常見的建議是什麼？
  - 答案：忽略他們；走開；告訴別人；嘲笑回去。
- 解釋：不幸的是，大部分學員會告訴你，這些策略通常沒有效。

處理嘲笑的策略

● **不要忽略嘲笑**

　○問：如果你忽略嘲笑，會發生什麼事？

　　■答案：他們會持續嘲笑你；你看起來顯得軟弱；你會讓自己容易成為目標。

● **不要立刻走開**

　○問：如果你立刻走開，會發生什麼事？

　　■答案：他們會跟著你；他們會繼續嘲笑你；你看起來顯得軟弱；你會讓自己容易成為目標。

● **不要立刻告訴別人**

　○問：如果你立刻告訴別人，會發生什麼事？

　　■答案：你會讓他們氣瘋；他們會想報復你；你可能會有「愛打小報告」、「告密者」或「愛搬弄是非」的名聲。

● **不要嘲笑回去**

　○陳述：有些人認為如果嘲笑回去，比較不會再被嘲笑。嘲笑回去可能會有什麼問題？

　　■答案：你可能會惹上麻煩；你可能會看起來像個壞傢伙；你可能會有不好的名聲；這可能是他們要看到的反應；你可能會被嘲笑得更厲害。

● **不要互相挖苦**

　○陳述：有些朋友喜歡彼此嘲笑，尤其是男生之間。這類玩笑通常意在好玩，而不是要傷人。我們稱這類嘲笑為「挖苦」。雖然互相挖苦在青年人之間非常常見，但互相挖苦可能會有什麼問題？

　　■答案：可能會愈玩愈大；每個人都加碼下注，最後可能會有人生氣。

　○解釋：如果我們的目標是交朋友並維持友誼，我們就需了解互相挖苦的風險很高。如果我們想避免這個風險，我們可以用處理嘲笑的策略來中止互相挖苦。

● **表現出彷彿他們所說的對你沒有影響**

　○陳述：不管是不是挖苦，讓嘲笑變得不有趣的做法之一，是表現得好像對你沒什麼影響。即使你感到受傷，你也要表現得好像不受影響。為什麼表現出他們說什麼對你沒有影響的樣子是重要的？

■ 答案：嘲笑者得不到他們想要的；對嘲笑者來說變得不有趣；他們以後比較不會再嘲笑你。

● **表現出彷彿他們所說的沒有說服力或愚蠢**
　○ 陳述：另一個讓嘲笑變得不有趣的做法，是表現出他們所說的沒有說服力或是很愚蠢。為什麼表現出他們所說的沒說服力或很蠢是重要的？
　　■ 答案：這麼做讓嘲笑者難堪；讓嘲笑變得不有趣；他們以後比較不會再嘲笑你。

● **簡短的口頭反駁**
　○ 陳述：要表現出他們的嘲笑對你沒有影響、他們所說的沒說服力而且很蠢，最好的方法就是，用「簡短的」反駁來取笑他們所說的。為什麼反駁要維持盡量「簡短」？
　　■ 答案：如果你說太多，他們會覺得你在意。
　○ 陳述：要記得，這些簡短的口頭反駁必須給人一個印象，顯得你不在乎而且嘲笑本身很沒說服力。很多青年人會這麼說：
　　■ 隨便你！
　　■ 是喔，所以呢？
　　■ 然後呢？
　　■ 你的重點是什麼？
　　■ 我需要在乎嗎？
　　■ 為什麼我要在乎？
　　■ 好好笑喔！（譯註：說此話時須面無表情。）
　　■ 好嚴重喔！
　　■ 又怎樣？
　　■ 誰在乎？
　　■ 那有什麼大不了。
　　■ 有這麼嚴重嗎？
　　■ 隨你愛怎麼說……（適用於結束口頭反駁，並走開）
　　　譯註：台灣青年也常使用的其他反駁，如：「你很冷欸」、「你很煩欸」、「無聊」。

　○ **語調要顯得頗為無聊**

■解釋：有些人使用這些口頭反駁時，讓語調聽起來顯得無聊或無所謂。他們可能會用輕鬆、顯得無聊且無所謂的語調，說出「隨便你」。

○ 帶著某種態度

■解釋：其他人使用這些口頭反駁時，會同時表現出明顯的態度。他們可能會搭配誇張的表演同時說「隨便你！」。

■陳述：由學員決定怎麼做比較自在。

○ 隨時準備好一些口頭反駁的說法

■問：嘲笑者被反駁後通常會放棄嗎？

□答案：不會，他們通常會再試幾次。

■解釋：既然知道他們可能會嘲笑個幾次，你永遠需要準備一些不同的口頭反駁。

○ 口頭反駁要合理

■陳述：重要的是，你的口頭反駁也需要有意義。如果某人說「你真的很蠢」，而我說「我應該要在乎嗎？」，可能會有什麼問題？

□答案：代表你也同意對方；可能會讓他們更加嘲笑你。

● 非口語的反駁

○解釋：除了簡短的口頭反駁，很多人也會以非口語的反駁回應，表示他們不在乎。使用口頭反駁一定會比較好，但如果學員覺得很難在這個情境下使用這些話，那麼採用以下的非口語反駁，也可能會奏效。非口語反駁包括：

■ 翻白眼

■ 聳肩

■ 搖頭表示不贊同

譯註：台灣青年男性較少翻白眼、聳肩。

● 反駁嘲笑後就離開

○陳述：當你對嘲笑做適當的反駁之後，離開現場會是一個好主意。你可以輕鬆地移開眼神，或是慢慢地走開。反駁嘲笑後站在原地看著對方，可能會有什麼問題？

■答案：看起來就像是邀請對方再多嘲笑一些；你希望給人一種印象，好像他們說得很遜，你沒興趣再多聽。

● 在問題改善以前，嘲笑可能會變得更嚴重

○解釋：有時候嘲笑者會期待你有不一樣的反應。也許過去你因此而惱怒或是嘲笑回去。當你停止做出嘲笑者期待的反應，他們一開始可能會做得更起勁。也就是說，在問題改善以前，嘲笑可能會變得更嚴重。

● 預期嘲笑者會再次嘗試

○解釋：如果你切實依循嘲笑反駁的做法，嘲笑者終究會覺得無聊而離去，但未來他們仍可能再次嘗試。也就是說，表面上看起來嘲笑已經過去了，實際上他們還是有可能會再次嘗試，請隨時做好預備。

● 避免對有身體攻擊性的人運用嘲笑反駁

○解釋：嘲笑反駁通常很有效，因為讓嘲笑我們的人有些尷尬，嘲笑變得不那麼有趣。正因為會使他們尷尬，我們不要對有身體攻擊傾向的人使用嘲笑反駁。

○問：有身體攻擊傾向的人感到難堪時，會有什麼反應？

■答案：他們通常以身體攻擊來報復。

○解釋：我們很快會談到如何處理身體霸凌。那些策略對有身體霸凌傾向的人會較為合適。

● 避免對權威者運用嘲笑反駁

○陳述：使用嘲笑反駁的最後一個規則是，我們不應對權威者運用嘲笑反駁。權威者是指誰？

■答案：社交教練、父母、教授、大學行政人員、指導老師、管理人、老闆、立法官員。

○問：對權威者使用嘲笑反駁，可能會有什麼問題？

■答案：不尊重；可能會惹上麻煩；可能會有不好的名聲；可能會被趕出教室；可能會被解雇。

● 〔可選擇：播放 PEERS® 角色扮演影片集錦（www.semel.ucla.edu/peers/resources）中有關處理口頭嘲笑的角色扮演示範影片，或是運用 **FriendMaker** 手機 APP，然後詢問觀點轉換提問。〕

處理尷尬的回饋

● 解釋：有時候，人們會說一些讓我們尷尬的事情，或是刻意要嘲笑我們，但同時他們可能也給了我們重要的回饋，反映出別人怎麼看我們，尤其當很多人給

我們同樣的回饋，或是少數人一再給我們同樣的回饋時。與其只是自憐，不如善用這些回饋，幫助自己改變別人看待我們的方式。如果我們認為別人的嘲笑是在試著傳達一些事，有時我們也可以做點改變，讓自己日後比較不會再被嘲笑。

● 帶領大家檢視表 15.3 有關尷尬回饋的範例，讓社交教練想想，學員若遇到這些回饋，可以怎麼做改變來回應。

○ 用「如果很多人給學員……（插入表 15.3 不同方面的尷尬回饋範例）……的負面回饋。」這個句子，來逐一帶出表中的每個範例。

○ 接著詢問：「針對這個回饋，他們可以怎麼做改變？」

○ 讓社交教練想出一些例子，若學員想避免再被嘲笑，可以做哪些改變。

○〔注意：改變自己是一種個人選擇，如果學員不想改變被嘲笑的那件事，不是非改變不可。〕

表 15.3　不同方面的尷尬回饋與如何利用回饋

不同方面的尷尬回饋範例	如何利用回饋的範例
有關衣著的負面回饋	考慮改變衣櫥裡的衣物；考慮嘗試社交群體的衣著樣式；規律更換與清洗衣物；接受社交教練、朋友、家人、服飾店員、其他消費者等人的衣著建議。
有關體味的負面回饋	每天使用除臭劑；規律地沐浴並使用肥皂；規律地使用洗髮精洗頭髮；古龍水／香水噴灑少量即可。
有關頭皮屑的負面回饋	規律地使用去頭皮屑洗髮精。
有關口腔衛生的負面回饋	每天刷牙；每天使用牙縫刷；規律使用牙線；使用潔舌器；嚼口香糖；使用口氣清新漱口水；避免某些食物；規律看牙醫。
有關幽默感的負面回饋	注意你的幽默回饋；考慮少說一點笑話；對剛認識的人最好正經嚴肅一點。
有關不尋常行為的負面回饋	可能的話，請考慮改變或停止那些行為。

處理身體霸凌

● 解釋：現在我們已談過處理嘲笑與尷尬回饋的策略，接著我們需要討論遇到身

體霸凌時應如何處理。身體霸凌包括：拿走個人物品、惡作劇，或在極端狀況下，出現如推人、猛力推或丟東西等行為。雖然身體霸凌和嘲笑這兩種類型都是「**直接**」霸凌，但是處理策略非常不一樣。

● **避開霸凌者**

　○ 陳述：處理身體霸凌最佳策略之一，是避開霸凌者。意思是說，必須讓霸凌者沒有機會遇到我們。例如：如果霸凌者的桌子就在辦公室的某個區域，我們應該走過那個區域嗎？

　　■ 答案：盡可能避免。

　○ 問：為什麼避開霸凌者是重要的？

　　■ 答案：如果霸凌者「**找不到**」你，他就不可能霸凌你。

● **規劃你的路線**

　○ 陳述：避開霸凌者的做法之一，是規劃你的路線。舉例來說，如果你知道霸凌者喜歡在校園某個區域出沒，你如何避免那個區域？

　　■ 答案：**規劃你的路線**，避免經過那個區域；可以的話，走別條路。

● **當霸凌者就在附近時，盡量保持低調**

　○ 陳述：處理身體霸凌的另一個做法是，當霸凌者就在附近時，盡量保持低調。意思是說，你需要避開雷達，低空飛過；當霸凌者就在附近時，不要引起他的注意力。為什麼當霸凌者就在附近時，保持低調是重要的？

　　■ 答案：**如果霸凌者沒有注意到你，他就不太可能霸凌你。**

● **不要嘗試和霸凌者做朋友**

　○ 陳述：還有一點也很重要，不要嘗試和霸凌者聊天或做朋友。有些人會認為他們可以贏得霸凌者的友誼，但是這幾乎不曾奏效。相反地，這麼做只會使他注意你。嘗試和霸凌者做朋友，可能會有什麼問題？

　　■ 答案：可能是無效的；只會把注意力引向你；他們更可能會霸凌你；他們可能會表現出你們是朋友的樣子，然後佔你的便宜；霸凌者通常不會結交好友。

● **不要挑釁霸凌者**

　○ 陳述：處理身體霸凌的另一個重要規則是，避免挑釁霸凌者。怎麼做會挑釁霸凌者？

　　■ 答案：作弄他們；嘲笑他們；取笑他們；指出他們的錯誤；讓他們惹上麻

煩；在他們附近做愚蠢的動作。

　　○問：挑釁霸凌者可能會有什麼問題？

　　　　■答案：他們可能會想報復；霸凌行為可能更加嚴重。

● **不要嘲笑霸凌者**

　　○陳述：如果想避免挑釁霸凌者，我們最好避免嘲笑霸凌者。嘲笑霸凌者可能
　　　　會有什麼問題？

　　　　■答案：他們可能會想報復；霸凌行為可能更加嚴重。

● **不要糾正霸凌者**

　　○問：如果想避免挑釁霸凌者，我們也需要避免糾正他們。糾正霸凌者一些小
　　　　犯規，例如上班遲到或上課缺席，可能會有什麼問題？

　　　　■答案：他們可能會想報復；霸凌行為可能更加嚴重；你可能看起來不安好
　　　　　心。

　　○問：如果霸凌者做出危險或違法的事，有可能會傷害到人，那麼你應該告訴
　　　　別人嗎？

　　　　■答案：應該，絕對應該。

　　○問：如果你必須檢舉霸凌者，你應該在眾人面前說嗎？

　　　　■答案：不，你應該私下向某個合適的人說；如果可以，不要告訴別人你檢
　　　　　舉了霸凌者。

● **和其他人在一起**

　　○問：霸凌者喜歡挑選誰？落單的人，或是跟一群人在一起的人？

　　　　■答案：落單的人。

　　○問：為什麼霸凌者喜歡挑選落單的人？

　　　　■答案：如果你一個人，沒有人為你辯護或挺你，你就容易成為目標。

　　○解釋：處理身體霸凌最有力的策略之一，就是和其他人在一起。意思是說，
　　　　你應該避免一個人落單。霸凌者喜歡挑選落單、沒有人保護的人。

● **當霸凌者就在附近時，和權威者在一起**

　　○問：如果霸凌者在附近時，你身邊沒有朋友陪伴，你可以和權威者在一起。
　　　　權威者是指誰？

　　　　■答案：教授、指導老師、管理人、老闆。

　　○解釋：權威者在場的時候，霸凌者通常不會找人麻煩，所以如果霸凌者在附

近的話，你可以和教授、指導老師、管理人或老闆在一起。這個意思不是指你必須跟他們來往，而是說當霸凌者在附近時，你應該靠近權威者身邊。

● **提出申訴是最後一步**
  ○ 陳述：最後，如果處理身體霸凌的所有策略都未奏效，或是你感到被威脅或被騷擾，你應該提出申訴。你可以對誰申訴？
    ■ 答案：教授、部門主任、大學行政人員、監管人員（譯註：如舍監）、指導老師、管理人、老闆、人力資源部門、人事單位、執法人員（僅限極端案例）。（譯註：在台灣，也可以找資源教室、輔導室、導師。）
  ○ 解釋：提出申訴通常是最後一步；當其他策略都無效，或是當我們感到被威脅、被騷擾或是身處危險當中時，才採取這個做法。身為社交教練，請確保在學員提出申訴前能先經過討論，因為這是一個慎重的決定，通常需要一些協助。

指定家庭作業

〔發放社交訓練指定家庭作業工作表（附錄 I），讓社交教練填完下次繳回。〕

1. 和一個朋友聚會
  ● **社交教練協助學員利用五個 W 來計畫朋友聚會：**
    ○ 「哪些人」會在場？（**WHO**）
    ○ 想「做什麼」？（**WHAT**）
    ○ 「在哪裡」聚會？（**WHERE**）
    ○ 「何時」聚會？（**WHEN**）
    ○ 「如何」進行聚會？（**HOW**）
  ● **社交教練應該在開始練習之前，先複習朋友聚會的規則與步驟。**
  ● **社交教練應該在朋友聚會之後，問學員下列社交訓練問題：**
    ○ 你們決定要做什麼？由誰選擇活動？
    ○ 你們有交換資訊嗎？花多少比例的時間？
    ○ 你們的共同興趣是什麼？有了那些資訊，如果你們下次要一起消磨時間，可以做什麼？
    ○ 你和你的朋友度過愉快的時光嗎？

○他是讓你還想再一起消磨時間的人嗎？

2. 學員與社交教練練習處理嘲笑

● 在練習前複習處理嘲笑的步驟。

● 學員應選擇「三個」口頭反駁來練習如何運用。

● 社交教練應採用善意的嘲笑（如：你的鞋子好醜喔）。

● 練習後，社交教練應問學員以下觀點轉換提問：

○我的感覺會是怎麼樣？

○你覺得我會怎麼看你？

○你認為我會想再嘲笑你嗎？

3. 學員應和同儕練習處理「直接」霸凌，如果情境適合的話

● 練習後，社交教練應在適當情境下，問學員以下社交訓練與觀點轉換提問：

○你怎麼做或怎麼說，來處理嘲笑？

■ 對方會覺得怎麼樣？

■ 你覺得他怎麼看你？

■ 你覺得他會想再次嘲笑你嗎？

○他有給你任何尷尬回饋嗎？如果你不想再因為同一件事情被笑，你可以有什麼不同的做法？

○你可以怎麼做或怎麼說，來處理身體霸凌？

4. 學員與社交教練應練習處理意見相左

● 在開始練習之前，複習「回應」意見相左與「提出」不同意見的規則與步驟。

○社交教練應在學員練習之後，詢問學員以下社交訓練問題與觀點轉換提問：

■ 你依循哪些步驟？

■ 你覺得到後來我感覺怎麼樣？

■ 你覺得到後來我怎麼看你？

■ 你覺得我會想再跟你來往嗎？

5. 學員應和朋友或愛情伴侶練習，在適當情境下處理意見相左

- 可能的話，社交教練應在開始練習之前，複習「回應」意見相左或「提出」不同意見的規則與步驟。
- 社交教練應在練習之後，問學員下列社交訓練問題與觀點轉換提問：
  - ○ 你依循哪些步驟？
  - ○ 你和對方到後來感覺怎麼樣？
  - ○ 你們後來對彼此有什麼想法？
  - ○ 你覺得你們會想再跟彼此來往嗎？

6. 練習讓某人知道你喜歡他、提出約會邀請並且／或前往約會

- 如果學員目前有感興趣的對象：
  - ○ 讓對方知道你喜歡他。
  - ○ 提出約會邀請。
  - ○ 前往約會。
  - ○ 除非你目前有感興趣的對象，否則「不要」做這個練習。
- 學員應該和社交教練練習讓某人知道你喜歡他、提出約會邀請、開始或結束約會，如果不會覺得不自在的話。
- 社交教練應該在開始練習之前，複習約會禮儀的規則與步驟。
- 每一項練習之後，社交教練應該問學員以下的社交訓練問題：
  - ○ 讓某人知道你喜歡他
    - 和誰練習？你怎麼做，來讓別人知道你喜歡他？
    - 他有何回應？
    - 這是一個好選擇嗎？他是你會想約會的人嗎？
  - ○ 向某人提出約會邀請
    - 你向誰提出約會邀請？依循哪些步驟？
    - 他有何回應？
  - ○ 前往約會
    - 你決定怎麼安排？
    - 你們有交換資訊嗎？用多少比例的時間？
    - 你們的共同興趣是什麼？有了那些資訊，如果你們要再次約會，可以做

什麼？

　　■ 你和約會對象共同度過愉快時光嗎？

　　■ 這是一個好選擇嗎？他是你會想再次約會的人嗎？

社交訓練小訣竅

對於想知道更多處理「直接」霸凌相關策略的細節和資源的社交教練，可給予以下建議：

● 社交教練可以和學員一起閱讀《交友的科學：幫助有社交困難的青少年與青年》（Laugeson 2013）。

　○ 其中兩個與「直接」霸凌有關的章節提供更多細節：

　　■ 第十章：處理口頭嘲笑

　　■ 第十三章：避免身體霸凌

　○ 書中為學員提供章節內容摘要。

　○ 每個課程均提供社交訓練小訣竅。

● 參考《交友的科學：幫助有社交困難的青少年與青年》一書的網站影片示範（Laugeson, 2013）或 **FriendMaker** 手機 APP：

　○ 複習處理嘲笑與身體霸凌的策略。

　○ 觀看角色扮演示範影片中的「處理口頭嘲笑」。

　○ 其中包括男性與女性的範例。

　○ 看完影片示範後，討論**觀點轉換提問**。

● 鼓勵學員使用 **FriendMaker** 手機 APP 當做「虛擬教練」，來輔助應對真實生活中與下列問題有關的情境：

　○ 處理口頭嘲笑

　○ 善用尷尬回饋

　○ 避免身體霸凌

畢業公告

● 發放畢業傳單（範本請見附錄 G）。

● 陳述：再「兩週」，學員就要畢業了。這代表我們在未來兩週即將要做個總結；既然團體已進入尾聲，我們將要來談如何邁步向前。為了慶祝各位的努力

學習，我們將為學員籌辦一個畢業慶祝會，並共同參與畢業典禮。

● 你可能需要解釋畢業慶祝會與畢業典禮的時程，可以依你的資源做安排。

○ 有關畢業慶祝會與典禮的建議，請見課程十六的學員治療指引。

【課程十四】（續）
處理直接霸凌

學員治療指引

為學員課程做準備

　　本課的主要目標，是教導學員用新的、更有效的策略來**處理「直接」霸凌**。直接霸凌如**口頭霸凌**或**身體霸凌**，兩者雖然常常一起發生，但處理上所採取的策略是相當不同的。因此，對你和對學員來說，最重要的是，以不同方式去思考這些概念，並選擇較為適當的因應策略。

　　如本課為社交教練課程做準備段落中所述，根據研究指出，霸凌行為大約有四種類型。「**直接**」霸凌包括：**口頭霸凌**（亦即：嘲笑）與**身體霸凌**（亦即：攻擊性或身體動作）；「**間接**」霸凌則包括：**電子通訊霸凌**（亦即：網路霸凌）與**關係霸凌**（亦即：散播謠言、閒言閒語與社交排擠）。本課將提供處理「**直接**」霸凌的策略，課程十五則聚焦於**處理「間接」霸凌的策略**。

　　團體中有許多學員可能長期有被霸凌的經驗，也因此，本課程對許多學員來說可能會充滿情緒。你應該避免讓學員談到他們被霸凌的具體內容，以減少其情緒反應。學員若不因難以負荷的情緒反應而分心，將較能聚焦在解決策略上。課程進行到這裡，團體已經發展出凝聚力，他們相互的關心與支持，將能讓討論這個主題所可能引起的焦慮感減到最低。

　　本課常見的問題之一是，學員可能會宣稱自己「**從未被嘲笑**」或「**從未被身體霸凌**」。雖然霸凌問題隨著青少年進入成人階段而逐漸減少，但即使沒有其他形式的霸凌發生，大部分學員仍然偶爾會被嘲笑。通常前述說法是「為了保住面子」，或看來好像已超越這種形式的社會排擠。其實，學員承認被嘲笑或霸凌與否並不重要，真正重要的是，避免讓被霸凌的學員因為自己的處境而感到困窘。你應該將這些經驗正常化，解釋幾乎每一個人都曾被嘲笑或霸凌；雖然這種經驗令人痛苦，但並不算少見。

　　相反地，部分學員會承認被霸凌，並想詳細描述自己所經驗的冗長故事。你

不應讓這種討論持續太久，因為這些充滿情緒的自白，可能會使學員很難聚焦在課程上。即便學員能夠自在討論自己被嘲笑或霸凌的經驗，其他聆聽的學員也可能單純因為聆聽別人的經驗而再度受創傷。如果能用以下的說法委婉提醒學員，將會很有幫助：「我們知道霸凌感覺很可怕，也知道它相當常見。但是我們並沒有要談曾經被霸凌的具體內容。相反地，我們將聚焦在這個情境下可以怎麼做，來讓我們日後不再被霸凌。」這個澄清的動作將會讓許多學員鬆一口氣。

有時候，學員可能會透露他曾經嘲笑別人或霸凌別人。你將需要簡短討論霸凌別人的問題，但是避免在這個主題上有冗長的討論，以免這種自我揭露在其他學員身上產生焦慮。你可以這麼說：「嘲笑別人可能會有什麼問題？」或「霸凌別人可能會有什麼問題？」你可以把這個問題開放給團體，而避免留給自陳是霸凌者的學員發揮。藉由極為簡短地討論為什麼當霸凌者不好，可以傳達出這個行為是不被接受的訊息；然而避免冗長的討論可以把其他人的焦慮減到最低，並且把焦點控制在處理「直接」霸凌的策略上。你不妨以一個簡短的道德教訓結束這個討論，說明嘲笑別人或身體霸凌並不是交朋友並維持友誼的好方法。如果自我揭露的那些事情似乎尚未解決，你可以稍後私下與該學員與其社交教練討論。

當你談到用非口語反駁（亦即：翻白眼、聳肩、搖頭表示不贊同等）來回應嘲笑的內容時，你可以進行簡短的行為演練來判斷學員是否能適當進行這些反駁方式。部分自閉症類群或其他有動作僵硬狀況的學員，可能難以自然地翻白眼或聳肩。行為演練時，請確保讓每位學員示範他們如何做。如果看起來很奇怪（如：翻白眼時看起來像是癲癇發作，或聳肩時僵硬地抬高肩膀），就讓他們知道這些非口語的反駁動作相當不容易，可能不是他們的最佳選擇，若採用口頭反駁可能比較適合他們。為了避免學員感到難堪，請確實讓他們知道，不是每個人都很會翻白眼或聳肩，那不是什麼大不了的事。如果你覺得自在，應該設法讓這部分課程有趣且好玩，你和行為教練可以假裝是法官與陪審團，決定學員是否應使用非口語反駁。在我們的經驗中，這部分課程通常笑聲不斷。如果你讓這部分課程太過嚴肅，學員可能會因為無法使用非口語反駁而感到尷尬。

進行本課中關於嘲笑的角色扮演示範與行為演練習題時，關鍵在於你應該採用無傷大雅的嘲笑。這是因為，避免充滿情緒的內容，有助於學員更能學習與練習策略。如果你採用太真實的嘲笑，例如「你是失敗者」或「你真的很怪」，部分學員可能難以集中注意力。請避免犯這種錯誤。相反地，請確實依循所建議的

無傷大雅的嘲笑來進行角色扮演，例如「你的鞋子很醜」。過去經驗顯示，這種嘲笑並不至於讓學員感覺受傷或生氣，頂多只會伴隨輕微不舒服，足以讓他們練習使用**嘲笑反駁**來回應。不過，在某些情境下，討論鞋子可能是一個敏感議題，如果擔心學員可能因為鞋子被嘲笑而感到被冒犯，可以選擇另一個安全的主題來練習，但是要確保每一個學員都使用「**同樣**」的嘲笑內容。

雖然在講授課程一開始，團體的情緒有可能被帶動提升，但本課最終應聚焦在發展處理「**直接**」霸凌的具體策略，以達到減少未來被霸凌的目的。當課程內容確實依本課程所敘述的來說明，對於學員應該會是一個令人愉快、能賦予他們掌控能力的課程。

驗收家庭作業

〔逐項檢視下列的指定家庭作業並**解決**可能發生的問題。從有完成家庭作業的學員開始。如果時間足夠，可以詢問為什麼其他人無法完成作業，並試著**解決**問題，討論下一週可以如何完成作業。驗收家庭作業時，記得使用**關鍵詞**（以**粗楷體字**標示的部分）來重新整理他們的敘述。驗收家庭作業時，請將大部分時間用在討論**朋友聚會**的指定作業，因為這是最重要的部分。〕

1. 和朋友聚會

● 陳述：這週學員最主要的指定作業之一，是和一位朋友聚會。這週有和朋友聚會的請舉手。

● 問下列問題：

○ 你決定和誰聚會？你決定怎麼進行？

○ 是否利用五個 W 來計畫朋友聚會？

○ 聚會如何開始？

○ 由誰選擇活動？

○ 你們有交換資訊嗎？用多少比例的時間？

○ 聚會如何結束？

○ 你和你的朋友度過了愉快的時光嗎？

○ 他是讓你還想再一起消磨時間的人嗎？

表 15.1　在你家開始與結束朋友聚會的步驟

開始朋友聚會	結束朋友聚會
1. 打招呼問候	1. 等候活動中的停頓
2. 邀請他們進門	2. 對結束聚會給一個說法
3. 幫他們介紹在場不認識的人	3. 送朋友到門口
4. 帶他們看看環境	4. 謝謝朋友來聚會
5. 招待點心飲料	5. 告訴朋友你度過愉快的時光
6. 問他們想做什麼	6. 說再見、下次見

2. 學員與社交教練應練習**處理意見相左**

●陳述：這週另一項指定作業，是和社交教練練習處理意見相左。這週有和社交教練練習處理意見相左的請舉手。

●問下列問題：

○你依循哪些步驟「**回應**」意見相左？

○你依循哪些步驟「**提出**」不同意見？

表 15.2　處理意見相左的步驟

回應意見相左	提出不同意見
1. 保持冷靜	1. 等候適當的時機與場合
2. 聆聽對方的意見	2. 保持冷靜
3. 重複對方所說的，以表達同理	3. 提議私下談
4. 用「我」開頭的陳述來解釋你的想法	4. 以「我」開頭的陳述來解釋你的想法
5. 說你很抱歉	5. 聆聽對方的意見
6. 嘗試解決問題	6. 重複對方所說的話
	7. 告訴對方你需要他們怎麼做
	8. 嘗試解決問題

3. 學員應和朋友或愛情伴侶練習，在適當情境下**處理意見相左**

●陳述：這週另一項指定作業是，和朋友或愛情伴侶在情境適當的前提下練習處理意見相左。有和朋友或愛情伴侶練習處理意見相左的請舉手。

●問下列問題：

○你和誰練習？意見相左的事情是什麼？

○你依循哪些步驟「回應」意見相左或「提出」不同意見？

○你和對方到後來感覺怎麼樣？

○你們後來對彼此有什麼想法？

○你覺得你們會想再跟彼此來往嗎？

4. 練習讓某人知道你喜歡他、提出約會邀請並且／或前往約會

- ●陳述：這週另一項指定作業，是練習讓某人知道你喜歡他、提出約會邀請並且／或前往約會。這項作業「只能」和你有興趣交往的人練習。有做這項指定作業的請舉手。

- ●問下列問題：

○你和誰練習？

○你怎麼做，來讓對方知道你喜歡他？對方怎麼回應？

○你有提出約會邀請嗎？對方怎麼回應？

○如果有前往約會，問下列問題：

■你們決定怎麼進行？

■你們有交換資訊嗎？用了多少比例的時間？

■你們的共同興趣是什麼？有了那些資訊，如果下次你們要再約會，可以怎麼安排？

■你和你的約會對象度過愉快的時光嗎？

○這個人像是一個約會好選擇嗎？他是你可能會想（再次）約會的人嗎？

講授課程：處理直接霸凌

- ●解釋：今天我們要談如何處理霸凌。我們知道霸凌在青少年是非常常見的，但是很不幸的，在成年人身上也會發生。我們將開始討論處理「**直接**」霸凌的策略，例如嘲笑和身體霸凌。這些是「**直接**」霸凌的形式，因為直接發生在被鎖定的人身上，而非透過網路或是在背後散播。在未來的課程中，我們將討論「**間接**」霸凌，例如網路霸凌、謠言或閒言閒語。我們不打算談過去被霸凌的具體內容，或是它帶給我們的感受。我們都知道被霸凌並不好受，我們將聚焦於在這種情境下可以怎麼做，以減少日後再次被霸凌的機會。

- 〔注意：如果學員想談過去被霸凌的具體內容，用以下說法重新導正：我們不打算談過去被霸凌的具體內容，我們要談的是在這種情境下可以怎麼做，以減少日後再次被霸凌的機會。〕
- 〔說明處理「**直接**」**霸凌**的策略，將下列重點條列與**關鍵詞**（以**粗楷體字**標示的部分）寫在白板上，團體結束以前不要擦掉。每則標有▶符號的角色扮演，都在 PEERS® 角色扮演影片集錦（www.semel.ucla.edu/peers/resources）中有對應的角色扮演影片。〕

處理嘲笑

- 解釋：我們將先討論嘲笑，也就是用語言來霸凌。讓我們比較不會被嘲笑的重要做法，和我們被嘲笑時的反應有關。想想人們為何要嘲笑別人，可以幫助我們學習該如何反應。
- 問：人們為什麼要嘲笑別人呢？
  - ○答案：他們想要看你的反應；他們想看到你生氣、出糗或嘲笑回去，因為這讓他們覺得有趣。
- 以「如果你生氣的話……」起頭，問下列問題：
  - ○是不是嘲笑者想看到的？
    - ■答案：是。
  - ○是不是讓嘲笑者覺得更有趣？
    - ■答案：是。
  - ○你會「**更加**」可能還是「**更不可能**」再次被嘲笑？
    - ■答案：一定是「**更加**」可能。
- 陳述：很多學員都聽過別人建議，說被嘲笑時應該如何反應。最常見的建議是什麼？
  - ○答案：忽略他們；走開；告訴別人；嘲笑回去。
- 問：這些策略真的有效嗎？
  - ○答案：不盡然。
- 解釋：不同於過去你所聽到的，我們不會建議你忽略嘲笑者、走開、告訴別人或是嘲笑回去。因為這些策略通常無效。

  譯註：在台灣青年中，一部分人在某些情境下仍會選擇忽略、離開。

處理嘲笑的策略

● **不要忽略嘲笑**

　○問：如果你忽略嘲笑，會發生什麼事？

　　■答案：他們會持續嘲笑你；你看起來顯得軟弱；你會讓自己容易成為目標。

　○問：你會「更加」可能還是「更不可能」再被嘲笑？

　　■答案：「更加」可能。

● **不要立刻走開**

　○問：如果你立刻走開，會發生什麼事？

　　■答案：他們會跟著你；他們會繼續嘲笑你；你看起來顯得軟弱；你會讓自己容易成為目標。

　○問：你會「更加」可能還是「更不可能」再被嘲笑？

　　■答案：「更加」可能。

● **不要立刻告訴別人**

　○問：如果你立刻告訴別人，會發生什麼事？

　　■答案：你會讓他們氣瘋；他們會想報復你；你可能會有「愛打小報告」、「告密者」或「愛搬弄是非」的名聲。

　○問：你會「更加」可能還是「更不可能」再被嘲笑？

　　■答案：「更加」可能。

　○問：何時才適合告訴別人？

　　■答案：如果這些策略都無效，你無法單獨處理嘲笑時；你覺得身體受威脅或被騷擾時。

● **不要嘲笑回去**

　○陳述：有些人認為如果嘲笑回去，比較不會再被嘲笑。嘲笑回去可能會有什麼問題？

　　■答案：你可能會惹上麻煩；你可能會看起來有點壞；你可能會有不好的名聲；這可能是他們想看到的反應；你可會被嘲笑得更厲害。

● **不要互相挖苦**

　○陳述：有些朋友喜歡彼此嘲笑，尤其是男生之間。這類玩笑通常意在好玩，而不是要傷人。我們稱這類嘲笑為「挖苦」。雖然互相挖苦在青年人非常常

見，但互相挖苦可能會有什麼問題？

　　■ 答案：可能會愈玩愈大；每個人都加碼下注；最後可能會有人生氣。

　○ 解釋：如果我們的目標是交朋友並維持友誼，我們就需了解互相挖苦的風險很高。如果我們想避免這個風險，我們可以用處理嘲笑的策略來中止互相挖苦。

● 表現出彷彿他們所說的對你沒有影響

　○ 陳述：不管是不是互相挖苦，讓嘲笑變得不有趣的做法之一，是表現得好像對你沒什麼影響。即使你感到受傷，你也要表現得好像不受影響。為什麼表現出他們說什麼對你沒有影響的樣子是重要的？

　　■ 答案：嘲笑者得不到他們想要的；對嘲笑者來說變得不有趣；他們以後比較不會再嘲笑你。

● 表現出彷彿他們所說的沒有說服力或愚蠢

　○ 陳述：另一個讓嘲笑變得不有趣的做法，是表現出他們所說的沒有說服力或是很愚蠢。為什麼表現出他們所說的沒說服力或很蠢是重要的？

　　■ 答案：這麼做讓嘲笑者尷尬；讓嘲笑變得不有趣；他們以後比較不會再嘲笑你。

● 簡短的口頭反駁

　○ 陳述：要表現出他們的嘲笑對你沒有影響、他們所說的沒說服力而且很蠢，最好的方法就是，用「**簡短的**」反駁來取笑他們所說的。為什麼反駁要盡量「**簡短**」？

　　■ 答案：如果你說太多，他們會覺得你在意。

　○ 陳述：要記得，這些簡短的口頭反駁必須給人一個印象，顯得你不在乎，而且嘲笑本身很沒說服力。很多青年會這麼說：〔在白板上寫出下列範例。不要讓學員自行發揮，因為通常都不恰當〕

　　■ 隨便你！

　　■ 是喔，所以呢？

　　■ 然後呢？

　　■ 你的重點是什麼？

　　■ 我需要在乎嗎？

　　■ 為什麼我要在乎？

■ 好好笑喔！（譯註：說此話時須面無表情。）

■ 好嚴重喔！

■ 又怎樣？

■ 誰在乎？

■ 那有什麼大不了。

■ 有這麼嚴重嗎？

■ 隨你愛怎麼說……（適用於結束口頭反駁，並走開）

譯註：台灣青年也常使用的其他反駁，如：「你很冷欸」、「你很煩欸」、「無聊」。

○ 語調要顯得頗為無聊

■ 解釋：有些人使用這些口頭反駁，會讓語調聽起來顯得無聊或無所謂。他們可能會用輕鬆、顯得無聊且無所謂的語調，說出「隨便你」。

○ 帶著某種態度

■ 解釋：其他人使用這些口頭反駁時，會同時表現出明顯的態度。他們可能會搭配誇張的表演說「隨便你！」。

■ 陳述：由你決定怎麼做比較自在。

○ 隨時準備好一些口頭反駁的說法

■ 問：嘲笑者被反駁後通常會放棄嗎？

■ 答案：不會，他們通常會再試幾次。

■ 解釋：既然知道他們可能會嘲笑個幾次，你永遠需要準備一些不同的口頭反駁。

○ 口頭反駁需要有道理

■ 陳述：重要的是，你的口頭反駁也需要有道理。如果某人說「你真的很蠢」，而我說「我應該要在乎嗎？」，可能會有什麼問題？

□ 答案：代表你也同意對方；可能會讓他們更嘲笑你。

● 非口語的反駁

○ 解釋：除了簡短的口頭反駁，很多人也會以非口語的反駁回應，表示他們不在乎。使用口頭反駁一定比較好，但如果你覺得很難在這樣的情境下使用這些話，採用以下的非口語反駁也可能會奏效。非口語反駁包括：

■ 翻白眼

■ 聳肩

■ 搖頭表示不贊同

　　譯註：台灣青年男性較少翻白眼、聳肩。

○解釋：不是每個人都擅長翻白眼或聳肩的動作。因為我們不希望任何人做出一些怪異的動作，所以現在沿著會議室，請每位學員示範如何翻白眼，然後聳肩。如果你知道你沒辦法做，可以跳過去。

■ 很快地讓每位學員做翻白眼的動作。

■ 很快地讓每位學員做聳肩的動作。

○你和行為教練應當下就決定各個學員是否適合用這個策略，並且告訴學員。

■ 不要讓其他學員提出意見。

■ 讓互動過程有趣好玩，避免難堪。

■ 不是每個人都能這麼做或應該這麼做，用這個事實讓經驗正常化。

○陳述：不是每個人都應該做翻白眼或聳肩的動作，這並沒有什麼大不了。你可以只使用簡短的口頭反駁，不管是採用哪一句都行。

● 反駁嘲笑後就離開

○陳述：當你對嘲笑做適當的反駁之後，離開現場會是一個好主意。你可以輕鬆地移開眼神，或是慢慢地走開。反駁嘲笑後站在原地看著對方，可能會有什麼問題？

■ 答案：看起來就像是邀請對方再多嘲笑一些。你必須給人一種印象，好像他們說得很遜，你沒興趣再多聽。

● 在問題改善以前，嘲笑可能會變得更嚴重

○解釋：有時候嘲笑者會期待你有不一樣的反應。也許過去你因此而惱怒，或是嘲笑回去。當你停止做出嘲笑者期待的反應，他們一開始可能會做得更起勁。也就是說，在問題改善以前，嘲笑可能會變得更嚴重。你仍然應該採取嘲笑反駁。

○問：不採用嘲笑反駁，而採用過去的做法，惱羞成怒或嘲笑回去，可能會有什麼問題？

■ 答案：這就是嘲笑者想看到的；你會證明只要嘲笑者夠努力，就可以使你做他出他想看到的反應；這會讓你更可能再次被嘲笑。

● 預備嘲笑者會再次嘗試

○解釋：如果你切實依循嘲笑反駁的做法，最後嘲笑者終究會覺得無聊而離開，但未來他們仍可能會再次嘗試。也就是說，雖然表面上看起來嘲笑已停止了，實際上他們還是有可能會再次嘗試，請隨時做好預備。

○問：他們為何會再次嘗試？

■答案：他們可能會再試一試，想看看你是否會有他們想看到的反應。

● 避免對有身體攻擊性的人運用嘲笑反駁

○解釋：嘲笑反駁通常很有效，因為讓嘲笑我們的人有些難堪，嘲笑變得不那麼有趣。正因為會使他們難堪，我們不要對有身體攻擊傾向的人使用嘲笑反駁。

○問：有身體攻擊傾向的人感到難堪時，會有什麼反應？

■答案：他們通常會以身體攻擊來報復。

○解釋：我們很快會談到如何處理身體霸凌。那些策略會對有身體霸凌傾向的人較為合適。

● 避免對權威者運用嘲笑反駁

○陳述：使用嘲笑反駁的最後一個規則是，我們不應對權威者運用嘲笑反駁。權威者是指誰？

■答案：社交教練；父母、教授、大學行政人員、指導老師、管理人、老闆、立法官員。

○問：對權威者使用嘲笑反駁，可能會有什麼問題？

■答案：不尊重；可能會惹上麻煩；可能會有不好的名聲；可能會被趕出教室；可能會被解雇。

正確的角色扮演：處理嘲笑 ▶

〔由團體帶領者與一位行為教練做角色扮演，團體帶領者用口頭反駁與非口語反駁處理嘲笑。〕

● 先說：我們要開始角色扮演。請仔細看，然後告訴我，我處理嘲笑，哪裡「做對」了。

> 「正確」示範的例子
>
> ○行為教練：你的鞋子很難看。
>
> ○團體帶領者：（翻白眼）隨便你。（說話時帶著某種態度，然後看向別處）
>
> ○行為教練：真的，這雙鞋醜得要命。
>
> ○團體帶領者：我應該在意你說什麼嗎？（說話時表現出無所謂，然後看向別處）
>
> ○行為教練：你當然要在意啊，因為這雙鞋真的看起來蠻糟糕的！
>
> ○團體帶領者：隨你愛怎麼說……（聳肩，搖頭表示不贊成，輕鬆地走開）
>
> ○行為教練：（看起來被打敗的樣子）。

●說這句話收尾：好，時間結束。我處理嘲笑的方式，哪裡「做對」了？

　○答案：用口頭與非口語反駁；表現得彷彿對方說什麼並不影響你，而且聽起來很沒說服力；準備好一些口頭反駁的說法；嘲笑反駁後就離開。

●提出下列觀點轉換提問：

　○你覺得（行為教練）感覺怎麼樣？

　　■答案：不有趣；尷尬；有點懊惱。

　○你覺得（行為教練）會怎麼看我？

　　■答案：沒生氣；沒被影響；無所謂。

　○你覺得（行為教練）會想再次嘲笑我嗎？

　　■答案：可能不會。

●問行為教練同樣的觀點轉換提問：

　○你感覺怎麼樣？

　○你會怎麼看我？

　○你會想再次嘲笑我嗎？

行為演練：處理嘲笑

●解釋：現在，我們要讓每位學員練習使用口頭反駁來回應嘲笑。每位學員都從白板上選擇三個口頭反駁來練習。如同角色扮演，我們將會嘲笑你的鞋子。

●沿著會議室，讓每位學員個別選出他們想在練習時使用的「三個」口頭反駁。

○ 不鼓勵學員用自創的**嘲笑反駁**。

○ 如果學員用自己的方式反應，請確認符合好反應的標準（亦即：簡短、給人一種他們不受影響的印象，並且讓嘲笑者顯得沒有說服力）。

● 一旦選定，立刻用這三個**口頭反駁**進行行為演練，否則學員會忘記要怎麼說。

● 團體帶領者使用無傷大雅的嘲笑：「你的鞋子很醜！」

○ 對每位學員採用同樣的無傷大雅的嘲笑，以免他們感覺是針對自己。

○ 如果學員覺得嘲笑他們的鞋子是一種冒犯，選擇用其他無傷大雅的嘲笑，不過請確保對每位學員都採用「**相同的**」嘲笑內容。

○ 連續重覆「**三次**」嘲笑，要求學員每次用不同的**口頭反駁**。

● 學員應該用先前確認過的**口頭與非口語**（如果適當的話）**反駁**來回應。

● 針對表現給予回饋，確保每位學員能嫻熟技巧，才往下繼續。

○ 如果學員聽起來對嘲笑反感、難過或生氣，委婉指出來，並讓他們再次練習，直到他們表現出不受嘲笑影響的樣子。

● 切記「**不要讓學員練習互相嘲笑**」。

○ 絕不適合讓學員示範或互相練習不當的社交行為。

● 在每位學員練習後，給予掌聲鼓勵。

處理尷尬的回饋

● 解釋：有時候人們會說一些讓我們尷尬的事情，或是刻意要嘲笑我們，但他們同時可能也給了我們重要的回饋，反映出別人怎麼看我們，尤其當很多人給我們同樣的回饋，或是少數人一再給我們相同的回饋時。與其只是自憐，不如善用這些回饋，幫助自己改變別人看待我們的方式。如果我們認為別人嘲笑我們是試著在傳達一些事，有時我們也可以做點改變，讓自己日後比較不會再被嘲笑。

● 帶領大家檢視表 15.3 有關尷尬回饋的範例，讓學員想想，若遇到這些回饋，可以怎麼做改變來回應。

○ 用「如果很多人給你……（插入表 15.3 不同方面的尷尬回饋範例）……的負面回饋。」這個句子，來逐一帶出表中的每個範例。

○ 接著詢問：「針對這個回饋，你可以怎麼做改變？」

○ 讓學員想出一些例子，若想避免再被嘲笑，可以做哪些改變。

○〔注意：改變自己是一種個人選擇，如果學員不想改變被嘲笑的那件事，不是非改變不可。〕

表15.3　不同方面的尷尬回饋與如何利用回饋

不同方面的尷尬回饋範例	如何利用回饋的範例
有關衣著的負面回饋	考慮改變衣櫥裡的衣物；考慮嘗試社交群體的衣著樣式；規律更換與清洗衣物；接受社交教練、朋友、家人、服飾店員、其他消費者等人的衣著建議。
有關體味的負面回饋	每天使用除臭劑；規律地沐浴並使用肥皂；規律地使用洗髮精洗頭髮；古龍水／香水噴灑少量即可。
有關頭皮屑的負面回饋	規律地使用去頭皮屑洗髮精。
有關口腔衛生的負面回饋	每天刷牙；每天使用牙縫刷；規律使用牙線；使用潔舌器；嚼口香糖；使用口氣清新漱口水；避免某些食物；規律看牙醫。
有關幽默感的負面回饋	注意你的幽默回饋；考慮少說一點笑話；對剛認識的人最好正經嚴肅一點。
有關不尋常行為的負面回饋	可能的話，請考慮改變或停止那些行為。

處理身體霸凌

● 解釋：現在我們已經談過處理嘲笑與尷尬回饋的策略，接著我們需要討論遇到身體霸凌時應如何處理。身體霸凌包括：拿走個人物品、惡作劇，或在極端狀況下出現如推人、猛力推或丟東西等行為。雖然身體霸凌和嘲笑兩種類型都是「**直接**」霸凌，但是處理策略非常不一樣。

● **避開霸凌者**

　○陳述：處理身體霸凌最佳策略之一，是避開霸凌者。意思是說，必須讓霸凌者沒有機會遇到我們。例如：如果霸凌者的座位就在辦公室的某個區域，我們應該走過那個區域嗎？

　　■答案：盡可能避免。

　○問：為什麼避開霸凌者是重要的？

　　■答案：如果霸凌者「找不到」你，他就不可能霸凌你。

● 規劃你的路線

　○陳述：避開霸凌者的做法之一，是規劃你的路線。舉例來說，如果你知道霸凌者喜歡在校園某個區域出沒，你如何避免那個區域？

　　■答案：**規劃你的路線，避免經過那個區域；可以的話，走別條路。**

● 當霸凌者就在附近時，盡量保持低調

　○解釋：處理身體霸凌的另一個做法是，當霸凌者就在附近時，盡量保持低調。意思是說，你需要避開雷達，低空飛過；當霸凌者就在附近時，不要引起他注意。為什麼當霸凌者就在附近時，保持低調是重要的？

　　■答案：**如果霸凌者沒有注意到你，他就不太可能霸凌你。**

● 不要嘗試和霸凌者做朋友

　○解釋：還有一點也很重要，不要嘗試和霸凌者聊天或做朋友。有些人會認為他們可以贏得霸凌者的友誼，但是這幾乎不曾有效過。相反地，這麼做只會引起他對你的注意。

　○問：嘗試和霸凌者做朋友，可能會有什麼問題？

　　■答案：可能是無效的；只會把注意力引向你；他們更可能會霸凌你；他們可能會表現出你們是朋友的樣子，然後佔你的便宜；霸凌者通常不會結交好友。

● 不要挑釁霸凌者

　○陳述：處理身體霸凌的另一個重要規則是，避免挑釁霸凌者。怎麼做會挑釁霸凌者？

　　■答案：作弄他們；嘲笑他們；取笑他們；指出他們的錯誤；讓他們惹上麻煩；在他們附近做出愚蠢的動作。

　○問：挑釁霸凌者可能會有什麼問題？

　　■答案：他們可能會想報復；霸凌行為可能更加嚴重。

● 不要嘲笑霸凌者

　○陳述：如果想避免挑釁霸凌者，我們最好避免嘲笑霸凌者。嘲笑霸凌者可能會有什麼問題？

　　■答案：他們可能會想報復；霸凌行為可能更加嚴重。

● 不要糾正霸凌者

　○問：如果想避免挑釁霸凌者，我們也需要避免糾正他們。糾正霸凌者一些小

犯規，例如上班遲到或上課缺席，可能會有什麼問題？

■答案：他們可能會想報復；霸凌行為可能更加嚴重；你可能看起來不安好心。

○問：如果霸凌者做出危險或違法的事，有可能傷害到人，那麼你應該告訴別人嗎？

■答案：對，絕對應該。

○問：如果你必須檢舉霸凌者，你應該在眾人面前說嗎？

■答案：不，你應該私下向某個合適的人說；不要告訴別人你這麼做，除非你能夠處理它。

○解釋：如果你必須檢舉霸凌者，請確認你是離開群眾私下進行。盡可能不要告訴你的朋友們，因為霸凌者可能會發現，而回來找你報復。

● 和其他人在一起

○問：霸凌者喜歡挑選誰？落單的人或是跟一群人在一起的人？

■答案：落單的人。

○問：為什麼霸凌者喜歡挑選落單的人？

■答案：如果你一個人，沒有人為你辯護或挺你，你就容易成為目標。

○解釋：處理身體霸凌最有力的策略之一，就是和其他人在一起。意思是說，你應該避免一個人落單。霸凌者喜歡挑選落單、沒有人保護的人。

● 當霸凌者就在附近時，和權威者在一起

○問：如果霸凌者在附近時，你身邊沒有朋友陪伴，你可和權威者在一起。權威者是指誰？

■答案：教授、指導老師、管理人、老闆。

○解釋：權威者在場的時候，霸凌者通常不會找人麻煩，所以如果霸凌者在附近的話，你可以和教授、指導老師、管理人或老闆在一起。這個意思不是要你真的和他們來往，而是說當霸凌者在附近時，你應該靠近權威者身邊。

● 提出申訴是最後一步

○陳述：最後，如果處理身體霸凌的所有策略都未奏效，或是你感到被威脅或被騷擾時，你應該提出申訴。如果霸凌是發生在學校，你可以對誰申訴？

■答案：教授、系主任、大學行政人員、監管人員。

譯註：如舍監。在台灣，也可以找資源教室、輔導室、導師。

○問：如果霸凌是發生在工作場所，你可以對誰申訴？

　■上級主管、經理、老闆、人力資源部門、人事部門。

○問：我們應當在「第一次」被罵或被作弄時就提出申訴嗎？

　■答案：不是；你應該先嘗試其他策略。

○解釋：提出申訴通常是最後一步，當其他策略都無效，或是當我們感到被威脅、被騷擾或是身處危險當中時，才採取這個做法。請記得，在提出申訴前先與社交教練討論，因為這是慎重的決定，通常需要一些協助。

【課程十四】（續）

處理直接霸凌

學員行為演練

朋友聚會

所需教材

● 室內遊戲（例如：電動遊戲、紙牌遊戲、棋盤遊戲）

　○ 如果你要提供電動遊戲做為選項之一，請確認是否有足夠的遊戲機，讓組員可以同時間一起玩。

　○ 不要使用小型可攜式的遊戲機，因為如此一來，學員必須等候輪流，容易覺得無聊。

　○ 如果沒有其他建議的教材，只用一些紙牌遊戲也可以。

● 可選擇：平板電腦或是筆記型電腦，可一起看 YouTube 影片、上網、玩電腦遊戲。

　○ 如果你要提供平板或筆記型電腦做為選項之一，請確認數量是否足夠，讓組員可以同時間一起玩。

● 〔注意：大部分的 PEERS® 團體「並沒有」提供遊戲機、平板或筆記型電腦。這些算是豪華設備。即使只提供一些紙牌，只要能維持**以活動為基礎**的聚會，也就可以進行了。〕

行為演練

● 告知學員他們將練習**朋友聚會**。

　○ 注意：他們將不再練習**開始並結束朋友聚會**。

● 把學員分成小群組，或兩人一組。

● 讓學員依循**聚會過程**的規則，練習在以下的情境中該如何表現行為：

　○ **交換資訊**。

　○ **找出共同興趣**。

○一起玩治療團隊所提供的遊戲或物品（例如：電動遊戲、紙牌遊戲、棋盤遊戲、平板或筆記型電腦等）。

●針對交朋友或維持友誼的規則，視需要提供社交指導。

處理直接霸凌

最後集合

● 向學員宣布，將與社交教練會合。

　○ 讓學員站／或坐在他的社交教練旁邊。

　○ 確保在開始最後集合之前，大家都安靜下來，且專注在聆聽。

　○ 讓學員敘述課程內容，社交教練在一旁聆聽。

● 陳述：今天，我們談了如何處理「**直接**」霸凌，包括如何處理嘲笑與身體霸凌。處理嘲笑有哪些口頭反駁可用？

　○ 隨便你！

　○ 是喔，所以呢？

　○ 然後呢？

　○ 你的重點是什麼？

　○ 我需要在乎嗎？

　○ 為什麼我要在乎？

　○ 好好笑喔！（譯註：說此話時應面無表情。）

　○ 好嚴重喔！

　○ 又怎樣？

　○ 誰在乎？

　○ 那有什麼大不了。

　○ 有這麼嚴重嗎？

　○ 隨你愛怎麼說……（適用於結束口頭反駁，並走開）

　　譯註：台灣青年也常使用的其他反駁，如：「你很冷欸」、「你很煩欸」、「無聊」。

● 問：處理身體霸凌有哪些策略？

　○ 避開霸凌者

○ 規劃你的路線

○ 當霸凌者就在附近時，盡量保持低調

○ 不要嘗試和霸凌者做朋友

○ 不要挑釁霸凌者

○ 不要嘲笑霸凌者

○ 不要糾正霸凌者

○ 和其他人在一起

○ 當霸凌者就在附近時，和權威者在一起

○ 提出申訴是最後一步

● 解釋：學員練習處理嘲笑，團體做得很棒，讓我們給他們大大的掌聲。

指定家庭作業

發放社交訓練講義給學員，宣布以下指定家庭作業：

1. 和一個朋友聚會

● 社交教練協助學員利用**五個 W** 來計畫朋友聚會：

○ 「**哪些人**」會在場？（WHO）

○ 想「**做什麼**」？（WHAT）

○ 「**在哪裡**」聚會？（WHERE）

○ 「**何時**」聚會？（WHEN）

○ 「**如何**」進行聚會？（HOW）

● 社交教練應該與學員在開始練習之前，先複習朋友聚會的規則與步驟。

● 社交教練應該在朋友聚會之後，問學員下列社交訓練問題：

○ 你們決定要做什麼？由誰選擇活動？

○ 你們有交換資訊嗎？花多少比例的時間？

○ 你們的共同興趣是什麼？有了那些資訊，如果你們下次要一起消磨時間，
可以做什麼？

○ 你和你的朋友度過愉快的時光嗎？

○ 他是讓你還想再一起消磨時間的人嗎？

2. 學員與社交教練練習處理嘲笑

   ● 在練習前複習處理嘲笑的步驟。

   ● 學員應選擇「三個」口頭反駁來練習如何運用。

   ● 社交教練應採用無傷大雅的嘲笑（如：「你的鞋子好醜喔。」）。

   ● 練習後，社交教練應問學員下列觀點轉換提問：

   ○ 你覺得我感覺怎麼樣？

   ○ 你覺得我會怎麼看你？

   ○ 你認為我會想再嘲笑你嗎？

3. 學員應和同儕在適合的情境下練習處理「直接」霸凌

   ● 練習後，社交教練應在適當情境下，問學員下列社交訓練與觀點轉換提問：

   ○ 你怎麼做或怎麼說，來處理嘲笑？

   ■ 對方感覺怎麼樣？

   ■ 你覺得他們怎麼看你？

   ■ 你覺得他們會想再次嘲笑你嗎？

   ○ 他們有給你任何尷尬回饋嗎？如果你不想再因為同一件事情被笑，你可以有什麼不同的做法？

   ○ 你可以怎麼做或怎麼說，來處理身體霸凌？

4. 學員與社交教練應練習處理意見相左

   ● 在開始練習之前，複習「回應」意見相左或「提出」不同意見的規則與步驟。

   ● 社交教練應在學員練習之後，問學員下列社交訓練問題與觀點轉換提問：

   ○ 你依循哪些步驟？

   ○ 你覺得到後來我感覺怎麼樣？

   ○ 你覺得到後來我怎麼看你？

   ○ 你覺得我會想再跟你來往嗎？

5. 學員應和朋友或愛情伴侶練習，在適當情境下處理意見相左

   ● 可能的話，社交教練應在開始練習之前，複習「回應」意見相左或「提出」不同意見的規則與步驟。

● 社交教練應在學員練習之後，問學員下列觀點轉換提問：

　○ 你依循哪些步驟？

　○ 你和對方到後來感覺怎麼樣？

　○ 你們後來對彼此有什麼想法？

　○ 你覺得你們會想再跟彼此來往嗎？

6. 練習讓某人知道你喜歡他、提出約會邀請並且／或前往約會

● 如果學員目前有感興趣的對象：

　○ 讓對方知道你喜歡他。

　○ 提出約會邀請。

　○ 前往約會。

　○ 除非你目前有感興趣的對象，否則「不要」做這個練習。

● 學員應該和社交教練練習讓某人知道你喜歡他、提出約會邀請、開始或結束約會，如果不會覺得不自在的話。

● 社交教練應該在開始練習之前，複習約會禮儀的規則與步驟。

● 練習之後，社交教練應該問學員以下的社交訓練問題：

　○ 讓某人知道你喜歡他

　　■ 和誰練習？你怎麼做，來讓別人知道你喜歡他？

　　■ 對方有何回應？

　　■ 這是一個好選擇嗎？他是你會想約會的人嗎？

　○ 提出約會邀請

　　■ 你向誰提出約會邀請？依循哪些步驟？

　　■ 對方有何回應？

　○ 前往約會：

　　■ 你決定怎麼安排？

　　■ 你們有交換資訊嗎？用多少比例的時間？

　　■ 你們的共同興趣是什麼？有了那些資訊，如果你們要再次約會，可以做什麼？

　　■ 你和約會對象共同度過愉快時光嗎？

　　■ 這是一個好選擇嗎？他是你會想再次約會的人嗎？

畢業公告

● 發放畢業傳單（範本參見附錄 G）。

● 陳述：再過「兩週」，各位就要畢業了。這代表我們在未來兩週即將要打包結束：團體進入尾聲，我們將要談如何來邁步向前。為了慶祝各位的努力學習，我們將為學員籌辦一個畢業慶祝會，並一起參加畢業典禮。

● 你不妨解釋畢業慶祝會與畢業典禮的時程，可以依你的資源安排決定。

　○ 有關畢業慶祝會與典禮的建議，請見課程十六的學員治療指引。

個別確認

個別私下和每位學員與社交教練協調：

1. 下週要和「誰」練習朋友聚會。（**WHO**）

　● 他們計畫建議朋友「**做什麼**」。（**WHAT**）

　● 他們會建議朋友「**何時、去哪裡**」聚會。（**WHEN**、**WHERE**）

　● 他們要「**如何**」進行（如：買票、交通等）。（**HOW**）

2. 計畫何時和社交教練練習**處理嘲笑**。

3. 計畫何時和社交教練練習**處理意見相左**。

4. 他們如何練習讓某人知道他喜歡對方，和誰練習，是否計畫提出約會邀請。

　● 下週他們計畫和「**誰**」約會（**WHO**）。

　● 他們計畫要提議「**做什麼**」（**WHAT**）。

　● 他們將提議「**何時、何地**」碰面（**WHEN**、**WHERE**）。

　● 他們將「**如何**」進行（如：買票、交通等）（**HOW**）。

【課程十四】
處理直接霸凌

社交訓練講義

處理嘲笑*

● 不要忽略嘲笑

● 不要立刻走開

● 不要立刻告訴別人

● 不要嘲笑回去

● 不要互相挖苦

● 表現出彷彿他們所說的對你沒有影響

● 表現出彷彿他們所說的沒有說服力或愚蠢

● 簡短的口頭反駁

　　○ 範例：

　　　■ 隨便你！

　　　■ 是喔，所以呢？

　　　■ 然後呢？

　　　■ 你的重點是什麼？

　　　■ 我需要在乎嗎？

　　　■ 為什麼我要在乎？

　　　■ 好好笑喔！（譯註：說此話時須面無表情。）

　　　■ 好嚴重喔！

　　　■ 又怎樣？

　　　■ 誰在乎？

　　　■ 那有什麼大不了。

　　　■ 有這麼嚴重嗎？

　　　■ 隨你愛怎麼說……（適用於結束口頭反駁，並走開）

譯註：台灣青年也常使用的其他反駁，如：「你很冷欸」、「你很煩欸」、「無聊」。

　　○ 語調要顯得頗為無聊

　　○ 帶著某種態度

　　○ 隨時準備好一些口頭反駁的說法

　　○ 口頭反駁要合理

● 非口語的反駁

　　○ 翻白眼

　　○ 聳肩

　　○ 搖頭表示不贊同

● 反駁嘲笑後就離開

● 在問題改善以前，嘲笑可能會變得更嚴重

● 預期嘲笑者會再次嘗試

● 避免對有身體攻擊性的人運用嘲笑反駁

● 避免對權威者運用嘲笑反駁

處理尷尬的回饋

表 15.3　不同方面的尷尬回饋與如何利用回饋

不同方面的尷尬回饋範例	如何利用回饋的範例
有關衣著的負面回饋	考慮改變衣櫥裡的衣物；考慮嘗試社交群體的衣著樣式；規律更換與清洗衣物；接受社交教練、朋友、家人、服飾店員、其他消費者等人的衣著建議。
有關體味的負面回饋	每天使用除臭劑；規律地沐浴並使用肥皂；規律地使用洗髮精洗頭髮；古龍水／香水噴灑少量即可。
有關頭皮屑的負面回饋	規律地使用去頭皮屑洗髮精。
有關口腔衛生的負面回饋	每天刷牙；每天使用牙縫刷；規律使用牙線；使用潔舌器；嚼口香糖；使用口氣清新漱口水；避免某些食物；規律看牙醫。
有關幽默感的負面回饋	注意你的幽默回饋；考慮少說一點笑話；對剛認識的人最好正經嚴肅一點。
有關不尋常行為的負面回饋	可能的話，考慮改變或停止那些行為。

處理身體霸凌

● 避開霸凌者

　○如果霸凌者「找不到」你，他就不可能霸凌你。

● 規劃你的路線

● 當霸凌者就在附近時，盡量保持低調

　○如果霸凌者沒有注意到你，他就不太可能霸凌你。

● 不要嘗試和霸凌者做朋友

● 不要挑釁霸凌者

● 不要嘲笑霸凌者

● 不要糾正霸凌者

● 和其他人在一起

● 當霸凌者就在附近時，和權威者在一起

● 提出申訴是最後一步

指定家庭作業

1. 和一個朋友聚會

● 社交教練協助學員利用五個 W 來計畫朋友聚會：

　○「哪些人」會在場？（WHO）

　○想「做什麼」？（WHAT）

　○「在哪裡」聚會？（WHERE）

　○「何時」聚會？（WHEN）

　○「如何」進行聚會？（HOW）

● 社交教練應該在開始練習之前，與學員先複習朋友聚會的規則與步驟。

● 社交教練應該在朋友聚會之後，問學員下列社交訓練問題：

　○你們決定要做什麼？由誰選擇活動？

　○你們有交換資訊嗎？花多少比例的時間？

　○你們的共同興趣是什麼？有了那些資訊，如果你們下次要一起消磨時間，
　　可以做什麼？

　○你和你的朋友度過愉快的時光嗎？

○ 他是讓你還想再一起消磨時間的人嗎？

2. 學員與社交教練練習處理嘲笑
- 在練習前複習處理嘲笑的步驟。
- 學員應選擇「三個」口頭反駁來練習如何運用。
- 社交教練應採用無傷大雅的嘲笑（如：「你的鞋子好醜喔。」）。
- 練習後，社交教練應問學員以下*觀點轉換提問*：
  ○ 我會感覺怎麼樣？
  ○ 你覺得我會怎麼看你？
  ○ 你認為我會想再嘲笑你嗎？

3. 學員應和同儕在適合的情境下練習處理「直接」霸凌
- 練習後，社交教練應在適當情境下，問學員下列社交訓練問題與*觀點轉換提問*：
  ○ 你怎麼做或怎麼說，來處理嘲笑？
    - 對方會感覺怎麼樣？
    - 你覺得他們怎麼看你？
    - 你覺得他們會想再次嘲笑你嗎？
  ○ 他們有給你任何尷尬回饋嗎？如果你不想再因為同一件事情被嘲笑，你可以有什麼不同的做法？
  ○ 你可以怎麼做或怎麼說，來處理身體霸凌？

4. 學員與社交教練應練習處理意見相左
- 在開始練習之前，複習「回應」意見相左及「提出」不同意見的規則與步驟。
- 社交教練應在學員練習之後，問學員下列社交訓練問題與*觀點轉換提問*：
  ○ 你依循哪些步驟？
  ○ 你覺得到後來我感覺怎麼樣？
  ○ 你覺得到後來我怎麼看你？
  ○ 你覺得我會想再跟你來往嗎？

5. 學員應和朋友或愛情伴侶練習，在適當情境下**處理意見相左**

　　●可能的話，社交教練應在開始練習之前，複習「回應」意見相左或「提出」
　　　不同意見的規則與步驟。

　　●社交教練應在學員練習之後，問下列**觀點轉換提問**：

　　　○你依循哪些步驟？

　　　○你和對方到後來感覺怎麼樣？

　　　○你們到後來對彼此有什麼想法？

　　　○你覺得你們會想再跟彼此來往嗎？

6. 練習讓某人知道你喜歡他、提出約會邀請**並且／或**前往約會

　　●如果學員目前有感興趣的對象：

　　　○讓對方知道你喜歡他。

　　　○提出約會邀請。

　　　○前往約會。

　　　○除非你目前有感興趣的對象，否則「不要」做這個練習。

　　●學員應該和社交教練練習讓某人知道你喜歡他、提出約會邀請、開始或結束
　　　約會，如果不會覺得不自在的話。

　　●社交教練應該在開始練習之前，複習**約會禮儀**的規則與步驟。

　　●練習之後，社交教練應該問學員以下的**社交訓練問題**：

　　　○讓某人知道你喜歡他

　　　　■和誰練習？你怎麼做，來讓別人知道你喜歡他？

　　　　■對方有何回應？

　　　　■這是一個好選擇嗎？他是你會想約會的人嗎？

　　　○向某人提出約會邀請

　　　　■你向誰提出約會邀請？依循哪些步驟？

　　　　■對方有何回應？

　　　○前往約會

　　　　■你決定怎麼安排？

　　　　■你們有交換資訊嗎？用多少比例的時間？

　　　　■你們的共同興趣是什麼？有了那些資訊，如果你們要再次約會，可以做

什麼？

■ 你和約會對象共同度過愉快時光嗎？

■ 這是一個好選擇嗎？他是你會想再次約會的人嗎？

提醒：PEERS® 團體再兩週就畢業了！

* 參見《交友的科學：幫助有社交困難的青少年與青年》一書的網路影片示範
（Laugeson 2013）或 **FriendMaker** 手機 APP 當中相對應規則的角色扮演示範影片。

【課程十五】

處理間接霸凌

社交訓練治療指引

為社交教練課程做準備

　　本課的焦點，是提供處理間接霸凌的策略。間接霸凌包括**電子通訊霸凌**與**關係霸凌**；前者又稱**網路霸凌**，後者則涉及**散播謠言與閒話**。這些霸凌行為屬於間接形式，一般都發生在網路上或當事人不在場的時候。

　　網路霸凌的現象，是指使用電子通訊來傷害或騷擾別人，在過去數年變得較為常見，尤其是在經常使用手機與社群媒體等科技產品的青年身上，因為**網路霸凌**與這些科技產品脫不了關係。因為**網路霸凌**是一個相對較新的現象，部分社交教練對於**網路霸凌**有關的行為可能較不熟悉。因此，你應該對不同型態的**網路霸凌**準備好一些簡短的教材。

　　進一步澄清的話，**網路霸凌**行為包括在手機、電腦或社交網絡網站上，寄送騷擾、威脅或羞辱的訊息。研究曾指出六種**網路霸凌**的型態：

- **傷害**：貼文或散播不實資訊，可能對當事人聲譽造成傷害。
- **騷擾**：重覆寄送惡意與騷擾的訊息給當事人。
- **鎖定**：單獨挑出一人，慫恿其他人一起攻擊或取笑他。
- **身分盜用**：假裝自己是當事人，以當事人的身分說或做一些當事人沒有做的事。
- **上傳**：分享電子郵件或是貼出某人的照片，尤其是某人處在難堪情境之際的照片。
- **排擠**：向別人施壓，排擠當事人，使他無法獲得成員資格或無法加入某個團體。

　　處理網路霸凌的策略相當簡明直接，通常社交教練不會出現阻抗；不過，他們可能會提出有關**網路霸凌**本質為何的疑問。

「間接」霸凌的另一面向，是散播謠言與閒話。散播謠言與閒話是人們分享他人私生活資訊較為常見的方式之一。謠言與閒話在青年之中相當常見；看看八卦節目與雜誌受歡迎的程度，便可知曉。雖然特定形式的關係霸凌通常是惡意、無情、心存不仁的，但謠言與閒話也有可能只是反映出某種人們在社交時用來彼此聯結的一種溝通方式。研究指出，閒話做為龐大群體內一種共享的溝通模式，實際上強化了群體內部的社交連結。無論如何，重要的是要了解謠言與閒話是極為常見的，不可能在我們所生活的社交世界中消失。

講授課程第二部分的焦點，是協助社交教練了解他們可以幫助學員**處理謠言與閒話**的方式。這些策略的實際效用，可以藉由與大眾流行文化中的現象相提並論，來讓社交教練明瞭。舉例來說，**處理謠言與閒話的策略之一，是不要嘗試去駁斥謠言**；一旦當事人試圖駁斥或否認，外人便看起來就是既防衛且彷彿做錯了事，否認的動作實際上反倒讓謠言火上加油。為了幫助社交教練了解這個常見的社交錯誤，你可以讓他們想想一些名人，當他們試圖駁斥有關自己的謠言卻徒勞無功，甚至祭出控告八卦雜誌的做法，最後只是讓謠言愈燒愈烈，絲毫無法中止謠言。相反地，**處理謠言與閒話**一個更積極主動的策略是，**散布自己的謠言**。它的做法有一部分是藉由接受謠言的存在，並**對於怎會有人「在乎」或「相信」謠言表達訝異之情**，來減損謠言的重要性與可信度。同樣地，為了幫助社交教練理解這個策略的應用，你可以讓他們想想一些很擅長如此或不擅長如此的名人案例。雖然這並非**處理謠言與閒話**正式課程的一部分，但這個簡短的活動對社交教練來說通常趣味橫生，也有助於強調這些策略的有效性。

驗收家庭作業

〔逐項檢視下列的指定家庭作業並**解決**可能發生的問題。從有完成家庭作業的學員開始。如果時間足夠，可以詢問為什麼其他人無法完成作業，並試著**解決**問題，討論下一週可以如何完成作業。驗收家庭作業時，記得使用**關鍵詞**（以**粗楷體字**標示的部分）來重新整理他們的敘述。驗收家庭作業時，請將大部分時間用在討論和朋友聚會的指定作業，因為這是最重要的部份。〕

1. 和一個朋友聚會

●陳述：這週學員最主要的指定作業之一，是和一位朋友聚會。誰已經完成這

項指定作業或嘗試完成的？

● 問下列問題：

○ 是否利用五個 W 來協助學員計畫朋友聚會？

○ 在朋友聚會前，你做了哪些社交指導？

○ 學員決定聚會要做什麼？和誰？

○ 聚會如何開始？

○ 由誰選擇活動？

○ 他們有交換資訊嗎？用多少比例的時間？

○ 聚會如何結束？

○ 聚會之後，你做了哪些社交指導？

　■ 適當的社交訓練問題：

　　□ 你們決定要做什麼？由誰選擇活動？

　　□ 你們有交換資訊嗎？花多少比例的時間？

　　□ 你們的共同興趣是什麼？有了那些資訊，如果你們下次要一起消磨時
　　　間，可以做什麼？

　　□ 你和你的朋友度過了愉快的時光嗎？

　　□ 他是讓你還想再一起消磨時間的人嗎？

○ 這看來像是個交友的好選擇嗎？他看起來是學員會想再來往的人嗎？

表 16.1　在你家開始與結束朋友聚會的步驟

開始朋友聚會	結束朋友聚會
1. 打招呼問候	1. 等候活動中的停頓
2. 邀請他們進門	2. 對結束聚會給一個說法
3. 幫他們介紹給在場不認識的人	3. 送朋友到門口
4. 帶他們看看環境	4. 謝謝朋友來聚會
5. 招待點心飲料	5. 告訴朋友你度過愉快的時光
6. 問他們想做什麼	6. 說再見、下次見

2. 學員應與社交教練練習處理嘲笑

　● 陳述：本週學員與社交教練的另一個指定作業，是處理嘲笑。有誰完成或嘗

試完成這項指定作業的？

●問以下問題：

○在練習之前，你做了哪些社交指導？

○學員做了什麼、說了什麼，來處理嘲笑？

○練習之後，你做了哪些社交指導？

■適當的觀點轉換提問：

□我的感覺會是如何？

□你覺得我會怎麼看你？

□你認為我會想再嘲笑你嗎？

3. 學員應該和同儕在適合的情境下，練習處理「直接」霸凌

●陳述：本週學員的另一個指定作業，是和同儕練習處理「直接」霸凌。有誰完成或嘗試完成這項指定作業的？

●問以下問題：

○學員和誰練習？霸凌的內容是什麼？

○學員做了什麼、說了什麼，來處理「直接」霸凌？

○練習之後，你做了哪些社交指導？

■適當的社交訓練問題與觀點轉換提問：

□你怎麼做或怎麼說，來處理嘲笑？

－對方的感覺會是怎樣？

－你覺得他們怎麼看你？

－你覺得他們會想再次嘲笑你嗎？

□他們有給你任何尷尬回饋嗎？如果你不想再因為同一件事情被嘲笑，你可以有什麼不同的做法？

□你怎麼做或怎麼說，來處理身體霸凌？

4. 學員與社交教練應練習處理意見相左

●陳述：本週學員與社交教練的另一個指定作業，是處理意見相左。有誰完成或嘗試完成這項指定作業的？

●問以下問題：

○在練習之前，你做了哪些社交指導？

○學員依循哪些步驟來「回應」意見相左？

○學員依循哪些步驟來「提出」不同意見？

○練習之後，你做了哪些社交指導？

　■適當的社交訓練問題與觀點轉換提問：

　　□ 你依循哪些步驟？

　　□ 到後來我感覺怎麼樣？

　　□ 你覺得到後來我怎麼看你？

　　□ 你認為我會想再跟你來往嗎？

表 16.2　處理意見相左的步驟

回應意見相左	提出不同意見
1. 保持冷靜 2. 聆聽對方的意見 3. 重複對方所說的，以表達同理 4. 用「我」開頭的陳述來解釋你的想法 5. 說你很抱歉 6. 嘗試解決問題	1. 等候適當的時機與場合 2. 保持冷靜 3. 提議私下談 4. 以「我」開頭的陳述來解釋你的想法 5. 聆聽對方的意見 6. 重複對方所說的話 7. 告訴對方你需要他們怎麼做 8. 嘗試解決問題

5. 學員應和朋友或愛情伴侶，在適當情境下練習**處理意見相左**

　●陳述：本週的另一個指定作業是，學員和朋友或愛情伴侶在情境適當的前提下，練習處理意見相左。有誰完成或嘗試完成這項指定作業？

　●問以下問題：

　　○學員和誰練習？意見相左的主題是什麼？

　　○學員依循哪些步驟來「回應」意見相左或「提出」不同意見？

　　○練習之後，你做了哪些社交指導？

　　　■適當的社交訓練問題與觀點轉換提問：

　　　　□ 你依循哪些步驟？

　　　　□ 你和對方到後來感覺怎麼樣？

　　　　□ 你們後來對彼此有什麼想法？

□ 你覺得你們會想再跟彼此來往嗎？

6. 練習讓某人知道你喜歡他、提出約會邀請並且／或前往約會
● 陳述：本週的另一個指定作業是，學員練習讓某人知道他喜歡對方、提出約會邀請且／或前往約會。除非目前有感興趣想交往的人，否則「不要」做這項指定作業。學員也可以和社交教練練習，如果他們覺得自在的話。有誰完成或嘗試完成這項指定作業？
● 問以下問題：
○ 在練習之前，你做了哪些社交指導？
○ 學員和誰練習？
○ 他怎麼做，來讓別人知道他喜歡對方？對方如何回應？
○ 他有提出約會邀請嗎？對方如何回應？
○ 如果學員有前往約會，問以下問題：
■ 他們決定做什麼？
■ 他們有交換資訊嗎？用多少比例的時間？
■ 他和約會對象一起度過愉快的時光嗎？
○ 練習之後，你給了哪些社交指導？
○ 這看起來像是約會的好選擇嗎？這是他會想（再次）約會的人嗎？

● 〔收回社交訓練指定家庭作業工作表。如果社交教練忘記帶，請他們重新填寫好一份新的表格，幫助他們為指定作業負責。〕

講授課程：處理間接霸凌

● 發放社交訓練講義。
○ 社交訓練治療指引中的**粗楷體字**部份，直接摘錄自社交訓練講義。
○ 提醒社交教練粗楷體字是關鍵詞，代表 PEERS® 課程中的重要概念，在社交指導時應該盡可能使用這些用語。
● 解釋：今天我們要談如何處理霸凌。在上一堂課，我們談到處理「**直接**」霸凌的策略。「**直接**」霸凌包括嘲笑與身體霸凌，這些霸凌行為是以直接的形式進行，因為這些行為直接施加在當事人身上。今天，我們要談「**間接**」霸凌，例如網路霸凌、散播謠言與閒話。這些行為通常發生在網路上或當事人不在場

時，因此屬於是「間接」形式的霸凌。這兩類霸凌行為是完全不同的，處理這些不同形式的霸凌，也需要非常不一樣的策略。

處理網路霸凌

● 解釋：對別人「間接」霸凌的做法之一，是透過電子通訊，這有時也稱做網路霸凌。雖然人們有時會在電子通訊上嘲笑別人，但處理網路霸凌的策略和我們處理面對面嘲笑的方式，非常不一樣。

● 問：網路霸凌的方式有哪些？

　○ 答案：

　　■ 寄送或轉寄威脅、騷擾或傷害性的電子郵件、手機簡訊或即時訊息。

　　■ 在社交網絡網站上散播謠言與閒話。

　　■ 建置社交網絡頁面來攻擊受害者。

　　■ 未經同意就擅自在網路上張貼別人的照片或個人資料。

　　■ 冒用別人的身分來羞辱別人，或設計別人洩漏個人資料。

● 解釋：透過電子通訊來霸凌別人，有很多種不同的方式。現在我們將討論如何處理這些不同類型的網路霸凌。

處理網路霸凌的策略

● 避免筆戰──不要有反應

　○ 陳述：「網路無賴」（trolling）是一個專有名詞，用來形容專門在社交網絡網站、留言版或論壇上貼一些騷擾或刻薄評論來霸凌別人的人（譯註：或稱酸民、網路小白、網路臭蟲）。他們這麼做的目的是因為好玩，或是想挑起你的反應。他們想挑起怎樣的反應？

　　■ 答案：他們希望激怒你，讓你如置身在一場為自己防衛或戰鬥的秀中。

　○ 陳述：網路無賴或網路霸凌在這點上，和面對面霸凌並沒有太大的差異；他們總是希望挑起你的反應。所以如果你因此生氣、替自己辯護或引發戰火，會有什麼結果？

　　■ 答案：會替網路霸凌者提供樂子。

　○ 問：當你生氣或開啟戰端，可能會讓網路霸凌「更容易」還是「更不容易」再次發生？

■答案:「**更容易**」再次發生。

○解釋:網路上有這麼一句格言:「避免筆戰」,意思是說,不要去面質或反擊,陷入他們的遊戲中。即使回應「隨便你」也不會有效,因為所有的情緒到了螢幕上就看不到了。當你做了反應,就注定會成為輸家,你只會成為他們的娛樂,讓他們更想在網路上霸凌你。如果你不回應他們,他們可能會覺得無聊,便離開、找其他人去了。

● 有朋友相挺

○陳述:如同面對面霸凌,網路霸凌喜歡選定落單的人。為什麼網路霸凌者喜歡選定落單或看起來沒人保護的人?

■答案:因為當你是一個人時,沒有人挺你或是為你撐腰;你會成為比較容易的目標。

○解釋:處理網路霸凌的策略之一,是有朋友相挺。我們已經談過替自己辯護沒有任何好處,因為那正是網路霸凌者最想要的。相反地,學員可以有個朋友或家人替他們辯護,顯示他們不是孤軍奮戰。

● 暫時潛水

○解釋:許多網路霸凌發生在社交網絡網站上。如果學員遇到被網路霸凌的麻煩,一個好策略是暫時在網路上沉寂一陣子。

○問:暫時潛水是什麼意思?為什麼這樣可以防範網路霸凌?

■答案:暫時離開社交網絡網站;不要在其他人的留言版上或論壇中評論回應。這可以拉開你和網路霸凌的距離;網路霸凌有可能氣餒削弱;**如果網路霸凌者「找不到」你,他就無法霸凌你。**

● 封鎖網路霸凌者

○解釋:因為網路霸凌發生於簡訊、即時訊息、電子郵件和社交網絡網站等讓霸凌顯而易見的通訊方式,所以中止網路霸凌最容易的做法之一,就是直接封鎖網路霸凌者。

○問:封鎖網路霸凌者代表什麼意思?這樣如何能防範網路霸凌?

■答案:代表封鎖他們傳給你的簡訊、電子郵件或社交網絡網站的訊息;**如果網路霸凌者無法「連繫」你,他就無法霸凌你。**

● 保存證據

○陳述:保護學員遠離網路霸凌的另一個好策略,是保存證據。保存證據代表

什麼意思？為什麼保存證據是重要的？

　　■ 答案：就是保存任何威脅、騷擾、羞辱的通訊內容，因為如果網路霸凌沒有停止，你可能需要通報。

　○ 問：如果網路霸凌發生在社交網絡網站，例如臉書，而其他人可以看得到，學員可以怎麼做？

　　■ 答案：先螢幕截圖、保存證據，然後刪除貼文，讓其他人無法看到。

● 通報網路霸凌是最後手段

　○ 解釋：在某些情況下，學員可能有必要通報網路霸凌給適當的主管機關，做為最後手段。通報對象可能包括：網路服務提供者、網路管理者、大學、主管，或在最極端情況下，甚至是執法機關。因為學員可能會困惑何時應該或如何通報網路霸凌，身為社交教練，你需要和學員一起決定適當的通報時機以及通報對象。

處理謠言與閒話

● 陳述：「間接」霸凌別人的另一個做法，是散播謠言與閒話。謠言與閒話在工作場合與大學校園是相當常見的。不幸的是，對於阻止人們說閒話，我們能做的很有限。儘管如此，知道為何別人要散播謠言與閒話，會非常有幫助。

● 問：人們為何要說閒話？

　○ 答案：刻薄；想傷害別人；想報復；操弄別人；造成威脅；獲得注意；增加自己受歡迎的程度；做為某種形式的溝通。

● 陳述：以「謠言與閒話常被用來當作是……」逐項解釋下列要點。

　○ 社交武器

　　■ 散播閒話可能是出於惡意且意圖傷害別人；要傷害某個他不喜歡或嫉妒的人的名譽。

　○ 社交反擊的一種形式

　　■ 散播閒話可能用來做為報復手段，報復某人做了某件事的手段；用來操弄別人；或造成威脅（如：「如果你做了……我會告訴所有人……」）。

　○ 獲得注意的方法

　　■ 散播閒話可能是一些青年用來獲取注意或感覺自己很重要的方式之一（如：他們知道一些別人不知道的事情）。

○ **增加自己受歡迎程度的做法**
  ■ 散播閒話可能是青年嘗試讓自己更受歡迎的方式之一，可以引起別人的興趣或注意，掌握某種駕馭他人的權力。
○ **溝通的形式**
  ■ 散播閒話常常只是青年交談的一部份，一種和社會環境保持同步的方式。
● 解釋：因為謠言與閒話常常只是日常溝通的某種形式，是一種青年用來與周遭事物保持聯繫的方式，所以對於阻止人們散播謠言和閒話，我們能做的很有限。

避免成為閒話的標的

● 解釋：現在我們已經了解「為什麼」別人要說閒話了，接著，如果知道怎麼做可以減少別人說我們的閒話，將會很有幫助。第一件我們要思考的事情是，我們可以怎麼避免成為謠言或閒話的標的。
● **避免和好說閒話的人做朋友**
  ○ 解釋：避免成為謠言或閒話標的的第一個規則，是避免和好說閒話的人做朋友。「好說閒話的人」，是指喜歡造謠或是散播別人閒話的人。
  ○ 問：和好說閒話的人做朋友，可能會有什麼問題？
    ■ 答案：如果他們對你生氣，可能會散播你的謠言；你很難信任好說閒話的人；他們可能會把你的祕密分享出去；人們可能會相信他所說的關於你的話，因為你們是朋友；其他人可能會不想和你成為朋友，因為他們知道你和好說閒話的人是朋友。
● **避免和好說閒話的人為敵**
  ○ 解釋：避免成為謠言或閒話標的的下一個規則，是避免和好說閒話的人為敵。意思是說，避免觸怒好說閒話者或他們的朋友，例如洩漏他們的祕密、說他們的閒話、開他們玩笑或糾正他們。
  ○ 問：和好說閒話的人或他們的朋友為敵，可能會有什麼問題？
    ■ 答案：這只會刺激他們來報復你；你可能會變成他們說閒話的對象。
● **對閒話保持中立態度**
  ○ 陳述：與其和好說閒話的人做朋友或變成敵人，你要盡可能保持中立。保持中立是什麼意思？

■答案：你既不想成為他們的朋友，也不想成為他們的敵人；就是別礙到他們、避開他們的「雷達」（勢力範圍）。

● **避免散播別人的謠言**

　○陳述：避免成為謠言或閒話標的的最後一個規則，是避免散播別人的謠言。散播別人的謠言或閒話，可能會有什麼問題？

　　■答案：因為那會傷人，別人會不想和你做朋友；你可能會有不好的名聲；被你說閒話的人可能會說你閒話來報復。

處理針對我們的閒話

● 解釋：即使學員盡最大努力避免成為閒話的標的，閒話仍然可能發生，所以我們需要知道如何因應，來盡量減少針對他們的閒話所帶來的衝擊。

● **我們的每一個本能反應都是「錯的」**

　○解釋：有關成為謠言或閒話的標的，有一個有趣的事實，那就是我們針對這種情境下的每一個本能反應，都是「錯的」！

　○問：大部分人成為謠言的標的時，會想要怎麼做？

　　■答案：想證明閒話是錯的；替自己辯護；變得惱怒；找散播閒話的人當面質問。

　○解釋：大部分人會嘗試證明謠言是錯的，否認謠言，顯得惱怒，或甚至當面質問散播謠言的人。但不管是哪一種做法，實際上都是火上加油，讓流言更加猖狂。

● **不要去證明謠言是錯的**

　○陳述：當你成為謠言或閒話的標的，一個強烈的本能就是去否證或否認謠言。在你試著否認或駁斥謠言時，你看起來像是怎麼樣？

　　■答案：基本上看起來一副防衛自己、做錯事的樣子。

　○解釋：請記得，談到謠言與閒話時，我們的每一個本能反應都是「**錯的**」。如果你嘗試駁斥謠言，你會看起來是在防衛自己、做錯事的樣子。新一波謠言就會是你如何抓狂地想駁斥謠言。這可是「**很有戲的閒話**」，讓謠言火上加油。

● **不要表現出惱怒**

　○解釋：當你成為謠言或閒話的標的，另一個常見的本能反應是生氣。表現出

惱怒，可能會有什麼問題？

　　■ 答案：你看起來一副在防衛自己、做錯事的樣子。

○ 解釋：請記得，談到謠言與閒話，我們的每一個本能反應都是「錯的」。如果你看起來很生氣，或因此中斷上學或上班，人們會假定你有一些不可告人的事情。新一波謠言就會是你如何因此而惱怒。同樣地，這可是「很有戲的閒話」，讓謠言火上加油。

● 表現出謠言對你無傷

○ 解釋：雖說成為謠言或閒話的標的令人十分不快，但是你需要表現得彷彿謠言對你無傷。學員可以私底下對家人與朋友訴說，但公開場合不應表現出生氣的樣子。

○ 問：為什麼表現出謠言對你無傷是重要的？

　　■ 答案：如果你不表現出生氣的樣子，你看起來比較不防衛，也比較不像做錯事情。

● 不要質問散播謠言的人

○ 解釋：有時候你知道是誰在散播你的謠言。在這種情況下，出於本能會想去質問散播謠言的人。問題在於，這麼做通常可能只會讓謠言火上加油。

○ 問：質問散播謠言的人，可能會有什麼問題？

　　■ 答案：對方可能會開始散播更多和你有關的閒言閒語；可能會導致爭執或互鬥；對方可能會更理直氣壯地散播更多和你有關的閒話。

○ 解釋：請記得，談到謠言與閒話時，我們的每一個本能反應都是「錯的」。如果你質問散播你謠言的人，你可能看起來在防衛自己、像是做錯事情。新一波謠言就會是你如何抓狂、如何質問他們。同樣地，這可是「很有戲的閒話」，讓謠言火上加油。

● 避開散播你謠言的人

○ 陳述：想像你知道散播你謠言的人。其他人會期待你怎麼做？

　　■ 他們會期待你質問散播你閒話的人。

○ 陳述：問題在於，即使你不去質問散播你謠言的人，只要你和他們待在同一個現場，就代表你不會贏，不管你怎麼做都必然會輸。如果你不看著他們，新一波謠言會是什麼？

　　■ 答案：新一波謠言將會是你如何不敢直視他們的眼睛。

幫助自閉症類群與社交困難者建立友誼

○問：如果你看著他們，新一波謠言會是什麼？

　■答案：新一波謠言將會是你如何用兇狠的眼神瞪著他們。

○解釋：在這種情況下，無論如何你是不可能贏的，所以學員最好的做法就是避開散播你謠言的人。這並不是說要停止上學或上班，只是代表你應該規劃路徑，試著避開他們，直到謠言消散。

● **對於有人會「在乎」或「相信」閒話，表現出驚訝的樣子**

○解釋：當你成為謠言與閒話的標的，人們會問你有關閒話的事情，來看你會有什麼反應。即使你的本能反應是去否認或駁斥謠言，但這麼做只會讓你看起來更像做錯事情的人。相反地，你應該表現出驚訝的樣子，詫異有任何人「**在乎**」或是「**相信**」那些閒話。就算謠言是事實，根本也不是天大的事。如果謠言是真的，你無法相信有任何人會「**在乎**」此事；如果謠言不是真的，你無法相信會有任何人「**相信**」它。

○提供一些範例，建議當我們要**表現出驚訝有人會「在乎」這個閒話**的樣子時，可以說些什麼。

　■ **你可以想像有任何人會在乎那些閒話嗎？**

　■ **為什麼會有人在乎它？**

　■ **那些人真的需要好好利用生命、享受他們的人生。**

　■ **大家需要好好培養興趣嗜好。**

　■ **大家真的很需要找到其他更值得談的事情。**

○提供一些範例，當我們要**表現出驚訝有人會「相信」這個閒話**的樣子時，可以說些什麼。

　■ **你相信有任何人會相信那些閒話嗎？**

　■ **誰會相信那些？**

　■ **大家真的很容易上當。**

　■ **我無法相信有任何人會相信那些。**

○問：為什麼對於有人會「在乎」或「相信」閒話表現出驚訝的樣子是重要的？

　■答案：因為那讓謠言顯得很蠢；人們比較不會再相信謠言，因為那會讓謠言失去其重要性與可信度；人們比較不會繼續散播謠言，因為那會讓他們看起來太天真或是容易受騙，竟然會在乎或相信它。

○解釋：對於有任何人會「在乎」或「相信」閒話表現出驚訝的樣子，會讓閒話失去其重要性和可信度。

● 散播和自己有關的謠言
　○解釋：儘管對有任何人會「在乎」或「相信」閒話表現出驚訝，是一個處理閒話的好策略，但青年人應該更加主動出擊才對。你實際上更希望他們主動散播和自己有關的謠言！這個主意可能聽起來有些瘋狂，但實際上是非常聰明而且真的有效的做法！散播和自己有關的謠言是一個主動積極的方式，讓閒話失去重要性和可信度。散播和自己有關的謠言，有非常具體的步驟，讓學員可以依循。

散播和自己有關的謠言的步驟

1. 找一個會挺你的朋友
　● 陳述：散播和自己有關的謠言的第一步，是找一個會挺你的朋友。為什麼你需要找一個會挺你的朋友？
　○ 答案：他會為你撐腰並支持你；他們會贊同你對於謠言必然有話要說。

2. 找一個聽眾
　● 陳述：下一步是找一個聽眾。為什麼你希望有一個聽眾？
　○ 答案：你希望在別人面前散播和自己有關的謠言，讓人不經意聽到這段對話，藉此讓舊的閒話失去其重要性和可信度。

3. 提起謠言
　● 陳述：散播和自己有關的謠言的下一步，是提起謠言。你必須對會支持你的朋友這麼說：「你有聽過和我有關的那個謠言嗎？」

4. 對於有人會「在乎」或「相信」謠言，表現出驚訝的樣子
　● 解釋：下一步是用之前我們針對這個做法所提供的相同例句，對有任何人會「在乎」或「相信」這個謠言表示驚訝。
　● 問：你可以說什麼，來對竟然有人會「在意」或「相信」這個閒話表示驚訝？
　　○ 答案範例：

■ 竟然有人會相信那些話。

■ 有人會相信那些話，真是見鬼了。

■ 你相信有任何人會在乎那些嗎？

■ 竟然有人會在乎那些話，實在太奇怪了。

■ 那些人真的需要好好利用生命、享受自己的人生，找些別的事情談才好。

■ 大家需要培養興趣嗜好，或是找一些有趣的事情聊才好。

5. 和其他挺你的朋友重複上述步驟

●陳述：散播和自己有關的謠言的最後一步，是和其他支持你的朋友重複上述步驟。為什麼和多位朋友散播和自己有關的謠言是重要的？

○答案：這樣會有比較多人聽到原來的謠言有多蠢；這麼做間接在許多人面前，讓舊的謠言失去真實性；讓舊的謠言喪失重要性與可信度，從而失去力量；這樣就不會有太多人想去散播舊的謠言，因為這會讓他們顯得愚蠢。

●問：如果你在不同人面前散播和自己有關的謠言，對於有任何人會在乎或相信謠言表現出驚訝，那麼新一波謠言會是什麼？

○答案：新一波謠言就會是——舊的謠言有多麼蠢。

●解釋：散播和自己有關的謠言，通常會消滅先前的謠言，因為舊的謠言會顯得很蠢。人們比較不會繼續散播謠言，因為這會讓他們看起來不知道自己在說什麼。這麼做也同時奪走了謠言所有讓人震驚的特質與魔力。

● 〔可選擇：播放 PEERS® 角色扮演影片集錦（www.semel.ucla.edu/peers/resources）中有關處理謠言與閒話的「錯誤」與「正確」角色扮演示範影片，或是運用 **FriendMaker** 手機 APP，然後詢問觀點轉換提問。〕

指定家庭作業

〔發放社交訓練指定家庭作業工作表（附錄 I），讓社交教練填完下次繳回。〕

1. 和一個朋友聚會

●社交教練協應助學員利用五個 W 來計畫朋友聚會。

○「哪些人」會在場？（**WHO**）

○想「做什麼」？（**WHAT**）

○「在哪裡」聚會？（**WHERE**）

○「何時」聚會？（**WHEN**）

○「如何」進行聚會？（**HOW**）

● 社交教練應該在開始練習之前，先複習朋友聚會的規則與步驟。

● 社交教練應該在朋友聚會之後，問學員下列社交訓練問題：

○ 你們決定要做什麼？由誰選擇活動？

○ 你們有交換資訊嗎？花多少比例的時間？

○ 你們的共同興趣是什麼？有了那些資訊，如果你們下次要一起消磨時間，可以做什麼？

○ 你和你的朋友度過了愉快的時光嗎？

○ 他是讓你還想再一起消磨時間的人嗎？

2. 學員和社交教練應練習散播和自己有關的謠言

● 在練習前複習散播和自己有關的謠言的策略。

● 社交教練應提供一個謠言的範例，讓學員練習散播和自己有關的謠言。

● 社交教練應在練習之後，問學員以下觀點轉換提問：

○ 我的感覺會是怎樣？

○ 你覺得我會怎麼看你？

○ 你認為我會相信謠言嗎？

3. 學員與社交教練應練習處理嘲笑

● 在練習前複習處理嘲笑的步驟。

● 學員應選擇「三個」口頭反駁來練習如何運用。

● 社交教練應採用無傷大雅的嘲笑（如：「你的鞋子好醜喔。」）。

● 練習後，社交教練應問學員以下觀點轉換提問：

○ 我的感覺會是怎麼樣？

○ 你覺得我會怎麼看你？

○ 你認為我會想再嘲笑你嗎？

4. 學員應和同儕在適合的情境下，練習處理「直接」或「間接」霸凌
   ● 練習後，社交教練應在適當情境下，問學員以下社交訓練問題與觀點轉換提問：
   ○ 你怎麼做或怎麼說，來處理嘲笑？
     ■ 對方會感覺怎麼樣？
     ■ 你覺得他們怎麼看你？
     ■ 你覺得他們會想再次嘲笑你嗎？
   ○ 他們有給你任何尷尬回饋嗎？如果你不想再因為同一件事情被嘲笑，你可以有什麼不同的做法？
   ○ 你可以怎麼做或怎麼說，來處理身體霸凌？
   ○ 你可以怎麼做，來處理網路霸凌？
   ○ 你可以怎麼做或怎麼說，來處理謠言與閒話？

5. 學員應和朋友或愛情伴侶練習，在適當情境下處理意見相左
   ● 可能的話，社交教練應在開始練習之前，複習「回應」意見相左或「提出」不同意見的規則與步驟。
   ● 社交教練應在學員練習之後，問以下社交訓練問題與觀點轉換提問：
   ○ 你依循哪些步驟？
   ○ 你和對方到後來感覺怎麼樣？
   ○ 你們後來對彼此有什麼想法？
   ○ 你覺得你們會想再跟彼此來往嗎？

6. 練習讓某人知道你喜歡他、提出約會邀請並且／或前往約會
   ● 如果學員目前有感興趣的對象：
   ○ 讓對方知道你喜歡他。
   ○ 提出約會邀請。
   ○ 前往約會。
   ○ 除非你目前有感興趣的對象，否則「不要」做這個練習。
   ● 學員應該和社交教練練習讓某人知道你喜歡他、提出約會邀請、開始或結束約會，如果不會覺得不自在的話。
   ● 社交教練應該在開始練習之前，複習約會禮儀的規則與步驟。

- 練習之後，社交教練應該問學員以下的社交訓練問題：
  - 讓某人知道你喜歡他
    - 和誰練習？你怎麼做，來讓別人知道你喜歡他？
    - 對方有何回應？
    - 這是一個好選擇嗎？他是你會想約會的人嗎？
  - 提出約會邀請
    - 你向誰提出約會邀請？依循哪些步驟？
    - 對方有何回應？
  - 前往約會
    - 你決定怎麼安排？
    - 你有交換資訊嗎？用多少比例的時間？
    - 你們的共同興趣是什麼？有了那些資訊，如果你們要再次約會，可以做什麼？
    - 你和約會對象共同度過愉快時光嗎？
    - 這是一個好選擇嗎？他是你會想再次約會的人嗎？

社交訓練小訣竅

對想知道更多**處理「間接」霸凌**相關策略的細節和資源的社交教練，可給予以下建議：

- 社交教練可以和學員一起閱讀《交友的科學：幫助有社交困難的青少年與青年》（Laugeson, 2013）。
  - 其中兩個與「**間接**」霸凌有關的章節提供更多細節：
  - 第十一章：處理網路霸凌
  - 第十二章：減少謠言與閒話
  - 為學員提供章節內容摘要。
  - 每個課程均提供社交訓練小訣竅。
- 參考《交友的科學：幫助有社交困難的青少年與青年》一書的網站影片示範（Laugeson, 2013）或 **FriendMaker** 手機 APP：
  - 複習處理網路霸凌和謠言與閒話的策略。
  - 觀看角色扮演示範影片中的「處理謠言與閒話」。

■ 範例包括正確與錯誤示範。

　○ 看完影片示範後，討論**觀點轉換提問**。

● 鼓勵學員使用 **FriendMaker** 手機 APP 當做「虛擬教練」，來輔助真實生活中
　與下列問題有關的情境：

　○ 處理網路霸凌

　○ 處理謠言與閒話

畢業公告

● 發放畢業傳單（範本參見附錄 G）。

● 陳述：下週學員就要畢業了。代表我們在下週即將要做個總結，既然團體已進
　入尾聲，我們將要來談如何邁步向前。為了慶祝各位的努力學習，我們將為學
　員籌辦一個畢業慶祝會，並共同參與畢業典禮。

● 你可能需要解釋畢業慶祝會與畢業典禮的時程，可以依你的資源做安排。

　○ 有關畢業慶祝會與典禮的建議，請見課程十六的學員治療指引。

處理間接霸凌

學員治療指引

為學員課程做準備

本課的焦點，在於如何適當**處理「間接」霸凌**，包括**網路霸凌**和**謠言與閒話**。這些行為屬於相對間接的霸凌形式，因為發生的方式通常在網路上，或是當事人不在現場的情況下。前一課聚焦在處理較為直接的霸凌，如**嘲笑與身體霸凌**。如同前一課程，用來處理特定霸凌形式的策略有相當的差異。

講授課程中有關**處理網路霸凌**的策略，將會相當簡明易懂。課堂中最常發生的狀況是，學員可能會想述說自己或其他人遭遇網路霸凌的故事。重要的是，你必須將這些討論導正回課程主題，因為團體成員可能在這個過程中充滿情緒，若允許某些學員深入描述任何形式的霸凌，可能會造成其他團體成員的痛苦甚至崩潰，使課程難以進行。要導正回課程主題的最簡單做法是，向學員說：「我們知道霸凌感覺很可怕，也知道它相當常見。但是我們並沒有要談過去曾經被霸凌的具體內容。相反地，我們將聚焦在面對那些情境時可以怎麼做，好讓我們日後比較不會再被霸凌。」同樣的做法已經在前一課程中實行過，所以在本課中，應該比較少遇到學員自我揭露。如果你顧慮到某些學員的自我揭露需要更多關注，你可以選擇另外與學員和其社交教練在團體外**另行會談**。

講授課程的第二部分聚焦在**處理謠言與閒話**，這是另一種形式的「**間接**」霸凌。雖然散播謠言與閒話通常是人與人溝通的方式之一，但它也屬於一種關係霸凌。**謠言與閒話**在女性較為常見，它可能是惡意並意圖傷害別人的。這種**社交武器**可能用來報復別人、讓別人因他的作為而付出代價，或破壞某個不受歡迎或受到嫉妒的人的聲譽。雖然那些喜歡散播謠言與閒言閒語的人——通常就是指**好說閒話的人**——或許是出於惡意，但有可能他們比較是想藉此獲得注意或感覺自己是重要的。知道別人私生活的祕密細節，通常會讓自己處於有影響力的位置，甚至在較大的同儕團體中提升自己的社會地位。因此，許多青年（尤其是女性）可

能會用**散播謠言與閒話**來增加自己在同儕中受歡迎的程度。

　　本課的目的之一，是教給學員一些必要方法，以處理當自己成為謠言與閒話標的時的情境。我們將會教導學員瞭解，**當試駁斥謠言、表現出懊惱或質問散播閒話的人**等做法，都是無效的。相反地，我們最好是對於有人會「在乎」或「相信」閒話，表現出驚訝的樣子，藉此減損謠言的重要性與可信度，讓謠言顯得愚蠢。這個做法會讓其他繼續散播謠言的人顯得「不酷」。我們也將教導學員，當自己成為好說閒話者的標的時，如何主動去散播和自己有關的謠言；這也牽涉到減損謠言的重要性與可信度，但卻是以主動積極的方式來進行。讓學員練習**散播和自己有關的謠言**的行為演練部分，通常會相當活潑而歡樂。如同在前一課程中**處理嘲笑的策略**，這個技巧通常對學員來說相當能夠賦予他們掌控的能力，也因此十分有趣。

　　對於社交孤立或退縮的學員，**處理謠言與閒話**有關的技巧可能比較用不著。不過，對於曾經因為**不好的名聲**而經歷同儕排擠的學員，這個技巧可能至為關鍵，能夠幫助他們化解素來艱難無比的社交處境。

驗收家庭作業

〔逐項檢視下列的指定家庭作業並**解決**可能發生的問題。從有完成家庭作業的學員開始。如果時間足夠，可以詢問為什麼其他人無法完成作業，並試著解決問題，討論下一週可以如何完成作業。驗收家庭作業時，記得使用**關鍵詞**（以**粗楷體字標示**的部分）來重新整理他們的敘述。驗收家庭作業時，請將大部分時間用在討論**朋友聚會**的指定作業，因為這是最重要的部份。〕

1. 和一個朋友聚會
   ● 陳述：這週學員最主要的指定作業之一，是和一位朋友聚會。這週有和朋友聚會的請舉手。
   ● 問下列問題：
     ○ 你和誰聚會？你們決定做什麼？
     ○ 是否利用五個 W 來計畫朋友聚會？
     ○ 聚會如何開始？
     ○ 由誰選擇活動？

○你們有交換資訊嗎？用多少比例的時間？

○聚會如何結束？

○你和你的朋友度過了愉快的時光嗎？

○他是讓你還想再一起消磨時間的人嗎？

表 16.1　在你家開始與結束朋友聚會的步驟

開始朋友聚會	結束朋友聚會
1. 打招呼問候	1. 等候活動中的停頓
2. 邀請他們進門	2. 對結束聚會給一個說法
3. 幫他們介紹在場不認識的人	3. 送朋友到門口
4. 帶他們看看環境	4. 謝謝朋友來聚會
5. 招待點心飲料	5. 告訴朋友你度過愉快的時光
6. 問他們想做什麼	6. 說再見、下次見

2. 學員應與社交教練練習處理嘲笑

● 陳述：本週學員與社交教練的另一個指定作業，是處理嘲笑。這週有和社交教練練習處理嘲笑的請舉手。

● 問：你怎麼說或怎麼做，來和社交教練處理嘲笑？

○讓學員指出所使用的口頭反駁與非口語反駁。

3. 學員應該和同儕在適合的情境下，練習處理「直接」霸凌

● 陳述：本週學員的另一個指定作業，是在適當的情境下，和同儕練習處理「直接」霸凌。我們知道嘲笑與身體霸凌是非常常見的，所以我猜想許多學員可能有機會練習這些策略。有和同儕練習處理「直接」霸凌的請舉手。

● 視相關與否，問以下問題：

○你練習處理嘲笑、身體霸凌，或是兩者都練習？

○你做了什麼、說了什麼，來處理嘲笑？我沒有要知道他們說什麼來嘲笑你。我想知道的是，你怎麼做或怎麼說，來使用嘲笑反駁。

○對方會感覺怎麼樣？

○你覺得他們怎麼看你？

○你覺得他們會想再次嘲笑你嗎？

○ 他們有給你任何尷尬回饋嗎？如果你不想再因為同一件事情被嘲笑，你可以有什麼不同的做法？

○ 你怎麼做或怎麼說，來處理身體霸凌？

4. 學員與社交教練應練習**處理意見相左**

● 陳述：這週另一項指定作業是和社交教練練習處理意見相左。有和社交教練練習處理意見相左的請舉手。

● 問下列問題：

○ 你依循哪些步驟「**回應**」意見相左？

○ 你依循哪些步驟「**提出**」不同意見？

表 16.2　處理意見相左的步驟

回應意見相左	提出不同意見
1. 保持冷靜	1. 等候適當的時機與場合
2. 聆聽對方的意見	2. 保持冷靜
3. 重複對方所說的，以表達同理	3. 提議私下談
4. 用「我」開頭的陳述來解釋你的想法	4. 以「我」開頭的陳述來解釋你的想法
5. 說你很抱歉	5. 聆聽對方的意見
6. 嘗試解決問題	6. 重複對方所說的話
	7. 告訴對方你需要他們怎麼做
	8. 嘗試解決問題

5. 學員應和朋友或愛情伴侶練習，在適當情境下**處理意見相左**

● 陳述：這週另一項指定作業是，在情境適當的前提下，和朋友或愛情伴侶練習處理意見相左。有和朋友或愛情伴侶練習處理意見相左的請舉手。

● 問下列問題：

○ 你和誰練習？意見相左的事情是什麼？

○ 你依循哪些步驟「**回應**」意見相左或「**提出**」不同意見？

○ 你和對方到後來感覺怎麼樣？

○ 你們後來對彼此有什麼想法？

○ 你覺得你們會想再跟彼此來往嗎？

6. 練習讓某人知道你喜歡他、提出約會邀請並且／或前往約會

- ●陳述：這週另一項指定作業，是練習讓某人知道你喜歡他、提出約會邀請並
  且／或前往約會。這項作業「只能」和你有興趣交往的人練習。有做這項指
  定作業的請舉手。

- ●問下列問題：

  ○ 你和誰練習？

  ○ 你怎麼讓對方知道你喜歡他？對方有何回應？

  ○ 你有提出約會邀請嗎？對方有何回應？

  ○ 如果有前往約會，問下列問題：

    ■ 你決定做什麼？

    ■ 你有交換資訊嗎？用了多少比例的時間？

    ■ 你們的共同興趣是什麼？有了那些資訊，如果下次你們要再約會，可以
      怎麼安排？

    ■ 你和你的約會對象度過愉快的時光嗎？

  ○ 這個人像是一個約會的好選擇嗎？他是你可能會想（再次）約會的人嗎？

講授課程：處理「間接」霸凌

- ●解釋：今天我們要再來談談如何處理霸凌。上一堂課我們談到的策略是用來
  處理「**直接**」霸凌，例如嘲笑與身體霸凌，這些是以「**直接**」的形式進行的
  霸凌，因為是直接施加在當事人身上的。今天我們要談的是「**間接**」形式的
  霸凌，例如網路霸凌、散播謠言和閒言閒語。這些霸凌之所被稱為「**間接**」形
  式，是因為通常發生在網路上，或在當事人背後進行。就像各種霸凌行為彼此
  截然不同，處理不同典型的霸凌當然也就需要有非常不同的策略。

- ●〔說明處理「**間接**」霸凌的策略，將下列的重點條列和關鍵詞（以**粗楷體字**標
  示的部分）寫在白板上，課程結束前不要擦掉。每則標有 ▶ 的角色扮演，都
  在 PEERS® 角色扮演影片集錦（www.semel.ucla.edu/peers/resources）中有對應
  的角色扮演影片。〕

處理網路霸凌

- ●解釋：「**間接**」霸凌的方式之一，是透過電子通訊，這有時也稱做網路霸凌。

儘管人們有時在電子通訊上嘲笑別人，但處理網路霸凌的方式，和處理面對面的嘲笑，做法非常不同。我們知道網路霸凌可能讓人非常難受，但是我們並沒有要談別人霸凌我們的具體內容，或是被霸凌的感受。相反地，我們要聚焦在面對這些情境時能做什麼，好讓我們減少再次被霸凌的機會。

● 〔注意：如果學員想談自己被霸凌的具體內容，嘗試重新導回主題，對他們說：「我們並沒有要談被霸凌的具體內容。相反地，我們要談論的是在這些情境下我們能做什麼，來讓我們減少再次被霸凌的機會。」〕

● 問：什麼是網路霸凌？

　○ 答案：在電子通訊上（透過手機、網路、社交網絡網站），騷擾、威脅或羞辱別人。

● 問：網路霸凌者會對別人做什麼？

　○ 答案：

　　■ 寄送或轉寄威脅、騷擾或傷害性的電子郵件、手機簡訊或即時訊息。

　　■ 在社交網絡網站上散播謠言與閒話。

　　■ 建置社交網絡頁面來攻擊受害者。

　　■ 未經同意就擅自在網路上貼別人的照片或個人資料。

　　■ 冒用某人的身分來羞辱別人，或設計別人洩漏個人資料。

● 解釋：透過電子通訊霸凌別人，有很多種不同的方式，現在我們將討論如何處理這些不同類型的網路霸凌。

處理網路霸凌的策略

● 避免筆戰──不要有反應

　○ 陳述：有人可能聽過「網路無賴」（internet trolling）這個詞。什麼是「網路無賴」？「網路無賴」會做什麼？

　　■ 答案：「網路無賴」是指網路霸凌者（譯註：或稱酸民、網路小白、網路臭蟲）；他們喜歡在網路上張貼關於別人的負面評論。

　○ 解釋：「網路無賴」這個字眼是用來形容專門在社交網絡網站、留言版或論壇上，張貼一些騷擾或刻薄的評論來霸凌別人的人。他們這麼做的目的是因為好玩，或是想挑起你的反應。

　○ 問：他們想挑起怎樣的反應？

■ 答案：他們希望激怒你，讓你如置身在一場為自己防衛或戰鬥的秀中。

○ 陳述：「網路無賴」或網路霸凌者在這點上，和面對面霸凌並沒有太大的差異。他們總是希望挑起你的反應。所以如果你因此生氣、替自己辯護或引發戰火，會有什麼結果？

■ 答案：會提供網路霸凌者樂子。

○ 問：當你生氣或開啟戰鬥，可能會讓網路霸凌「更容易」還是「更不容易」再次發生？

■ 答案：「更容易」再次發生。

○ 解釋：網路上有這麼一句格言：「避免筆戰」。意思是說，不要去面質或反擊，陷入他們的遊戲中。即使回應「隨便你」也不會有效，因為所有的情緒到了螢幕上就看不到了。當你做了反應，就注定會成為輸家，你只會成為他們的娛樂，讓他們更想在網路上霸凌你。如果你不回應他們，他們可能會覺得無聊，便離開、找其他人去了。

● 有朋友相挺

○ 陳述：如同面對面霸凌，網路霸凌者喜歡選定落單的人。為什麼網路霸凌者喜歡選定落單或看起來不受保護的人？

■ 答案：因為當你是一個人時，沒有人挺你或是為你撐腰；你會比較容易成為目標。

○ 解釋：處理網路霸凌的策略之一，是有朋友相挺。我們已經談過為什麼替自己辯護沒有任何好處，因為那正是網路霸凌者最想要的。相反地，你可以找個朋友或年齡相近的家人替你辯護，顯示出你並不是孤軍奮戰。

● 暫時潛水

○ 解釋：網路霸凌經常發生，尤其在社交網絡網站上。如果學員遇到網路霸凌，一個好的策略是暫時在網路上沉寂一陣子。

○ 問：暫時潛水是什麼意思？

■ 答案：暫時離開社交網絡網站；不要在其他人的留言版上或論壇中評論回應。

○ 問：暫時潛水會發生什麼事？為什麼這樣可以防範網路霸凌？

■ 答案：這可以拉開你和網路霸凌者的距離；網路霸凌者有可能氣燄削弱；如果網路霸凌者「找不到」你，他就無法霸凌你。

○解釋：如果發生霸凌的地方是在臉書上，有時候甚至將臉書帳號關閉一陣子，也會有幫助。

● **封鎖網路霸凌者**

○解釋：因為網路霸凌發生於簡訊、即時訊息、電子郵件和社交網絡網站等霸凌顯而易見的通訊方式，所以中止網路霸凌最容易的做法之一，就是直接封鎖網路霸凌者。

○問：封鎖網路霸凌者代表什麼意思？這樣如何能防範網路霸凌？

■答案：代表封鎖他們傳給你的簡訊、電子郵件或社交網絡網站的訊息；**如果網路霸凌者無法「連繫」你，他就無法霸凌你。**

○解釋：舉例來說，在臉書上封鎖網路霸凌者，可以阻止他們看到你的資料、出現在你的搜尋資料中或聯絡清單上，也無法觸及你所分享的任何連結。在手機上封鎖霸凌者，可以防止他們打電話或傳簡訊給你。雖然這個策略不保證他們不會在其他網站找到你，但封鎖網路霸凌者對於阻斷你和霸凌者的聯繫，確實是個不錯的方式。

● **保存證據**

○陳述：保護學員遠離網路霸凌的另一個好策略，是保存證據。保存證據代表什麼意思？

■答案：保存任何威脅、騷擾、羞辱的通訊內容。

○問：為什麼保存證據是重要的？

■答案：如果網路霸凌沒有停止，你可能需要通報這些證據。

○問：如果網路霸凌發生在社交網絡網站，例如臉書，而其他人可以看得到，這時你可以怎麼做？

■答案：先螢幕截圖、保存證據，然後刪除貼文，讓其他人無法看到。

○解釋：如果某人寄威脅或騷擾的訊息或圖片給你，或在網路上貼出傷害你的評論，你必須保存證據，萬一需要通報網路霸凌時，便可使用。

● **通報網路霸凌是最後手段**

○解釋：在某些情況下，學員可能有必要通報網路霸凌給適當的主管機關，做為最後手段。通報對象可能包括：網路服務提供者、網路管理者、大學、主管，或在最極端的情況下，甚至是執法機關。

○問：在通報網路霸凌前取得社交教練的協助是重要的嗎？為什麼這麼做會是

一個好主意？

■ 答案：通報網路霸凌的時機和方式，可能很令人困惑；這個策略需要你和社交教練一起進行。

○ 解釋：通報網路霸凌通常是其他方法都無效時的最後一步，或是當你感到被威脅或被騷擾時的做法。如果你覺得需要通報網路霸凌，記得尋求社交教練的協助。

處理謠言與閒話

● 陳述：另一種「間接」霸凌的方式，是散播謠言與閒話。謠言與閒話在工作場合與大學校園是相當常見的。不幸的是，對於阻止人們說閒話，我們能做的很有限。儘管如此，知道為何別人要散播謠言與閒話，會非常有幫助。

● 問：人們為何要說閒話？

○ 答案：刻薄；想傷害別人；想報復；操弄別人；造成威脅；獲得注意；增加自己受歡迎的程度；當作一種溝通。

● 陳述：以「謠言與閒話常被用來當作是……」逐項解釋下列要點。

○ 社交武器

■ 散播閒話可能是出於惡意且意圖傷害別人；要傷害某個他不喜歡或嫉妒的人的名譽。

○ 社交反擊的一種形式

■ 散播閒話可能用來做為某種手段，報復某人做了某件事；用來操弄別人；造成威脅（如：「如果你做了……，我會告訴所有人……」。

○ 獲得注意的方法

■ 散播閒話可能是一些青年用來獲取注意或感覺自己很重要的方式之一（如：他們知道一些別人不知道的事情）。

○ 增加自己受歡迎程度的做法

■ 散播閒話可能是青年嘗試讓自己更受歡迎的方式之一，可以引起別人的興趣或注意，掌握某種駕馭他人的權力。

○ 溝通的形式

■ 散播閒話常常只是青年交談的一部份，一種和社會環境維持同步的方式。

● 解釋：因為謠言與閒話常常只是日常溝通的某種形式，是青年用來與周遭事物

保持聯繫的一種方式，所以對於阻止人們散播謠言和閒話，我們能做的很有限。

避免成為閒話的標的

● 解釋：現在我們已了解「為什麼」別人要說閒話，接著，如果知道怎麼做可以減少別人說我們的閒話，將會很有幫助。第一件我們必須要思考的事情是，怎麼避免成為謠言或閒話的標的。

● **避免和好說閒話的人做朋友**

　○ 解釋：避免成為謠言與閒話標的的第一個規則，是避免和好說閒話的人做朋友。「好說閒話的人」通常是指喜歡造謠或是散播別人閒話的人。

　○ 問：和好說閒話的人做朋友，可能會有什麼問題？

　　■ 答案：如果他們對你生氣，可能會散播你的謠言；你很難信任好說閒話的人；他們可能會把你的祕密分享出去；人們可能會相信他所說的關於你的話，因為你們是朋友；其他人可能不會想和你成為朋友，因為他們知道你和好說閒話的人是朋友。

● **避免和好說閒話的人為敵**

　○ 解釋：避免成為謠言與閒話標的的下一個規則，是避免和好說閒話的人為敵。意思是說，避免觸怒好說閒話者或他們的朋友，例如洩漏他們的祕密、說他們的閒話、開他們玩笑或糾正他們。

　○ 問：和好說閒話的人或他們的朋友為敵，可能會有什麼問題？

　　■ 答案：這只會刺激他們來報復你；你可能會變成他們說閒話的對象。

　○ 問：和好說閒話的人的前任男女朋友約會，也算在內嗎？

　　■ 答案：是，你可能會變成閒話的目標，如果你和他們的前男女朋友約會。

　○ 問：這意思是說，我們絕對不能和他們的前男女朋友或朋友約會嗎？

　　■ 答案：不是，但是要留意可能引發的效應。

● **對閒話保持中立態度**

　○ 陳述：與其和好說閒話的人做朋友或變成敵人，你要盡可能保持中立。保持中立是什麼意思？

　　■ 答案：你不想成為他們的朋友，也不想成為敵人；就是別礙到他們、避開他們的「雷達」（勢力範圍）。

● 避免散播別人的謠言

　　○陳述：避免成為謠言與閒話標的的最後一個規則，是避免散播別人的謠言。散播別人的謠言與閒話，可能會有什麼問題？

　　　　■答案：因為那會傷人，別人會不想和你做朋友；你可能會有不好的名聲；你說閒話的對象可能會說你閒話來報復。

處理針對我們的閒話

● 解釋：即使我們已經盡最大努力避免成為閒話的標的，閒話仍然可能出現，所以我們需要知道如何因應，以便盡量減少閒話所帶來的衝擊。

● 我們的每一個本能反應都是「錯的」

　　○解釋：關於成為謠言與閒話的標的，有一個有趣的事實，那就是我們面對這種情境時的每一個本能反應，幾乎都是「錯的」！

　　○問：大部分人成為謠言標的時，會想要怎麼做？

　　　　■答案：想證明閒話是錯的；替自己辯護；變得惱怒；找散播閒話的人當面質問。

　　○解釋：大部分人會嘗試證明謠言是錯的、否認謠言、顯得惱怒，或甚至直接質問散播謠言的人。但不管是哪一種做法，實際上都是火上加油，讓流言更加猖狂。

　　○問：「謠言工廠」是什麼？

　　　　■答案：製造最新謠言的小道消息來源。

　　　　　譯註：「謠言工廠」（rumor mill）屬於美國文化背景辭彙，台灣較無此用法。

● 不要去證明謠言是錯的

　　○陳述：當你成為謠言與閒話的標的時，一個強烈的本能就是去駁斥或否認謠言。當你試著駁斥或否證謠言，你看起來會是怎麼樣？

　　　　■答案：基本上一副看起來在防衛自己、做錯事的樣子。

　　○陳述：問題在於謠言非常難以駁斥。一旦謠言冒出來，你永遠不可能徹底予以駁斥。你可能握有證據，能證實謠言不是真的，不過一旦你四處嘗試說服每個人相信謠言是錯的，新一波謠言會是什麼？

　　　　■答案：新一波謠言將會是——你如何像發瘋一般要去證明謠言是錯的。

　　○陳述：所以，如果你試圖去駁斥謠言，你是讓自己更好過或更糟糕？

■答案：更糟糕。

○解釋：請記得，面對謠言與閒話時，我們的每一個本能反應都是「錯的」。如果你嘗試駁斥謠言，你會看起來一副在防衛自己、做錯事的樣子。新一波謠言就會是你如何抓狂地想駁斥謠言；這可是「很有戲的閒話」，讓謠言火上加油。

● **不要表現出惱怒**

○陳述：當你成為謠言與閒話的標的時，另一個常見的本能反應是生氣。表現出惱怒，可能會有什麼問題？

■答案：你看起在防衛自己、一副做錯事的樣子。

○問：如果你看起來很生氣，新一波謠言會是什麼？

■答案：新一波謠言將會是你如何暴跳如雷。

○問：如果你生氣到因此中斷上學或上班，新一波謠言會是什麼？

■答案：新一波謠言將會是你暴跳如雷到什麼地步。

○問：所以如果你表現出怒氣，或是停止上學或上班，你是讓自己更好過或更糟糕？

■答案：更糟糕。

○解釋：請記得，面對謠言與閒話時，我們的每一個本能反應都是「錯的」。如果你表現出怒氣，或因此中斷上學或上班，人們會假定你有一些不可告人的事情。新一波謠言就會是你惱怒到什麼地步。這可是「很有戲的閒話」，讓謠言火上加油。

● **表現出謠言對你無傷**

○解釋：雖說成為謠言與閒話的標的令人十分不快，但是你需要表現得彷彿謠言對你無傷。你可以私底下對家人與朋友訴說，但公開場合切勿表現出生氣的樣子。

○問：為什麼表現出謠言對你無傷是重要的？

■答案：如果你不表現出生氣的樣子，你看起來比較不是在防衛自己，也比較不像做錯事情。

● **不要質問散播謠言的人**

○解釋：有時候你知道是誰在散播你的謠言。在這種情況下，你的本能可能會想去質問散播謠言的人。問題在於，這麼做通常只會把事態擴大，讓謠言火

上加油。

○問：質問散播謠言的人，可能會有什麼問題？

　■答案：對方可能會開始散播更多和你有關的閒言閒語；可能會導致爭執或互鬥；對方可能會更理直氣壯地散播更多和你有關的閒話。

○問：如果你質問散播謠言的人，新一波謠言可能會是什麼？

　■答案：新一波謠言將會是，你如何瘋了般地質問散播謠言的人。

○問：如果你質問散播謠言的人，你是讓自己更好過或更糟糕？

　■答案：更糟糕。

○解釋：請記得，面對謠言與閒話時，我們的每一個本能反應都是「錯的」。如果你質問散播你謠言的人，你可能看起來在防衛自己、一副做錯事的樣子。新一波謠言就會是你如何抓狂、如何質問他們；這可是「很有戲的閒話」，讓謠言火上加油。

● 避開散播你謠言的人

○解釋：謠言和閒話很棘手的部分是，人們太喜歡談論流言蜚語，不會輕易放過。人們總是不斷從新的角度去挖掘這個故事，並且盯著你，看你會如何反應。

○陳述：想像你知道散播你謠言的人。這時其他人會期待你怎麼做？

　■答案：他們會期待你質問散播你閒話的人。

○解釋：問題在於，即使你不去質問散播你謠言的人，只要你與那個人待在同一個地方，就代表你不會有勝算，不管你怎麼做都必然會輸。

○問：如果你和散布謠言的人待在同一個地方，而你沒有看著他們，會有什麼新一波的謠言出來？

　■答案：新一波的謠言將會是你如何不敢直視他們的眼睛。

○問：如果你剛好看著他們，會有什麼新一波的謠言出來？

　■答案：新一波的謠言將會是你如何用兇狠的眼神瞪著他們。

○解釋：在這種情況下，無論你怎麼做，你都不可能贏的，所以最好的做法就是避開散播你謠言的人。這並不是說要你中斷上學或上班，只是代表你應該規劃路徑，試著避開他們，直到謠言消散。

● 對於有人會「在乎」或「相信」閒話，表現出驚訝的樣子

○解釋：當你成為謠言與閒話的標的，人們會詢問你有關閒話的事情，來看你

會有什麼反應。即使你的本能反應是想去否認或駁斥謠言，但這麼做只會讓你看起來更像做錯事情的人。相反地，你應該表現出驚訝的樣子，詫異竟然有任何人「在乎」或是「相信」閒話。就算謠言是事實，根本也不是天大的事。如果謠言是真的，你不相信有任何人會「在乎」此事；如果謠言不是真的，你無法相信會有任何人「相信」它。

○提供一些範例，建議當我們要表現出驚訝有人會「在乎」這個閒話的樣子時，可以說些什麼。

■你可以想像有任何人會在乎那些閒話嗎？

■為什麼會有人在乎它？

■那些人真的需要好好利用生命、享受自己的人生。

■大家需要好好培養興趣嗜好。

■大家真的很需要找到其他更值得談的事情。

○提供一些範例，建議當我們要表現出驚訝有人會「相信」這個閒話的樣子時，可以說些什麼。

■你相信有任何人會相信那些閒話嗎？

■誰會相信那些！

■人們真的很容易上當。

■我無法相信有任何人會相信那些。

○問：為什麼對於有人會「在乎」或「相信」閒話表現出驚訝的樣子是重要的？

■答案：因為那讓謠言顯得很蠢；人們比較不會再相信謠言，因為那會讓謠言失去重要性與可信度；人們比較不會繼續散播謠言，因為那會讓他們看起來太天真或是容易受騙，竟然會在乎或相信它。

○解釋：對於有任何人會「在乎」或「相信」閒話表現出驚訝的樣子，會讓閒話失去重要性和可信度。

●散播和自己有關的謠言

○解釋：儘管對於有任何人會「在乎」或「相信」閒話表現出驚訝是一個處理閒話的好策略，但你甚至應該更主動出擊。事實上，你要自己來散播和自己有關的謠言！這個主意可能聽起來有些瘋狂，但實際上是非常聰明而且真的有效的做法！

散播和自己有關的謠言的步驟

● 解釋：與其嘗試駁斥謠言或顯得氣惱，你可以散播和自己有關的謠言，讓閒話失去重要性或可信度。要實行這個策略，有非常具體的步驟，可以供我們依循。

1. 找一個會挺你的朋友

● 陳述：散播和自己有關的謠言的第一步，是找一個會挺你的朋友。為什麼你需要找一個會挺你的朋友？

○ 答案：他會為你撐腰並且支持你；他們會贊同你對於謠言必然有話要說。

2. 找一個聽眾

● 陳述：下一步是找一個聽眾。為什麼你要有一個聽眾？

○ 答案：你希望在別人面前**散播和自己有關的謠言**，讓人不經意聽到相關的交談，藉此讓舊的閒話失去重要性和可信度。

● 問：有哪些好的時機與場合適合找個聽眾？

○ 答案：午餐時間；工作場所或學校的休息時間；下課時間；當人們在社交的時候。

3. 提起謠言

● 陳述：散播和自己有關的謠言的下一步，是提起謠言。你必須對會支持你的朋友這麼說：「你有聽過和我有關的那個謠言嗎？」

● 問：你會想深入談到謠言的精采細節嗎？

○ 答案：不會，盡量簡單；只做概括陳述。

4. 對於有人會「在乎」或「相信」謠言，表現出驚訝的樣子

● 解釋：下一步是用之前我們針對這個做法提供的同樣例句，對會有任何人「**在乎**」或「**相信**」謠言表示驚訝。

● 問：對於竟然有人會「**在乎**」或「**相信**」這個閒話表示驚訝時，你可以說些什麼？

○ 答案範例：

　■ 竟然有人會相信那些話。

　■ 有人會相信那些話，真是見鬼了。

■ 你相信有任何人會在乎那些嗎？

■ 竟然有人會在乎那些話，實在太奇怪了。

■ 那些人真的需要好好利用生命、享受自己的人生，找些別的事情談才好。

■ 大家需要培養興趣嗜好，或是找一些有趣的事情聊才好。

5. 和其他挺你的朋友重複上述步驟

●陳述：散播和自己有關的謠言的最後一步，是和其他支持你的朋友重複上述步驟。為什麼和多位朋友散播和自己有關的謠言是重要的？

○答案：這樣會有比較多人聽到原來的謠言有多蠢；這麼做間接在許多人面前，讓舊的謠言失去真實性；讓舊的謠言失去重要性與可信度，從而失去力量；這樣就不會有太多人想去散播舊的謠言，因為這會讓他們看起來顯得愚蠢。

●問：如果你在不同人面前散播和自己有關的謠言，並且對於有任何人會在乎或相信謠言表現出驚訝，新一波的謠言會是什麼？

○答案：新一波謠言就會是——舊的謠言有多麼蠢。

●解釋：散播和自己有關的謠言通常會消滅先前的謠言，因為舊的謠言顯得很蠢。而且人們比較不會繼續散播謠言，因為這會讓他們看起來不知道自己在說什麼。這麼做也同時取走謠言讓人震驚的所有特質與魔力。

錯誤的角色扮演：散播和自己有關的謠言 ▶

〔由團體帶領者與一位行為教練做「錯誤」的角色扮演，團體帶領者扮演無法成功散播和自己有關的謠言。〕

●先說：我們要開始角色扮演。請仔細看，然後告訴我，我散播自己的謠言，哪裡「做錯」了。首先，你需要知道（行為教練）是支持我的朋友，而你們是我的聽眾，在這個角色扮演中，我會做錯「兩件事」。

「錯誤」示範的例子

○團體帶領者：（聽起來很生氣）我的天啊！你知道最近有人謠傳我迷戀（某某某）嗎？

○行為教練：嗯，我有聽過。

○團體帶領者：（聽起來很防衛、害怕）那根本不是事實！你了解我的。（某某某）根本不是我的菜！我們沒有任何相似之處！

○行為教練：（不確定事實為何）我猜也是。如果你這麼說的話。

○團體帶領者：（聽起來很防衛、好像做錯事、激動）是啊，我覺得那實在太離譜了！那根本不是事實！那實在是……實在是太離譜了！

○行為教練（不確定）：對啊！

○團體帶領者：（聽起來很憂心、害怕）說真的，那完全是捏造的！別相信它！

○行為教練：（不確定、聳肩）好。

● 說這句話收尾：好，時間結束。我試圖散播自己的謠言，我哪裡「做錯」了？
  ○ 答案：你試圖駁斥謠言；你看起來很懊惱。

● 提出以下**觀點轉換提問**：
  ○ 你覺得（行為教練）會感覺怎麼樣？
    ■ 答案：困惑；怪異；莫名其妙。
  ○ 你覺得（行為教練）會怎麼看我？
    ■ 答案：很防衛；像做錯事；害怕；激動。
  ○ 你覺得（行為教練）會相信我嗎？
    ■ 答案：不會，你看起來很心虛。

● 問行為教練同樣的**觀點轉換提問**：
  ○ 你感覺怎麼樣？
  ○ 你會怎麼看我？
  ○ 你會相信我嗎？

正確的角色扮演：散播和自己有關的謠言 ▶

〔由團體帶領者與一位行為教練做「**正確**」的角色扮演，團體帶領者扮演成功地

散播和自己有關的謠言。〕

● 先說：我們要開始角色扮演。請仔細看，然後告訴我，我散播自己的謠言，哪裡「做對」了。

「正確」示範的例子

○ 團體帶領者與行為教練：（站在其他人附近，那些人有可能會聽到他們兩人的對話）。

○ 團體帶領者：（平靜地）欸，你知道最近有人謠傳我迷戀（某某某）嗎？

○ 行為教練：嗯，我確實有聽過。

○ 團體帶領者：（輕鬆地）有誰會相信？

○ 行為教練：我不知道有誰會相信。

○ 團體帶領者：（聽起來很訝異）這真是太過荒謬了。究竟為什麼有人會在意這個？

○ 行為教練：（同意狀）我不知道。誰會在意啊？

○ 團體帶領者：（聽起來淡定而無所謂）：真是蠻遜的。大家真該找找其他有趣一點的事情來八卦才對。

○ 行為教練：肯定是。

○ 團體帶領者：我是說去培養一些像樣的嗜好，對吧。

○ 行為教練：完全正確！

○ 團體帶領者：（顯得很訝異）真蠢。

○ 行為教練：（同意狀）我知道。

● 說這句話收尾：好，時間結束。我試圖散播自己的謠言，我哪裡「做對」了？

○ 答案：**表現出訝異，無法置信有任何人會「在乎」或「相信」這個閒話**；在有其他人在場的情況下，**散播自己的謠言給你可以信任的人，讓其他人有機會聽到**。

● 提出以下**觀點轉換提問**：

○ 你覺得（行為教練）會感覺怎樣？

■ 答案：蠻好的；正常。

○ 你覺得（行為教練）會怎麼看我？

■答案：蠻好的；平靜；不受影響。

　　○你覺得（行為教練）會相信我嗎？

　　　■答案：會；很可能會。

●問行為教練同樣的**觀點轉換提問**：

　　○你感覺怎麼樣？

　　○你會怎麼看我？

　　○你會相信我嗎？

行為演練：散播和自己有關的謠言

●解釋：現在，我們要讓各位練習散播自己的謠言。我會告訴你謠言是什麼，然後請你向我散播你的謠言，其他人在旁聆聽。

●沿著會議室，讓每位學員練習**散播和自己有關的謠言**。

　　○團體帶領者提供給每位學員不同的謠言。

　　○學員可自由觀看白板上的提示，依循**散播和自己有關的謠言**的規則與步驟。

　　　■在白板上寫下一些**表現出訝異**的陳述，會有所幫助（如：「誰會相信呢？」、「怎麼會有任何人在意呢？」）

●運用下列範例，指派給每位學員不同的謠言來進行行為演練，最然後對學員說：「現在散播你自己的謠言給我。」

　　○謠言是你有一門課被當

　　○謠言是你在派對中喝茫了，沒辦法走路

　　○謠言是你迷戀上你的同事

　　○謠言是你在朋友背後說閒話

　　○謠言是你不喜歡你的督導

　　○謠言是你可能無法準時畢業

　　○謠言是你想約實驗室夥伴出去

　　○謠言是你可能會被解僱

　　○謠言是你因為上班遲到被記了一筆

　　○謠言是你和老闆大打出手

●依據表現提供回饋，確保每位學員能嫻熟掌握技巧來**散播和自己有關的謠言**，才繼續換下一位學員練習。

○如果學員聽起來生氣，或是嘗試駁斥謠言，委婉指出來，並讓學員再試一次，直到他們可以正確地散播和自己有關的謠言。

●每位學員練習後，以掌聲鼓勵。

【課程十五】（續）
處理間接霸凌

學員行為演練

朋友聚會

所需教材

● 室內遊戲（例如：電動遊戲、紙牌遊戲、棋盤遊戲）

　○ 如果你要提供電動遊戲做為選項擇之一，請確認是否有足夠的遊戲機，讓組員可以同時間一起玩。

　○ 不要使用小型可攜式的遊戲機，因為如此一來，學員必須等候輪流，容易覺得無聊。

　○ 如果沒有其他建議的教材，只用一些紙牌遊戲也可以。

● 可選擇：平板電腦或是筆記型電腦，可一起看 YouTube 影片、上網、玩電腦遊戲。

　○ 如果你要提供平板或筆記型電腦做為選項之一，請確認數量是否足夠讓組員可以同時間一起玩。

● 〔注意：大部分的 PEERS® 團體「**並沒有**」提供遊戲機、平板或筆記型電腦。這些算是豪華設備。即使只提供一些紙牌，只要能維持以**活動為基礎**的聚會，也就可以進行了。〕

行為演練

● 告知學員他們將練習**朋友聚會**。

　○ 注意：他們將不再練習**開始並結束朋友聚會**。

● 把學員分成小群組，或兩人一組。

● 讓學員在大家進行下列活動之際依循**聚會過程**的規則，練習該有什麼行為：

　○ 交換資訊。

　○ 找出共同興趣。

○一起玩治療團隊所提供的遊戲或物品（例如：電動遊戲、紙牌遊戲、棋盤遊戲、平板或筆記型電腦等）。

●針對交朋友以及維持友誼的規則，視需要提供社交指導。

處理間接霸凌

最後集合

- ●向學員宣布，將與社交教練會合。
  - ○讓學員站／或坐在他的社交教練旁邊。
  - ○確保在開始最後集合之前，大家都安靜下來，且專注在聆聽。
  - ○讓學員敘述課程內容，社交教練在一旁聆聽。
- ●陳述：今天，我們談了如何處理「**間接**」霸凌的策略，包括如何處理網路霸凌、謠言與閒話。處理網路霸凌有哪些策略？
  - ○避免筆戰——不要有反應
  - ○有朋友相挺
  - ○暫時潛水
  - ○封鎖網路霸凌者
  - ○保存證據
  - ○通報網路霸凌是最後手段
- ●問：當你成為閒話的標的，處理謠言與閒話的策略有哪些？
  - ○我們的每一個本能反應都是「錯的」
  - ○不要去證明謠言是錯的
  - ○不要表現出惱怒
  - ○表現出謠言對你無傷
  - ○不要質問散播謠言的人
  - ○避開散播你謠言的人
  - ○對於有人會「在乎」或「相信」閒話，表現出驚訝的樣子
  - ○散播和自己有關的謠言
- ●解釋：學員練習處理謠言和閒話，團體做得很棒，讓我們給他們大大的掌聲。

指定家庭作業

發放社交訓練講義給學員，宣布以下指定家庭作業：

1. 和一個朋友聚會
   - 社交教練協助學員利用**五個 W** 來計畫朋友聚會：
     - ○「**哪些人**」會在場？（WHO）
     - ○ 想「**做什麼**」？（WHAT）
     - ○「**在哪裡**」聚會？（WHERE）
     - ○「**何時**」聚會？（WHEN）
     - ○「**如何**」進行聚會？（HOW）
   - 社交教練應該在開始練習之前，先複習**朋友聚會**的規則與步驟。
   - 社交教練應該在朋友聚會之後，問學員下列社交訓練問題：
     - ○ 你們決定要做什麼？由誰選擇活動？
     - ○ 你們有交換資訊嗎？花多少比例的時間？
     - ○ 你們的共同興趣是什麼？有了那些資訊，如果你們下次要一起消磨時間，可以做什麼？
     - ○ 你和你的朋友度過了愉快的時光嗎？
     - ○ 他是讓你還想再一起消磨時間的人嗎？

2. 學員和社交教練練習散播和自己有關的謠言
   - 在開始練習前，複習散播和自己有關的謠言的策略。
   - 社交教練應提供謠言的範例，讓學員練習散播和自己有關的謠言。
   - 練習後，社交教練應問學員以下觀點轉換提問：
     - ○ 我會什麼感覺？
     - ○ 你會怎麼看我？
     - ○ 你認為我會相信謠言嗎？

3. 學員與社交教練練習處理嘲笑
   - 在練習前複習處理嘲笑的步驟。
   - 學員應選擇「**三個**」口頭反駁來練習如何運用。

●社交教練應採用無傷大雅的嘲笑（如：「你的鞋子好醜喔。」）。

●練習後，社交教練應問學員以下觀點轉換提問：

○你覺得我會感覺怎麼樣？

○你覺得我會怎麼看你？

○你認為我會想再嘲笑你嗎？

4. 學員應和同儕在適合的情境下，練習處理「直接」與「間接」霸凌

●練習後，社交教練應在適當情境下，問學員以下社交訓練問題與觀點轉換提問：

○你怎麼做或怎麼說，來處理嘲笑？

■對方會感覺怎麼樣？

■你覺得他們怎麼看你？

■你覺得他們會想再次嘲笑你嗎？

○他們有給你任何尷尬回饋嗎？如果你不想再因為同一件事情被嘲笑，你可以有什麼不同的做法？

○你怎麼做或怎麼說，來處理身體霸凌？

○你怎麼做，來處理網路霸凌？

○你怎麼做或怎麼說，來處理謠言與閒話？

5. 學員應和朋友或愛情伴侶練習，在適當情境下處理意見相左

●可能的話，社交教練應在開始練習之前，複習「回應」意見相左或「提出」不同意見的規則與步驟。

●社交教練應在練習之後，問學員以下社交訓練問題與觀點轉換提問：

○你依循哪些步驟？

○你和對方到後來感覺怎麼樣？

○你們後來對彼此有什麼想法？

○你覺得你們會想再跟彼此來往嗎？

6. 練習讓某人知道你喜歡他、提出約會邀請並且／或前往約會。

●如果學員目前有感興趣的對象：

○讓某人知道你喜歡他。

○提出約會邀請。

○前往約會。

○除非你目前有感興趣的對象，否則「不要」做這個練習。

●學員應該和社交教練練習讓某人知道你喜歡他、提出約會邀請、開始或結束約會，如果不會覺得不自在的話。

●社交教練應該在開始練習之前，複習約會禮儀的規則與步驟。

●練習之後，社交教練應該問學員以下的社交訓練問題：

○讓某人知道你喜歡他

■和誰練習？你怎麼做，來讓別人知道你喜歡他？

■對方有何回應？

■這是一個好選擇嗎？他是你會想約會的人嗎？

○提出約會邀請

■你向誰提出約會邀請？依循哪些步驟？

■對方有何回應？

○前往約會

■你決定怎麼安排？

■你有交換資訊嗎？用多少比例的時間？

■你們的共同興趣是什麼？有了那些資訊，如果你們要再次約會，可以做什麼？

■你和約會對象共同度過愉快時光嗎？

■這是一個好選擇嗎？他是你會想再次約會的人嗎？

畢業公告

●發放畢業傳單（範本參見附錄 G）。

●陳述：下週各位就要畢業了。代表我們在下週即將要做個總結，團體進入尾聲，我們將要談如何來邁步向前。為了慶祝各位的努力學習，我們將為學員籌辦一個畢業慶祝會，並一起參加畢業典禮。

●你可能需要說明畢業慶祝會與畢業典禮的時程，可以依你的資源來安排。

○有關畢業慶祝會與典禮的建議，請見課程十六的學員治療指引。

個別確認

個別私下和每位學員與社交教練協調：

1. 下週要和「誰」練習「朋友聚會」。（**WHO**）
   - 他們計畫建議朋友「做什麼」。（**WHAT**）
   - 他們會建議朋友「何時、去哪裡」聚會。（**WHEN**、**WHERE**）
   - 他們要「如何」進行（如：買票、交通等）。（**HOW**）
2. 計畫何時和社交教練練習散播和自己有關的謠言。
3. 計畫何時和社交教練練習處理嘲笑。
4. 他們如何練習讓某人知道你喜歡他，和誰練習，是否計畫提出約會邀請。
   - 下週他們計畫和「誰」約會。（**WHO**）
   - 他們計畫要提議「做什麼」。（**WHAT**）
   - 他們將提議「何時、何地」碰面。（**WHEN**、**WHERE**）
   - 他們將「如何」進行（如：買票、交通等）。（**HOW**）

處理間接霸凌

社交訓練講義

處理網路霸凌的策略

● 避免筆戰——不要有反應

● 有朋友相挺

● 暫時潛水

　○ 如果網路霸凌者「找不到」你，他就無法霸凌你。

● 封鎖網路霸凌者

　○ 如果網路霸凌者無法「連繫」你，他就無法霸凌你。

● 保存證據.

● 通報網路霸凌是最後手段

避免成為閒話的標的

● 避免和好說閒話的人做朋友

● 避免和好說閒話的人為敵

● 對閒話保持中立態度

● 避免散播別人的謠言

處理針對我們的閒話

● 我們的每一個本能反應都是錯的

● 不要去證明謠言是錯的

● 不要表現出惱怒

● 表現出謠言對你無傷

● 不要質問散播謠言的人

● 避開散播你謠言的人

●對於有人會「在乎」或「相信」閒話，表現出驚訝的樣子
  ○對於有人會「在乎」這些閒話表現出訝異的樣子：
    ■你可以想像有任何人會在乎那些閒話嗎？
    ■為什麼會有人在乎它？
    ■那些人真的需要好好利用生命、享受人生。
    ■人們需要好好培養興趣嗜好。
    ■大家真的很需要找到其他更值得談的事情。
  ○對於有人會「相信」這些閒話表現出訝異的樣子：
    ■你相信有任何人會相信那些嗎？
    ■誰會相信那些！
    ■人們真的很容易上當。
    ■我無法相信有任何人會相信那些。
●散播和自己有關的謠言 *

散播和自己有關的謠言的步驟 *

1. 找一個會挺你的朋友
2. 找一個聽眾
3. 提起謠言
4. 表現出訝異，怎麼可能有任何人會「在乎」或「相信」這個閒話
5. 和其他挺你的朋友重複上述步驟

指定家庭作業

1. 和一個朋友聚會
  ●社交教練協助學員利用五個 W 來計畫朋友聚會：
    ○「哪些人」會在場？（WHO）
    ○想「做什麼」？（WHAT）
    ○「在哪裡」聚會？（WHERE）
    ○「何時」聚會？（WHEN）
    ○「如何」進行聚會？（HOW）
  ●社交教練應該在開始練習之前，先複習朋友聚會的規則與步驟。

●社交教練應該在朋友聚會之後，問學員下列社交訓練問題：

○你們決定要做什麼？由誰選擇活動？

○你們有交換資訊嗎？花多少比例的時間？

○你們的共同興趣是什麼？有了那些資訊，如果你們下次要一起消磨時間，可以做什麼？

○你和你的朋友度過了愉快的時光嗎？

○他是讓你還想再一起消磨時間的人嗎？

2. 學員和社交教練練習散播和自己有關的謠言

●在開始練習前，複習散播和自己有關的謠言的策略。

●社交教練應提供謠言的範例，讓學員練習散播和自己有關的謠言。

●練習後，社交教練應問學員以下**觀點轉換提問**：

○我會感覺怎麼樣？

○你覺得我會怎麼看你？

○你認為我會相信謠言嗎？

3. 學員與社交教練練習處理嘲笑

●在練習前複習處理嘲笑的步驟。

●學員應選擇「三個」口頭反駁來練習如何運用。

●社交教練應採用無傷大雅的嘲笑（如：「你的鞋子好醜喔。」）。

●練習後，社交教練應問學員以下**觀點轉換提問**：

○我會感覺怎麼樣？

○你覺得我會怎麼看你？

○你認為我會想再嘲笑你嗎？

4. 學員應和同儕在適合的情境下，練習處理「直接」霸凌或「間接」霸凌。

●練習後，社交教練應在適當情境下，問學員以下社交訓練問題與觀點轉換提問：

○你怎麼做或怎麼說，來處理嘲笑？

■對方會感覺怎麼樣？

■你覺得他們怎麼看你？

■ 你覺得他們會想再次嘲笑你嗎？

○ 他們有給你任何尷尬回饋嗎？如果你不想再因為同一件事情被嘲笑，你可以有什麼不同的做法？

○ 你怎麼做或怎麼說，來處理身體霸凌？

○ 你怎麼做，來處理網路霸凌？

○ 你怎麼做或怎麼說，來處理謠言與閒話？

5. 學員應和朋友或愛情伴侶練習，在適當情境下處理意見相左

● 可能的話，社交教練應在開始練習之前，複習「回應」意見相左或「提出」不同意見的規則與步驟。

● 社交教練應在練習之後，問學員以下觀點轉換提問：

○ 你依循哪些步驟？

○ 你和對方到後來感覺怎麼樣？

○ 你們後來對彼此有什麼想法？

○ 你覺得你們會想再跟彼此來往嗎？

6. 練習讓某人知道你喜歡他、提出約會邀請並且／或前往約會。

● 如果學員目前有感興趣的對象：

○ 讓對方知道你喜歡他。

○ 提出約會邀請。

○ 前往約會。

○ 除非你目前有感興趣的對象，否則「不要」做這個練習。

● 學員應該和社交教練練習讓某人知道你喜歡他、提出約會邀請、開始或結束約會，如果不會覺得不自在的話。

● 社交教練應該在開始練習之前，複習約會禮儀的規則與步驟。

● 練習之後，社交教練應該問學員以下的社交訓練問題：

○ 讓某人知道你喜歡他

■ 和誰練習？你怎麼做，來讓別人知道你喜歡他？

■ 對方有何回應？

■ 這是一個好選擇嗎？他是你會想約會的人嗎？

○ 提出約會邀請

■ 你向誰提出約會邀請？依循哪些步驟？

　　■ 對方有何回應？

○ 前往約會

　　■ 你決定怎麼安排？

　　■ 你有交換資訊嗎？用多少比例的時間？

　　■ 你們的共同興趣是什麼？有了那些資訊，如果你們要再次約會，可以做
　　　什麼？

　　■ 你和約會對象共同度過愉快時光嗎？

　　■ 這是一個好選擇嗎？他是你會想再次約會的人嗎？

提醒：PEERS® 團體下週就畢業了！

* 參見《交友的科學：幫助有社交困難的青少年與青年》一書的網路影片示範或
FriendMaker 手機 App 之中，相對應的角色扮演示範影片。

向前邁進與畢業

社交訓練治療指引

為社交教練課程做準備

本課的主要焦點，是為未來何去何從提供建議。講授課程中已沒有新增的教材，只有對未來的建議。課後評估建議在本次課程一開始就先進行，尤其如果有做過治療前社交功能評估的話。本手冊第一章針對適當的療效評估工具已提供建議。如果你決定對治療成果做課後評估，這最後一次的課程時間應加以延長（依照你施測的成果評估份量而定）。如果超過兩份問卷，建議額外增加三十分鐘。

有別於學員團體，社交教練團體並沒有正式的畢業慶祝會。不過，你也可以建議把為了學員畢業慶祝會所準備的食物，勻出部分和社交教練分享。雖然社交教練並不參與慶祝會，他們通常會很享受團體中備有食物與飲料的歡愉氣氛。用一兩張海報來裝飾社交教練團體的會議室，也可以增添氣氛。

這次的社交教練團體內容，不只包括對於如何向前邁進的最後總結，也包括參加學員的畢業典禮。畢業典禮的目的，在於彰顯團體課程的完成，並且慶祝團體成員的成就。我們建議可能的話，應提供完訓證明（見附錄 H）給學員。這些證明可以做為某種文憑，為學員曾經努力完成的工作留下有形的紀念。縱然過程有苦有甜，畢業典禮應當有趣、歡樂，聚焦於慶祝學員致力改善社交技巧所帶來的重要成長，並認可邁向這些成就所經歷的艱難學習。畢業典禮從開始到結束通常需要三十分鐘的時間（包括會後輕鬆交流的時間），所以請斟酌時間規劃好時程。

團體進入尾聲之際，最常見的問題之一是，社交教練的焦慮可能會逐漸上升，這個現象甚至在學員也可觀察到。社交教練通常會擔憂，他們在學員身上所見證的改變，可能會隨著團體結束而消失。也因為這樣的恐懼，他們通常會要求再次報名參加團體課程。重要的是，你可以透過再次保證來減輕這些焦慮，讓他們瞭解，如果學員持續運用在 PEERS® 中所學到的技巧，加上社交教練的支持，

那麼在團體過程中所獲得的進步應該能夠繼續維持。你可以考慮引用針對自閉症類群長期追蹤研究的結果，說明和照顧者一起參加 PEERS® 團體的個案，不僅能維持治療進展到團體結束之後，許多案例甚至在治療結束一到五年後，社交能力變得更好。這種情況並非自閉症類群過渡到成人階段的正常發展軌跡，而應歸功於將照顧者納入治療擔任社交教練所發揮的神奇力量。我們的理念是，治療介入在團體結束之後，仍然持續在進行，因為有社交教練繼續增強並指導相同的技巧。

　　儘管有你的再三保證，可能還是有某些社交教練與學員因為害怕失去新學到的技巧，而堅持要立刻參加下一梯次的團體。我們在加州大學洛杉磯分校的 PEERS® 門診有一個有效的做法，就是告訴他們說：「何不等幾個月，看看事情怎麼發展。幾個月後，如果你仍然覺得需要回來，再打個電話給我們。」事實上，很少有人再打電話回來要求參加另一次 PEERS® 團體。相反地，你更可能會收到更新近況的電子郵件或電話，親切地分享學員生活中所發生的種種令人興奮的進展。

　　鑒於社交教練與學員頻繁要求在 PEERS® 之後持續提供治療，團體帶領者常常提出一個問題，也就是加強課程（*booster sessions*）或維持計畫（*maintenance programs*）適當與否，包括定期聯繫學員，以精進或增強 PEERS® 所學到的技巧。在撰寫本手冊的同時，尚未有研究針對加強課程或維持計畫使用 PEERS® 課程檢驗其理想療效與實際療效。然而，這並不意味這些課後治療計畫沒有額外的幫助。至少我們可以說，這麼做沒有壞處。加州大學洛杉磯分校 PEERS® 門診未來將會提出相關研究計畫，透過提供 PEERS® 畢業生一個維持治療計畫「*PEERS*® 俱樂部」（*Club PEERS*®）的方式，來驗證此種模式的實際效益。等到我們對於此種治療模式的好處有更清楚的了解，我們將會鼓勵團體帶領者在團體結束後，繼續依每個家庭最適合的方式，滿足其團體後的需求，但是要避免承諾提供加強課程或維持計畫。向前邁進的另一個選擇，是鼓勵社交教練繼續提供 PEERS® 技巧的社交訓練，並利用社交訓練講義中所提供的其他資源。

實施課後評估（選擇性）

〔追蹤進度是治療計畫成敗的決定關鍵，反映出一個治療計畫如何維持品質控制。以下是我們在已經出版的 PEERS® 研究中所使用的部分療效評估問卷，包含

社交功能的標準化評估。這些評估工具普遍皆可取得，可以呈現出治療之後有顯著改變。〕

● 如果可行，請給予充分時間完成課後評估。

   ○ 如果你計畫施測兩個以上的課後評估，可將最後一次課程延長三十分鐘（例如：讓成員提早三十分鐘到，或延後三十分鐘離開）。

● 本手冊第一章已提供有關療效評估的總體回顧與描述。

● 建議給社交教練的療效評估包括：

   ○ 《社交品質問卷》（*Quality of Socialization Questionnaire*, QSQ；附錄 B）。

   ○ 《社交反應量表第二版》（*Social Responsiveness Scale-Second Edition*, SRS-2; Constantino, 2012）。

   ○ 《社交技巧改進系統》（*Social Skills Improvement System*, SSIS; Gresham & Elliot, 2008）。

   ○ 《同理心商數》（*Empathy Quotient*, EQ; Baron-Cohen & Wheelwright, 2004）。

驗收家庭作業

〔逐項檢討下列的指定家庭作業並**解決**可能發生的問題。只聚焦在有完成家庭作業的學員上。驗收家庭作業時，記得使用**關鍵詞**（以**粗楷體字**標示的部分）來重新整理他們的敘述。驗收家庭作業時，請將大部分時間用在討論和朋友聚會的指定作業，因為這是最重要的部份。〕

1. 和一個朋友聚會

   ● 陳述：這週學員最主要的指定作業之一，是和一位朋友聚會。誰已經完成這項指定作業或嘗試完成？

   ● 問下列問題：

      ○ 是否利用五個 W 來協助學員計畫朋友聚會？

      ○ 在朋友聚會前，你做了哪些社交指導？

      ○ 學員決定聚會要做什麼？和誰？

      ○ 聚會如何開始？

      ○ 由誰選擇活動？

      ○ 他們有交換資訊嗎？用多少比例的時間？

○ 聚會如何結束？

○ 聚會之後，你做了哪些社交指導？

■ 適當的社交訓練問題：

□ 你們決定要做什麼？由誰選擇活動？

□ 你們有交換資訊嗎？花多少比例的時間？

□ 你們的共同興趣是什麼？有了那些資訊，如果你們下次要一起消磨時間，可以做什麼？

□ 你和你的朋友度過了愉快的時光嗎？

□ 他是讓你還想再一起消磨時間的人嗎？

○ 他看起來是學員會想再一起出去的朋友的好選擇嗎？

表 17.1　在你家開始與結束朋友聚會的步驟

開始朋友聚會	結束朋友聚會
1. 打招呼問候	1. 等候活動中的停頓
2. 邀請他們進門	2. 對結束聚會給一個說法
3. 幫他們介紹在場不認識的人	3. 送朋友到門口
4. 帶他們看看環境	4. 謝謝朋友來聚會
5. 招待點心飲料	5. 告訴朋友你度過愉快的時光
6. 問他們想做什麼	6. 說再見、下次見

2. 學員和社交教練練習散播和自己有關的謠言

● 陳述：本週另一個指定作業是，學員和社交教練練習散播自己的謠言。誰已經完成這項指定作業或嘗試完成？

● 問以下問題：

○ 在練習之前你做了哪些社交指導？

○ 學員依循哪些步驟散播和自己有關的謠言？

1. 找一個會挺你的朋友

2. 找一個聽眾

3. 提起謠言

4. 表現出訝異，怎可能有任何人會「在乎」或「相信」閒話

5. 和其他挺你的朋友重複上述步驟

○ 練習後，你做了哪些社交指導？

■ 適當的觀點轉換提問：

□ 我會感覺怎麼樣？

□ 你會怎麼看我？

□ 你認為我會相信謠言嗎？

3. 學員應與社交教練練習處理嘲笑

● 陳述：本週學員與社交教練的另一個指定作業，是處理嘲笑。有誰完成或嘗試完成這項指定作業？

● 問以下問題：

○ 在練習之前，你做了哪些社交指導？

○ 學員做了什麼、說了什麼，來處理嘲笑？

○ 練習之後，你做了哪些社交指導？

■ 適當的觀點轉換提問：

□ 我會感覺如何？

□ 你覺得我會怎麼看你？

□ 你認為我會想再嘲笑你嗎？

4. 學員應該和同儕在適合的情境下，練習處理「直接」霸凌或「間接」霸凌

● 陳述：本週學員的另一個指定作業，是和同儕練習處理「直接」或「間接」霸凌。有誰完成或嘗試完成這項指定作業？

● 問以下問題：

○ 學員和誰練習？霸凌的內容為何？

○ 學員做了什麼、說了什麼，來處理霸凌？

○ 練習之後，你做了哪些社交指導？

■ 適當的社交訓練問題與觀點轉換提問：

□ 你怎麼做或怎麼說，來處理嘲笑？

□ 對方會感覺怎麼樣？

□ 你覺得他們怎麼看你？

□ 你覺得他們會想再次嘲笑你嗎？

□ 他們有給你任何尷尬回饋嗎？如果你不想再因為同一件事情被嘲笑，你可以有什麼不同的做法？

□ 你怎麼做或怎麼說，來處理身體霸凌？

□ 你怎麼做，來處理網路霸凌？

□ 你怎麼做或怎麼說，來處理謠言與閒話？

5. 學員應和朋友或愛情伴侶練習，在適當情境下**處理意見相左**

● 陳述：本週的另一個指定作業是，學員和朋友或愛情伴侶在情境適當的前提下，練習處理意見相左。有誰完成或嘗試完成這項指定作業？

● 問以下問題：

○ 學員和誰練習？意見相左的主題是什麼？

○ 學員依循哪些步驟來「**回應**」意見相左或「**提出**」不同意見？

○ 練習之後，你做了哪些社交指導？

■ 適當的社交訓練問題與觀點轉換提問：

□ 你依循哪些步驟？

□ 你和對方到後來感覺怎麼樣？

□ 你們後來對彼此有什麼想法？

□ 你覺得你們會想再跟彼此來往嗎？

表 17.2　處理意見相左的步驟

回應意見相左	提出不同意見
1. 保持冷靜	1. 等候適當的時機與場合
2. 聆聽對方的意見	2. 保持冷靜
3. 重複對方所說的，以表達同理	3. 提議私下談
4. 用「我」開頭的陳述來解釋你的想法	4. 以「我」開頭的陳述來解釋你的想法
5. 說你很抱歉	5. 聆聽對方的意見
6. 嘗試解決問題	6. 重複對方所說的話
	7. 告訴對方你需要他們怎麼做
	8. 嘗試解決問題

6. 練習讓某人知道你喜歡他、提出約會邀請並且/或前往約會
- 陳述：本週的另一個指定作業是，學員練習讓某人知道他喜歡對方、提出約會邀請且/或前往約會。除非目前有感興趣交往的人，否則「不要」做這項指定作業。學員也可以和社交教練練習，如果他們覺得自在的話。有誰完成或嘗試完成這項指定作業？
- 問以下問題：
  - 在練習之前，你做了哪些社交指導？
  - 學員和誰練習？
  - 他怎麼做，來讓別人知道他喜歡對方？對方如何回應？
  - 他有提出約會邀請嗎？對方如何回應？
    - 如果他有前往約會，問以下問題：
      - 他們決定做什麼？
      - 他們有交換資訊嗎？用多少比例的時間？
      - 他和約會對象一起度過愉快的時光嗎？
  - 練習之後，你給了哪些社交指導？
  - 這看起來像是約會的好選擇嗎？這是他會想（再次）約會的人嗎？

- 〔收回社交訓練指定家庭作業工作表。如果社交教練忘記帶，請他們重新填寫好一份新的表格，幫助他們為指定作業負責。〕

講授課程：向前邁進

- 發放社交訓練講義。
  - 社交訓練治療指引中的**粗體字**部份，直接摘錄自社交訓練講義。
  - 提醒社交教練**粗楷體字**是**關鍵詞**，代表 PEERS® 課程中的重要概念，在社交指導時應該盡可能使用這些用語。
- 解釋：今天是 PEERS® 的最後一次課程。不過，團體即將結束，並不代表你們的工作也要告一個段落。今天，我們要來具體談談，接下來你和學員怎麼來向前邁進。
- **定期參與社交活動**
  - 陳述：學員持續有朋友來源並參與社交活動，是十分必要的。為什麼定期參

與社交活動是重要的？

■ 答案：這些活動可以提供有共同興趣的朋友來源。

○ 解釋：學員必須定期參與社交活動，才能夠交到朋友，甚至遇到愛情伴侶。社交活動應該要聚焦在學員喜歡做的事，如此才能遇到其他有共同興趣的人。

○ 解釋：我們建議學員「每週至少參加一次社交活動」，才能夠接觸到有共同興趣的同儕。

○ 適合的社交活動的標準：

■ 以學員的興趣為基礎。

■ 「每週」見面，或至少隔週見面。

■ 包含年紀相仿、可接納學員的同儕。

■ 包含可以和其他人互動的休息時段。

○ 解釋：請記得，社交活動應該以學員的興趣為基礎。社交訓練講義中的表格，提供了以興趣為基礎的社交活動範例。

■ 複習表 17.3 一些範例做為摘要。

表 17.3　可能的社交活動

興趣	相關社交活動
電腦／科技	上電腦課；參加與電腦／資訊科技部門有關的活動；參加科技相關的見面會；參加科技俱樂部；參加電腦見面會；參加電腦俱樂部
電玩	和朋友一起參加成人電腦遊戲；參加遊戲大會；參觀遊戲商店；參加遊戲見面會；參加遊戲俱樂部
科學	參加科學博物館活動；上科學課；參加科學相關見面會；參加科學俱樂部；參加機器人俱樂部
漫畫／日本動漫	參加漫畫書大會（如：ComicCon）；參觀漫畫店；上漫畫／動漫課；參加漫畫／動漫見面會；參加漫畫／動漫俱樂部
西洋棋	參觀有人在下棋的遊戲商店；參加西洋棋錦標賽；參加西洋棋見面會；參加西洋棋俱樂部
角色扮演	參加漫畫大會（如：ComicCon）；上縫紉課學做 Cosplay 服裝道具；參加 Cosplay 活動；參加 Cosplay 見面會；參加 Cosplay 俱樂部

興趣	相關社交活動
實境角色扮演遊戲	參加漫畫大會（如：ComicCon）；上縫紉課學做服裝；參加實境角色扮演遊戲活動；參加實境角色扮演遊戲見面會；參加實境角色扮演遊戲俱樂部
電影	參加影視俱樂部；參加電影相關見面會；參加電影俱樂部
體育	參加體育；在社區休閒中心或公園運動；參加體育聯盟；參加體育盛事；參加運動營（如：春季訓練）；參加體育相關見面會；參加體育俱樂部
汽車	去看車展；參觀汽車博物館；上汽車商店課程；參加與車有關的見面會；參加汽車俱樂部
音樂	去聽音樂會；參加大學樂團；上音樂課；參加與音樂有關的見面會；參加音樂俱樂部

譯註：在台灣，除了上述例子，常見的社交活動還包括：以學習語言為例，可以在語言班、補習班認識有共同興趣的人。此外，參加營隊、活動、機器人社團、寫程式社團、健身房、打工地點也有機會遇到有共同興趣的人。

● 規律的朋友聚會

○ 陳述：向前邁進時，學員規律地和朋友聚會，也是十分必要的。為什麼有規律的朋友聚會是重要的？

■ 答案：有規律的**朋友聚會**，可以發展親近的友誼；如果你和朋友沒有聚會，那你們大概不怎麼親近。

○ 解釋：朋友聚會是我們發展並維持親密友誼的方式。當你和某人開始變成朋友，你應該嘗試和他們碰面聚會，來讓彼此有更多了解，不過，即便你們已經發展出友誼，如果你希望你們更加親近，你也需要以聚會的形式維持規律的聯絡。

○ 解釋：我們建議學員「**每週至少有一次朋友聚會**」。規律的朋友聚會，是我們發展親近且有意義的人際關係的方式。

○ 關於聚會的一般性提醒：

■ 用五個 W 來計畫朋友聚會。

■ 朋友聚會應該以活動為基礎，且聚焦在共同興趣上。

■ 用至少一半的時間來交換資訊。

■ 剛開始時讓活動時間短且氣氛愉快就好（建議一開始不要超過兩小時，可依活動而定）。

● 藉由被接納與否的徵兆，評估同儕的接受度

　○解釋：向前邁進時，持續評估同儕的接受度也很重要。要知道自己是否想跟某人做朋友，通常相當容易，但是要怎麼分辨別人想跟我們做朋友呢？

　　■答案：參見表 17.4。

　○問：你怎麼分辨別人不想跟我們做朋友呢？

　　■答案：參見表 17.4。

表 17.4　被社交群體接納與否的徵兆

被接納的徵兆	不被接納的徵兆
他們在社群中個別找你，或是找你一起出去	他們並不找你出去
他們跟你說話，或是對你想說的話做回應	他們忽略你，或不回應你想說的話
他們留給你聯絡資訊	他們沒有給你聯絡資訊
他們跟你要聯絡資訊	他們沒有跟你要聯絡資訊
他們傳簡訊、即時訊息、電子郵件或是打電話給你，只為了要跟你聊聊	他們沒有傳簡訊、即時訊息、電子郵件或是打電話給你
他們回你的簡訊、即時訊息、電子郵件或是電話，只為了要跟你聊聊	他們沒有接你的電話或是回你的訊息
他們邀請你一起做一些事情	他們沒有邀請你一起做一些事情
他們接受你的邀請一起做一些事情	他們沒有接受你的邀請一起做一些事，或拒絕你的邀請
他們把你加入他們的社交網站頁面	他們忽略你在社交網站上的交友邀請
他們對你說一些好話，並恭維你	他們取笑你或開你玩笑

● 記得友誼和約會是一種選擇

　○解釋：不管是對於友誼或是愛情關係，當你評估同儕的接受度時，請記得友誼或約會都是一種選擇。

　○問：我們需要跟每個人做朋友或約會嗎？

■ 答案：不用。

○ 問：每個人都必須和我們做朋友或約會嗎？

　　■ 答案：不用。

○ 解釋：這是因為友誼與約會是一種選擇。如果有人不想和我們做朋友或約會，並不是什麼嚴重的事。不妨就放手，找其他願意的人。

● **持續進行社交指導**

○ 陳述：當你繼續往前，同樣至關重要的是，你仍然要持續對學員做社交指導。為什麼持續做社交指導是重要的？

　　■ 答案：這麼做可以鼓勵學員使用這些技巧；如果你不做社交指導，他們可能停止使用這些技巧。

○ 解釋：PEERS® 在各個研究試驗中如此成功的理由之一，是因為這個治療計畫納入照顧者和社交教練的參與，例如各位。有你參與團體，可以確保在團體結束之後，仍然可持續進行介入。意思是說，你必須持續使用關鍵詞以及我們所發展出來的共同詞彙，追蹤學員以確保其規律參加社交活動與朋友聚會。

● **持續使用 PEERS® 技巧**

○ 陳述：我們給你與學員的最後一點忠告，是持續使用 PEERS® 技巧，向前邁進。為什麼持續使用在 PEERS® 中已經學到的技巧是重要的？

　　■ 答案：如果學員沒有持續使用 PEERS® 技巧，則所獲得的成長不會維持，也不會有進一步的改善。

○ 解釋：雖然這是我們團體的最後一課，但並不表示學員就可以停止使用 PEERS® 技巧。這些技巧是我們交朋友、維持友誼、建立愛情關係所不可或缺的。發展與維持關係是一輩子的功課，因此請好好規劃在一生中使用這些技巧，不論你人在何方！

其他資源

● 解釋：最後，如果你希望在團體結束之後找到某些額外的支援，我們提供一些其他資源，你可以在社交訓練講義中找到。

● 《交友的科學：幫助有社交困難的青少年與青年》（Laugeson, 2013）

○ 這本書是寫給青少年、青年以及社交教練的 PEERS® 技巧總覽，提供有關

交朋友與維持友誼的相關技巧，包括：

■ 給社交教練的指引描述，含有社交訓練小訣竅。

■ 給青少年與青年的章節摘要。

■ 內附 DVD，收錄對應技巧的角色扮演示範影片，含有觀點轉換提問。

■ 章節習題可供對應技巧的練習之用。

● **FriendMaker 手機 APP**

○ 這個手機應用程式是設計來做為青少年、青年與社交教練的「虛擬教練」。

○ **APP** 提供 **PEERS**® 所教導的交朋友與維持友誼的技巧總覽。

○ 其中將社交行為的規則與步驟拆解成綱要的形式。

○ 內含對應技巧的角色扮演示範影片，以及觀點轉換提問以供依循。

【課程十六】（續）

向前邁進與畢業

學員治療指引

為學員課程做準備

　　學員團體最後一個課程的目的，是為學員在團體中的努力學習舉行一個畢業慶祝會，愉快地結束團體並慶祝一番。如本章為社交教練課程做準備之中所提到的，如果你依據本手冊建議進行課後測驗，請確保留下足夠時間完成課後評估，而不要影響到慶祝會的時間。為了營造慶祝的感覺，「**強烈**」建議治療團隊為畢業慶祝會好好布置會議室。畢業海報或道具是常會使用到的（且可回收再利用），氣球、皺紋紙、彩帶與具有歡慶意味的桌布等，一樣也是派對必備用品。如果會議室經過裝飾，學員比較能感受到慶祝的氣氛，也比較能彰顯派對的氛圍。

　　你可以為畢業慶祝會準備食物或飲料，依你的經費預算而定。你需要在畢業前就決定最可行的做法。大部分 PEERS® 慶祝會是採用各自攜帶食物共享的方式，學員可以帶點心或甜點來和其他人分享。如果你計畫提供食物，常見的問題是，某些學員可能有食物過敏、飲食限制或特殊食物偏好。因為很難滿足整個團體的飲食需求與期待，因此，如果你打算提供食物與飲料，建議你事先讓學員家人知道你將提供的內容，並鼓勵他們準備自己喜歡的食物，當作各自攜帶食物共享的部分。這也可以讓你減輕滿足每個人飲食需求和口味的負擔。畢業公告需在課程十四、十五的最後集合時提出，並在畢業傳單上說明，包括各自攜帶食物共享的慶祝會相關資訊。

　　在整個畢業慶祝會與畢業典禮過程中，大部分學員會顯得很高興，享受歡愉的氣氛。不過，也可能會有一兩位學員，對於團體的結束顯得十分焦慮或憂傷。如何去同理這些反應十分重要，同時也可聚焦在學員的進步以及完成課程的自豪，藉此協助學員移轉負面情緒。部分焦慮的學員可能也會表達出想再次參加團體的興趣。如同為社交教練課程做準備之中所述，回應這個要求一個有效的方

式，是告訴他們：「何不等幾個月，看看事情怎麼發展。幾個月後，如果你仍然覺得需要回來，再打個電話給我們。」在我們的經驗中，一旦學員度過一開始對團體結束的焦慮，很少有人會表達出再次回到團體的需要。

　　學員在最後一次 PEERS® 課程中另一個常見的請求，是和團體夥伴再相聚。雖然團體結束後，學員可以自由互相聯繫，而治療團隊安排再相聚應不至於有任何傷害，但這類互動所增加的效益實屬未知。既然沒有一體適用的標準做法，學員未來持續聯繫是否有好處，你將是最佳的決策者。不論你在未來治療的決定為何，都要把握機會慶祝本次團體所有美好的成果，也向成功背後的種種努力致敬。

實施課後評估（選擇性）

〔追蹤進度是治療計畫成敗的決定關鍵，反映出一個治療計畫如何維持品質控制。以下是我們在已經出版的 PEERS® 研究中所使用的部分療效問卷，包含社交功能的標準化評估。這些評估工具普遍皆可取得，足以反映治療後的顯著改變。〕

● 如果可行，請給予充分時間完成課後評估。在此情形下，你可以考慮課程延長三十分鐘。
● 本手冊第一章已提供有關療效評估的總體回顧與描述。
● 建議給學員的療效評估包括：
　○ 《青年社交技巧知識測驗》（TYASSK; 附錄 A）
　○ 《社交品質問卷》（QSQ；附錄 B）
　○ 《社交與情緒寂寞量表》（SELSA; DiTommaso & Spinner, 1993）
　○ 《社會反應量表第二版》（SRS-2; Constantino, 2012）
　○ 《社交技巧改進系統》（SSIS; Gresham & Elliot, 2008）。
　○ 《同理心商數》（EQ; Baron-Cohen & Wheelwright, 2004）。

快速驗收家庭作業

〔簡短檢視已經完成的家庭作業，請有完成以下指定作業的人舉手。在家庭作業完成工作表上，記下完成家庭作業的情形。驗收家庭作業不要花超過五分鐘的時

間，因為要把大部分時間留給畢業慶祝會。〕

1. 和一個朋友聚會
   - 陳述：這週學員最主要的指定作業之一，是和一位朋友聚會。有和朋友聚會的請舉手。

2. 學員和社交教練練習**散播和自己有關的謠言**
   - 陳述：本週另一個指定作業是，學員和社交教練練習散播和自己有關的謠言。有和社交教練練習散播和自己有關的謠言的人請舉手。

3. 學員應與社交教練練習**處理嘲笑**
   - 陳述：本週學員與社交教練的另一個指定作業，是處理嘲笑。有和社交教練練習處理嘲笑的人請舉手。

4. 學員應該和同儕在適合的情境下，練習處理「**直接**」霸凌或「**間接**」霸凌
   - 陳述：本週學員的另一個指定作業，是和同儕在適合的情境下，練習處理霸凌。我們知道霸凌是非常普遍的，因此我預期你們當中許多人有機會練習使用這些策略。有和同儕練習處理霸凌的請舉手。

5. 學員應和朋友或愛情伴侶，在適當情境下練習**處理意見相左**
   - 陳述：本週的另一個指定作業是，學員和朋友或愛情伴侶練習，在情境適當的前提下處理意見相左。有和朋友或愛情伴侶練習處理意見相左的請舉手。

6. 練習讓某人知道你喜歡他、提出約會邀請**並且／或前往約會**
   - 陳述：本週的另一個指定作業是，學員練習讓某人知道他喜歡對方、提出約會邀請且／或前往約會。除非目前有感興趣的人，否則「**不要**」做這項指定作業。有做這項指定作業的請舉手。

簡短講授課程：向前邁進

- 解釋：今天是 PEERS® 的最後一次課程，我們將要慶祝學員畢業。稍後，我們將和社交教練一起舉行畢業典禮。在我們開始慶祝會之前，讓我們逐項談談對於未來向前邁進的一些建議。
- **定期參與社交活動**

○陳述：持續有朋友來源並參與社交活動，是十分必要的。為什麼定期參與社交活動是重要的？

　　■答案：這些活動可以提供有共同興趣的朋友來源。

○解釋：我們建議你「**每週至少參加一次社交活動**」，才能接觸到有共同興趣的同儕。

● 規律的朋友聚會

○陳述：向前邁進時，有規律的朋友聚會，也是十分必要的。為什麼有規律的朋友聚會是重要的？

　　■答案：有規律的**朋友聚會**，才可以發展親近的友誼；如果你和朋友沒有聚會，那你們大概不怎麼親近。

○解釋：我們建議「**每週至少有一次朋友聚會**」。有規律的朋友聚會，是我們發展親近且有意義的人際關係的方式。

● 藉由被接受與否的徵兆，評估同儕的接受度

○解釋：向前邁進時，持續評估同儕的接受度也很重要。要知道自己是否想跟某人做朋友，通常相當容易，但是要怎麼分辨別人想跟我們做朋友呢？

　　■答案：他們會傳簡訊給你或藉由電子通訊聯絡你；邀請你一起做一些事；接受你的邀請等。

○問：你怎麼分辨別人不想跟我們做朋友呢？

　　■答案：他們沒有傳簡訊給你或藉由電子通訊聯絡你；他們沒有邀請你；他們沒有接受你的邀請等。

● 記得友誼和約會是一種選擇

○解釋：不管是友誼或是愛情關係，當你評估對方的接受度時，請記得友誼或約會都是一種選擇。

○問：我們需要跟每個人做朋友或約會嗎？

　　■答案：不用。

○問：每個人都必須和我們做朋友或約會嗎？

　　■答案：不是。

○解釋：這是因為友誼與約會是一種選擇。如果有人不想和我們做朋友或約會，那並不是什麼嚴重的事。不妨就放手，找其他願意的人。

● **持續進行社交訓練**

○陳述：當你繼續往前時，同樣至關重要的是，你要持續和社交教練配合。為什麼持續做社交訓練是重要的？

　■答案：這麼做可以促進你繼續使用這些技巧；如果你不讓社交教練繼續指導，你可能會停止使用這些技巧。

●持續使用 PEERS® 技巧

○陳述：我們給你的最後一點忠告，是持續使用 PEERS® 技巧，向前邁進。為什麼持續使用在 PEERS® 中已經學到的技巧是重要的？

　■答案：如果沒有持續使用 PEERS® 技巧，則所獲得的成長就不會繼續維持，也不會有進一步的改善。

○解釋：雖然這週是我們團體的最後一次課程，這並不代表你應該停止使用 PEERS® 技巧。這些技巧是我們交朋友、維持友誼、建立愛情關係所不可或缺的。發展與維持關係是一輩子的功課，因此請好好規劃在一生中使用這些技巧，不論你人在何方！

畢業慶祝會的建議

●「強烈建議」學員團體的教室在畢業慶祝會之前就先做好裝飾，來增添慶祝的氣氛。

○參見本課程之為學員課程做準備的建議。

●建議治療團隊在畢業慶祝會準備基本的食物或飲料。

○在北美，外送披薩是 PEERS® 畢業慶祝會常見的食物選項。

○如果提供食物或飲料，記得準備餐盤、餐巾紙、杯子與餐具。

●考慮安排一人一道菜的活動，團體成員可帶點心或甜點到團體來。

○如果你考慮安排一人一道菜的活動，在慶祝會之前須通知學員與社交教練，以便事先規劃。

○如果要進行一人一道菜的做法，通常會在畢業傳單上加以說明，且須在課程十四與十五的畢業公告中宣布。

●鼓勵學員在畢業慶祝會中彼此談話與社交，就像在**朋友聚會**時所做的一樣。

●團體帶領者與行為教練應允許學員可以自由走動，彼此享受畢業慶祝會。

●學員通常會很享受一邊看電影、玩遊戲或聽音樂的同時一邊聊天。

○建議治療團隊提供一些電影的選擇。

■ 確保電影內容不會讓某些成員感到被冒犯（如：某些 R 級電影涉及暴力、裸體或褻瀆，對一些成員來說可能有所冒犯）。

■ 如果決定看電影，確認學員在看電影的同時彼此確實有互動交談。

■ 電影應當是背景活動，而非注意力焦點。

○ 建議治療團隊提供一些遊戲選擇。

■ 可以是行為演練習題中所用的遊戲，重點在於要像在朋友聚會。

■ 讓學員們自行討論以決定要選擇什麼遊戲。

○ 學員也可選擇在慶祝會中播放音樂（通常來自他們的手機）。

■ 如果學員決定聽音樂，讓他們自行討論決定出選擇什麼音樂。

● 畢業慶祝會必須是一段非結構化的時間，讓學員可以互相社交。

○ 許多學員會在此時（或是在畢業典禮後）交換聯絡資訊。這在此時是非常適切的，因為團體即將結束。

● 務必在整個畢業慶祝會中，營造有趣、歡樂、熱絡社交的氛圍。

向前邁進與畢業

畢業典禮

畢業典禮的建議

〔畢業典禮從開始到結束，通常需三十分鐘時間（包括輕鬆的社交時間），請依此規劃課程時間〕。

● 向學員宣布，將與社交教練會合。

　○ 讓學員站或坐在他的社交教練旁邊。

● 發放社交訓練講義給學員。

● 團體帶領者與行為教練應該在會議室前方，學員與社交教練坐著面向他們。

● 宣布畢業典禮開始。

　○ 確保在開始畢業典禮之前，大家都安靜下來，且專注在聆聽。

● 由團體帶領者主持畢業典禮。

● 團體帶領者應稱讚學員與社交教練所付出的努力。

　○ 評論整個團體的進展。

　○ 避免提到個別學員的具體細節，因為評論無論如何都無法完全公平，而他們的情感可能因此受傷。

● 行為教練可能也會想對學員團體的進展，以及社交教練所展現的努力與奉獻，做一些評論。

● 團體帶領者應該宣布頒發完訓證書，說明典禮進行的方式：

　○ 當學員聽到自己的名字，請到台前接受完訓證書（範本請見附錄 H）。

　○ 請大家鼓掌並歡呼。

　○ 團體帶領者和學員握手，另一隻手將完訓證書交給他。

　○ 學員也應該和隨便哪一位行為教練握手（或擊掌）。

　○ 其他人繼續鼓掌並歡呼，直到學員回到座位。

● 團體帶領者頒發完訓證書。

　○ 在團體以一連串緊密的擊鼓製造戲劇效果之中，宣佈：「第一位／下一位得到 PEERS® 完訓證書的是——（學員名字）！」

　○ 將每位學員叫到台前，頒發完訓證書給他。

　○ 讓團體在每個名字被叫到時鼓掌並歡呼。

　○ 確保學員和團體帶領者與行為教練握手（或擊掌）。

　○ 當學員走回自己的位置，鼓勵團體再次鼓掌與歡呼。

　　　■ 說：「再給（學員名字）一次掌聲！」

　　　■ 說：「為（學員名字）歡呼！」

● 頒完最後一位學員的完訓證書之後，為團體的美好進展做最後評論。

● 提醒學員與社交教練，不要因為團體結束，就停止使用 PEERS® 技巧。

● 鼓勵他們持續練習已經學到的技巧，繼續交朋友、維持友誼與發展愛情關係。

● 祝福大家，並以最後一次掌聲結束。

● 〔可選擇：發放一套新的十六次課程的完整社交訓練講義，當作給學員與社交教練的「畢業禮物」。提供一套新的社交訓練講義，有助於確保學員擁有 PEERS® 所提供的資訊，以向前邁進。〕

向前邁進與畢業

社交訓練講義

向前邁進的建議

● **定期參與社交活動**

  ○ 我們建議學員「**每週至少參加一次社交活動**」，才能接觸到有共同興趣的同儕。

  ○ 適合的*社交活動*的標準：

    ■ 以學員的興趣為基礎。

    ■ 「**每週**」見面，或至少隔週見面。

    ■ 包含年紀相仿、可接納學員的同儕。

    ■ 包含自由活動的時段，可以和其他人互動。

表 17.3　可能的社交活動

興趣	相關社交活動
電腦／科技	上電腦課；參加與電腦／資訊科技部門有關的活動；參加科技相關的見面會；參加科技俱樂部；參加電腦見面會；參加電腦俱樂部
電玩	和朋友一起參加成人電腦遊戲；參加遊戲大會；參觀遊戲商店；參加遊戲見面會；參加遊戲俱樂部
科學	參加科學博物館活動；上科學課；參加科學相關見面會；參加科學俱樂部；參加機器人俱樂部
漫畫／日本動漫	參加漫畫書大會（如：ComicCon）；參觀漫畫店；上漫畫／動漫課；參加漫畫／動漫見面會；參加漫畫／動漫俱樂部
西洋棋	參觀有人在下棋的遊戲商店；參加西洋棋錦標賽；參加西洋棋見面會；參加西洋棋俱樂部

興趣	相關社交活動
角色扮演	參加漫畫大會（如：ComicCon）；上縫紉課學做 Cosplay 服裝道具；參加 Cosplay 活動；參加 Cosplay 見面會；參加 Cosplay 俱樂部
實境角色扮演遊戲	參加漫畫大會（如：ComicCon）；上縫紉課學做服裝；參加實境角色扮演遊戲活動；參加實境角色扮演遊戲見面會；參加實境角色扮演遊戲俱樂部
電影	參加影視俱樂部；參加電影相關見面會；參加電影俱樂部
體育	參加體育；在社區休閒中心或公園運動；參加體育聯盟；參加體育盛事；參加運動營（如：春季訓練）；參加體育相關見面會；參加體育俱樂部
汽車	去看車展；參觀汽車博物館；上汽車商店課程；參加與車有關的見面會；參加汽車俱樂部
音樂	去聽音樂會；參加大學樂團；上音樂課；參加與音樂有關的見面會；參加音樂俱樂部

譯註：在台灣，除了上述例子，常見的社交活動還包括：以學習語言為例，可以在語言班、補習班認識有共同興趣的人。此外，參加營隊、活動、機器人社團、寫程式社團、健身房、打工地點也有機會遇到有共同興趣的人。

● 規律的朋友聚會

○ 我們建議學員「**每週至少有一次朋友聚會**」。

○ 有規律的朋友聚會，是我們發展親近且有意義的人際關係的方式。

○ **朋友聚會的一般性提醒：**

■ 用五個 W 來計畫朋友聚會。

■ 朋友聚會應該以活動為基礎，且聚焦在共同興趣上。

■ 用至少一半的時間來交換資訊。

■ 剛開始時讓活動時間短且氣氛愉快就好（一開始不要超過兩小時，可依活動而定）。

● **藉由是否被接納的徵兆，評估同儕的接受度**

表 17.4　被社交群體接納與否的徵兆

被接納的徵兆	不被接納的徵兆
他們在社群中個別找你，或是找你一起出去	他們並不找你出去
他們跟你說話，或是對你想說的話做回應	他們忽略你，或不回應你想說的話
他們留給你聯絡資訊	他們沒有給你聯絡資訊
他們跟你要聯絡資訊	他們沒有跟你要聯絡資訊
他們傳簡訊、即時訊息、電子郵件或是打電話給你，只為了要跟你聊聊	他們沒有傳簡訊、即時訊息、電子郵件或是打電話給你
他們回你的簡訊、即時訊息、電子郵件或是電話，只為了要跟你聊聊	他們沒有接你的電話或是回你的訊息
他們邀請你一起做一些事情	他們沒有邀請你一起做一些事情
他們接受你的邀請一起做一些事情	他們沒有接受你的邀請一起做一些事，或拒絕你的邀請
他們把你加入他們的社交網站頁面	他們忽略你在社交網站上的交友邀請
他們對你說一些好話，並恭維你	他們取笑你或開你玩笑

● 記得友誼和約會是一種選擇
● 持續進行社交訓練
● 持續使用 PEERS® 技巧

其他資源

● 《交友的科學：幫助有社交困難的青少年與青年》（Laugeson, 2013）
　○ 這本書是寫給青少年、青年以及社交教練的 PEERS® 技巧總覽，提供有關交朋友與維持友誼的相關技巧，包括：
　　■ 給社交教練的指引描述，含有社交訓練小訣竅。
　　■ 給青少年與青年的章節摘要。
　　■ 內附 DVD，收錄對應技巧的角色扮演示範影片，含有*觀點轉換提問*。
　　■ 章節習題可供對應技巧的練習之用。
● FriendMaker 手機 APP

○ 這個手機應用程式是設計來做為青少年、青年與社交教練的「虛擬教練」。

○ APP 提供 PEERS® 所教導的交朋友與維持友誼的技巧總覽。

○ 其中將社交行為的規則與步驟拆解成綱要的形式。

○ 內含對應技巧的角色扮演示範影片，以及**觀點轉換提問**以供依循。

謝謝你成為 PEERS® 的一分子！

我們祝福您順利向前邁進！

青年社交技巧知識測驗

(Test of Young Adult Social Skills Knowledge, TYASSK)

施測

● TYASSK 是用來評估青年的社交技巧知識。

● TYASSK 可由青年個別完成，或在團體中完成。

● 對於有顯著語言遲緩或閱讀障礙的年輕成人，建議採用口頭施測。

● TYASSK 可在治療前、治療後與／或追蹤時施測，以評估治療成效。

題目內容

● TYASSK 是一個有標準答案的評估工具。

● TYASSK 的 30 題內容來自學員團體課程的內容。

● 從十五次的講授課程內容中各出兩道題。

● 這些題目是社交技巧課程的核心重點。

技巧	題目
交談技巧	1-4
朋友來源	5-6
電子通訊	7-8
幽默感	9-10
加入同儕	11-12
退出同儕	13-14
朋友聚會	15-16
約會禮儀	17-24
衝突解決	25-26
同儕排擠	27-30

社交品質問卷（**Quality of Socialization Questionnaire, QSQ**）施測與計分

QSQ-YA 施測：

● QSQ-YA 大約需五分鐘完成。

● 大部分學員可以獨立完成問卷。

● 對於閱讀或理解有困難的學員，可以口頭施測。

● QSQ-YA 需在治療前、治療後以及追蹤時施測（選擇性）。

QSQ-C 施測：

● QSQ-C 大約需五分鐘完成。

● 大部分照顧者可以獨立完成問卷。

● 對於閱讀或理解有困難的學員，可以口頭施測。

● QSQ-C 需在治療前、治療後以及追蹤時施測（選擇性）。

QSQ-YA 與 QSQ-C 計分方式：

社交啟動量表：

1. 最近一個月主辦朋友聚會的次數。

2. 最近一個月主辦約會的次數。

3. 最近一個月學員在安排朋友聚會以及／或約會時邀請不同朋友的數。

衝突量表：

4. 最近一次朋友聚會發生衝突的程度。

    ● 各題分數加總即為衝突量表分數。

    ● 大於 3.5 分代表有顯著衝突。

社交相互性量表：

5. 最近一個月受邀參加朋友聚會的次數。

6. 最近一個月受邀約會的次數。

7. 最近一個月受幾位不同朋友邀請參加朋友聚會或約會。

【附錄 C】
事先請假表

　　社交教練與學員每週參與 PEERS® 課程是「非常重要的」。如果你知道某一次課程無法參加，必須事先請假，請註記日期於下方。

學員姓名：＿＿＿＿＿＿＿＿＿＿＿＿

社交教練姓名：＿＿＿＿＿＿＿＿＿＿

課程	日期	預先請假
一		
二		
三		
四		
五		
六		
七		
八		
九		
十		
十一		
十二		
十三		
十四		
十五		
十六		畢業

　　預先請假的資訊可以用來決定，是否某次課程由於缺席人數過多而需要重新安排時間。

　　如果您有任何預計需要請假的時間，請在 PEERS® 團體的「第一次」或「第二次」上課時交回本表。

【附錄 D】

電話通訊錄

　　電話通訊錄是設計來完成「團體內互打電話或視訊聊天」。請使用本表來追蹤每週你受指定打電話的人，並記下排定的日期與時間。

姓名	電話號碼	第一週日期／時間	第二週日期／時間	第三週日期／時間	第四週日期／時間	第五週日期／時間	第六週日期／時間

幫助自閉症類群與社交困難者建立友誼

團體內互打電話或視訊聊天分配表

第一週

打電話＿＿＿＿＿＿＿＿＿＿＿＿＿＿＿　　接電話＿＿＿＿＿＿＿＿＿＿＿＿＿＿＿
打電話＿＿＿＿＿＿＿＿＿＿＿＿＿＿＿　　接電話＿＿＿＿＿＿＿＿＿＿＿＿＿＿＿
打電話＿＿＿＿＿＿＿＿＿＿＿＿＿＿＿　　接電話＿＿＿＿＿＿＿＿＿＿＿＿＿＿＿
打電話＿＿＿＿＿＿＿＿＿＿＿＿＿＿＿　　接電話＿＿＿＿＿＿＿＿＿＿＿＿＿＿＿
打電話＿＿＿＿＿＿＿＿＿＿＿＿＿＿＿　　接電話＿＿＿＿＿＿＿＿＿＿＿＿＿＿＿
打電話＿＿＿＿＿＿＿＿＿＿＿＿＿＿＿　　接電話＿＿＿＿＿＿＿＿＿＿＿＿＿＿＿

第二週

打電話＿＿＿＿＿＿＿＿＿＿＿＿＿＿＿　　接電話＿＿＿＿＿＿＿＿＿＿＿＿＿＿＿
打電話＿＿＿＿＿＿＿＿＿＿＿＿＿＿＿　　接電話＿＿＿＿＿＿＿＿＿＿＿＿＿＿＿
打電話＿＿＿＿＿＿＿＿＿＿＿＿＿＿＿　　接電話＿＿＿＿＿＿＿＿＿＿＿＿＿＿＿
打電話＿＿＿＿＿＿＿＿＿＿＿＿＿＿＿　　接電話＿＿＿＿＿＿＿＿＿＿＿＿＿＿＿
打電話＿＿＿＿＿＿＿＿＿＿＿＿＿＿＿　　接電話＿＿＿＿＿＿＿＿＿＿＿＿＿＿＿
打電話＿＿＿＿＿＿＿＿＿＿＿＿＿＿＿　　接電話＿＿＿＿＿＿＿＿＿＿＿＿＿＿＿

第三週

打電話＿＿＿＿＿＿＿＿＿＿＿＿＿＿＿　　接電話＿＿＿＿＿＿＿＿＿＿＿＿＿＿＿
打電話＿＿＿＿＿＿＿＿＿＿＿＿＿＿＿　　接電話＿＿＿＿＿＿＿＿＿＿＿＿＿＿＿
打電話＿＿＿＿＿＿＿＿＿＿＿＿＿＿＿　　接電話＿＿＿＿＿＿＿＿＿＿＿＿＿＿＿
打電話＿＿＿＿＿＿＿＿＿＿＿＿＿＿＿　　接電話＿＿＿＿＿＿＿＿＿＿＿＿＿＿＿
打電話＿＿＿＿＿＿＿＿＿＿＿＿＿＿＿　　接電話＿＿＿＿＿＿＿＿＿＿＿＿＿＿＿
打電話＿＿＿＿＿＿＿＿＿＿＿＿＿＿＿　　接電話＿＿＿＿＿＿＿＿＿＿＿＿＿＿＿

第四週

打電話＿＿＿＿＿＿＿＿＿＿＿＿＿＿＿　　接電話＿＿＿＿＿＿＿＿＿＿＿＿＿＿＿
打電話＿＿＿＿＿＿＿＿＿＿＿＿＿＿＿　　接電話＿＿＿＿＿＿＿＿＿＿＿＿＿＿＿
打電話＿＿＿＿＿＿＿＿＿＿＿＿＿＿＿　　接電話＿＿＿＿＿＿＿＿＿＿＿＿＿＿＿
打電話＿＿＿＿＿＿＿＿＿＿＿＿＿＿＿　　接電話＿＿＿＿＿＿＿＿＿＿＿＿＿＿＿
打電話＿＿＿＿＿＿＿＿＿＿＿＿＿＿＿　　接電話＿＿＿＿＿＿＿＿＿＿＿＿＿＿＿
打電話＿＿＿＿＿＿＿＿＿＿＿＿＿＿＿　　接電話＿＿＿＿＿＿＿＿＿＿＿＿＿＿＿

第五週

打電話＿＿＿＿＿＿＿＿＿＿＿＿＿＿＿　　接電話＿＿＿＿＿＿＿＿＿＿＿＿＿＿＿
打電話＿＿＿＿＿＿＿＿＿＿＿＿＿＿＿　　接電話＿＿＿＿＿＿＿＿＿＿＿＿＿＿＿
打電話＿＿＿＿＿＿＿＿＿＿＿＿＿＿＿　　接電話＿＿＿＿＿＿＿＿＿＿＿＿＿＿＿
打電話＿＿＿＿＿＿＿＿＿＿＿＿＿＿＿　　接電話＿＿＿＿＿＿＿＿＿＿＿＿＿＿＿
打電話＿＿＿＿＿＿＿＿＿＿＿＿＿＿＿　　接電話＿＿＿＿＿＿＿＿＿＿＿＿＿＿＿
打電話＿＿＿＿＿＿＿＿＿＿＿＿＿＿＿　　接電話＿＿＿＿＿＿＿＿＿＿＿＿＿＿＿

第六週

打電話＿＿＿＿＿＿＿＿＿＿＿＿＿＿＿　　接電話＿＿＿＿＿＿＿＿＿＿＿＿＿＿＿
打電話＿＿＿＿＿＿＿＿＿＿＿＿＿＿＿　　接電話＿＿＿＿＿＿＿＿＿＿＿＿＿＿＿
打電話＿＿＿＿＿＿＿＿＿＿＿＿＿＿＿　　接電話＿＿＿＿＿＿＿＿＿＿＿＿＿＿＿
打電話＿＿＿＿＿＿＿＿＿＿＿＿＿＿＿　　接電話＿＿＿＿＿＿＿＿＿＿＿＿＿＿＿
打電話＿＿＿＿＿＿＿＿＿＿＿＿＿＿＿　　接電話＿＿＿＿＿＿＿＿＿＿＿＿＿＿＿
打電話＿＿＿＿＿＿＿＿＿＿＿＿＿＿＿　　接電話＿＿＿＿＿＿＿＿＿＿＿＿＿＿＿

【附錄 F】
家庭作業完成工作表

週次	一	二	三	四	五	六	七	八	九	十	十一	十二	十三	十四	十五	十六
日期																

PEERS® 家庭作業完成工作表

C＝完成　P＝部分完成　I＝未完成

姓名	個人物品	和教練練習	團體內互打電話	朋友來源	開啟並維持交談	幽默回饋	加入和退出交談	朋友聚會	約會	意見相左	霸凌	評語／筆記

幫助自閉症類群與社交困難者建立友誼

畢業海報範本

畢業了 !!

[　週次與日期　]

測驗：[課後測驗的時間]

畢業慶祝會：[時間]

請密切注意最新消息

[　日期　] 是最後一次 PEERS® 見面的時間。社交教練與學員將先做課後測驗。請提早三十分鐘到達。

社交教練們將在第十六次課程中回顧團體課程，學員們將舉行畢業慶祝會。在團體最後，我們將集合，一起參加畢業典禮。

歡迎每個人帶一道菜來慶祝會彼此分享。

考慮個人隱私，請勿拍照。謝謝！

完訓證明範本

PEERS®

Program for the Education and Enrichment of Relational Skills

Certificate of Completion

Presented to

For the successful completion of PEERS®

Date including year

Group Leader Name and Signature   **Group Leader Name and Signature**

【附錄 I】

社交訓練指定家庭作業工作表
（第一到十五週）

社交訓練指定家庭作業工作表：第一週 請在下次課程前，完成此工作表，並交回團體。 回答每一個問題，在空格中寫下你的評語。			
學員姓名：			
	在開始練習前，你是否幫學員複習技巧的規則？	學員有完成指定作業嗎？	當學員練習技巧時，你有指導並且稱讚學員嗎？
團體內互打電話或視訊： ●打電話前 　◇學員有約好打電話的日期和時間嗎？ ●電話中 　◇學員有交換資訊，找出共同興趣嗎？ ●打電話後 　◇你有問學員共同興趣是什麼嗎？ 　◇你有問「有了這些資訊，如果你們要一起消磨時間，可以做什麼？」？			
和社交教練開啟交談並交換資訊： ●你和學員有找出共同興趣嗎？ ●你有問「有了這些資訊，如果我們要一起出去，可以做什麼？」？			

社交訓練家庭作業指定工作表：第二週 請在下次課程前，完成此工作表，並交回團體。 回答每一個問題，在空格中寫下你的評語。			
學員姓名：			
	在開始練習前，你是否幫學員複習技巧的規則？	學員有完成指定作業嗎？	當學員練習技巧時，你有指導並且稱讚學員嗎？
團體內互打電話或視訊： ●打電話前 ◇學員有約好打電話的日期和時間嗎？ ●電話中 ◇學員有交換資訊，找出共同興趣嗎？ ●打電話後 ◇你有問學員共同興趣是什麼嗎？ ◇你有問「有了這些資訊，如果你們要一起消磨時間，可以做什麼？」？			
和社交教練開啟交談並交換資訊： ●你和學員有找出共同興趣嗎？ ●你有問「有了這些資訊，如果我們要一起消磨時間，可以做什麼？」？			

幫助自閉症類群與社交困難者建立友誼

社交訓練家庭作業指定工作表：第三週

請在下次課程前，完成此工作表，並交回團體。

回答每一個問題，在空格中寫下你的評語。

學員姓名：

	在開始練習前，你是否幫學員複習技巧的規則？	學員有完成指定作業嗎？	當學員練習技巧時，你有指導並且稱讚學員嗎？
尋找朋友來源： ●你和學員有討論並決定要參與的社交活動嗎？			
團體內互打電話或視訊： ●打電話前 　◇學員有約好打電話的日期和時間嗎？ ●電話中 　◇學員有交換資訊，找出共同興趣嗎？ ●打電話後 　◇你有問學員共同興趣是什麼嗎？ 　◇你有問「有了這些資訊，如果你們要一起消磨時間，可以做什麼？」？			
和社交教練開啟交談並交換資訊： ●你和學員有找出共同興趣嗎？ ●你有問「有了這些資訊，如果我們要一起消磨時間，可以做什麼？」？			
學員有帶個人物品來交換資訊嗎？			

社交訓練家庭作業指定工作表：第四週

請在下次課程前，完成此工作表，並交回團體。
回答每一個問題，在空格中寫下你的評語。

學員姓名：

	在開始練習前，你是否幫學員複習技巧的規則？	學員有完成指定作業嗎？	當學員練習技巧時，你有指導並且稱讚學員嗎？
尋找朋友來源： ●你和學員有討論並決定要參與的社交活動嗎？			
和同儕開啟交談並交換資訊： ●當學員交談後，你有問適當的社交訓練問題嗎？			
團體內互打電話或視訊： ●打電話前 　◇學員有約好打電話的日期和時間嗎？ ●電話中 　◇學員有交換資訊，找出共同興趣嗎？ ●打電話後 　◇你有問學員共同興趣是什麼嗎？ 　◇你有問「有了這些資訊，如果你們要一起消磨時間，可以做什麼？」？			
和社交教練開啟交談並交換資訊： ●你和學員有找出共同興趣嗎？ ●你有問「有了這些資訊，如果我們要一起消磨時間，可以做什麼？」？			
學員有帶個人物品來交換資訊嗎？			

社交訓練家庭作業指定工作表：第五週

請在下次課程前，完成此工作表，並交回團體。
回答每一個問題，在空格中寫下你的評語。

學員姓名：

	在開始練習前，你是否幫學員複習技巧的規則？	學員有完成指定作業嗎？	當學員練習技巧時，你有指導並且稱讚學員嗎？
尋找朋友來源： ●你和學員有討論並決定要參與的社交活動嗎？			
和同儕開啟交談並交換資訊： ●當學員交談後，你有問適當的社交訓練問題嗎？			
注意幽默回饋： ●當學員說了笑話，你有私下問適當的社交訓練問題嗎？			
團體內互打電話或視訊： ●打電話前 　◇學員有約好打電話的日期和時間嗎？ ●電話中 　◇學員有交換資訊，找出共同興趣嗎？ ●打電話後 　◇你有問學員共同興趣是什麼嗎？ 　◇你有問「有了這些資訊，如果你們要一起消磨時間，可以做什麼？」？			
學員有帶個人物品來交換資訊嗎？			

社交訓練家庭作業指定工作表：第六週

請在下次課程前，完成此工作表，並交回團體。
回答每一個問題，在空格中寫下你的評語。

學員姓名：

	在開始練習前，你是否幫學員複習技巧的規則？	學員有完成指定作業嗎？	當學員練習技巧時，你有指導並且稱讚學員嗎？
尋找朋友來源： ●你和學員有討論並決定要參與的社交活動嗎？			
和社交教練練習加入一群人交談： ●學員有和你以及另一人練習加入一群人交談嗎？ ●練習後，你有問適當的社交訓練問題嗎？			
和同儕練習加入一群人交談： ●學員有和同儕練習加入一群人交談嗎？ ●當學員練習後，你有問適當的社交訓練問題嗎？			
注意幽默回饋： ●當學員說了笑話，你有私下問適當的社交訓練問題嗎？			

幫助自閉症類群與社交困難者建立友誼

社交訓練家庭作業指定工作表：第六週			
請在下次課程前，完成此工作表，並交回團體。 回答每一個問題，在空格中寫下你的評語。			

團體內互打電話或視訊：
●打電話前
  ◇學員有約好打電話的日
    期和時間嗎？
●電話中
  ◇學員有交換資訊，找出
    共同興趣嗎？
●打電話後
  ◇你有問學員共同興趣是
    什麼嗎？
  ◇你有問「有了這些資
    訊，如果你們要一起
    消磨時間，可以做什
    麼？」？			

學員有帶個人物品來交換資 訊嗎？			

社交訓練家庭作業指定工作表：第七週

請在下次課程前，完成此工作表，並交回團體。
回答每一個問題，在空格中寫下你的評語。

學員姓名：

	在開始練習前，你是否幫學員複習技巧的規則？	學員有完成指定作業嗎？	當學員練習技巧時，你有指導並且稱讚學員嗎？
和社交教練練習加入與退出一群人交談： ●學員有和以及另一人練習加入一群人交談嗎？ ●學員是否有練習下列三種情況如何退出交談： ●從未被接納 ●一開始被接納、之後被排除 ●完全被接納 ●練習後，你有問適當的社交訓練問題嗎？			
和同儕練習加入一群人交談： ●學員有和同儕練習加入一群人交談嗎？ ●當學員練習後，你有問適當的社交訓練問題嗎？			
注意幽默回饋： ●當學員說了笑話，你有私下問適當的社交訓練問題嗎？			

社交訓練家庭作業指定工作表：第八週

請在下次課程前，完成此工作表，並交回團體。
回答每一個問題，在空格中寫下你的評語。

學員姓名：

	在開始練習前，你是否幫學員複習技巧的規則？	學員有完成指定作業嗎？	當學員練習技巧時，你有指導並且稱讚學員嗎？
和朋友聚會： ●你有幫助學員用五個 W 來規劃朋友聚會嗎？ ●在聚會後，你有問適當的社交訓練問題嗎？			
和社交教練練習加入與退出一群人交談： ●學員有和你以及另一人練習加入一群人交談嗎？ ●學員是否有練習下列三種情況如何退出交談： ◇從未被接納 ◇一開始被接納、之後被排除 ◇完全被接納 ●練習後，你有問適當的社交訓練問題嗎？			
和同儕練習加入一群人交談： ●學員有和同儕練習加入一群人交談嗎？ ●當學員練習後，你有問適當的社交訓練問題嗎？			
注意幽默回饋： ●當學員說了笑話，你有私下問適當的社交訓練問題嗎？			

社交訓練家庭作業指定工作表：第九週

請在下次課程前，完成此工作表，並交回團體。

回答每一個問題，在空格中寫下你的評語。

學員姓名：

	在開始練習前，你是否幫學員複習技巧的規則？	學員有完成指定作業嗎？	當學員練習技巧時，你有指導並且稱讚學員嗎？
和朋友聚會： ●你有幫助學員用五個 W 來規劃朋友聚會嗎？ ●在聚會後，你有問適當的社交訓練問題嗎？			
讓某人知道你喜歡他： ●學員有找到他有興趣交往的人嗎？ ●你們有練習讓某人知道你喜歡他的一些策略嗎？ ●學員有讓別人知道他喜歡對方嗎？ ●在每次練習後，你有問適當的社交訓練問題嗎？			
和社交教練練習加入與退出一群人交談： ●學員有和你以及另一人練習加入一群人交談嗎？ ●學員是否有練習下列三種情況如何退出交談： ◇ 從未被接納 ◇ 一開始被接納、之後被排除 ◇ 完全被接納 ●練習後，你有問適當的社交訓練問題嗎？			

社交訓練家庭作業指定工作表：第十週

請在下次課程前，完成此工作表，並交回團體。
回答每一個問題，在空格中寫下你的評語。

學員姓名：

	在開始練習前，你是否幫學員複習技巧的規則？	學員有完成指定作業嗎？	當學員練習技巧時，你有指導並且稱讚學員嗎？
和朋友聚會： ●你有幫助學員用五個 W 來規劃畫朋友聚會嗎？ ●在聚會後，你有問適當的社交訓練問題嗎？			
讓某人知道你喜歡他： ●學員有找到他有興趣交往的人嗎？ ●你們有練習讓某人知道你喜歡他的一些策略嗎？ ●學員有讓別人知道他喜歡對方嗎？ ●在每次練習後，你有問適當的社交訓練問題嗎？			
和同儕練習加入一群人交談： ●學員有和同儕練習加入一群人交談嗎？ ●當學員練習後，你有問適當的社交訓練問題嗎？			

社交訓練家庭作業指定工作表：第十一週

請在下次課程前，完成此工作表，並交回團體。
回答每一個問題，在空格中寫下你的評語。

學員姓名：

	在開始練習前，你是否幫學員複習技巧的規則？	學員有完成指定作業嗎？	當學員練習技巧時，你有指導並且稱讚學員嗎？
和朋友聚會： ●你有幫助學員用五個 W 來規劃朋友聚會嗎？ ●在聚會後，你有問適當的社交訓練問題嗎？			
讓某人知道你喜歡他與提出約會邀請： ●學員有找到他有興趣交往的人嗎？ ●你們有練習讓某人知道你喜歡他與提出約會邀請的一些策略嗎？ ●學員有讓別人知道他喜歡對方嗎？他有邀對方約會嗎？ ●在每次練習後，你有問適當的社交訓練問題嗎？			
和同儕練習加入一群人交談： ●學員有和同儕練習加入一群人交談嗎？ ●當學員練習後，你有問適當的社交訓練問題嗎？			

社交訓練家庭作業指定工作表：第十二週

請在下次課程前，完成此工作表，並交回團體。

回答每一個問題，在空格中寫下你的評語。

學員姓名：

	在開始練習前，你是否幫學員複習技巧的規則？	學員有完成指定作業嗎？	當學員練習技巧時，你有指導並且稱讚學員嗎？
和朋友聚會： ●你有幫助學員用五個 W 來規劃朋友聚會嗎？ ●在聚會後，你有問適當的社交訓練問題嗎？			
讓某人知道你喜歡他與提出約會邀請： ●學員有找到他有興趣交往的人嗎？ ●你們有練習讓某人知道你喜歡他與提出約會邀請的一些策略嗎？ ●學員有讓別人知道他喜歡對方嗎？他有邀對方約會嗎？ ●在每次練習後，你有問適當的社交訓練問題嗎？			
和同儕練習加入一群人交談： ●學員有和同儕練習加入一群人交談嗎？ ●當學員練習後，你有問適當的社交訓練問題嗎？			

社交訓練家庭作業指定工作表：第十三週

請在下次課程前，完成此工作表，並交回團體。

回答每一個問題，在空格中寫下你的評語。

學員姓名：

	在開始練習前，你是否幫學員複習技巧的規則？	學員有完成指定作業嗎？	當學員練習技巧時，你有指導並且稱讚學員嗎？
和朋友聚會： ●你有幫助學員用五個W來規劃朋友聚會嗎？ ●在聚會後，你有問適當的社交訓練問題嗎？			
和社交教練練習處理意見相左： ●你和學員有練習回應意見相左的步驟嗎？ ●你和學員有練習提出不同意見的步驟嗎？ ●在每次練習後，你有問適當的社交訓練問題嗎？			
和朋友或愛情伴侶處理意見相左： ●學員有和朋友或愛情伴侶處理意見相左嗎？ ●如果有，你有在之後複習步驟，並且問適當的社交訓練問題嗎？			

社交訓練家庭作業指定工作表：第十三週 請在下次課程前，完成此工作表，並交回團體。 回答每一個問題，在空格中寫下你的評語。			
讓某人知道你喜歡他與提出約會邀請： ●學員有找到他有興趣交往的人嗎？ ●你們有練習讓某人知道你喜歡他與提出約會邀請的一些策略嗎？ ●學員有讓別人知道他喜歡對方嗎？他有邀對方約會嗎？ ●在每次練習後，你有問適當的社交訓練問題嗎？			

社交訓練家庭作業指定工作表：第十四週

請在下次課程前，完成此工作表，並交回團體。

回答每一個問題，在空格中寫下你的評語。

學員姓名：

	在開始練習前，你是否幫學員複習技巧的規則？	學員有完成指定作業嗎？	當學員練習技巧時，你有指導並且稱讚學員嗎？
和朋友聚會： ●你有幫助學員用五個W來規劃朋友聚會嗎？ ●在聚會後，你有問適當的社交訓練問題嗎？			
和社交教練練習處理嘲笑： ●你有和學員練習處理嘲笑的策略嗎？ ●學員有在練習前，選擇三個口頭反駁嗎？ ●你有選用無傷大雅的嘲笑評論嗎？ ●在練習後，你有問適當的社交訓練問題嗎？			
和同儕練習處理直接霸凌： ●學員有和同儕練習處理直接霸凌嗎？ ●如果有，練習後，你有問適當的社交訓練問題嗎？			

社交訓練家庭作業指定工作表：第十四週 請在下次課程前，完成此工作表，並交回團體。 回答每一個問題，在空格中寫下你的評語。			
和社交教練練習處理意見相左： ●你和學員有練習回應意見相左的步驟嗎？ ●你和學員有練習提出不同意見的步驟嗎？ ●在每次練習後，你有問適當的社交訓練問題嗎？			
和朋友或愛情伴侶處理意見相左： ●學員有和朋友或愛情伴侶處理意見相左嗎？ ●如果有，你有在之後複習步驟，並且問適當的社交訓練問題嗎？			
讓某人知道你喜歡他並提出約會邀請： ●學員有找到他有興趣交往的人嗎？ ●你們有練習讓某人知道你喜歡他與提出約會邀請的一些策略嗎？ ●學員有讓別人知道他喜歡對方嗎？他有邀對方約會嗎？ ●在每次練習後，你有問適當的社交訓練問題嗎？			

社交訓練家庭作業指定工作表：第十五週

請在下次課程前，完成此工作表，並交回團體。

回答每一個問題，在空格中寫下你的評語。

學員姓名：

	在開始練習前，你是否幫學員複習技巧的規則？	學員有完成指定作業嗎？	當學員練習技巧時，你有指導並且稱讚學員嗎？
和朋友聚會： ●你有幫助學員用五個 W 來規劃朋友聚會嗎？ ●在聚會後，你有問適當的社交訓練問題嗎？			
和社交教練練習散播和自己有關的謠言： ●你有和學員練習如何散播和自己有關的謠言嗎？ ●你有提供謠言範例給學員練習嗎？ ●在練習後，你有問適當的社交訓練問題嗎？			
和社交教練練習處理嘲笑： ●你有和學員練習處理嘲笑的策略嗎？ ●學員有在練習前，選擇三個口頭反駁嗎？ ●你有選用無傷大雅的嘲笑評論嗎？ ●在練習後，你有問適當的社交訓練問題嗎？			

社交訓練家庭作業指定工作表：第十五週			
請在下次課程前，完成此工作表，並交回團體。 回答每一個問題，在空格中寫下你的評語。			
和同儕練習處理直接或間接霸凌： ●學員有和同儕練習處理直接或間接霸凌嗎？ ●如果有，練習後，你有問適當的社交訓練問題嗎？			
和朋友或愛情伴侶處理意見相左： ●學員有和朋友或愛情伴侶處理意見相左嗎？ ●如果有，你有在之後複習步驟，並且問適當的社交訓練問題嗎？			
讓某人知道你喜歡他並提出約會邀請： ●學員有找到他有興趣交往的人嗎？ ●你們有練習讓某人知道你喜歡他與提出約會邀請的一些策略嗎？ ●學員有讓別人知道他喜歡他們嗎？他有邀他們約會嗎？ ●在每次練習後，你有問適當的社交訓練問題嗎？			

誌謝

　　本書的出版，是累積了超過十年的研究與臨床實務的結果。本書的研究與臨床工作，倘若沒有加州大學洛杉磯分校 PEERS® 門診中，一群由研究者、臨床家與研究生所組成的優秀團隊的全心付出，是不可能完成的任務。我希望在此表達對他們認真努力與全心奉獻的謝意。尤其特別要感謝：Mina Park、Shannon Bates、Jennifer Sanderson、Elina Veytsman、Ruth Ellingsen、Enjey Lin、Catherin Mogil、Jessica Hopkins、Courtney Bolton、Vindia Fernandez、Ted Hutman、Kalina Babeva 與 Mera West，謝謝你們在臨床工作中對這些家庭的用心與熱情，你們是團隊的核心，我以身為你們的朋友與同事為榮。而我們優秀的研究團隊中，我要特別感謝 Alex Gantman、Yasamine Bolourian、Lara Tucci、Josh Mandelberg、James Yang、Jilly Chang、Ashley Dillon、Aarti Nair 與 Allison Vreeland，你們的奉獻，成就了治療計畫的骨幹，是我們所有工作的堅實基礎，我特別要謝謝你們的不辭辛勞。而我們角色扮演的團隊，Elina Veytsman、Jordan Albright、Gabe Aviera、James Yang 與 Allison Vreeland，展現了驚人的行動力，製作出角色扮演示範影片，謝謝你們分享你們的創意，持續讓我們因為一些社交上失言失禮的絕妙範例而會心一笑。另外，也特別要感謝我的編輯團隊，包括 Angela Dahiya、Ana Mendoza、Peggy Hsieh、Leilani Forby、Rhideeta Jalal、Morgan Jollife、Gozi Egbuong、Mera west、Elina Veytsman 以及 James Yang，他們不只是超級審稿員，也是傑出的研究生。對於 PEERS® 團隊的其他人，我想特別感謝我們的學生、實習生、研究助理與行為教練們，謝謝你們接受使命的召喚，幫忙分擔工作，擔任我們的左右手。沒有你們，我們無法做到。

　　我也要特別感謝加州大學洛杉磯分校與 The Help Group 的朋友與同事對我的研究與這些工作的支持，尤其是 Dr. Peter Whybrow、Barbara Firestone、Jim McCracken、Susan Berman 與 Philip Levin。還有我的導師——Mary O'Connor、Blair Paley 與 Fred Frankel，謝謝你們幫助我找到我自己的路，讓我同樣也可以去幫助別人。而 Andy Leuchter，我最慷慨無私的導師，對您這些年來的支持，我無法用言語表達內心的感謝。我衷心感激您的帶領與友誼。

　　對我在全球各地的同事，我想說謝謝你們擔任 PEERS® 的大使，並提供客

觀證據支持的文化信度，再現本治療的成果。我尤其要謝謝 Amy Van Hecke、Heejeong Yoo、Ofer Golan、Ralph Adolphs、Angela Scarpa、Mirella Dapretto、Adam McCrimmon、Kirstin Greaves-Lord、Tomoko Yamada 與 Masatsugu Tsujii。你們的研究以及對本治療計畫的支持，為這個計畫在真實世界中建立可信度與獨特性。我們很興奮有你們加入這個研究大家族。

另外也要感謝我們重要而慷慨的捐贈者，例如 The Friends of the Semel Institute at UCLA，十年來持續支持我們的工作。我尤其想要謝謝 Vicky Goodman 與 Sally Weil，你們總是仁慈而慷慨支持我們的研究計畫。對於 Janet Lang、Vera Guerin 以及 Shapell 與 Guerin 家族基金會，我衷心感謝你們對我們研究與訓練的真心支持，你們的慷慨所造成的影響力，遠超過你們所能想像的。

對我的家人與朋友，他們忍受我不停地旅行奔波，並耐心支持我沒完沒了的寫作時間，沒有他們的愛與支持，這些工作是不可能完成的。對我的母親 Janet Tate，我要謝謝你示範了如何成為一位堅強的女性。至於我永遠的朋友，Jennifer Wilkerson、Carrie Raia 與 Dan Oakley，謝謝你們具現了好朋友的特徵——如同我在本書中所寫的——你們是這些抽象觀念的具體典範，我永遠感謝你們的友誼。尤其我要感謝我的先生 Lance Orozco，他的愛與鼓勵二十年來依然屹立不搖——謝謝你相信我的工作、相信我。

最後，但同等重要的是，我想對這些年來有幸能一起工作的這些不可思議的家庭們說，謝謝你們為我們所有的努力賦予了意義。透過你們充滿愛的付出與對彼此無止盡的支持，你們創造了希望並帶來了靈感。你們的故事感動了我們，你們的生命豐富了我們，你們為這些篇章帶來了生命。

參考文獻

Adolphs, R., Sears, L., & Piven, J. (2001). Abnormal processing of social information from faces in autism. *Journal of Cognitive Neuroscience, 13*(2), 232–240.

Allen, K. D., Wallace, D. P., Renes, D., Bowen, S. L., & Burke, R. V. (2010). Use of video modeling to teach vocational skills to adolescents and young adults with autism spectrum disorders. *Education and Treatment of Children, 33*(3), 339–349.

Altman, I., & Taylor, D. (1973). *Social penetration: The development of interpersonal relationships.* New York: Holt, Rinehart & Winston.

Anckarsäter, H., Stahlberg, O., Larson, T., Hakansson, C., Jutblad, S. B., Niklasson, L., & Rastam, M. (2006). The impact of ADHD and autism spectrum disorders on temperament, character, and personality development. *American Journal of Psychiatry, 163*, 1239–1244.

Attwood, T. (2000). Strategies for improving the social integration of children with Asperger syndrome. *Autism, 4*, 85–100.

Attwood, T. (2003). Frameworks for behavioral interventions. *Child and Adolescent Psychiatric Clinics of North America, 12*, 65–86.

Azmitia, M. (2002). Self, self-esteem, conflicts, and best friendships in early adolescence. In T. M. Brinthaupt (Ed.), *Understanding early adolescent self and identity: Applications and interventions* (pp. 167–192). Albany, NY: State University of New York Press.

Barnhill, G. P. (2007). Outcomes in adults with Asperger syndrome. *Focus on Autism and Other Developmental Disabilities, 22*, 116–126.

Barnhill, G. P., Cook, K. T., Tebbenkanmp, K., & Myles, B. S. (2002). The effectiveness of social skills intervention targeting nonverbal communication for adolescents with Asperger syndrome and related pervasive developmental delays. *Focus on Autism and Other Developmental Disabilities, 17*, 112–118.

Baron-Cohen, S. (1988). Social and pragmatic deficits in autism: Cognitive or affective? *Journal of Autism and Developmental Disorders, 18*(3), 379–402.

Baron-Cohen, S. (1995). *Mindblindness: An Essay on Autism and Theory of Mind.* Cambridge, MA: MIT Press.

Baron-Cohen, S., Leslie, A., & Frith, U. (1985). Does the autistic child have a "theory of mind"? *Cognition, 21*, 37–46.

Baron-Cohen, S., & Wheelwright, S. (2004). The empathy quotient: An investigation of adults with Asperger syndrome or high functioning autism, and normal sex differences. *Journal of Autism and Developmental Disorders, 34*(2), 163–175.

Barry, T. D., Klinger, L. G., Lee, J. M., Palardy, N., Gilmore, T., & Bodin, S. D. (2003). Examining the effectiveness of an outpatient clinic-based social skills group for high-functioning children with autism. *Journal of Autism and Developmental Disorders, 33*, 685–701.

Baumeister, R. F., Zhang, L., & Vohs, K. D. (2004). Gossip as cultural learning. *Review of General Psychology, 8*, 111–121.

Bauminger, N., & Kasari, C. (2000). Loneliness and friendship in high-functioning children with autism. *Child Development, 71*, 447–456.

Bauminger, N., Shulman, C., & Agam, G. (2003). Peer interaction and loneliness in high-functioning children with autism. *Journal of Autism and Developmental Disorders, 33*, 489–507.

Bauminger, N., Solomon, M., Aciezer, A., Heung, K., Gazit, L., Brown, J., & Rogers, S. J. (2008). Children with autism and their friends: A multidimensional study in high functioning autism spectrum disorders. *Journal of Abnormal Child Psychology, 36*, 135–150.

Baxter, A. (1997). The power of friendship. *Journal on Developmental Disabilities, 5*(2), 112–117.

Beauchamp, M. H., & Anderson, V. (2010). SOCIAL: An integrative framework for the development of social skills. *Psychological Bulletin, 136*(1), 39.

Beaumont, R., & Sofronoff, K. (2008). A multi-component social skills intervention for children with Asperger syndrome: The Junior Detective Training Program. *Journal of Child Psychology and Psychiatry, 49*, 743–753.

Bellini, S. (2004). Social skill deficits and anxiety in high-functioning adolescents with autism spectrum disorders. *Focus on Autism and Other Developmental Disabilities, 19*(2), 78–86.

Bellini, S., & Akullian, J. (2007). A meta-analysis of video modeling and video self-modeling interventions for children and adolescents with autism spectrum disorders. *Exceptional Children, 73*(3), 264–287.

Bellini, S., Peters, J. K., Benner, L., & Hopf, A. (2007). A meta-analysis of school-based social skills interventions for children with autism spectrum disorders. *Remedial and Special Education, 28*(3), 153–162.

Berndt, T. J., Hawkins, J. A., & Jiao, Z. (1999). Influences of friends and friendships on adjustment to junior high school. *Merrill-Palmer Quarterly, 45*, 13–41.

Bock, M. A. (2007). The impact of social-behavioral learning strategy training on the social interaction skills of four students with Asperger syndrome. *Focus on Autism and Other Developmental Disabilities, 22*, 88–95.

Bordia, P., DiFonzo, N., Haines, R., & Chaseling, E. (2005). Rumors denials as persuasive messages: Effects of personal relevance, source, and message characteristics. *Journal of Applied Social Psychology, 35*, 1301–1331.

Boulton, M. J., & Underwood, K. (1992). Bully/victim problems among middle school children. *British Journal of Educational Psychology, 62*, 73–87.

Bowler, D. M., Gaigg, S. B., & Gardiner, J. M. (2008). Subjective organization in the free recall learning of adults with Asperger's syndrome. *Journal of Autism and Developmental Disorders, 38*, 104–113.

Brown, B. B., & Lohr, M. J. (1987). Peer-group affiliation and adolescent self-esteem: An integration of ego-identity and symbolic-interaction theories. *Journal of Personality and Social Psychology, 52*, 47–55.

Buhrmester, D. (1990). Intimacy of friendship, interpersonal competence, and adjustment during preadolescence and adolescence. *Child Development, 61*, 1101–1111.

Buhrmester, D., & Furman, W. (1987). The development of companionship and intimacy. *Child Development, 58*, 1101–1113.

Bukowski, W. M., Hoza, B., & Boivin, M. (1993). Popularity, friendship, and emotional adjustment during early adolescence. In B. Laursen (Ed.), *Close friendships in adolescence* (pp. 23–37). San Francisco, CA: Jossey-Bass.

Bukowski, W. M., Hoza B., & Boivin, M. (1994). Measuring friendship quality during pre- and early adolescence: The development and psychometric properties of the Friendship Qualities Scale. *Journal of Social and Personal Relationships, 11*(3), 471–484.

Burack, J. A., Root, R., & Zigler, E. (1997). Inclusive education for students with autism: Reviewing ideological, empirical, and community considerations. In D. J. Cohen & F. Volkmar (Eds.), *Handbook of autism and pervasive developmental disorders* (pp. 796–807) New York: Wiley.

Capps, L., Sigman, M., & Yirmija, N. (1996). Self-competence and emotional understanding in high-functioning children with autism. *Annual Progress in Child Psychiatry and Child Development*, 260–279.

Carter, A. S., Davis, N. O., Klin, A., & Volkmar, F. R. (2005). Social development in autism. In F. R. Volkmar, R. Paul, A. Klin, & D. Cohen (Eds.), *Handbook of autism and pervasive developmental disorders* (pp. 312–334). Hoboken, NJ: John Wiley & Sons.

Castorina, L. L., & Negri, L. M. (2011). The inclusion of siblings in social skills training groups for boys with Asperger syndrome. *Journal of Autism and Developmental Disorders, 41*, 73–81.

Cederlund, M., Hagberg, B., & Gillberg, C. (2010). Asperger syndrome in adolescent and young adult males. Interview, self- and parent assessment of social, emotional, and cognitive problems. *Research in Developmental Disabilities, 31*, 287–298.

Chang, Y. C., Laugeson, E. A., Gantman, A., Dillon, A. R., Ellingsen, R., & Frankel, F. (2013). Predicting treatment success in social skills training for adolescents with Autism Spectrum Disorders: The UCLA Program for the Education and Enrichment of Relational Skills. *Autism: The International Journal of Research and Practice.* DOI: 1362361313478995.

Charlop-Christy, M. H., & Daneshvar, S. (2003). Using video modeling to teach perspective taking to children with autism. *Journal of Positive Behavior Interventions, 5*(1), 12–21.

Charlop-Christy, M. H., Le, L., & Freeman, K. A. (2000). A comparison of video modeling with in vivo modeling for teaching children with autism. *Journal of Autism and Developmental Disorders, 30*(6), 537–552.

Chevallier, C., Kohls, G., Troiani, V., Brodkin, E. S., & Schultz, R. T. (2012). The social motivation theory of autism. *Trends in Cognitive Sciences, 16*(4), 231–239.

Chung, K. M., Reavis, S., Mosconi, M., Drewry, J., Matthews, T., & Tassé, M. J. (2007). Peer-mediated social skills training program for young children with high-functioning autism. *Research in Developmental Disabilities, 28*(4), 423–436.

Church, C., Alisanski, S., & Amanullah, S. (2000). The social, behavioral, and academic experiences of children with Asperger syndrome. *Focus on Autism and Other Developmental Disabilities, 15*, 12–20.

Coie, J. D., Dodge, K. A., & Kupersmidt, J. B. (1990). Peer group behavior and social status. In S. R. Asher & J. D. Coie (Eds.), *Peer rejection in childhood* (pp. 17–59). New York: Cambridge University Press.

Coie, J. D., & Kupersmidt, J. B. (1983). A behavioral analysis of emerging social status. *Child Development, 54*, 1400–1416.

Coie, J., Terry, R., Lenox, K., Lochman, J., & Hyman, C. (1995). Childhood peer rejection and aggression as predictors of stable patterns of adolescent disorder. *Development and Psychopathology, 7*, 697–713.

Collins, W. A., & Madsen, S. D. (2006). Personal relationships in adolescence and early adulthood. In A. L. Vangelisti & D. Perlman (Eds.), *The Cambridge handbook of personal relationships* (pp. 191–209). New York: Cambridge University Press.

Constantino, J. N. (2012). *Social Responsiveness Scale.* Los Angeles, CA: Western Psychological Services.

Constantino, J. N., & Todd, R. D. (2005). Intergenerational transmission of subthreshold autistic traits in the general population. *Biological Psychiatry, 57*, 655–660.

Crick, N. R., & Grotpeter, J. K. (1996). Children's treatment by peers: Victims of relational and overt aggression. *Development and Psychopathology, 8*, 367–380.

Crick, N. R., & Ladd, G. W. (1990). Children's perceptions of the outcomes of social strategies: Do the ends justify being mean? *Developmental Psychology, 26*, 612–620.

Croen, L. A., Grether, J. K., Hoogstrate, J., & Selvin, S. (2002). The changing prevalence of autism in California. *Journal of Autism and Developmental Disorders, 32,* 207–215.

DeRosier, M. E., & Marcus, S. R. (2005). Building friendships and combating bullying: Effectiveness of S.S.GRIN at one-year follow-up. *Journal of Clinical Child and Adolescent Psychology, 24,* 140–150.

DiSalvo, C. A., & Oswald, D. P. (2002). Peer-mediated interventions to increase the social interaction of children with autism consideration of peer expectancies. *Focus on Autism and Other Developmental Disabilities, 17*(4), 198–207.

DiTommaso, E., & Spinner, B. (1993). The development and initial validation of the Social and Emotional Loneliness Scale for Adults (SELSA). *Personality and Individual Differences, 14*(1), 127–134.

Dodge, K. A., Schlundt, D. C., Schocken, I., & Delugach, J. D. (1983). Social competence and children's sociometric status: The role of peer group entry strategies. *Merrill-Palmer Quarterly, 29,* 309–336.

Eaves, L. C., & Ho, H. H. (2008). Young adult outcome of autism spectrum disorders. *Journal of Autism and Developmental Disorders, 38*(4), 739–747.

Elder, L. M., Caterino, L. C., Chao, J., Shacknai, D., & De Simone, G. (2006). The efficacy of social skills treatment for children with Asperger syndrome. *Education & Treatment of Children, 29,* 635–663.

Emerich, D. M., Creaghead, N. A., Grether, S. M., Murray, D., & Grasha, C. (2003). The comprehension of humorous materials by adolescents with high-functioning autism and Asperger's Syndrome. *Journal of Autism and Developmental Disorders, 33,* 253–257.

Fraley, R., & Davis, K. E. (1997). Attachment formation and transfer in young adults' close friendships and romantic relationships. *Personal Relationships, 4,* 131–144.

Frankel, F. (1996). *Good Friends are Hard to Find: Help Your Child Find, Make, and Keep Friends.* Los Angeles, CA: Perspective Publishing.

Frankel, F., & Myatt, R. (2003). *Children's Friendship Training.* New York: Brunner-Routledge.

Frankel, F., Myatt, R., Whitham, C., Gorospe, C., & Laugeson, E. A. (2010). A controlled study of parent-assisted Children's Friendship Training with children having Autism Spectrum Disorders. *Journal of Autism and Developmental Disorders, 40,* 827–842.

Frith, U. (2004). Emanuel Miller lecture: Confusions and controversies about Asperger syndrome. *Journal of Child Psychology and Psychiatry, 45,* 672–686.

Gantman, A., Kapp, S. K., Orenski, K, & Laugeson, E. A. (2012). Social skills training for young adults with high-functioning autism spectrum disorders: A randomized controlled pilot study. *Journal of Autism and Developmental Disorders, 42*(6), 1094–1103.

Gauze, C., Bukowski, W. M., Aquan-Assee, J., & Sippola, L. K. (1996). Interactions between family environment and friendship and associations with self-perceived well-being during early adolescence. *Child Development, 67,* 2201–2216.

George, T. P., & Hartmann, D. P. (1996). Friendship networks of unpopular, average, and popular children. *Child Development, 67,* 2301–2316.

Gerhardt, P. F., & Lainer, I. (2011). Addressing the needs of adolescents and adults with autism: A crisis on the horizon. *Journal of Contemporary Psychotherapy, 41,* 37–45.

Gillott, A., & Standen, P. J. (2007). Levels of anxiety and sources of stress in adults with autism. *Journal of Intellectual Disabilities, 11*(4), 359–370.

Golan, O., & Baron-Cohen, S. (2006). Systemizing empathy: Teaching adults with Asperger syndrome or high-functioning autism to recognize complex emotions using interactive multimedia. *Development and Psychopathology, 18*(2), 591–617.

Goldstein, A. P., & McGinnis, E. (2000). *Skill Streaming the Adolescent: New Strategies and Perspectives for Teaching Prosocial Skills.* Champaign, IL: Research Press.

Gonzalez-Lopez, A., & Kamps, D. M. (1997). Social skills training to increase social interactions between children with autism and their typical peers. *Focus on Autism and Other Developmental Disabilities, 12*(1), 2–14.

Gougeon, N. A. (2010). Sexuality and autism: A critical review of selected literature using a social-relational model of disability. *American Journal of Sexuality Education, 5*(4), 328–361.

Gralinski, J. H., & Kopp, C. (1993). Everyday rules for behavior: Mother's requests to young children. *Developmental Psychology, 29,* 573–584.

Gresham, F., & Elliott, S. N. (2008). *Social Skills Improvement System (SSIS) Rating Scales.* San Antonio, TX: Pearson Education.

Gresham, F. M., Sugai, G., & Horner, R. H. (2001). Interpreting outcomes of social skills training for students with high-incidence disabilities. *Exceptional Children, 67,* 331–345.

Griffin, H. C., Griffin, L. W., Fitch, C. W., Albera, V., & Gingras, H. G. (2006). Educational interventions for individuals with Asperger Syndrome. *Intervention in School and Clinic, 41,* 150–155.

Harper, C. B., Symon, J. B., & Frea, W. D. (2008). Recess is time-in: Using peers to improve social skills of children with autism. *Journal of Autism and Developmental Disorders, 38*(5), 815–826.

Hartup, W. W. (1993). Adolescents and their friends. In B. Laursen (Ed.), *Close friendships in adolescence.* San Francisco, CA: Jossey-Bass. (pp. 3–22).

Hauck, M., Fein, D., Waterhouse, L., & Feinstein, C. (1995). Social initiations by autistic children to adults and other children. *Journal of Autism and Developmental Disorders*, 25(6), 579–595.

Head, A. M., McGillivray, J. A., & Stokes, M. A. (2014). Gender differences in emotionality and sociability in children with autism spectrum disorders. *Molecular Autism*, 5(1), 1.

Hendricks, D. (2010). Employment and adults with autism spectrum disorders: Challenges and strategies for success. *Journal of Vocational Rehabilitation*, 32(2), 125–134.

Hendricks, D. R., & Wehman, P. (2009). Transition from school to adulthood for youth with autism spectrum disorders: Review and recommendations. *Focus on Autism and Other Developmental Disabilities*.

Hill, E. L. (2004). Executive dysfunction in autism. *Trends in Cognitive Sciences*, 8, 26–32.

Hillier, A., Fish, T., Coppert, P., & Beversdorf, D. Q. (2007). Outcomes of a social and vocational skills support group for adolescents and young adults on the autism spectrum. *Focus on Autism and Other Developmental Disabilities*, 22, 107–115.

Hillier, A. J., Fish, T., Siegel, J. H., & Beversdorf, D. Q. (2011). Social and vocational skills training reduces self-reported anxiety and depression among young adults on the autism spectrum. *Journal of Developmental and Physical Disabilities*, 23(3), 267–276.

Hodgdon, L. Q. (1995). Solving social-behavioral problems through the use of visually supported communication. In K. A. Quill (Ed.), *Teaching children with autism: Strategies to enhance communication and socialization* (pp. 265–286). New York: Delmar.

Hodges, E., Boivin, M., Vitaro, F., & Bukowski, W. M. (1999). The power of friendship: Protection against an escalating cycle of peer victimization. *Developmental Psychology*, 35, 94–101.

Hodges, E., Malone, M. J., & Perry, D. G. (1997). Individual risk and social risk as interacting determinants of victimization in the peer group. *Developmental Psychology*, 33, 1032–1039.

Hodges, E. V. E., & Perry, D. G. (1999). Personal and interpersonal antecedents and consequences of victimization by peers. *Journal of Personality & Social Psychology*, 76, 677–685.

Hollingshead, A. B. (1975). *Four factor index of social status*. (Available from P.O. Box 1965, Yale Station, New Haven, CT 06520, USA.)

Howlin, P. (2000). Outcome in adult life for more able individuals with autism or Asperger syndrome. *Autism*, 4(1), 63–83.

Howlin, P., Alcock, J., & Burkin, C. (2005). An 8 year follow-up of a specialist supported employment service for high-ability adults with autism or Asperger syndrome. *Autism*, 9(5), 533–549.

Howlin, P., & Goode, S. (1998). Outcome in adult life for people with autism, Asperger syndrome. In F. R. Volkmar (Ed.), *Autism and pervasive developmental disorders* (pp. 209–241). New York: Cambridge University Press.

Howlin, P., Mawhood, L., & Rutter, M. (2000). Autism and developmental receptive language disorder: A follow-up comparison in early adult life. II: Social, behavioural, and psychiatric outcomes. *Journal of Child Psychology and Psychiatry*, 41(5), 561–578.

Howlin, P., & Yates, P. (1999). The potential effectiveness of social skills groups for adults with autism. *Autism*, 3(3), 299–307.

Hume, K., Loftin, R., & Lantz, J. (2009). Increasing independence in autism spectrum disorders: A review of three focused interventions. *Journal of Autism and Developmental Disorders*, 39, 1329–1338.

Humphrey, N., & Symes, W. (2010). Perceptions of social support and experience of bullying among pupils with autistic spectrum disorders in mainstream secondary schools. *European Journal of Special Needs Education*, 25, 77–91.

Hurlbutt, K., & Chalmers, L. (2002). Adults with autism speak out perceptions of their life experiences. *Focus on Autism and Other Developmental Disabilities*, 17(2), 103–111.

Jobe, L. E., & White, S. W. (2007). Loneliness, social relationships, and a broader autism phenotype in college students. *Personality and Individual Differences*, 42(8), 1479–1489.

Johnson, S. A., Blaha, L. M., Houpt, J. W., & Townsend, J. T. (2010). Systems factorial technology provides new insights on global-local information processing in autism spectrum disorders. *Journal of Mathematical Psychology*, 54, 53–72.

Kandalaft, M. R., Didehbani, N., Krawczyk, D. C., Allen, T. T., & Chapman, S. B. (2013). Virtual reality social cognition training for young adults with high-functioning autism. *Journal of Autism and Developmental Disorders*, 43(1), 34–44.

Kapp, S. K., Gantman, A., & Laugeson, E. A. (2011). Transition to adulthood for high-functioning individuals with autism spectrum disorders. In M. R. Mohammadi (Series Ed.), *A comprehensive book on autism spectrum disorders*.

Kasari, C., & Locke, J. (2011). Social skills interventions for children with autism spectrum disorders. In D. G. Amaral, G. Dawson and D. H. Geschwind (Eds.), *Autism Spectrum Disorders* (pp. 1156–1166). New York: Oxford University Press.

Kasari, C., Rotheram-Fuller, E., Locke, J., & Gulsrud, A. (2012). Making the connection: Randomized controlled trial of social skills at school for children with autism spectrum disorders. *Journal of Child Psychology and Psychiatry*, 53(4), 431–439.

Kerbel, D., & Grunwell, P. (1998). A study of idiom comprehension in children with semantic-pragmatic difficulties. Part I: Task effects on the assessment of idiom comprehension in children. *International Journal of Language and Communication Disorders*, 33, 1–22.

Klin, A. (2011). From Asperger to modern day. In D. G. Amaral, G. Dawson and D. H. Geschwind (Eds.), *Autism Spectrum Disorders* (pp. 44–59). New York: Oxford University Press.

Klin, A., Jones, W., Schultz, R., & Volkmar, F. (2003). The enactive mind, or from actions to cognition: Lessons from autism. *Philosophical Transactions of the Royal Society of London B: Biological Sciences, 358*(1430), 345–360.

Klin, A., & Volkmar, F. R. (2003). Asperger syndrome: Diagnosis and external validity. *Child and Adolescent Psychiatric Clinics of North America, 12*, 1–13.

Klin, A., Volkmar, F. R., & Sparrow, S. S. (2000). *Asperger Syndrome*. New York: Guilford.

Kobayashi, R., & Murata, T. (1998). Behavioral characteristics of 187 young adults with autism. *Psychiatry and clinical neurosciences, 52*(4), 383–390.

Koegel, L. K., Koegel, R. L., Hurley, C., & Frea, W. D. (1992). Improving social skills and disruptive behavior in children with autism through self-management. *Journal of Applied Behavior Analysis, 25*, 341–353.

Koning, C., & Magill-Evans, J. (2001). Social and language skills in adolescent boys with Asperger syndrome. *Autism, 5*, 23–36.

Krasny L., Williams B. J., Provencal S., & Ozonoff, S. (2003). Social skills interventions for the autism spectrum: Essential ingredients and a model curriculum. *Child and Adolescent Psychiatric Clinics of North America, 12*(1), 107–122.

Landa, R., Klin, A., Volkmar, F., & Sparrow, S. (2000). Social language use in Asperger syndrome and high-functioning autism. *Asperger Syndrome*, 125–155.

Larson, R., & Richards, M. H. (1991). Daily companionship in late childhood and early adolescence: Changing developmental contexts. *Child Development, 62*, 284–300.

Lasgaard, M., Nielsen, A., Eriksen, M. E., & Goossens, L. (2009). Loneliness and social support in adolescent boys with autism spectrum disorders. *Journal of Autism and Developmental Disorders, 40*, 218–226.

Laugeson, E. A., Ellingsen, R., Sanderson, J., Tucci, L., & Bates, S. (2014). The ABC's of teaching social skills to adolescents with autism spectrum disorders in the classroom: The UCLA PEERS program. *Journal of Autism and Developmental Disorders*. DOI: 10.1007/s10803–014–2108–8.

Laugeson, E. A., & Frankel, F. (2010). *Social Skills for Teenagers with Developmental and Autism Spectrum Disorders: The PEERS Treatment Manual*. New York: Routledge.

Laugeson, E. A., Frankel, F., Gantman, A., Dillon, A. R., & Mogil, C. (2012). Evidence-based social skills training for adolescents with autism spectrum disorders: The UCLA PEERS program. *Journal of Autism and Developmental Disorders, 42*(6), 1025–1036.

Laugeson, E. A., Frankel, F., Mogil, C., & Dillon, A. R. (2009). Parent-assisted social skills training to improve friendships in teens with autism spectrum disorders. *Journal of Autism and Developmental Disorders, 39*, 596–606.

Laugeson, E. A., Gantman, A., Kapp, S. K., Orenski, K., & Ellingsen, R. (2015). A randomized controlled trial to improve social skills in young adults with autism spectrum disorder: The UCLA PEERS® program. *Journal of Autism and Developmental Disorders*, 1–12. DOI: 10.1007/s10803–015–2504–8.

Laugeson, E. A., Paley, B., Frankel, F., & O'Connor, M. (2011). *Project Good Buddies trainer workbook*. Atlanta, GA: U.S. Department of Health and Human Services, Centers for Disease Control and Prevention.

Laugeson, E. A., Paley, B., Schonfeld, A., Frankel, F., Carpenter, E. M., & O'Connor, M. (2007). Adaptation of the Children's Friendship Training program for children with fetal alcohol spectrum disorders. *Child and Family Behavior Therapy, 29*(3), 57–69.

Laugeson, E. A., & Park, M. N. (2014). Using a CBT approach to teach social skills to adolescents with autism spectrum disorder and other social challenges: The PEERS® method. *Journal of Rational-Emotive and Cognitive Behavioral Therapy*. DOI: 10.1007/s10942–014–0181–8.

Laursen, B., & Koplas, A. L. (1995). What's important about important conflicts? Adolescents' perceptions of daily disagreements. *Merrill-Palmer Quarterly, 41*, 536–553.

Little, L. (2001). Peer victimization of children with Asperger spectrum disorders. *Journal of the American Academy of Child and Adolescent Psychiatry, 40*, 995.

McGuire, K. D., & Weisz, J. R. (1982). Social cognition and behavior correlates of preadolescent chumship. *Child Development, 53*, 1478–1484.

Macintosh, K., & Dissanayake, C. (2006). Social skills and problem behaviours in school aged children with high-functioning autism and Asperger's disorder. *Journal of Autism and Developmental Disorders, 36*(8), 1065–1076.

McKenzie, R., Evans, J. S. B. T., & Handley, S. J. (2010). Conditional reasoning in autism: Activation and integration of knowledge and belief. *Developmental Psychology, 46*, 391–403.

Mandelberg, J., Frankel, F., Cunningham, T., Gorospe, C., & Laugeson, E. A. (2013). Long-term outcomes of parent-assisted social skills intervention for high-functioning children with autism spectrum disorders. *Autism: The International Journal of Research and Practice*. DOI: 10.1177/1362361312472403.

Mandelberg, J., Laugeson, E. A., Cunningham, T. D., Ellingsen, R., Bates, S., & Frankel, F. (2014). Long-term treatment outcomes for parent-assisted social skills training for adolescents with autism spectrum disorders: The UCLA PEERS program. *Journal of Mental Health Research in Intellectual Disabilities, 7*(1), 45–73. DOI: 10.1080/19315864.2012.730600.

Marriage, K. J., Gordon, V., & Brand, L. (1995). A social skills group for boys with Asperger's syndrome. *Australian & New Zealand Journal of Psychiatry*, *29*, 58–62.

Mathur, S. R., Kavale, K. A., Quinn, M. M., Forness, S. R., & Rutherford Jr, R. B. (1998). Social skills interventions with students with emotional and behavioral problems: A quantitative synthesis of single-subject research. *Behavioral Disorders*, 193–201.

Matson, J. L. (2007). Determining treatment outcome in early intervention programs for autism spectrum disorders: A critical analysis of measurement issues in learning based interventions. *Research in Developmental Disabilities*, *28*, 207–218.

Matson, J. L., Dempsey, T., & Fodstad, J. C. (2009). The effect of autism spectrum disorders on adaptive independent living skills in adults with severe intellectual disability. *Research in Developmental Disabilities*, *30*(6), 1203–1211.

Matson, J. L., Dempsey, T., & LoVullo, S. V. (2009). Characteristics of social skills for adults with intellectual disability, autism and PDD-NOS. *Research in Autism Spectrum Disorders*, *3*(1), 207–213.

Matson, J. L., Fodstad, J. C., & Rivet, T. T. (2009). The relationship of social skills and problem behaviors in adults with intellectual disability and autism or PDD-NOS. *Research in Autism Spectrum Disorders*, *3*(1), 258–268.

Matson, J. L., Matson, M. L., & Rivet, T. T. (2007). Social-skills treatments for children with autism spectrum disorders: An overview. *Behavior Modification*, *31*, 682–707.

Matson, J. L., & Wilkins, J. (2007). A critical review of assessment targets and methods for social skills excesses and deficits for children with autism spectrum disorders. *Research in Autism Spectrum Disorders*, *1*(1), 28–37.

Mehzabin, P., & Stokes, M. A. (2011). Self-assessed sexuality in young adults with high-functioning autism. *Research in Autism Spectrum Disorders*, *5*(1), 614–621.

Mesibov, G. B. (1984). Social skills training with verbal autistic adolescents and adults: A program model. *Journal of Autism and Developmental Disorders*, *14*, 395–404.

Mesibov, G. B. (1992). Treatment issues with high-functioning adolescents and adults with autism. In E. Schopler & G. B. Mesibov (Eds.), *High-functioning individuals with autism* (pp. 143–155). New York: Springer US.

Mesibov, G. B., & Stephens, J. (1990). Perceptions of popularity among a group of high-functioning adults with autism. *Journal of Autism and Developmental Disorders*, *20*, 33–43.

Miller, P. M., & Ingham, J. G. (1976). Friends, confidants and symptoms. *Social Psychiatry*, *11*, 51–58.

Morgan, S. H., & Morgan, H. (1996). *Adults with Autism: A Guide to Theory and Practice*. Cambridge: Cambridge University Press.

Morrison, L., Kamps, D., Garcia, J., & Parker, D. (2001). Peer mediation and monitoring strategies to improve initiations and social skills for students with autism. *Journal of Positive Behavior Interventions*, *3*, 237–250.

Müller, E., Schuler, A., & Yates, G. B. (2008). Social challenges and supports from the perspective of individuals with Asperger syndrome and other autism spectrum disabilities. *Autism*, *12*, 173–190.

Murray, D. S., Ruble, L. A., Willis, H., & Molloy, C. A. (2009). Parent and teacher report of social skills in children with autism spectrum disorders. *Language, Speech and Hearing Services in Schools*, *40*, 109–115.

Nelson, J., & Aboud, F. E. (1985). The resolution of social conflict between friends. *Child Development*, *56*, 1009–1017.

Newcomb, A. F., & Bagwell, C. L. (1995). Children's friendship relations: A meta-analytic review. *Psychological Bulletin*, *117*, 306–347.

Newcomb, A. F., Bukowski, W. M., & Pattee, L. (1993). Children's peer relations: A meta-analytic review of popular, rejected, neglected, controversial, and average sociometric status. *Psychological Bulletin*, *113*, 99–128.

Newman, B., Reinecke, D. R., & Meinberg, D. L. (2000). Self-management of varied responding in three students with autism. *Behavioral Interventions*, *15*, 145–151.

Nikopoulos, C. K., & Keenan, M. (2003). Promoting social initiation in children with autism using video modeling. *Behavioral Interventions*, *18*(2), 87–108.

Njardvik, U., Matson, J. L., & Cherry, K. E. (1999). A comparison of social skills in adults with autistic disorder, pervasive developmental disorder not otherwise specified, and mental retardation. *Journal of Autism and Developmental Disorders*, *29*(4), 287–295.

O'Connor, A. B., & Healy, O. (2010). Long-term post-intensive behavioral intervention outcomes for five children with autism spectrum disorder. *Research in Autism Spectrum Disorders*, *4*, 594–604.

O'Connor, M. J., Frankel, F., Paley, B., Schonfeld, A. M., Carpenter, E., Laugeson, E., & Marquardt, R. (2006). A controlled social skills training for children with fetal alcohol spectrum disorders. *Journal of Consulting and Clinical Psychology*, *74*(4), 639–648.

O'Connor, M., Laugeson, E. A., Mogil, C., Lowe, E., Welch-Torres, K., Keil, V., & Paley, B. (2012). Translation of an evidence-based social skills intervention for children with prenatal alcohol exposure in a community mental health setting. *Alcoholism: Clinical and Experimental Research*, *36*(1), 141–152.

Olweus, D. (1993). Bullies on the playground: The role of victimization. In C. H. Hart (Ed.), *Children on playgrounds* (pp. 45–128). Albany, NY: State University of New York Press.

Orsmond, G. L., Krauss, M. W., & Selzter, M. M. (2004). Peer relationships and social and recreational activities among adolescents and adults with autism. *Journal of Autism and Developmental Disorders*, *34*, 245–256.

Ousley, O. Y., & Mesibov, G. B. (1991). Sexual attitudes and knowledge of high-functioning adolescents and adults with autism. *Journal of Autism and Developmental Disorders*, *21*(4), 471–481.

Ozonoff, S., & Miller, J. N. (1995). Teaching theory of mind: A new approach to social skills training for individuals with autism. *Journal of Autism and Developmental Disorders, 25*, 415–433.

Parker, J. G., & Asher, S. R. (1993). Friendship and friendship quality in middle childhood: Links with peer group acceptance and feelings of loneliness and social dissatisfaction. *Developmental Psychology, 29*, 611–621.

Parker, J., Rubin, K., Price, J., & de Rosier, M. (1995). Peer relationships, child development, and adjustment. In D. Cicchetti, & D. Cohen (Eds.), *Developmental psychopathology, vol 2: Risk, disorder, and adaptation* (pp. 96–161). New York: Wiley.

Parsons, S., & Mitchell, P. (2002). The potential of virtual reality in social skills training for people with autistic spectrum disorders. *Journal of Intellectual Disability Research, 46*(5), 430–443.

Perry, D. G., Kusel, S. J., & Perry, L. C. (1988). Victims of aggression. *Developmental Psychology, 24*, 807–814.

Perry, D. G., Williard, J. C., & Perry, L. C. (1990). Peer perceptions of the consequences that victimized children provide aggressors. *Child Development, 61*, 1310–1325.

Phillips, C. A., Rolls, S., Rouse, A., & Griffiths, M. D. (1995). Home video game playing in schoolchildren: A study of incidence and patterns of play. *Journal of Adolescence, 18*, 687–691.

Putallaz, M., & Gottman, J. M. (1981). An interactional model of children's entry into peer groups. *Child Development, 52*, 986–994.

Rao, P. A., Beidel, D. C., & Murray, M. J. (2008). Social skills interventions for children with Asperger's syndrome or high-functioning autism: A review and recommendations. *Journal of Autism and Developmental Disorders, 38*, 353–361.

Rapin, I. (1999). Appropriate investigations for clinical care versus research in children with autism. *Brain and Development, 21*, 152–156.

Reichow, B., & Volkmar, F. R. (2010). Social skills interventions for individuals with autism: Evaluation for evidence-based practices within a best evidence synthesis framework. *Journal of Autism and Developmental Disorders, 40*, 149–166.

Remington, A., Swettenham, J., Campbell, R., & Coleman, M. (2009). Selective attention and perceptual load in autism spectrum disorder. *Psychological Science, 20*, 1388–1393.

Renty, J. O., & Roeyers, H. (2006). Quality of life in high-functioning adults with autism spectrum disorder: The predictive value of disability and support characteristics. *Autism, 10*(5), 511–524.

Riggio, R. (1989). Assessment of basic social skills. *Journal of Personality and Social Psychology, 51*, 649–660.

Rogers, S. J. (2000). Interventions that facilitate socialization in children with autism. *Journal of Autism and Developmental Disorders, 30*(5), 399–409.

Rubin, Z., & Sloman, J. (1984). How parents influence their children's friendships. In M. Lewis (Ed.), *Beyond the dyad* (pp. 223–250). New York: Plenum.

Sansosti, F. J., & Powell-Smith, K. A. (2006). Using social stories to improve the social behavior of children with Asperger syndrome. *Journal of Positive Behavior Interventions, 8*, 43–57.

Schopler, E., & Mesibov, G. B. (Eds.). (1983). *Autism in Adolescents and Adults*. New York: Springer Science & Business Media.

Schopler, E., & Mesibov, G. B. (Eds.). (2013). *High-functioning Individuals with Autism*. New York: Springer Science & Business Media.

Schopler, E., Mesibov, G. B., Kunce, L. J. (1998). *Asperger's Syndrome or High Functioning Autism?* New York: Plenum Press.

Shantz, D. W. (1986). Conflict, aggression and peer status: An observational study. *Child Development, 57*, 1322–1332.

Shattuck, P., Seltzer, M., Greenberg, M. M., Orsmond, G. I., Bolt, D., Kring, S., et al. (2007). Change in autism symptoms and maladaptive behaviors in adolescents and adults with an autism spectrum disorder. *Journal of Autism and Developmental Disorders, 37*, 1735–1747.

Shore, S. (2002). Dating, marriage and autism. *Advocate, 4*(3), 24–27.

Shtayermann, O. (2007). Peer victimization in adolescents and young adults diagnosed with Asperger's syndrome: A link to depressive symptomatology, anxiety symptomatology and suicidal ideation. *Issues in Comprehensive Pediatric Nursing, 30*, 87–107.

Shukla-Mehta, S., Miller, T., & Callahan, K. J. (2009). Evaluating the effectiveness of video instruction on social and communication skills training for children with autism spectrum disorders: A review of the literature. *Focus on Autism and Other Developmental Disabilities*.

Sigman, M., & Ruskin, E. (1999). Continuity and change in the social competence of children with autism, Down syndrome, and developmental delays. *Monographs of the Society for Research in Child Development, 64*, 114.

Simpson, A., Langone, J., & Ayres, K. M. (2004). Embedded video and computer based instruction to improve social skills for students with autism. *Education and Training in Developmental Disabilities*, 240–252.

Smith, K. R., & Matson, J. L. (2010). Social skills: Differences among adults with intellectual disabilities, co-morbid autism spectrum disorders and epilepsy. *Research in Developmental Disabilities, 31*(6), 1366–1372.

Smith T., Scahill, L., Dawson, G., Guthrie, D., Lord, C., & Odom, S., et al. (2007). Designing research studies on psychosocial interventions in autism. *Journal of Autism and Developmental Disorders, 37*, 354–366.

Solomon, M., Goodlin-Jones, B., & Anders, T. F. (2004). A social adjustment enhancement intervention for high-functioning autism, Asperger's syndrome, and pervasive developmental disorder NOS. *Journal of Autism & Developmental Disabilities*, *34*(6), 649–668.

Sperry, L. A., & Mesibov, G. B. (2005). Perceptions of social challenges of adults with autism spectrum disorder. *Autism*, *9*(4), 362–376.

Starr, E., Szatmari, P., Bryson, S., & Zwaigenbaum, L. (2003). Stability and change among high-functioning children with pervasive developmental disorders: A 2-year outcome study. *Journal of Autism and Developmental Disorders*, *33*, 15–22.

Stokes, M. A., & Kaur, A. (2005). High-functioning autism and sexuality a parental perspective. *Autism*, *9*(3), 266–289.

Stokes, M., Newton, N., & Kaur, A. (2007). Stalking, and social and romantic functioning among adolescents and adults with autism spectrum disorder. *Journal of Autism and Developmental Disorders*, *37*(10), 1969–1986.

Sullivan, A., & Caterino, L. C. (2008). Addressing the sexuality and sex education of individuals with autism spectrum disorders. *Education and Treatment of Children*, *31*(3), 381–394.

Sutton, J., Smith, P. K., & Swettenham, J. (1999). Bullying and 'theory of mind': A critique of the 'social skills deficit' view of anti-social behaviour. *Social Development*, *8*(1), 117–127.

Swain, D., Scarpa, A., White, S., & Laugeson, E. (2015). Emotion Dysregulation and Anxiety in Adults with ASD: Does Social Motivation Play a Role? *Journal of Autism and Developmental Disorders*, 1–7. DOI: 10.1007/s10803-015-2567-6.

Tantam, D. (2003). The challenge of adolescents and adults with Asperger syndrome. *Child and Adolescent Psychiatric Clinics of North America*, *12*, 143–163.

Taylor, J. L., & Seltzner, M. M. (2010). Changes in autism behavioral phenotype during the transition to adulthood. *Journal of Autism and Developmental Disorders*, *40*, 1431–1446.

Tetreault, A. S., & Lerman, D. C. (2010). Teaching social skills to children with autism using point-of-view video modeling. *Education and Treatment of Children*, *33*(3), 395–419.

Thurlow, C., & McKay, S. (2003). Profiling "new" communication technologies in adolescence. *Journal of Language and Social Psychology*, *22*, 94–103.

Tissot, C. (2009). Establishing a sexual identity case studies of learners with autism and learning difficulties. *Autism*, *13*(6), 551–566.

Travis, L. L., & Sigman, M. (1998). Social deficits and interpersonal relationships in autism. *Mental Retardation and Developmental Disabilities Research Reviews*, *4*, 65–72.

Tse, J., Strulovitch, J., Tagalakis, V., Meng, L., & Fombonne, E. (2007). Social skills training for adolescents with Asperger syndrome and high functioning autism. *Journal of Autism and Developmental Disorders*, *37*, 1960–1968.

Turner-Brown, L. M., Perry, T. D., Dichter, G. S., Bodfish, J. W., & Penn, D. L. (2008). Brief report: Feasibility of social cognition and interaction training for adults with high functioning autism. *Journal of Autism and Developmental Disorders*, *38*(9), 1777–1784.

VanBergeijk, E., Klin, A., & Volkmar, F. (2008). Supporting more able students on the autism spectrum: College and beyond. *Journal of Autism and Developmental Disorders*, *38*(7), 1359–1370.

Van Bourgondien, M. E., & Mesibov, G. B. (1987). Humor in high-functioning autistic adults. *Journal of Autism and Developmental Disorders*, *17*, 417–424.

Van Bourgondien, M. E., Reichle, N. C., & Palmer, A. (1997). Sexual behavior in adults with autism. *Journal of Autism and Developmental Disorders*, *27*(2), 113–125.

Van Bourgondien, M. E., Reichle, N. C., & Schopler, E. (2003). Effects of a model treatment approach on adults with autism. *Journal of Autism and Developmental Disorders*, *33*(2), 131–140.

Venter, A., Lord, C., & Schopler, E. (1992). A follow-up study of high-functioning autistic children. *Journal of Child Psychology and Psychiatry*, *33*(3), 489–597.

Volkmar, F. R., & Klin, A. (1998). Asperger syndrome and nonverbal learning disabilities. In E. Schopler, G. B. Mesibov, & L. J. Kunce (Eds.), *Asperger syndrome or high functioning autism?* (pp. 107–121). New York: Plenum Press.

Wang, P., & Spillane, A. (2009). Evidence-based social skills interventions for children with autism: A meta-analysis. *Education and Training in Developmental Disabilities*, 318–342.

Warm, T. R. (1997). The role of teasing in development and vice versa. *Journal of Developmental & Behavioral Pediatrics*, *18*, 97–101.

Webb, B. J., Miller, S. P., Pierce, T. B., Strawser, S., & Jones, P. (2004). Effects of social skills instruction for high-functioning adolescents with autism spectrum disorders. *Focus on Autism and Other Developmental Disabilities*, *19*, 53–62.

Weiss, M. J., & Harris, S. L. (2001). Teaching social skills to people with autism. *Behavior Modification*, *25*(5), 785–802.

Wentzel, K. R., Barry, C. M., & Caldwell, K. A. (2004). Friendships in middle school: Influences on motivation and school adjustment. *Journal of Educational Psychology*, *96*, 195–203.

White, S. W. (2011). *Social Skills Training for Children with Asperger Syndrome and High-functioning Autism*. New York: Guilford Press.

White, S. W., Koenig, K., & Scahill, L. (2007). Social skills development in children with autism spectrum disorders: A review of the intervention research. *Journal of Autism and Developmental Disorders, 37*, 1858–1868.

White, S. W., Koenig, K., & Scahill, L. (2010). Group social skills instruction for adolescents with high-functioning autism spectrum disorders. *Focus on Autism and Other Developmental Disabilities, 25*, 209–219.

White, S. W., & Robertson-Nay, R. (2009). Anxiety, social deficits, and loneliness in youth with autism spectrum disorders. *Journal of Autism and Developmental Disorders, 39*, 1006–1013.

Whitehouse, A. J., Durkin, K., Jaquet, E., & Ziatas, K. (2009). Friendship, loneliness and depression in adolescents with Asperger's syndrome. *Journal of Adolescence, 32*, 309–322.

Williams, T. I. (1989). A social skills group for autistic children. *Journal of Autism and Developmental Disorders, 19*(1), 143–155.

Wing, L. (1983). Social and interpersonal needs. In E. Schopler & G. Mesibov (Eds.), *Autism in adolescents and adults* (pp. 337–354). New York: Plenum Press.

Wing, L. (1988). The continuum of autistic characteristics. In E. Schopler & G. B. Mesibov (Eds.), *Diagnosis and assessment in autism* (pp. 91–110). New York: Springer US.

Wing, L. (1992). Manifestations of social problems in high-functioning autistic people. In E. Schopler & G. B. Mesibov (Eds.), *High-functioning individuals with autism* (pp. 129–142). New York: Springer US.

Winter, M. (2003). *Asperger Syndrome: What Teachers Need to Know*. London, UK: Jessica Kingsley Publishers.

Wong, C., Odom, S. L., Hume, K. A., Cox, A. W., Fettig, A., Kucharczyk, S., & Schultz, T. R. (2015). Evidence-based practices for children, youth, and young adults with autism spectrum disorder: A comprehensive review. *Journal of Autism and Developmental Disorders, 45*(7), 1951–1966.

Wood, J. J., Drahota, A., Sze, K., Har, K., Chiu, A., & Langer, D. A. (2009). Cognitive behavioral therapy for anxiety in children with autism spectrum disorders: A randomized, controlled trial. *Journal of Child Psychology and Psychiatry, 50*, 224–234.

Wood, J. J., Drahota, A., Sze, K., Van Dyke, M., Decker, K., Fujii, C., Bahng, C., Renno, P., Hwang, W., & Spiker, M. (2009). Effects of cognitive behavioral therapy on parent-reported autism symptoms in school-aged children with high-functioning autism. *Journal of Autism and Developmental Disabilities, 39*, 1608–1612.

Woodward, L. J., & Fergusson, D. M. (2000). Childhood peer relationship problems and later risks of educational under-achievement and unemployment. *Journal of Child Psychology and Psychiatry, 41*, 191–201.

Yoo, H. J., Bahn, G., Cho, I. H., Kim, E. K., Kim, J. H., Min, J. W., Lee, W. H., Seo, J. S., Jun, S. S., Bong, G., Cho, S., Shin, M.S., Kim, B. N., Kim, J. W., Park, S., & Laugeson. E. A. (2014). A randomized controlled trial of the Korean version of the PEERS® parent-assisted social skills training program for teens with ASD. *Autism Research*.

延伸閱讀

- 《不讓你孤單：破解亞斯伯格症孩子的固著性與社交困難》（2018），王意中，寶瓶文化。
- 《我是外科醫生，我有亞斯伯格症：三大關鍵克服發展障礙，化阻力為助力的生命奇蹟》（2017），?山昌樹，瑞麗美人國際媒體。
- 《找回專注力：成人 ADHD 全方位自助手冊》（2016），高淑芬，心靈工坊。
- 《陪伴我家星星兒：一趟四十年的心靈之旅》（2015），蔡張美玲、蔡逸周，心靈工坊。
- 《亞斯伯格症實用指南》（2015），東尼‧艾伍德（Tony Attwood），健行。
- 《宅男宅女症候群：與社交焦慮症共處》（2014），林朝誠，心靈工坊。
- 《依然真摯與忠誠：談成人亞斯伯格症與自閉症》（2014），簡意玲，心靈工坊。
- 《星星小孩，擁抱陽光：幫助自閉兒快樂成長》（2013），蔡文哲，心靈工坊。
- 《社交零壓力：擺脫焦慮，重塑自信》（2013），姬蓮恩‧巴特勒（Gillian Butler），生智。
- 《我看世界的方法跟你不一樣：給自閉症家庭的實用指南》（2012），天寶‧葛蘭汀（Temple Grandin），心靈工坊。
- 《星星的孩子：自閉天才的圖像思考》（2012），天寶‧葛蘭汀（Temple Grandin），心靈工坊。
- 《我的筆衣罐：一個肯納青年的繪畫課》（2009），劉俊余、陳素秋，心靈工坊。
- 《破牆而出：我與自閉症、亞斯伯格症共處的日子》（2008），史帝芬‧蕭爾（Stephen Shore），心靈工坊。

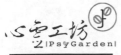

SelfHelp 030

PEERS®青年社交技巧訓練
幫助自閉症類群與社交困難者建立友誼
PEERS® for Young Adults
Social Skills Training for Adults with Autism Spectrum Disorder and Other Social Challenges
伊莉莎白‧洛格森（Dr. Elizabeth Laugeson）——著
簡意玲——譯
臺灣心理治療學會——贊助合作

出版者一心靈工坊文化事業股份有限公司
發行人一王浩威　總編輯一徐嘉俊
執行編輯一趙士尊　特約編輯一黃怡、鄭秀娟
封面設計一高鍾琪　內頁排版一龍虎電腦排版股份有限公司
通訊地址一10684台北市大安區信義路四段53巷8號2樓
郵政劃撥一19546215　戶名一心靈工坊文化事業股份有限公司
電話一02）2702-9186　傳真一02）2702-9286
Email—service@psygarden.com.tw　網址—www.psygarden.com.tw

製版‧印刷一彩峰造藝印像股份有限公司
總經銷一大和書報圖書股份有限公司
電話一02）8990-2588　傳真一02）2290-1658
通訊地址一248新北市新莊區五工五路二號
ISBN—978-986-357-130-8　定價一1200元
初版一刷一2018年10月　初版六刷一2024年2月

本書承蒙程先生的贊助，才得以順利出版，特此誌謝。

PEERS® for Young Adults
Social Skills Training for Adults with Autism Spectrum Disorder and Other Social Challenges
by Elizabeth Laugeson / ISBN—978-986-357-130-8

國家圖書館出版品預行編目資料

PEERS®青年社交技巧訓練：幫助自閉症類群與社交困難者建立友情 / 伊莉莎白.洛格森
(Elizabeth Laugeson)著；簡意玲譯. -- 初版. -- 臺北市：心靈工坊文化, 2018.09
　　面；　公分
　譯自：PEERS for young adults : social skills training for adults with autism spectrum
disorder and other social challenges
　ISBN 978-986-357-130-8(平裝)

1.自閉症　2.信心訓練　3.心理治療

415.988　　　　　　　　　　　　　　　　　　　　　107015073